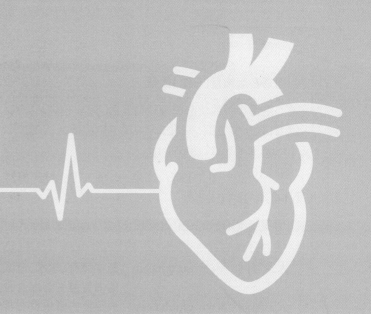

心脏选择性部位起搏理论与实践

附实例解析

主　编　邹建刚　侯小锋
副主编　钱智勇　王　垚　姜　海
主　审　黄元铸

人民卫生出版社

图书在版编目（CIP）数据

心脏选择性部位起搏理论与实践：附实例解析 / 邹建刚，侯小锋主编. —北京：人民卫生出版社，2020

ISBN 978-7-117-29657-1

Ⅰ. ①心… Ⅱ. ①邹…②侯… Ⅲ. ①心脏起搏器

Ⅳ. ①R318.11

中国版本图书馆 CIP 数据核字（2020）第 023293 号

人卫智网	www.ipmph.com	医学教育、学术、考试、健康，
		购书智慧智能综合服务平台
人卫官网	www.pmph.com	人卫官方资讯发布平台

心脏选择性部位起搏理论与实践

附实例解析

主　　编：邹建刚　　侯小锋

出版发行：人民卫生出版社（中继线 010-59780011）

地　　址：北京市朝阳区潘家园南里 19 号

邮　　编：100021

E - mail：pmph @ pmph.com

购书热线：010-59787592　　010-59787584　　010-65264830

印　　刷：三河市潮河印业有限公司

经　　销：新华书店

开　　本：889×1194　1/16　　印张：21

字　　数：711 千字

版　　次：2020 年 4 月第 1 版　 2020 年 4 月第 1 版第 1 次印刷

标准书号：ISBN 978-7-117-29657-1

定　　价：168.00 元

打击盗版举报电话：010-59787491　 E-mail：WQ @ pmph.com

质量问题联系电话：010-59787234　 E-mail：zhiliang @ pmph.com

编　者

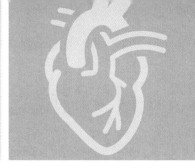

（以姓氏笔画为序）

于海波　北部战区总医院
王　垚　南京医科大学第一附属医院
王子盾　南京医科大学第一附属医院
王徐乐　郑州大学第一附属医院
冯向飞　上海交通大学医学院附属新华医院
华　伟　中国医学科学院阜外医院
刘龙斌　绍兴文理学院附属医院
刘志泉　中国科学技术大学附属第一医院
宇　霏　中国科学技术大学附属第一医院
严　激　中国科学技术大学附属第一医院
苏　浩　中国科学技术大学附属第一医院
苏　蓝　温州医科大学附属第一医院
李玉秋　中国医学科学院阜外医院
李柯蓓　苏州大学附属张家港医院
杨芳芳　绍兴文理学院附属医院
邱春光　郑州大学第一附属医院
邱垣皓　南京医科大学第一附属医院
何　浪　浙江省绿城心血管病医院
邹建刚　南京医科大学第一附属医院
沈法荣　浙江省绿城心血管病医院
张　澍　中国医学科学院阜外医院
张希龙　南京医科大学第一附属医院
张金龙　盐城市第一人民医院
张新尉　南京医科大学第一附属医院
陈明龙　南京医科大学第一附属医院
陈柯萍　中国医学科学院阜外医院
陈康玉　中国科学技术大学附属第一医院

周　烨　江苏大学附属医院
周　颖　浙江省人民医院
孟凡琦　厦门大学附属心血管病医院
赵璐露　昆明医科大学第一附属医院
侯小锋　南京医科大学第一附属医院
姜　海　南京医科大学第二附属医院
秦胜梅　复旦大学附属中山医院
顾　凯　南京医科大学第一附属医院
钱智勇　南京医科大学第一附属医院
徐　健　中国科学技术大学附属第一医院
徐　耕　浙江大学医学院附属第二医院
郭　涛　云南省阜外心血管病医院
郭江宏　如皋市人民医院
郭远航　绍兴文理学院附属医院
黄伟剑　温州医科大学附属第一医院
盛　夏　浙江大学医学院附属邵逸夫医院
盛宇锋　苏州大学附属张家港医院
章宏祥　皖南医学院第二附属医院
梁延春　北部战区总医院
宿燕岗　复旦大学附属中山医院
嵇荣荣　江苏大学附属武进医院
程　典　同济大学附属东方医院
傅国胜　浙江大学医学院附属邵逸夫医院
谢鸿发　香港大学玛丽医院
蒲里津　昆明医科大学第一附属医院
樊晓寒　中国医学科学院阜外医院

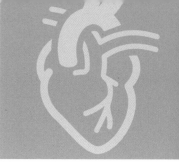

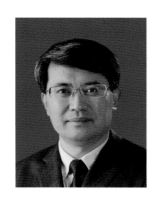

邹建刚

南京医科大学第一附属医院、江苏省人民医院心脏科教授、主任医师,博士研究生导师;江苏省人民医院大内科主任;美国心律学会 fellow(FHRS),中华医学会心电生理与起搏学会委员,希浦系统起搏工作委员会副主任委员;中华医师协会心律学分会常委;江苏省心电生理与起搏学会副主任委员;江苏省优秀医学重点人才;江苏省首批中青年科学技术带头人和"青蓝工程"普通高等学校中青年学术带头人;江苏省"六大人才高峰"高层次人才;2010 年获中国 CRT 杰出成就奖。

承担国家自然科学基金项目 5 项,省部级项目多项,获国家科技进步二等奖 1 项,省部级科技进步二等奖、三等奖多项,发表论文 100 余篇,其中被 SCI 收录论文 50 余篇,出版专著 5 部。

专业特长:心脏起搏与心电生理,心脏起搏器植入和导管射频消融术,尤其擅长 CRT 即心脏再同步化治疗、生理性起搏即希氏-浦肯野系统选择性部位起搏。

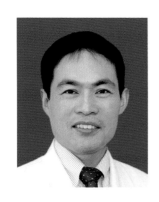

侯小锋

医学博士,副主任医师,副教授,硕士生导师。国家卫健委心血管疾病介入诊疗培训导师,中国医师协会心律学分会青年委员,江苏省起搏与电生理分会青年委员兼秘书。从事心血管内科临床诊疗工作 17 年,熟练掌握各种心血管常见病与疑难危重病人的诊疗,尤其擅长心律失常的介入诊疗和心脏起搏器植入,对复杂困难三腔起搏器植入和希浦系统起搏有丰富经验。发表 SCI 论文 7 篇,承担国家自然科学基金青年基金一项,省级课题两项。

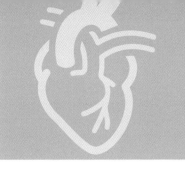

序（一）

人工心脏起搏器自 1958 年首次成功植入人体至今已半个多世纪，救治了无数患者，随着植入技术的不断提高和起搏器功能的不断完善，起搏器植入已经成为临床常规治疗的手段。

传统的起搏导线植入于右心室心尖部，因植入技术简单、导线易于固定，在临床上广泛应用，但右心室心尖部起搏改变了心室激动顺序，增加心房颤动、心力衰竭和死亡的风险，因此，如何实现生理性起搏保护心脏功能是摆在当今起搏医生面前的重大课题。主动导线的出现实现了右心室其他部位的起搏。1991 年，Brain 等首先报道了右心室流出道间隔部起搏，并逐渐应用于临床，目前已成为常规的植入技术，但右心室流出道间隔部起搏对心脏功能的长期保护作用尚未得到证实。2000 年，Deshmukh 首次报道了人体希氏束起搏获得成功，开启了生理性起搏的先河。2016 年，Mafi-Rad 等首次报道了左心室间隔部起搏的临床应用，为实现左束支区域起搏这一全新的生理性起搏提供了新的思路。

纵观起搏器在临床的应用，最重要的进步体现在以下几个方面：①起搏适应证不断拓宽，不仅仅用于心动过缓的治疗，还应用于慢性心力衰竭的心脏再同步化治疗（cardiac resynchronization therapy，CRT）和植入型心律转复除颤器（implantable cardioverter defibrillator，ICD）治疗快速性室性心律失常和预防心脏性猝死；②起搏系统的结构和功能发生了巨大的变化，自动化程度不断提高，导线由被动到主动而且导线的性能不断改进，脉冲发生器体积逐渐变小，电池寿命不断延长；③新的起搏技术和装置不断涌现，如全皮下 ICD、无导线起搏器、心肌收缩力调节器（cardiac contractility modulation，CCM）、迷走神经刺激等；④最重要的是起搏的理念发生了巨大的转变，从最初提高心率的基本需求到如何保护和改善心脏功能，从固定部位的起搏到选择性部位的起搏，从非生理性起搏实现生理性起搏的最终转变。近年来，随着植入器械的不断改进，希氏 - 浦肯野系统选择性部位起搏、希氏束起搏（His bundle pacing，HBP）及左束支起搏技术已经获得成功，相信随着植入器械的进一步改进和植入技术的提高，这种生理性的希氏 - 浦肯野系统选择性部位起搏必将成为今后起搏模式的最佳选择。

本书即为针对不同患者的需要，选择适合部位的起搏，不仅可满足提升患者心率的基本要求，更考虑长期起搏对心脏功能的保护作用。本书从心房到心室，从右心室到左心室，从心外膜到心内膜，再到希氏 - 浦肯野系统特殊部位起搏，并通过不同的临床实例，展示了目前应用于临床的各种不同起搏技术，并阐述选择性部位起搏临床应用的理论基础和疗效，为广大从事本专业的医生提供了直接的技术指导。

中国医学科学院阜外医院心律失常中心主任、教授、主任医师
中国医师协会心律学专业委员会主任委员

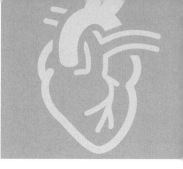

序（二）

　　心脏起搏技术是针对心动过缓患者最有效的治疗手段，在临床得到广泛应用。尽管人工起搏能有效地提高心率，但由起搏所致的起搏性心肌病和心功能降低仍是当今面临的重要问题；双心室起搏技术的发展不仅可有效地治疗心功能不全，也可以减少传统右心室起搏所致的心功能的下降；近年来，希氏束起搏和左束支起搏已逐步应用于临床，并取得了可喜的疗效。临床研究显示希氏束起搏不仅能克服心室起搏依赖对心功能影响的问题，而且能够同心脏再同步化治疗（cardiac resynchronization therapy，CRT）一样纠正慢性心力衰竭伴左束支传导阻滞患者的心脏失同步，从而改善患者的心力衰竭症状并逆转左心室重构，改善患者预后。我国电生理专家黄伟剑教授将原创的左束支起搏技术用于慢性心力衰竭患者治疗，也表现出良好的效果，鉴于左束支起搏植入技术较希氏束起搏简单，并随着植入器械的进一步改进，相信希氏-浦肯野系统选择性部位起搏，特别是左束支起搏必将成为今后起搏技术最主要的选择。同时希氏-浦肯野系统起搏也将是一种能维持心脏同步和再同步化的新方法。

　　人工心脏起搏应用临床60余年，技术不断进步，起搏系统的结构和功能也不断改进；适应证不断拓宽，从心动过缓提升心率的起搏治疗，到CRT用于慢性心力衰竭的治疗，均取得了很好的疗效。此外，新的技术和装置不断涌现，如全皮下植入型心律转复除颤器（subcutaneous implantable cardioverter defibrillator，S-ICD）和无导线起搏器，以及慢性心力衰竭患者的心肌收缩力调节器（cardiac contractility modulation，CCM）和迷走神经刺激治疗等。

　　为了使新的技术能够更好地应用于临床，本书的编写，尤其针对每个技术列举的临床实例，不仅展示了目前应用于临床的各种不同的起搏技术，特别是最新的希氏-浦肯野系统起搏技术的植入方法和要点，而且阐述了选择性部位起搏临床应用的理论基础，是广大从事本专业医生重要的参考书。

四川大学华西医院心脏内科教授、主任医师
中华医学会心电生理与起搏分会主任委员

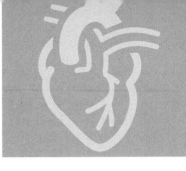

序（三）

　　1958 年，瑞典斯德哥尔摩的 Karoliaska 医院在世界上首次成功植入人体埋藏式心脏起搏器；1971 年，上海市第一人民医院在中国首次成功植入心脏起搏。经过半个多世纪的发展，人工心脏起搏是心动过缓患者成熟和最有效的治疗方法。随着植入技术的不断提高和起搏器功能的不断完善，起搏的适应证也不断拓宽，如心脏再同步化治疗（cardiac resynchronization therapy，CRT）、心肌收缩力调节器（cardiac contractility modulation，CCM）和迷走神经刺激术治疗慢性心力衰竭等；更重要的是起搏理念的转变，从最初提高心率的基本需求到除满足心率升高外如何保护和改善心脏功能，从固定部位的起搏到选择性部位的起搏，最终实现生理性起搏。

　　2000 年，Deshmukh 首次成功实现人体希氏束起搏（His bundle pacing，HBP），并取得了良好的疗效。由于希氏束区域的特殊解剖结构和植入需要特殊的器械，技术难度较大，起搏阈值较高、感知较低，长期阈值有升高的趋势，因而难以推广应用。

　　2017 年，黄伟剑教授首次报道了采用左束支起搏（left bundle branch pacing，LBBP）纠正完全性左束支传导阻滞治疗心功能不全，并取得显著疗效。初步临床研究显示 LBBP 具有 HBP 保持左心室电和机械同步性的等同优势；与 HBP 相比，LBBP 植入技术相对简单，并随着植入器械的进一步改进，相信 LBBP 必将成为今后最主要的起搏术式。同时希氏 - 浦肯野系统起搏也将是一种能维持心脏同步和新的再同步化方法。

　　本书系统介绍了心脏不同部位选择性起搏的应用，并配合临床实例分析了诊疗方案、手术步骤及要点、参数程控及随访，并针对每个病例进行评述；重点介绍了最新的希氏 - 浦肯野系统起搏的临床应用和起搏器植入的方法、要点及注意事项，对提高本专业医师的起搏器植入水平有很好的借鉴作用，是一本难得的起搏与电生理的参考书。

华伟

中国医学科学院阜外医院心律失常中心副主任、教授、主任医师
中华医学会心电生理与起搏分会候任主任委员

前　言

　　人工心脏起搏应用临床已半个多世纪，是心动过缓最有效的治疗方法。随着起搏理念的不断转变、植入器械的不断改进和起搏功能的不断完善，起搏器植入的适应证也不断拓宽，心脏再同步化治疗（cardiac resynchronization therapy，CRT）已经成为慢性心力衰竭的有效治疗方法。无导线起搏器、全皮下植入型心律转复除颤器（subcutanous implantable cardioverter defibrillator，S-ICD）、心肌收缩力调节器（cardiac contractility modulation，CCM）、迷走神经刺激等新的起搏方式逐渐应用于临床；尤其是近年来希氏-浦肯野系统部位起搏实现了真正意义的生理性起搏，是心脏起搏领域最重大的进展；但如何正确使用这些新的植入技术，实现最佳起搏效果，还需要临床不断实践和提高。针对目前心脏起搏领域尚缺少起搏植入新技术临床应用的专业参考书，特编写本书，旨在为广大从事心脏起搏和心电生理专业的医生提供一本有直接指导作用和可借鉴的参考书。

　　本书从心房到心室，从右心室到左心室，从心内膜到心外膜，再到希氏-浦肯野系统特殊部位的起搏，包含了心脏各个部位起搏的临床应用技术，重点介绍了希氏束起搏和左束支起搏技术的操作技巧、要点和适应证；此外，还介绍了左心室心内膜起搏、S-ICD、CCM和无导线起搏器等新的技术。本书既有理论又有实例，图文并茂，每个病例按照"病史摘要、诊疗方案、植入过程与要点、随访及评述"五个方面进行描述，易于读者的理解。本书适合从事心脏起搏和心电生理的专科医生、心血管内科的专业培训医师、进修医师和内科医师等阅读。

　　在本书编写过程中得到了各位编者的大力支持，他们提供了非常有价值的临床病例，并毫无保留地分享了各自的经验和体会；感谢江苏省人民医院老年心血管科的高瑶医生为本书创作的精美插图；还要特别感谢德高望重的黄元铸教授为本书审阅，谢谢张澍教授、黄德嘉教授和华伟教授为本书作序；最后感谢家人对我编写本书给予的大力支持和帮助。

　　本书编写中难免还有不到之处或存在疏漏、错误，敬请批评指正！

邹建刚

2020 年 2 月 20 日

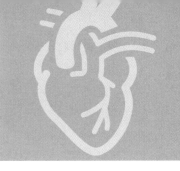

目　录

第四篇　右心室选择性部位起搏

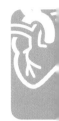

第五篇 左心室选择性部位起搏

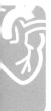

第六篇　其他特殊部位起搏

第一篇

总　论

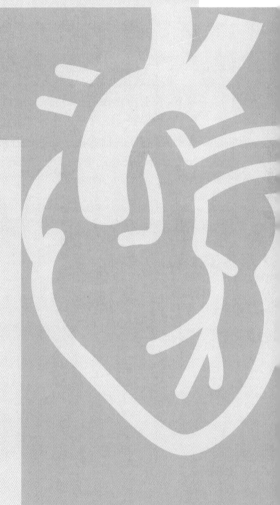

1932 年，Hyman[1] 首先提出人工起搏器概念，1958 年，世界第一台人工心脏起搏器成功植入人体[2]，至今起搏器已应用于临床半个多世纪，救治了无数的患者。同时起搏器的功能也有了巨大的发展，自动化、人工智能程度、电池寿命等逐步提高；起搏适应证也不断拓宽，不仅可用于心动过缓的治疗，还可应用于慢性心力衰竭的心脏再同步化治疗（cardiac resynchronization therapy，CRT）[3] 及植入型心律转复除颤器（implantable cardioverter defibrillator，ICD）对快速性室性心律失常的治疗和心脏性猝死的预防[4]。

传统的起搏导线植入于右心室心尖部，因植入技术相对简单、电极易固定，已在临床广泛应用，但右心室心尖部起搏改变了心室正常的激动顺序，有增加心房颤动、心力衰竭和死亡的风险，因此，如何实现生理性起搏和保护心脏功能是摆在当今起搏专科医生面前的重大课题。随着主动导线的出现，右心室其他部位的起搏得以实现，1991 年，Barin 等[5] 首先报道了右心室流出道间隔部起搏，并应用于临床，目前成为常规的植入技术；2016 年，Mafi-Rad 等[6] 首次报道了左心室间隔部起搏；2000 年，Deshmukh 等[7] 首次报道了人体希氏束起搏（His bundle pacing，HBP）获得成功。近年来，随着植入器械的不断改进，希氏 - 浦肯野系统选择性部位起搏，包括 HBP 及左束支起搏（left bundle branch pacing，LBBP）技术[8] 已经获得成功，相信随着植入器械的进一步改进和植入技术的提高，这种最具生理特征的希氏 - 浦肯野系统选择性部位起搏必将成为今后起搏模式的最佳选择。新近无导线起搏器[9] 和全皮下 ICD[10] 也已成功应用于临床。

心脏选择性部位起搏就是针对不同患者的需要，选择适合部位的起搏，不仅满足提升患者心率的基本要求，更要考虑长期起搏对心脏功能的保护作用。本书从心房到心室，从右心室到左心室，从心外膜到心内膜，再到希氏 - 浦肯野系统特殊部位起搏（图 1-0-1 展示心脏不同部位起搏的模式图），通过各种不同的临床实例，展示了目前应用于临床的各种不同起搏技术，为广大心血管专科医生提供直接的操作技术的指导，并阐述选择性部位起搏临床应用的理论基础和疗效。

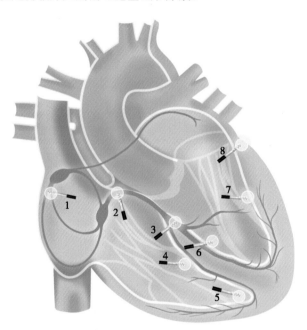

1—右心房起搏；
2—希氏束起搏；
3—左束支起搏；
4—右心室间隔部起搏；
5—右心室心尖部起搏；
6—左心室间隔部起搏；
7—左心室心内膜起搏；
8—左心室心外膜起搏。

图 1-0-1　心脏不同部位起搏模式图

（邹建刚）

【参考文献】

[1] HYMAN AS. Resuscitation of the stopped heart by intracardial therapy. II. Experimental use of an artificial pacemaker. Arch Intern Med，1932，50（2）：283-305.

[2] GREATBATCH W，HOLMES CF. History of implantable devices: entrepreneurs, bioengineers and the medical profession, in a unique collaboration, build an important new industry. IEEE Engineering in Medicine and Biology，1991，10（3）：38-41.

[3] CAZEAU S，RITTER P，BAKDACH S，et al. Four chamber pacing in dilatedcardiomyopathy. Pacing Clin Electrophysiol，1994，17（11 Pt 2）：1974-1979.

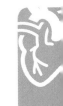

[4] MIROWSKI M，REID PR，MOWER MM，et al. Termination of malignant ventricular arrhythmias with an implanted automatic defibrillator in human beings. N Engl J Med，1980，303（6）：322-324.

[5] BARIN ES，JONES SM，WARD DE，et al. The right ventricular outflow tract as an alternative permanent pacing site：long-term follow-up. Pacing Clin Electrophysiol，1991，14（1）：3-6.

[6] MAFI-RAD M，LUERMANS JG，BLAAUW Y，et al. Feasibility and acute hemodynamic effect of left ventricular septal pacing by transvenous approach through the interventricular septum. Circ Arrhythm Electrophysiol，2016，9（3）：e003344.

[7] DESHMUKH P，CASAVANT DA，ROMANYSHYN M，et al. Permanent，direct His-bundle pacing：a novel approach to cardiac pacing in patients with normal His-Purkinje activation. Circulation，2000，101（8）：869-877.

[8] HUANG WJ，SU L，WU SJ，et al. A novel pacing strategy with low and stable output：pacing the left bundle branch immediately beyond the conduction block. Can J Cardiol，2017，33（12）：1736.e1-1736.e3

[9] DURAY GZ，RITTER P，EL-CHAMI M，et al. Long-term performance of a transcatheter pacing system：12-month results from the micra transcatheter pacing study. Heart Rhythm，2017，14（5）：702-709.

[10] BARDY GH，SIMITH WM，HOOD MA，et al. An entirely subcutaneous implantable cardioverter-defibrillator. N Engl J Med，2010，363（1）：36-44.

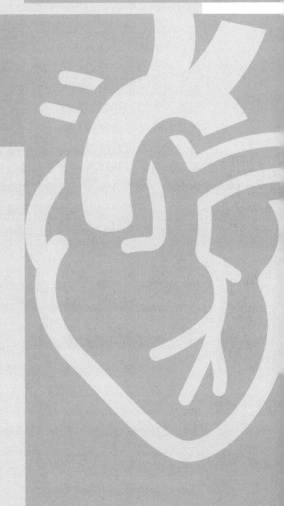

第二篇

心房选择性部位起搏

第一章

概　述

心房起搏主要是对窦房结功能不全的患者,通过起搏获得正常的心率,达到患者的需要;对于房室结功能正常的患者,采用心房单腔起搏(AAI)模式,心房激动经自身房室结下传可获得生理的心室激动,这种 AAI模式被认为是生理的起搏方式。但有些患者在植入后发生新的房室传导阻滞(atrioventricular block,AVB),因此采用单腔 AAI 存在一定的风险,特别对于老年患者。目前,即便是年轻的窦房结功能不全的患者,通常也植入双腔起搏器(DDD),为了减少不必要心室起搏带来的对心功能的影响,通过设置延长房室间期尽可能使自身房室结激动下传,达到了 AAI 同样的生理性起搏的效果。

关于心房起搏部位的选择,早期采用被动导线时只能植入至右心耳;随着主动导线的应用,可以植入到心耳以外的其他部位。老年患者往往存在心房的退行性病变,心肌纤维化明显,甚至部分患者发展为心房心肌病,因此,在心房导线植入部位的选择上因人而异,主要是保证良好的起搏参数和导线的稳定性。

本篇主要介绍心房导线常规推荐植入的右心耳、房间隔等部位的解剖特征,导线植入操作方法,适应证,以及不同部位心房起搏的实例。

(邹建刚)

第一节　心房选择性部位起搏

一、右心房解剖

充分熟悉心脏的解剖及其影像学特征,是正确植入起搏器的必要条件之一。在了解右心房的结构后,才能行右心耳、低位房间隔、冠状窦(coronary sinus,CS)口周围或 Bachmann 束的起搏。于右前斜位(right anterior oblique,RAO)30°对右心房结构的简单介绍见图 2-1-1。

根据电生理工作的要求,有研究对右心房解剖进行了深入解析。Ho 等[1]将右心房分为三个部分:右心耳、静脉部分和前庭部分。额面观右心房位于右前侧。相对而言,左心房位于房间隔的左后侧。横面观左心房的位置从左前向右后倾斜延伸。右心房比左心房稍大,但其壁比左心房薄。传统概念将右心房视为两个部分:一部分是由上腔静脉和下腔静脉组成的光滑的心房后壁,另一部分是由非常薄的肌小梁组成的心房前侧壁。上述两个部分由肌肉隆起(也称为界嵴)分开。嵴

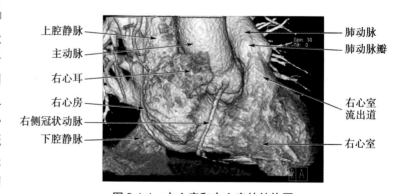

图 2-1-1　右心房和右心室的结构图
采用双源 CT 扫描显示右心房和右心室结构(右前斜位 30°外面观)

的上部肌肉成分突出,向下延伸时逐渐变细。从心脏外观看,嵴端对应于缝隙连接,称为界沟。在右心房的游离壁,梳状肌沿界嵴的方向平行分布。梳状肌束之间的心房壁像纸一样薄,呈透明或半透明状。右心耳

呈三角形,覆盖在右心房上部,其内为梳状肌。

欧氏瓣是纤维肌肉组织组成的三角形结构,它保护着下腔静脉的入口。欧氏瓣在中部形成欧氏嵴,它是卵圆窝与 CS 的分界线。欧氏瓣可以很大,但亦可呈窗形或孔状,少数可以很细小,或呈碎裂状。欧氏瓣的游离缘类似于腱索,从肌肉延伸至 CS 膜部。作为腱延伸进入窦内膜的肌肉组织,又称为 Todaro 腱,它形成 Koch 三角的后外侧边界。

右心房的前壁是由三尖瓣隔瓣的瓣叶转折作为标记。右心房前庭包绕着三尖瓣口的部位,是房室结折返性心动过速的慢径消融部位。CS 瓣中的 Thebesian 瓣是一个小而平滑或呈新月形的纤维组织瓣,保护冠状静脉窦口,它的大小和厚度有很大的变化。低于 CS 开口的心房部分通常会有凹槽;CS 是心大静脉的终末端,位于左侧的房室沟的后部,经常被左心房的肌纤维覆盖。CS 接收左心的静脉血,包括心大静脉、后静脉、心前静脉。CS 终止于右心房的后下方,并构成 Koch 三角的下缘。

在房间隔中部由薄的纤维组成的低洼部分,称为卵圆窝。间隔的其他部分是肌性成分。图 2-1-2 示右心房及其重要组成部分的解剖特征和比邻关系。

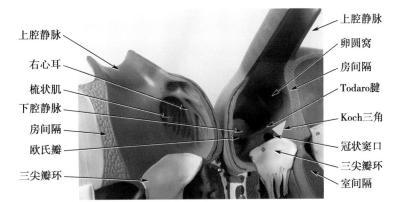

图 2-1-2　右心房解剖特征与比邻关系示意图
图示右心耳、房间隔、卵圆窝、冠状窦口、Koch 三角、三尖瓣环的比邻关系

（图中标注：上腔静脉、右心耳、梳状肌、下腔静脉、房间隔、欧氏瓣、三尖瓣环；上腔静脉、卵圆窝、房间隔、Todaro 腱、Koch 三角、冠状窦口、三尖瓣环、室间隔）

二、传统右心耳起搏

传统的右心房起搏部位是右心耳。因为早期被动导线容易到达和固定,故右心耳部位起搏被广泛应用。心房起搏具有减少心房颤动发作的效果[2]。然而右心耳起搏可使从高位心房到低位心房的信号传导时间延长,可以诱发心房颤动的发生。最近,有文献报道右心耳起搏是不适当的和非生理性的起搏方式[3]。相反选择性低位心房起搏和多位点心房起搏能减少心房颤动的发生[4]。

因此,心房导线不放置在高位右心房或右心耳,可选择性地定位在低位房间隔甚至 Bachmann 束,可降低心房颤动的发生[5]。

三、房间隔起搏

心房颤动是临床最常见的心律失常之一。有证据表明心房起搏可以通过很多机制来预防心房颤动的发作。心房起搏还可以减少心动过缓本身及其引起的心房异位兴奋点所诱发的心房颤动。

1916 年,Bachmann[6] 首先描述了前房间束,随后将其命名为 Bachmann 束。它是从左心耳基底部延伸的特殊肌肉组织束,跨越左心房,在房间隔后部弯曲,最后到达右心房卵圆窝上方。在行左心房或冠状静脉窦起搏时,右心房间隔面优先激动,为 Bachmann 束的插入点。电解剖标测研究已经确认了 Bachmann 束在心房内传导的作用。因此,Bachmann 束可能是预防心房颤动的理想起搏位点[7-10]。

右心房的选择性起搏部位主要包括高位右心房间隔和 CS 口附近的低位房间隔。但高位右心房间隔面的界嵴和 Bachmann 束的选择性起搏,用传统器械很难完成,目前国内鲜见 Bachmann 束起搏的报道。而低位房间隔起搏相对容易,导线通常被放置在 CS 口的上缘。这个部位的房间隔起搏,P 波在 Ⅱ、Ⅲ 和 aVF 导联呈负向。对于房间隔起搏而言,心房导线通常置于右心房间隔后壁。为了达到选择性起搏的目的,必须使用主动螺旋导线。Koch 三角位于房间隔的下端,由三尖瓣瓣环的上部与欧氏嵴的延伸组成。如前所述,Koch 三角的基底部是由 CS 组成。Koch 三角的后部是由房间隔部分的肌纤维组成。因为房间隔一般是从右后向左前方约 45° 倾斜,所以在左前斜位(left anterior oblique,LAO)45° 影像透视下,有助于指引导线按正确的角度进入房间隔并固定于 Koch 三角(图 2-1-3)。

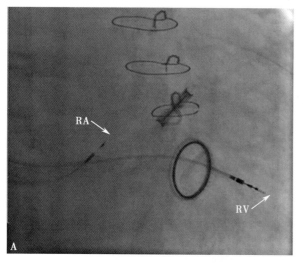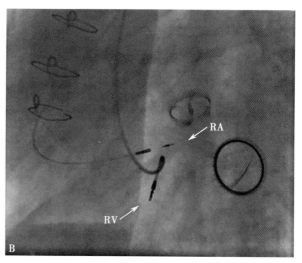

RA—低位房间隔部位导线；RV—右心室心尖部导线；箭头—导线位置。

图 2-1-3 低位房间隔起搏影像

A. 右前斜位 30°；B. 左前斜位 45°；图示右心房起搏导线选择性置于低位房间隔

在选择低位房间隔部位起搏时，要注意识别远场 R 波（far-field R wave，FFRW），如心房导线感知到 FFRW 可能导致起搏器不适当模式转换。记录局部腔内电图可以识别 FFRW。在测量心房导线窦性心律下 FFRW 的高度时，要注意：有时心房导线的 FFRW 可被因主动导线旋入心肌而引起的"损伤电流"掩盖，FFRW 信号会叠加在损伤电流上。为了避免这个问题，可以在心室起搏期间测量 FFRW，正常的心房导线 FFRW 电压应小于 P 波的电压。如果发现 FFRW 电压过高，应考虑重新定位心房导线。此外，在主动导线的低位房间隔起搏过程中，过高 FFRW 还可能是由于心房导线远端旋入心室心肌中所致，这种情况下的房间隔起搏会夺获心室，可导致起搏器综合征。

（姜　海　邹建刚）

【参考文献】

[1] HO SY, SANCHEZ-QUINTANA D, CABRERA JA, et al. Anatomy of the left atrium: implications for radiofrequency ablation of atrial fibrillation. J Cardiovasc Electrophysiol, 1999, 10(11): 1525-1533.

[2] ANDERSEN HR, THUESEN L, BAGGER JP, et al. Prospective randomized trial of atrial versus ventricular pacing in sick-sinus syndrome. Lancet, 1994, 344(8936): 1523-1528.

[3] NIELSEN JC, KRISTENSEN L, ANDERSEN HR, et al. A randomized comparison of atrial and dual-chamber pacing in 177 consecutive patients with sick sinus syndrome: echocardiographic and clinical outcome. J Am Coll Cardiol, 2003, 42(4): 614-623.

[4] PADELETTI L, PORCIANI MC, MICHELUCCI A, et al. Interatrial septum pacing: a new approach to prevent recurrent atrial fibrillation. J Interv Card Electrophysiol, 1999, 3(1): 35-43.

[5] FRÖHLIG G, SCHWAAB B, KINDERMANN M. Selective site pacing: the right ventricular approach. Pacing Clin Electrophysiol, 2004, 27(6 Pt 2): 855-861.

[6] BACHMANN G. The inter-auricular time interval. Am J Physiol, 1916, 41: 309-320.

[7] ROITHINGER FX, CHENG J, SIPPENSGROENEWEGEN A, et al. Use of electroanatomic mapping to delineate transseptal atrial conduction in humans. Circulation, 1999, 100(17): 1791-1797.

[8] BAILIN SJ, ADLER S, GIUDICI M. Prevention of chronic atrial fibrillation by pacing in the region of Bachmann's bundle: results of a multicenter randomized trial. J Cardiovasc Electrophysiol, 2001, 12(8): 912-917.

[9] HERMIDA JS, KUBALA M, LESCURE FX, et al. Atrial septal pacing to prevent atrial fibrillation in patients with sinus node dysfunction: results of a randomized controlled study. Am Heart J, 2004, 148(2): 312-317.

[10] PADELETTI L, PUREFELLNER H, ADLER S, et al. Combined efficacy of atrial septal lead placement and atrial pacing algorithms for prevention of paroxysmal atrial tachyarrhythmia. J Cardiovasc Electrophysiol, 2003, 14(11): 1189-1195.

第二节　心房导线植入的操作方法

右心房导线的植入通常在固定右心室导线后进行，以减少在心室导线操作过程中引起心房导线脱位的发生。右心房游离壁平坦，肌小梁不发达，不易使导线固定，右心耳解剖结构相对固定，易于定位。目前，心房起搏导线植入部位通常选择右心耳，也可以采用主动植入导线植入其他特殊的部位。

一、右心房被动导线植入技术

心房 J 型导线由于植入成功率高而受到较广泛应用。从解剖结构观察，J 型导线的设计符合人的右心房解剖特点，比较适用。心房被动导线结构图示如下（图 2-1-4）。

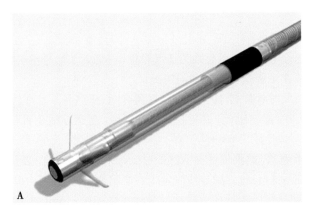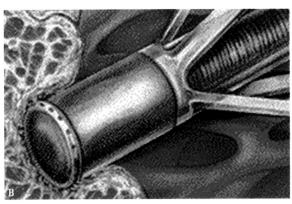

图 2-1-4　心房被动导线结构示意图
图示被动导线头端呈翼状（A），固定于肌小梁内（B）

右心房被动导线植入操作方法如下。

1. 引入心房导线　在直指引钢丝引导下植入心房导线，使之位于右心房中上部位，三尖瓣平面之上。

2. 导线植入右心耳　在 RAO 透视下，部分回撤钢丝，始终保持 L 型状态，轻轻向上提拉导线，即可勾住右心耳。当心房导线与右心耳接触时，导线会随心房收缩而上下摆动，此时全部撤出指引钢丝，证明右心房导线已固定于右心耳。

3. 术中导线固定可靠性验证

（1）45° 顺时针方向或逆时针方向扭动，此时可见导线体部扭动，而导线头端不动，说明导线固定良好。如果旋转后，可见导线头端在各个方向转动而导线体部无扭动，说明导线未固定良好，需重新定位。

（2）在透视下可让病人深呼吸和咳嗽，观察导线头端活动情况，深吸气时 J 型头变直，深呼气时 J 型头弧度增加。在 2 倍阈值起搏下，观察深吸气、深呼气及咳嗽时，起搏是否良好。给予导线合适的张力，维持一定的松弛度，如导线张力太大（松弛太少），则在深吸气时，容易使导线脱出右心耳；如导线张力太小（过分松弛），则在呼气时，容易使导线脱出右心耳。

（3）在后前位（posteroanterior position，PA）与斜位观察导线张力大小和导线头与右心耳内膜面压力很重要。在阈值测试和心电图记录之后，导线与起搏器连接之前，再一次核实导线头端位置，证实导线头端确实在前方中部，可稍朝向左，并随着心房收缩而左右移动。最好从 PA 和 RAO 两个位置来确认右心房导线固定情况，如发现导线头端指向右心房侧壁应予以纠正，避免刺激膈神经。

二、右心房主动导线植入技术

主动螺旋导线能有效地将导线固定在心房的不同部位，包括右心耳、右心房游离壁或右心房间隔部位，常用的心房主动导线结构见图 2-1-5。

主动固定型心房导线植入的操作方法如下。

通常采用 J 形导丝固定于右心耳，无弯度的直型钢丝则用于固定右心房侧壁或房间隔。

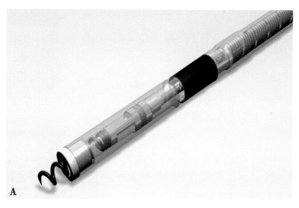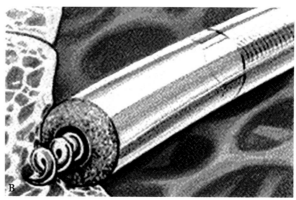

图 2-1-5 心房主动导线结构示意图
图示主动导线头端为约 1.8mm 的螺旋（A），固定于心肌内（B）

1. 引入钢丝 经锁骨下或腋静脉，先用直型钢丝送至右心房，后更换为 J 形导丝，在插入 J 形导丝时，会稍有困难，此时，可在透视下注意钢丝的弯曲度及导线在上腔是否有扭曲的情况。

2. 植入导线 当导线头到达右心耳时，可用弹簧夹顺时针旋转 10～12 圈，直到有回力时（各厂家生产的产品要求不同），在透视下可见螺旋导线头已旋出，此时，撤出钢丝，并提拉和推送导线，观察导线是否稳定，保持导线适当的张力。

3. 参数测试 参数测试满意后固定导线。如参数不满意，如阈值过高或感知过低，则需重新定位，必要时可将主动导线固定于右心房的前壁、侧壁、房间隔或低位右心房。如导线固定于右心房侧壁，应给予 10V 高电压起搏，证明有无膈神经刺激。通常在急性期，主动导线的起搏阈值较被动导线稍高，10～15min 后会有所降低。一般说来，心内膜主动导线是安全和容易植入的。但理论上与被动导线相比，有心房壁穿孔的风险。

三、冠状窦导线特点及固定技术

右心房导线的固定位置应尽可能采用右心耳。与右心耳相比，导线插入 CS 并获得稳定的位置比较困难，导线插入 CS 过深若进入心室侧支则引起左心室起搏，过浅则导线不易固定，容易脱位。当右心耳 J 型导丝难以定位时，则需采用主动固定导线，也可以尝试经 CS 固定导线。CS 有 5 条主要的静脉分支，对于左心房来说，通常可在 CS 中远端获得合适的起搏阈值及良好的固定位点；随着 CRT 的应用，目前经 CS 导线植入主要用于左心室起搏，导线大多放于 CS 侧分支（后侧静脉、侧静脉、前侧静脉）。

CS 导线经特殊设计，尖端带有一定的弯度，可允许较粗的导线牢固地嵌顿于管腔大而壁薄的冠状静脉内。临床采用美敦力公司的用于心房的 2188 型导线，其远端有两个 45°弯曲，便于送入 CS 内固定。总的来说，CS 导线的植入较右心耳 J 型主动与被动导线的植入困难，而且导线在薄壁的 CS 内操作不当，可损伤血管，甚至发生心包填塞的可能，故应谨慎小心。目前临床较少采用经 CS 植入导线获得心房起搏。

（姜　海　邹建刚）

第三节　心房起搏的适应证

随着心律失常机制的认识不断深入及起搏器技术的进步，心脏起搏器治疗的适应证也在不断更新。除了对明确的病态窦房结综合征和 AVB 等常规适应证有肯定的疗效外，一些非常规适应证，如心力衰竭、肥厚梗阻性心肌病也列为临床起搏器适应证。由于临床情况的复杂性，某些疾病有时难以界定是否为心脏起搏治疗的适应证。因此临床上需根据指南进行。

永久起搏器治疗的主要适应证是症状性心动过缓，因为心搏过于缓慢，会导致心排量下降，重要脏器及组织尤其大脑供血不足而产生的一系列症状，如晕厥、近似晕厥、头晕、黑矇等。长期心动过缓可引起全身症状，如疲乏、运动耐量下降及充血性心力衰竭等。这些症状的特异性较差，需要仔细辨别是否与心动过缓有关。对于心动过缓患者，包括反复窦性停搏、心脏变时功能不良、药物所致心动过缓等，目前指南强调症状是植入起搏器时必须考虑的因素,无症状者,特别是夜间心动过缓患者,不建议植入起搏器。在考虑是否植入起搏器时还应鉴别系统病变是否可逆及有无复发的可能。传导系统病变不可逆是植入永久起搏器必备条件。如病因消除、病变可逆的房室阻滞者则不推荐起搏器,这些病因包括药物中毒、莱姆病、一过性迷走神经张力增加或无症状的呼吸睡眠暂停综合征等。对于一过性缓慢性心律失常应仔细评估其复发的可能性,如复发概率高,应考虑起搏器治疗。

基于循证医学的积累,2018 年美国心脏病学会 / 美国心脏协会 / 心律协会(American College of Cardiology/American Heart Association/Heart Rhythm Society,ACC/AHA/HRS)公布了《心动过缓与心脏传导延迟评估管理指南》[1],本节主要对心房起搏的适应证加以描述。

一、常规适应证

心房起搏的常规适应证为窦房结功能障碍(sinus node dysfunction,SND)。

尽管 Wenckebach 在 1923 年就报道了 SND 的心电图表现,但直到 1968 年,SND 才被描述为一个临床表现。它包括一系列心律失常,包括持续性窦性心动过缓、变时功能不良、窦性停搏、窦房传导阻滞和慢快综合征,后者可表现为室上性心动过速和心动过缓交替出现,药物治疗心动过速可加重心动过缓,产生矛盾。任何导致窦房结细胞破坏的情况均可导致 SND 的临床表现,如缺血或梗死、浸润性疾病、胶原血管疾病、外科创伤和内分泌疾病等,但 SND 主要发生在老年患者,典型的患者多在 70~80 岁,推测其可能是由于窦房结和心房肌的退行性病变所致。

SND 可表现为窦房结变时功能不良,即对运动或应激刺激无反应或反应低下,如运动后心率上升时间太慢、上升频率不足或下降太快。目前对于窦房结变时功能不良的诊断仍无统一标准,一般认为运动高峰时心率不能达到最大预测心率(220 减去年龄)的 80% 时,可考虑变时功能不良。频率适应性起搏器可使这类患者在体力活动时心率提高,以适应生理需求。

2018 年 ACC/AHA/HRS 的《心动过缓与心脏传导延迟评估管理指南》中对于 SND 描述如下:

1. Ⅰ类适应证

1)有症状的 SND 患者推荐心房起搏优于心室起搏(证据等级 B-R)。

2)有症状的 SND 且房室传导功能正常的患者,推荐双腔或单腔起搏(证据等级 B-R)。

3)对于临床症状是由 SND 导致的患者,推荐行永久起搏以加快心率和改善症状(证据等级 C-LD)。

4)对于按照指南管理和治疗方案导致的症状性窦性心动过缓,并且无可替代方案且临床上需要继续原方案治疗的患者,推荐植入永久起搏器增加心率和改善症状(证据等级 C-EO)。

5)推荐症状性 SND 患者评估和治疗可逆性因素(证据等级 C-EO)。

2. Ⅱa 类适应证

1)对于有症状的 SND 但房室传导正常的患者行双腔起搏时,应尽可能减少不必要的心室起搏(证据等级 B-R)。

2)因钙离子拮抗剂过量导致心动过缓相关症状或血流动力学障碍的患者,静脉注射钙剂可增加心率并改善症状(证据等级 C-LD)。

3)因 β 受体阻滞剂或钙离子拮抗剂过量导致心动过缓相关症状或血流动力学障碍的患者,胰高血糖素可增加心率并改善症状(证据等级 C-LD)。

4)因 β 受体阻滞剂或钙离子拮抗剂过量导致心动过缓相关症状或血流动力学障碍的患者,大剂量胰岛素可增加心率并改善症状(证据等级 C-LD)。

5)因地高辛中毒导致心动过缓相关症状或血流动力学障碍的患者,地高辛抗体 Fab 片段可增加心率并改善症状(证据等级 C-LD)。

6)药物治疗无效的持续性血流动力学不稳定性 SND 患者,临时经静脉起搏治疗可增加心率并改善症状(证据等级 C-LD)。

7)因 SND 需起搏的患者,频繁的心室起搏虽然不推荐,但对于有生存需要或明显合并症的患者,可行单腔心室起搏(证据等级 C-EO)。

8)慢快综合征并因心动过缓导致临床症状的患者,植入永久起搏器增加心率并减少低灌注症状是合理的(证据等级 C-EO)。

3. Ⅱb类适应证

1）SND伴严重症状或血流动力学障碍的患者，临时经静脉起搏或永久起搏器植入之前可考虑临时经皮起搏加快心率并改善症状（证据等级C-LD）。

2）对于因SND导致相关症状或血流动力学不稳定，且冠状动脉缺血可能性低的患者，可考虑使用异丙肾上腺素、多巴胺、多巴酚丁胺或肾上腺素增加心率并改善症状（证据等级C-LD）。

3）对于考虑症状与心动过缓相关的患者，电生理检查（electrophysiologic study，EPS）评估窦房结功能仍然可作为非侵入式检查失败后的检查（证据等级C-EO）。

4. Ⅲ类适应证

1）症状轻微或偶发且无血流动力学障碍的SND患者，不应行临时经皮或经静脉起搏（证据等级C-LD）。

2）因地高辛中毒导致心动过缓相关症状或血流动力学障碍的患者，不推荐透析去除地高辛（证据等级C-LD）。

3）对于无症状的心动过缓者，不常规推荐EPS，除非患者需同时行其他电生理检测（证据等级C-LD）。

二、非常规适应证

（一）超敏性颈动脉窦综合征和神经心源性晕厥患者的起搏治疗

因颈动脉窦受刺激引起的心脏血管反应导致晕厥或先兆晕厥者称为颈动脉窦超敏综合征。该综合征可表现为：①心脏抑制反射，系迷走神经张力增高导致的窦性心动过缓或房室传导阻滞，或两者兼有；②血管抑制反射，系指继发于交感神经张力降低所致的血管扩张和血压降低，此效应与心率变化无关；③混合型，同时合并心脏和血管抑制反应。对单纯心脏抑制反射的颈动脉窦超敏综合征患者，永久性起搏治疗可以有效地改善症状；对兼有心脏和迷走反射的患者，在行起搏器治疗前必须慎重考虑上述因素，旨在取得最佳治疗效果。正常人颈动脉窦受到刺激时心搏可以减慢，但最长间歇应<3s。若患者有晕厥或先兆晕厥症状，行颈动脉窦按压出现窦性停搏和/或房室传导阻滞，最长间歇>3s，可诊断为颈动脉窦超敏综合征。有研究表明，对老年人不明原因的晕厥应考虑本病的存在，一旦诊断明确，起搏治疗有预防作用。神经心源性晕厥系指各种临床情况下触发神经反射所致的自限性体循环低血压发作，其特征为心动过缓和血压下降，占晕厥发作的10%～40%。血管迷走性晕厥是这个综合征最常见的一种临床类型。对该综合征的心脏起搏治疗尚存在较大争议。约25%的患者主要是血管抑制性反射而无明显的心动过缓；另有较多患者兼有血管抑制和心脏抑制。虽然已有资料表明心脏起搏治疗并不比药物治疗能更有效地防止晕厥发作，但若严格以直立倾斜试验结果为依据，提示如果患者的症状主要是由心脏抑制反射所致，则心脏起搏治疗可能对改善症状有益，如植入具有频率骤降反应功能的双腔起搏器，其疗效更为显著。

2018年ACC/AHA/HRS《心动过缓与心脏传导延迟评估管理指南》对这一类患者的建议如下。

1. Ⅱa类适应证

1）对于因SND导致相关症状或血流动力学不稳定患者，可使用阿托品加快窦性心律（证据等级C-LD）。

2）对于症状性变时功能不全患者，植入频率适应性永久起搏器是合理的（证据等级C-EO）。

2. Ⅱb类适应证 对于考虑症状与心动过缓相关的患者（如晕厥），进行EPS，评估窦房结功能（C-EO）。

3. Ⅲ类适应证

1）继发于病理性副交感神经兴奋的无症状性窦性心动过缓或窦性停搏患者，不应植入永久起搏器（证据等级C-LD）。

2）无症状性SND或症状与心动过缓或心脏变时功能不全无关的患者，不应植入永久起搏器（证据等级C-LD）。

3）睡眠相关性窦性心动过缓或睡眠中出现短暂性窦性停搏的患者，除非有其他适应证，否则不应植入永久起搏器（证据等级C-LD）。

（二）心脏移植后

心脏移植后缓慢性心律失常的发生率为8%～23%。对于心脏移植后患者缓慢性心律失常是一种不祥的预兆，可能会增加猝死的风险，尤其是当基础心率比预期高时，其最常见的缓慢性心律失常和SND相关。尽管约50%的缓慢性心律失常在6～12个月内可以恢复，但为加快患者康复，仍推荐一些心脏移植程序，对于术后持续性缓慢心律失常应更积极采用心脏起搏治疗。在出现排斥反应的情况下，传导系统可能有局部炎症从而导致心动过缓和晕厥，起搏器植入对这些患者的致心律失常作用仍然不清楚。心脏移植后患者如出现不可逆的 SND 或房室传导阻滞，并具有前面提到的 I 类适应证时应植入起搏器。由于心律的改善会增加心排量和变时功能，从而提高患者的一般状态。心脏抑制后如果晕厥发作，即使反复评价结果为阴性也应考虑植入永久起搏器，因为心动过缓的突然发作最终经常被证实，并且可能是移植血管病。

2018 年 ACC/AHA/HRS《心动过缓与心脏传导延迟评估管理指南》对心脏移植患者的建议如下。

1. Ⅱa 类适应证　心脏移植术后患者，氨茶碱或茶碱或可增加 SND 性心动过缓（证据等级 C-LD）。

2. Ⅲ类适应　心脏移植患者无自主神经支配依据的情况下不能使用阿托品治疗窦性心动过缓（证据等级 C-LD）。

三、心房起搏获益适应证

（一）对血流动力学和死亡率影响

AAI 是指起搏器具有感知和起搏心房的功能，起搏器导线通常安置在右心耳。AAI 起搏器利用房室结正常传导功能，保持房室同步。大量的临床研究证明房室顺序性收缩，其血流动力学效果明显优于单腔心室起搏。各种创伤性或非创伤性的研究显示，适时的心房收缩（房室顺序起搏），不但可以使心输出量提高 30% 左右，而且可以降低心房和肺血管压力，并可以减少心力衰竭和死亡的危险性，提高患者的生活质量[2]。

1994 年，Andersen 等[3] 首次报道了心室起搏与感知抑制型起搏器（VVI；亦称"心室单腔起搏"）和 AAI 的随机分组研究结果。该研究将 225 例房室传导正常、QRS 波时限正常的病态窦房结综合征患者随机分为 VVI 和 AAI 组；随访 5.5 年的资料显示，AAI 组的心血管事件死亡率显著低于 VVI 组；AAI 组的 NYHA 心功能分级（Ⅰ级）显著优于 VVI 组（Ⅰ级）；VVI 组的心房扩大率显著高于 AAI 组；VVI 组左心室缩短分数的降低显著快于 AAI 组。

2000 年加拿大生理性起搏研究（Canadian Trial of Physiological Pacing，CTOPP）[4] 对 2 568 例症状性心动过缓患者进行随机分组研究，平均随访 3 年。DDD 或带频率应答的 DDD（DDDR）起搏模式在所谓生理性起搏模式中，其使用率占 95%；结果显示 DDD 组和 DDDR 组心血管死亡率无显著性差异，因心力衰竭而住院的发生率，两组间无显著性差异。

2002 年，美国病态窦房结综合征患者中起搏模式选择的研究（Mode Selection Trial，MOST）[5] 经 3 年对 2 010 例患者的随机分组（VVI 和 DDD）的研究发现，两组间总死亡率和心血管病死亡率无显著性差异；在因心力衰竭需再次住院方面，DDD 组明显低于 VVI 组。

对于这两个大规模的临床研究结果的进一步思考，使临床医生认识到房室顺序起搏仅仅是生理性起搏的一个部分，而心室间的电活动顺序（及心室间的同步）也具有同等重要性[6]。有关研究显示，对于起搏器依赖的患者来说，在血流动力学方面，房室顺序起搏和左右心室再同步起搏，都是独立影响因素。早在 20 世纪 80 年代就有研究，右心室心尖部起搏会造成类似于左束支传导阻滞，导致心室收缩时室间隔的偏向运动，或增加二尖瓣反流[7]，使左心室舒张期充盈压及左心室整体射血分数下降。长期右心室心尖部起搏还会导致心室肌结构异常，及其蛋白表达和离子通道的异常。MOST[5] 也提示房室顺序起搏所带来的益处可能被右心室心尖部起搏造成心室间不同步所抵消；心室起搏百分比直接影响患者因心力衰竭导致的住院率。

总之，房室顺序起搏有利于患者心输出量，但心室间的不同步会抵消其所带来的益处，这也就是为什么以 AAI 为基础的 Andersen 等[3] 研究结果，要优于以 DDD 为主要起搏模式的 CTOPP[4] 和 MOST[5] 的结果。

（二）对心房颤动和脑卒中影响

心房起搏可以预防心房颤动的发生，其主要机制为：①心房起搏可以抑制房性期前收缩，预防由房性期前收缩诱发的心房颤动；②心房起搏可以预防与心动过缓相关的心房颤动；③心房起搏可以减少心房内的缓慢传导，减少心房除极的离散度，减少心房颤动的发生；④维持最佳的血流动力学，减少心房负荷[8]。

1994 年，Andersen 等[3] 的随机研究中，经过 5.5 年的随访显示，AAI 组心房颤动的发生率较 VVI 组显著减少。大规模的临床研究也发现生理性起搏（AAI 或 DDD）能显著减少心房颤动的发生。CTOPP[4] 发现，生理性起搏组的心房颤动每年发生率为 5.3%，显著低于 VVI 组的心房颤动发生率 6.6%（$P < 0.05$）。MOST[5] 显示，对于以往无心房颤动的病态窦房结综合征患者，生理性起搏较单心室起搏能减少心房颤动的发生；对于既往有心房颤动的患者，两者无显著差异。这个结果对于先出现心房颤动后发生病态窦房结综合征的患者，起搏模式选择无多大关系。

生理性起搏器可能减少心房颤动的发生，因而就此推论也可减少脑卒中的发生。然而，对于高龄患者来说，脑卒中的发生不只与左心房血栓有关，左心室起源的血栓、高血压所致的自发性脑出血、低血压导致的脑供血不足、颈动脉或主动脉粥样硬化等都可以导致脑卒中的发生。故在CTOPP[4]中，生理性起搏组每年脑卒中的发生率为1%，心室单腔起搏器组为1.1%，两者无显著性差异。因此双腔起搏器不能用于脑卒中的预防治疗。

（三）起搏器综合征

起搏器综合征于1969年被首次报道，是由于心室起搏而导致的一系列临床不适症状和体征，主要包括充血性心力衰竭、低血压和非特异的症状（如头晕、乏力、心悸等）。起初认为起搏器综合征是由于房室不同步收缩导致的心输出量降低所致。但近来研究证实，该综合征是由于综合神经激素、自主神经功能及血管系统的异常变化，而最终导致心脏泵血功能异常引发的临床症状。临床对起搏器综合征尚无严格的定义，因此各临床研究报道的起搏器综合征发生率差异很大。在MOST[5]中，有18.3%的患者符合起搏器综合征范畴，其中48.9%的患者转而采取了生理性起搏的模式。但在CTOPP[4]和Andersen等[3]的研究中，起搏器综合征的发生率较低，分别为5%和1.8%。因此，需根据患者各自不同的临床表现和超声心动图检查，分别做出各种具体的诊断。

（姜　海　邹建刚）

【参考文献】

[1] KUSUMOTO FM，SCHOENFELD MH，BARRETT C，et al. 2018 ACC/AHA/HRS guideline on the evaluation and management of patients with bradycardia and cardiac conduction delay. Circulation，2019，140（8）：e382-e482.

[2] MONTANEZ A，HENNEKENS CH，ZEBEDE J，et al. Pacemaker mode selection：the evidence from randomized trials. Pacing Clin Electrophysiol，2003，26（5）：1270-1282.

[3] ANDERSEN HR，NIELSEN JC. Pacing in sick sinus syndrome need for prospective randomized trial comparing atrial with dual chamber pacing. Pacing Clin Electrophysiol，1998，21（6）：1175-1179.

[4] CONNOLLY SJ，KERR CR，GENT M，et al. Effects of physiologic pacing versus ventricular pacing on the risk of stroke and death due to cardiovascular causes. N Engl J Med，2000，342（19）：1385-1391.

[5] LAMAS GA，LEE KL，SWEENEY MO，et al. Ventricular pacing or dual-chamber pacing for sinus-node dysfunction. N Engl J Med，2002，346（24）：1854-1862.

[6] PRINZEN F，PESCHAR M. Relation between the pacing induced sequence of activation and left ventricular pump function in animals. Pacing Clin Electrophysiol，2002，25（4 Pt 1）：484-498.

[7] MARK JB，CHETHAM PM. Ventricular pacing can induce hemodynamically significant mitral valve regurgitation. Anesthesiology，1991，74（2）：375-377.

[8] SAKSEBA S，PRAKASH A，ZIEGLER P，et al. Improved suppression of recurrent atrial fibrillation with dual-site right atrial pacing and antiarrhythmic drug therapy. J Am Coll Cardiol，2002，40（6）：1140-1150.

第二章

实 例 解 析

病例 01　右心耳被动导线植入

【病史摘要】

患者，女性，70 岁，因"反复心悸伴黑矇 10 年余，再发 5 天"入院。24h 心电图查发现窦性心动过缓，最长 RR 间期为 5.1s。

【诊疗方案】

诊断为病态窦房结综合征，拟植入双腔起搏器。

【植入过程与要点】

1. 静脉穿刺　常规消毒，铺巾，切皮并分离皮下组织，穿刺腋静脉。

2. 植入导线　经腋静脉分别向右心室和右心房导入被动导线，先将右心室导线置于右心室心尖部；再通过 J 形导丝将右心房导线固定于右心耳；测试两个导线参数如下：右心室导线阈值 0.6V/0.4ms，感知 17.5mV，阻抗 421Ω；右心房导线阈值 0.4V/0.4ms，感知 2.2mV，阻抗 497Ω。

3. 导线植入部位影像　图 2-2-1 示 RAO 30° 和 LAO 45° 右心房和右心室的两根导线位置，分别位于右心耳和右心室心尖部。

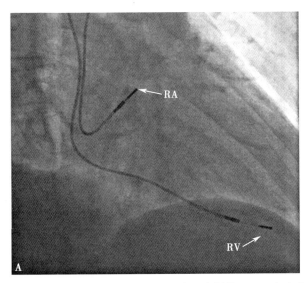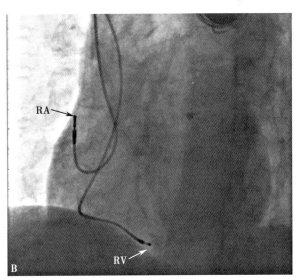

RA—右心房导线；RV—右心室导线；箭头—导线头端的位置。

图 2-2-1　右心耳被动导线植入部位影像

A. 右前斜位 30°示右心房导线位于右心耳；B. 左前斜位 45°示右心室导线位于心尖部

4. **术后心电图**　心房起搏十二导联心电图见图 2-2-2。

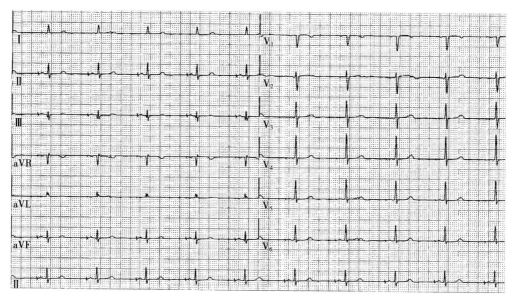

图 2-2-2　心房起搏体表十二导联心电图
心房起搏、心室感知，呈心房起搏 - 心室感知模式

【随访】

术后定期随访，起搏参数稳定。

【评述】

1. **右心耳解剖特征**　传统的心房起搏导线多采用 J 型翼状导线钩挂在右心耳。这与右心房解剖和右心耳特点有关[1]。右心房的前、侧、后壁都无发达的肌小梁，心房壁平坦，只有右心耳内具有的蜂窝样组织结构能提供翼状导线的定位。利用导线预制的弯度或呈弧度的导线很容易达到该部位并获得长期稳定的固定和起搏，但有少数患者右心耳极小，肌小梁结构不明显，导致传统的翼状起搏导线固定困难。

2. **心房起搏导线的类型**　心房起搏导线分为被动固定导线（导线头端嵌顿在心脏解剖结构上）和主动固定导线（旋入心肌内）。被动固定导线又根据其头端附属装置的大小、形状及结构的不同分为楔状、翼状、叉状，目前应用较多的心房被动固定导线为 J 型翼状导线。

3. **J 形翼状导线植入操作要点**　在导线内插入一条随导线配备的直硬钢丝，暂时使导线伸直以利于通过静脉，当导线到达目标部位后，回撤钢丝使导线恢复 J 形，即可容易地钩入右心耳接触心房壁。

4. **J 形翼状导线植入的优缺点**　被动固定导线操作容易，成功率高，但其放置位置单一，临床应用有局限性[2]。对少数右心耳极小、肌小梁结构不明显或局部组织光滑、无法固定的患者，需要采用主动导线；另外，主动导线能实现选择性部位的起搏目的；对术后需要拔除导线的远期考虑，植入主动导线将成为今后临床的主要选择[3]。

（姜　海　邹建刚）

【参考文献】

[1] Hao YL，LI YP，LIAO DR，et al. A comparative analysis of the effectiveness of active versus passive atrial lead fixation in Chinese patients with cardiac implantable electrical devices：a long term，retrospective，observational，single-center study. Curr Med Res Opin，2017，33（3）：573-578.

[2] PECHA S，KENNERGREN C，YILDIRIM Y，et al. Coronary sinus lead removal：a comparison between active and passive fixation leads. PLoS One，2016，11（4）：e0153651.

[3] CROSSLEY GH，SORRENTINO RA，EXNER DV，et al. Extraction of chronically implanted coronary sinus leads active fixation vs passive fixation leads. Heart Rhythm，2016，13（6）：1253-1259.

病例02　右心耳主动导线植入

【病史摘要】

患者,男性,80 岁,因"头晕 1 周"入院。患者 1 周前无明显诱因下出现头晕症状,在外院查心电图为三度房室传导阻滞(atrioventricular block,AVB),交界性心律。为进一步治疗住院。超声心动图示:左心房内径(left atrial dimension,LAD)40mm,室间隔(interventricular septum,IVS)11mm,左心室舒张末期内径(left ventricular end diastolic dimension,LVEDD)51mm,左心室射血分数(left ventricular ejection fraction,LVEF)69%,短轴缩短率(fractional shortening,FS)39%,二尖瓣、主动脉瓣轻度关闭不全,三尖瓣轻-中度关闭不全,左心室舒张功能减退。

【诊疗方案】

患者入院心电图见图 2-2-3,考虑患者三度 AVB 伴交界性逸搏心律,有头晕症状,心室率 35 次 /min,是起搏器植入 I 类适应证。

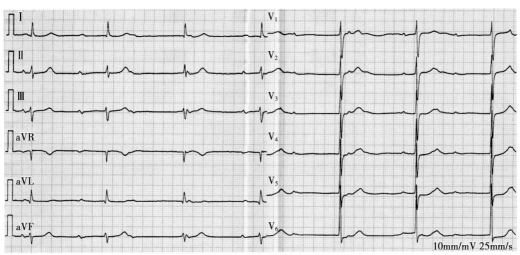

图 2-2-3　术前体表十二导联心电图
窦性心律,三度房室传导阻滞伴交界性逸搏心律,QRS 波时限 80ms

【植入过程与要点】

1. 静脉穿刺　常规消毒,铺巾,切皮并分离皮下组织,穿刺腋静脉。

2. 植入导线　先于右心室间隔面起搏,由于感知低,阈值较高,考虑患者超声心动图 LVEF 69%,心功能 I 级,然后将导线置于右心室心尖部起搏,心房导线常规置于右心耳。测试参数良好:右心室导线阈值 0.5V/0.4ms,感知 12.5mV,阻抗 484Ω;右心房导线阈值 0.9V/0.4ms,感知 1.7mV,阻抗 480Ω。

3. 导线植入部位影像　图 2-2-4 示 RAO 30° 和 LAO 45° 的右心房和右心室导线位置。

4. 术后十二导联心电图　见图 2-2-5。

【随访】

术后定期随访,起搏参数稳定。

【评述】

1. 右心耳起搏的现状　近年来学者们注意到右心耳处起搏可能导致心房内激动不一致,部分学者建议行低位房间隔起搏或双心房起搏以克服上述问题,但实现这些特殊部位的起搏需要采用主动固定导线。尽管右心耳起搏存在上述可能的问题,但右心耳植入较心房其他部位植入容易,是目前心房导线植入的主要选择部位。

2. 主动固定导线的优点　①可将导线固定在心房非传统部位,为进一步实现生理性起搏提供可能;②较为稳定,不易脱位;③可松解螺旋,易于拔除导线。远期随访显示主动固定导线阈值与被动固定导线无明显差异,且保持在植入起搏器要求的允许范围内,两者在植入时的阻抗、电流、P 波振幅,以及术后相关并发症等方面亦无显著性差异[1]。

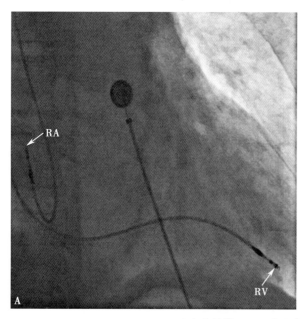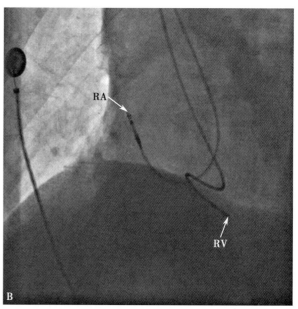

RA—右心房导线；RV—右心室导线；箭头—导线头端的位置。

图 2-2-4　右心房主动导线植入部位影像
A. 右前斜位 30°示右心房导线位于右心耳；B. 左前斜位 45°示右心室导线位于心尖部

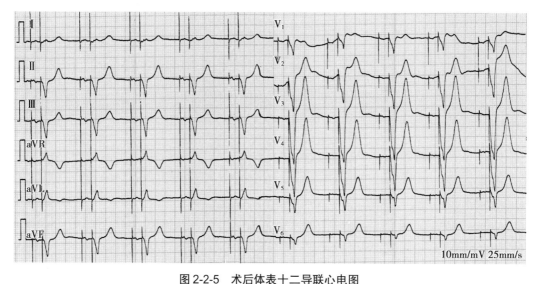

图 2-2-5　术后体表十二导联心电图
心房起搏和心室起搏，呈心房起搏 - 心室起搏模式，起搏间期为 1 000ms

　　综上所述，主动固定导线可以实现包括右心耳在内的心房多部位起搏[2]，但是鉴于选择性心房部位起搏可改善心房间传导和纠正心房电传导不同步性的大样本研究尚少，是否目前应放弃传统的右心耳起搏而选择低位房间隔等部位起搏还有待大样本的循证医学研究证实。

（姜　海　邹建刚）

【参考文献】

[1] KRUPIENICZ A，KARCZMAREWICZ S，MARCINIAK W，et al. Passive-fixation J-shaped versus straight leads in atrial position：comparison of efficacy and safety. Pacing Clin Electrophysiol，2000，23（12）：2068-2072.

[2] WITT CM，LENZ CJ，SHIH HH，et al. Right atrial lead fixation type and lead position are associated with significant variation in complications. J Interv Card Electrophysiol，2016，47（3）：313-319.

病例 03　低位房间隔导线植入

【病史摘要】

患者,男性,68 岁,因"反复胸闷气喘 15 年,加重 1 周"入院。患者 20 年前被诊断为"风湿性心脏病",于 1995 年行"二尖瓣与主动脉瓣置换术"。自 2000 年患者出现活动后胸闷、气促,症状逐渐加重,反复住院治疗,并诊断有"呼吸衰竭",予无创呼吸机辅助通气,长期在家庭中行氧疗。1 周前患者胸闷症状再次加重,超声心动图示"人工二尖瓣、主动脉瓣置换术后,轻度主动脉瓣关闭不全,重度三尖瓣关闭不全,中度肺动脉高压(60mmHg),左心房、右心房、右心室增大,LAD 85mm,右心房内径(right atrial demension,RAD)58mm,LVEF 65.4%。诊断为:①风湿性心脏病,重度三尖瓣关闭不全,中度肺动脉高压,二尖瓣、主动脉置换术后,心功能Ⅳ级;②心律失常,阵发性心房颤动伴三度 AVB;③Ⅱ型呼吸衰竭。患者入院心电图见图 2-2-6。

【诊疗方案】

患者三度 AVB 伴缓慢心室率,需要植入起搏器;但考虑为 LVEF 正常的心力衰竭,在植入起搏器的策略上应尽量考虑减少不必要的右心室起搏,但患者左心室不大,暂无双心室起搏的适应证,建议植入 DDD。

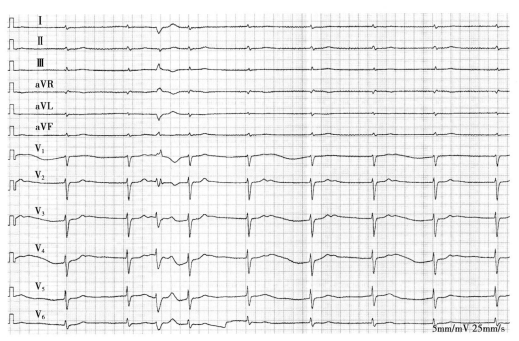

图 2-2-6　术前体表十二导联心电图

心房颤动伴三度房室传导阻滞,交界性逸搏心律,心室率为 45 次 /min,偶见室性期前收缩

【植入过程与要点】

1. 寻找心房电位　右心房的右心耳及游离壁均无电位(考虑心房电静止),在低位右心房后间隔,冠状窦口周围可记录到心房电位(A 波),见图 2-2-7。

2. 低位间隔起搏　考虑患者右心房电位静止,故行低位房间隔起搏。低位房间隔起搏时,测量起搏信号到 V 波的间期为 216ms(图 2-2-8)。

3. 导线植入部位影像　图 2-2-9 示 RAO 30° 和 LAO 45° 的右心房和右心室两根导线位置。

【随访】

术后定期随访,起搏参数稳定。

【评述】

1. 低位房间隔起搏导线植入要点　低位房间隔起搏中,通常的导线附着点是冠状窦口上端。这个部位的房间隔起搏,P 波在Ⅱ、Ⅲ、aVF 导联呈负向。RAO 45° 影像透视下,可见起搏导线垂直于房间隔。房间隔一般是从右后向左前方约 45° 倾斜。所以,选择性低位右心房间隔起搏通常在 LAO 透视下定位。

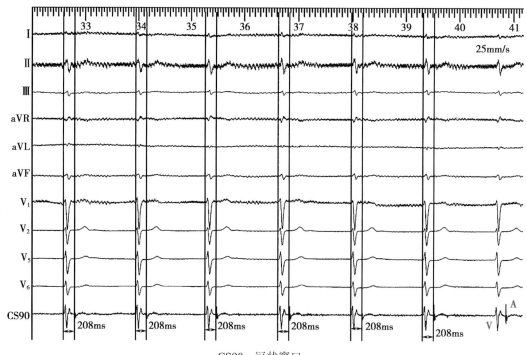

CS90—冠状窦口。

图2-2-7 腔内电图

冠状窦口记录到交界性逸搏心律（VA＝208ms），体表心电图各导联无明显P波

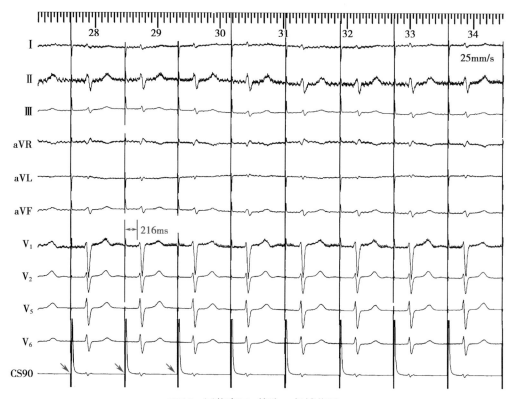

CS90—冠状窦口；箭头—起搏信号。

图2-2-8 右心房低位间隔起搏心电图

低位间隔起搏呈心房单腔起搏模式，起搏信号到V波时间216ms，体表导联未见明显P波

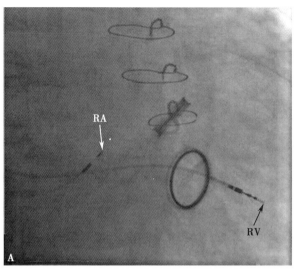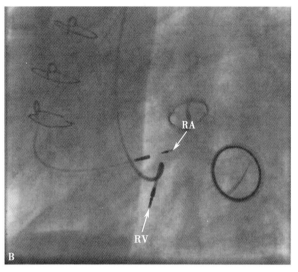

RA—右心房导线；RV—右心室导线；箭头—导线头端的位置。

图 2-2-9 右心房低位房间隔起搏导线植入部位影像

A. 右前斜位 30°；B. 左前斜位 45°；右心房导线为 3830 主动导线，固定于低位房间隔；右心室导线为 5076 主动导线，固定于心尖部

2. 低位房间隔起搏的优点 心房导线的传统植入部位为右心耳，随着对生理性起搏的进一步认识，右心耳部位起搏不符合生理性起搏顺序，起搏时 P 波时间延长，增加心房间传导延迟，术后心房颤动的发生率也增高[1]。低位房间隔起搏可以缩短心房间传导时间，减少心房颤动的发生。有研究[1]显示，将 30 例患者分为右心耳组和低位房间隔组，低位房间隔组左心房收缩功能较右心耳组明显增加，表明心房间同步性指标改善，减少了心房间传导延迟，缩短了心房激动时间和 P 波至左心房传导时间，P 波时间更短，减少了术后心房颤动发生。Hatam 等[2]指出 P 波离散度可预测心房颤动。左心房扩大可引起心房肌电活动的非均质性程度加重，各向异性增加，从而促进心房颤动持续发生。低位房间隔起搏可减少心房颤动发生，通过抑制期前收缩，调整心房节律；使左、右心房的激动再同步，减少左右心房间传导延迟，从而改善心脏血流动力学。

本例患者双心房明显扩大，右心房游离壁和右心耳无电位，最终采用低位房间隔起搏获得成功，实现了心房起搏（atrial pacing，AP）- 心室感知（ventricular sensing，VS）的生理性 AAI 模式。

（姜　海　邹建刚）

【参考文献】

[1] WANG M，SIU CW，LEE KL，et al. Effects of right low atrial septal vs. right atrial appendage pacing on atrial mechanical function and dyssynchrony in patients with sinus node dysfunction and paroxysmal atrial fibrillation. Europace，2011，13（9）：1268-1274.

[2] HATAM N，ALJALLOUD A，MISCHKE K，et al. Interatrial conduction disturbance in postoperative atrial fibrillation：a comparative study of P-wave dispersion and Doppler myocardial imaging in cardiac surgery. J Cardiothorac Surg，2014，9：114.

病例 04　电解剖标测指导右心房导线植入

【病史摘要】

患者，女性，57 岁，因"心慌胸闷 1 年余，加重半年"入院。自 2011 年起，患者无明显诱因下出现阵发性心慌胸闷，但无明显胸痛或黑矇、晕厥，发作时外院心电图检查提示为心房扑动（图 2-2-10）。患者症状逐渐加重，发作日趋频繁，于 2012 年 6 月 1 日在我科行电生理检查与射频消融术，术中可见两种类型房性心动过速；电激动标测示三尖瓣峡部依赖的逆时针方向心房扑动（图 2-2-11），遂行三尖瓣峡部线性消融；再次标测示上腔静脉局灶性房性心动过速（图 2-2-12），予以消融，术中转为窦性心律。手术成功。术后 Holter 心电图基本正常，最长 RR 间期 1.78s；术后予华法林抗凝治疗。

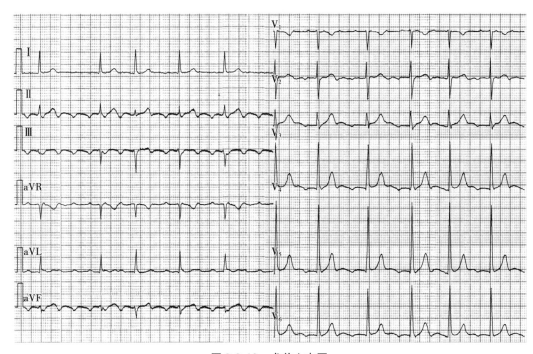

图 2-2-10　术前心电图

心动过速，心房扑动伴不等比例下传，心室率约为 60 次 /min

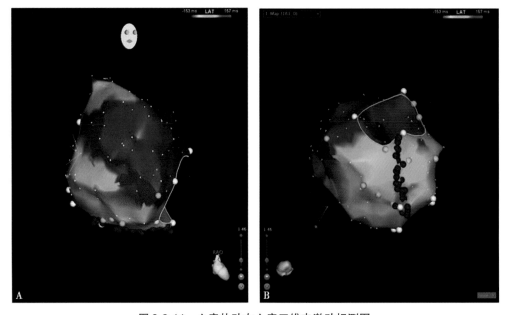

图 2-2-11　心房扑动右心房三维电激动标测图

A. 右前斜位 30°；B. 左前斜位 45°；可见电激动顺序呈逆时针方向传导，考虑三尖瓣峡部依赖的逆时针方向心房扑动

因患者有两种右心房起源的心动过速，考虑右心房病变可能，遂于消融结束后行右心房基质标测，即右心房三维电压标测。窦性心律下行高密度电压标测，可见右心房及房间隔大片低电压区（＜ 1.50mV，仅右心房游离壁及中低位房间隔部可见少许正常电压区（图 2-2-13）。其中右心房游离壁优势电压区约 5.1cm²，约占心房总面积 2.8%，其中采点最高电压 1.68mV；中低位房间隔优势电压区约 5.5cm²，约占心房总面积 3.0%，其中采点最高电压 2.78mV（图 2-2-14）。

术后 5 个月左右患者再次发作心慌胸闷，复查两次动态心电图诊断为：①窦性心律；②交界性逸搏心律；③房性期前收缩伴短阵房性心动过速；④室性期前收缩，部分成对出现；⑤二度窦房传导阻滞；⑥窦性停搏，最长 RR 间期 7.4s。拟行起搏器植入术。

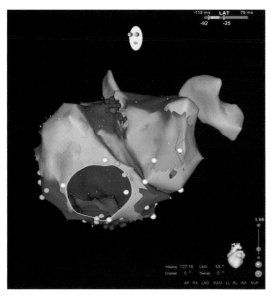

图2-2-12　局灶性房性心动过速右心房三维标测图

行三尖瓣峡部电隔离术后，再次诱发出另一种形态房性心动过速，三维电激动标测提示为上腔静脉局灶性房性心动过速（左前斜位59°）

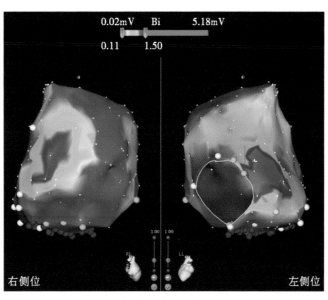

图2-2-13　窦性心律下行右心房高密度电压标测

右心房及房间隔部大片低电压区，仅游离壁及中低位房间隔部可见少许正常电压区（紫色区域）

第二章　实例解析

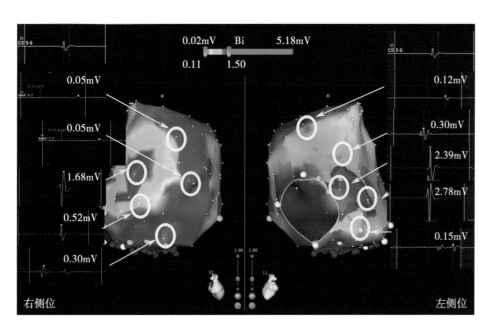

图2-2-14　右心房不同部位电压值标测

右心房游离壁最高电压1.68mV，其余部位均为低电压区（右侧位）；中低位房间隔区电压值2.39～2.78mV，其余部位均为低电压区（左侧位）

术前经胸超声心动图提示各房室内径均在正常范围，各瓣膜回声及开放良好，LVEF 63.8%；术前经食管超声心动图提示左心房体部及心耳部未见血栓形成征象。

【诊疗方案】

患者具有起搏植入的 I 类适应证，但考虑患者存在心房病变，在右心房导线植入过程中采用主动导线尽可能找到参数满意的部位。

【植入过程与要点】

1. 植入右心房、右心室导线

（1）于左胸三角沟切开皮肤3～4cm，两次穿刺左锁骨下静脉，分别将长导丝送至下腔静脉。

（2）C304 可控弯鞘管沿导丝进入右心室，并固定至中低位室间隔，后将 3830 导线沿鞘管固定于右心室中低位间隔。

（3）C304 可控弯鞘管沿导丝进入右心房，将 3830 导线沿鞘管固定于中位房间隔后，参数测试未获成功。

（4）改用 C315-S4 鞘管沿导丝进入右心房，并固定至右心房低位间隔部，将 3830 导线固定于低位间隔部，参数测试成功后撤鞘。

（5）术后导线位置影像（图 2-2-15）。

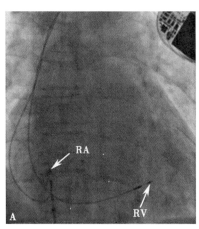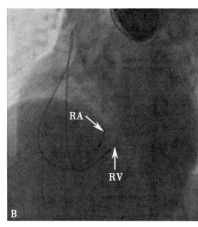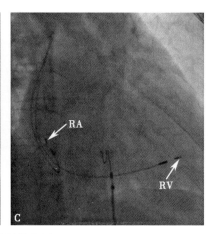

RA—右心房导线；RV—右心室导线；箭头—导线头端的位置。

图 2-2-15　导线位置影像

后前位（A）、左前斜位 45°（B）、右前斜位 30°（C）示右心房导线位于低位房间隔，右心室导线位于中低位间隔部

2. 起搏参数测试　右心房：阈值 0.7V/0.4ms，A 波振幅 1.1mV，阻抗 642Ω；右心室：阈值 0.4V/0.4ms，R 波振幅 4.9mV，阻抗 647Ω（表 2-2-1）。

表 2-2-1　起搏参数

导线	植入部位	固定方式	导线极性	P/R/mV	阈值 /V/ms	阻抗 /Ω
右心室	右心室间隔	主动	双	4.9	0.4/0.4	647
右心房	右心房间隔	主动	双	1.1	0.7/0.4	642

3. 设置起搏模式　以低限频率为 60 次 /min，AV 间期为 150ms 的设置进行 DDD（MVP 功能打开），心电图提示感知和起搏功能良好（图 2-2-16）。

【随访】

术后定期随访，起搏参数稳定。

【评述】

1. 电解剖标测指导右心房导线植入的适应证　部分患者伴有右心房内大片瘢痕组织，有效存活心肌较少。对于这类患者，一旦需要起搏器治疗，右心房导线植入的靶位置选择会相对困难。因为常规植入的部位，有可能因心房瘢痕组织的原因，导致导线植入后阈值升高，起搏功能不良。这种情况下，可考虑三维电压标测，构建右心房三维模型，由于瘢痕组织在电压标测模型中会呈现为灰色的低电压区，因此，可通过此种方法寻找合适的植入靶位置[1]。

这类患者一般有如下临床特征。

（1）由于右心房瘢痕组织及移行区组织较多，易形成折返，因此此类患者多因反复发生房性心律失常就诊，如本节中所述患者。予房性心律失常消融时，可构建右心房三维电解剖模型，从而检出右心房低电压区。

（2）如右心房瘢痕组织累及窦房结，则患者多表现为病态窦房结综合征。此类患者在植入起搏器导线时，可发现右心房多个部位出现导线植入后阈值不佳情况，此时应考虑予三维电解剖标测指导右心房导线植入。

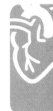

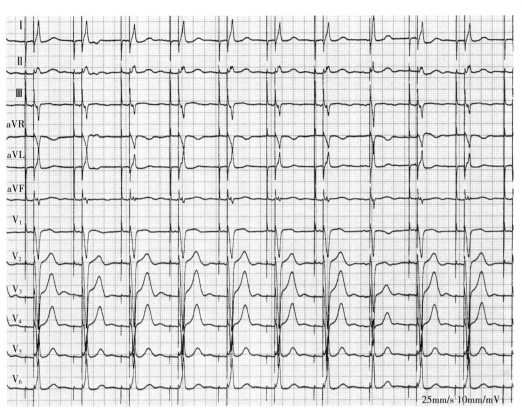

图 2-2-16　术后心电图

心房起搏 - 心室起搏模式, 心率 70 次 /min

2. 如何利用电解剖标测选择导线植入靶位置　心房电压标测的研究结果显示: 对于无心房颤动等心房疾病的患者, 左心房的平均电压为 (3.67 ± 0.68) mV, 左心房激动时间约为 (75.3 ± 5.4) ms; 而对于心房颤动等心房疾病的患者, 其右心房电压较正常人群有所下降, 而左心房激动时间则明显延长 [2]。同时, 将电压标测为 $0.1\sim0.4$ mV 的区域定义为低电压区; 将电压标测为 $0.4\sim1.3$ mV 的区域定义为移行区 [3]。

在实际临床应用中, 一般将电压标测 1.3mV 以上的心房组织定义为相对健康的区域, 尽量选择此类区域进行导线植入。

3. 如何优化电解剖标测选择的导线植入靶位置　经过三维电压标测构建右心房模型后, 心房内可能标测到多个适合导线植入的电压正常区域, 此时应根据其各部位特性选择最佳靶位置。例如: 本例患者中, 右心房游离壁区域及中低位房间隔区域均为适合导线植入的电压正常区, 此时应严格评估这两个部位导线植入后的预期治疗效果和可能发生的问题。

早在 2001 年, Padeletti 等 [4] 在窦性心动过缓的患者中, 对比了右心耳起搏或房间隔起搏对患者心房颤动发生的影响。研究者将窦性心动过缓的患者随机分为右心耳起搏组和低位房间隔起搏组, 经 6 个月随访后发现, 与右心耳起搏相比, 低位房间隔起搏能更好地预防发生心房颤动。但是该研究并未揭示问题的本质, 即为何低位间隔部起搏可以减少心房颤动的发生。为了解释该现象, 2011 年, Verlato 等 [5] 设计了 EPASS 研究, 将 99 例病态窦房结综合征患者按照房内传导情况, 分为房内传导阻滞组和房内传导正常组, 每个组再分为右心耳起搏和低位房间隔起搏两个亚组, 两年随访发现, 病态窦房结综合征并房内传导阻滞的患者中, 低位房间隔起搏比右心耳起搏能够更好地预防心房颤动的发生和发展。这一研究结果也指导了本例患者的起搏器最终植入部位。

综上所述, 之所以选择中低位房间隔作为导线植入的最终靶位置, 不仅因为此处为电压标测所提示的健康区域之一, 同时也因为该起搏部位可以更好地预防术后心房颤动的发生。

（王子盾　顾　凯　陈明龙）

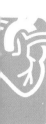

第
二
章

实
例
解
析

【参考文献】

[1] CEULEMANS A，SCAVÉE C，MARCHANDISE S，et al. Use of electroanatomic voltage mapping to guide lead implantation in young adults withcongenitalheart disease. Acta Cardiol J，2012，67（4）：487-489.

[2] LIN Y，YANG B，GARCIA FC，et al. Comparison of left atrial electrophysiologic abnormalities during sinus rhythm in patients with different type of atrial fibrillation. J Interv Card Electrophysiol，2014，39（1）：57-67.

[3] YANG G，YANG B，WEI YQ，et al. Catheter ablation of nonparoxysmal atrial fibrillation using electrophysiologically guided substrate modification during sinus rhythm after pulmonary vein isolation. Circ Arrhythm Electrophysiol，2016，9（2）：e003382.

[4] PADELETTI L，PIERAGNOLI P，CIAPETTI C，et al. Randomized crossover comparison of right atrial appendage pacing versus interatrial septum pacing for prevention of paroxysmal atrial fibrillation in patients with sinus bradycardia. Am Heart J，2001，142（6）：1047-1055.

[5] VERLATO R，BOTTO GL，MASSA R，et al. Efficacy of low interatrial septum and right atrial appendage pacing for prevention of permanent atrial fibrillation in patients with sinus node disease：results from the electrophysiology-guided pacing site selection（EPASS）study. Circ Arrhythm Electrophysiol，2011，4（6）：844-850.

第三篇

希氏 - 浦肯野系统选择性部位起搏

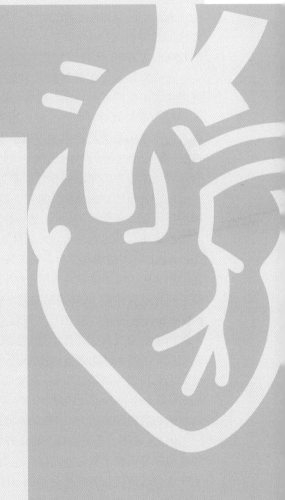

第一章

概 述

人工心脏起搏是心动过缓和心脏传导障碍最可靠的治疗手段。但传统的右心室心尖部起搏是一种非生理性的起搏模式，可导致左右心室间和左心室内心肌收缩失同步，继而出现心脏结构重构。在心室起搏比例较高的患者中，可导致新发心房颤动和起搏诱导的心肌病。

右心室间隔部起搏曾被寄予能改善右心室心尖部起搏导致的心脏失同步的希望，但研究结果显示仍不能避免发生起搏器诱导性心肌病（pacemaker-induced cardiomyopathy，PICM）和新发心房颤动。

双心室起搏可以纠正心脏收缩失同步，在慢性心力衰竭合并心脏失同步的患者中，双心室起搏实现心脏再同步化的效果已经得到大规模多中心临床研究证实。但双心室同步起搏不是经传导系统激动心脏，所以仍然是一种非生理性的起搏方式，另外受到静脉血管分支分布、膈神经刺激、局部瘢痕等因素的影响，部分患者无法将左心室起搏导线放置到最延迟激动的部位，导致接受双心室起搏治疗后仍有 20%～30% 的患者无反应甚至心功能恶化。虽然在心功能轻度受损同时因房室传导阻滞需要植入起搏器的患者中双心室起搏治疗可以改善预后，但在正常心脏功能的传导阻滞患者中应用双心室起搏能否获益仍未可知。

心室生理性起搏是指通过刺激夺获心脏传导系统，实现双心室或至少左心室内的同步性激动。2000 年，Deshmukh 首次运用人类自身希氏束实现永久性生理性起搏，开启了完全真正生理性起搏的时代。随着新的递送鞘管和主动固定导线应用于临床，希氏束起搏（His bundle pacing，HBP）技术得到快速发展，在 2015 年以后不断有较大样本、长随访时间的文献报告，明确了 HBP 的长期可靠性，以及 HBP 纠正左束支传导阻滞（left bundle branch block，LBBB），实现真正心脏再同步化，改善心功能的效果不弱于甚至优于传统的双心室起搏。

由于房室交界区的纤维瓣环结构，通常 HBP 后的感知偏低而阈值偏高，纠正 LBBB 的成功率低且阈值较高，部分患者可能阈值逐渐升高。因此，对于心室起搏依赖的患者，HBP 后常需放置心室备用导线，由此带来脉冲发生器需要升级、需要特殊设置起搏参数等问题。2017 年，黄伟剑教授报告了左束支起搏（left bundle branch pacing，LBBP）技术，解决了 HBP 固有的低感知和高阈值问题，极低的阈值下纠正 LBBB 实现真正的心脏再同步化，手术成功率接近传统的间隔部起搏。

因此，利用自身的希氏 - 浦肯野系统进行选择性部位起搏可以实现生理或接近生理性起搏，从而解决了传统起搏模式甚至双心室起搏存在的缺陷。本篇内容主要介绍希氏 - 浦肯野系统的解剖特征、希氏 - 浦肯野系统选择性部位起搏的理论基础、HBP 和 LBBP 导线植入操作技巧和方法、《永久希氏束起搏的国际专家共识》和《中国心力衰竭诊断和治疗指南 2018》中关于希氏束起搏应用的适应证，并通过不同的实例介绍希氏 - 浦肯野系统起搏的临床应用及疗效。

（邹建刚）

第一节 希氏束起搏与希氏束纵向分离理论

传统的右心室心尖部起搏已被证明增加心力衰竭、心房颤动的发生率，并导致死亡率增加。希氏束起搏（HBP）经正常传导系统激动左右心室，保持心脏激动的同步性，是依赖心室起搏患者最好的起搏模式。但由于操作难度较大，成功率低，在 2000 年以前鲜见永久 HBP 的报告，近十余年来，随着植入器械的改进，植入成功率逐渐升高，HBP 也由开始的个案报告和小样本研究发展到大系列研究，应用范围也逐渐扩大。本章主要讲述 HBP 的相关理论和基本概念及应用现状。

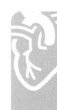

一、房室交界区的解剖

房室交界区[1]是心脏传导系统在心房与心室相互连接部位的特殊化心肌结构，位于房室隔内，其范围基本与房室隔右侧面的 Koch 三角一致。Koch 三角位于右心房间隔面，后缘至冠状窦口，下缘至三尖瓣环隔瓣的附着缘，前上为 Todaro 腱，构成右心房肌性房室间隔的心内膜面（图 3-1-1）。

二、房室交界区的组成

房室交界区由三部分组成（图 3-1-2）：房室结（atrio-ventricular node，AVN）的心房扩展部（结间束的终末部）、致密 AVN，以及房室束（希氏束）的近侧部分（穿部和未分叉部）。AVN 是一个矢状位的扁薄结构，额状切面呈三角形，在 Koch 三角的顶端；左下面邻近右纤维三角，右侧有薄层心房肌与心内膜覆盖；后上端和右侧面有数条纤维束延伸至房间隔和冠状窦口周围，即 AVN 的心房扩展部，亦即结间束的入结部分。AVN 的前端变细穿入中心纤维体，即为房室束，亦称希氏束。房室束出中心纤维体走行于肌性室间隔上缘，继之经室间隔膜部后下缘分为左、右束支。AVN 只是房室结区的中央部分，房室结区的各部之间没有截然的分界。

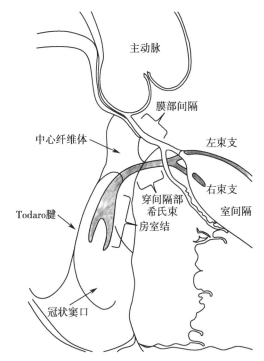

图 3-1-1　房室交界区解剖示意图

Koch 三角的后下缘为冠状窦口，上缘为 Tordaro 腱，下缘为三尖瓣隔瓣的附着区。Todaro 腱连接到中心纤维体；房室结位于 Koch 三角顶端，逐渐向远端延伸为穿间隔部希氏束，再分为左右束支

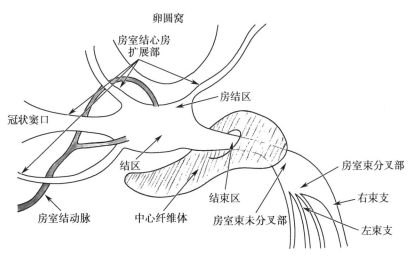

图 3-1-2　房室交界区组成示意图

房室交界区的主要组成为房室结区、结束区、房室束未分叉部和房室束分叉部

希氏束在中心纤维体中的长度约为 1mm，分叉前长约 10mm（6～20mm），直径 1～4mm。希氏束在右侧比邻三尖瓣隔瓣和前瓣交界处，其左侧位于主动脉右窦和无冠窦交界处下方。Kawashima 等[2]对 105 例老年人心脏进行解剖，观察希氏束的形态学特征及与膜部间隔的关系，将其分为三种类型：Ⅰ型占 46.7%（49/105），房室束走行在室间隔膜部下缘，外面包围着结缔组织鞘，表面覆盖一薄层普通心肌纤维；Ⅱ型占 32.4%（34/105），房室束远离膜部间隔下缘，走行在室间隔心肌内；Ⅲ型占 21.0%（22/105），房室束直接走行在心内膜下，通过膜部间隔（裸露的房室束）。

Kawashima 等[2]的研究发现，不但对外科手术中预防损伤传导系统有重要意义，同时对 HBP 也有重要意义,这与我们临床实践观察到的结果非常一致:多数 HBP 患者在低电压情况下为单纯希氏束起搏,加大电压出现部分心肌夺获,符合第一种类型的希氏束;有些病例,无论电压降低到多少,总会有部分心肌夺获,符合第二种类型的希氏束;还有少许病例,无论电压升高到多少,总属于单纯希氏束夺获而无心肌夺获,可能是第三种类型的希氏束。

三、希氏束组织学结构和纵向分离理论

传统理论认为,希氏束穿出中心纤维体后在室间隔膜部后下缘分为左右束支,但有些临床现象却难以解释。Castellanos 等[3]报告了 4 例本身无束支阻滞的患者从右心插入 Swan-Ganz 导管后,2 例患者出现右束支阻滞合并左前分支阻滞,另 2 例患者出现右束支合并左后分支阻滞。右束支阻滞可以用导管机械损伤来解释,但左前分支和左后分支阻滞难以满意解释。

1971 年,James 等[4]对 400 例人体心脏的解剖发现:AVN 主要由细长的 T 细胞组成,光镜下深层结纤维排列较杂乱,相互交织成网;希氏束的主要细胞是典型的浦肯野细胞,比普通工作心肌细胞要短且宽。组织学上 AVN 和希氏束的界限判断标准为细胞类型由 T 细胞为主变为浦肯野细胞为主,细胞排列由互相交织变为纵向排列。这种组织细胞学形态上的变化,通常正好是希氏束穿过中心纤维体的位置。希氏束内部的浦肯野细胞被薄层的胶原纤维分隔成纵行的细胞条带,每个细胞条带从横截面看仅 2～3 个细胞,其横向连接非常少。正是细胞条带之间相互分离,构成了希氏束纵向分离的组织学基础。

1977 年,Narula[5]报告了 25 例 LBBB(22 例为持续性的,另 3 例为频率依赖性的)和 2 例窄 QRS 波但电轴左偏的患者。窦性心律下持续 LBBB 患者的平均 HV 间期 59ms,其余患者 HV 间期正常。在近端 HBP 如 QRS 波未能变窄者,向前略送入导管进行起搏均可以纠正束支传导阻滞或电轴左偏,而且刺激强度并不太大(3～4mA/2ms),同样证实了希氏束的纵向分离理论。

如果按照传统理论,左右束支是在间隔部位从希氏束分离出去的,那么束支传导阻滞必然发生在希氏束以下,不可能被 HBP 所纠正。HBP 消除束支阻滞和电轴偏移(可以视作分支阻滞),以及研究中观察到的低电压起搏诱发出右束支传导阻滞图形(单纯左束支起搏)均与组织学研究结果相吻合,即希氏束内部是纵向分离的,左右束支传导阻滞大部分是发生在希氏束以内的近端阻滞。而当起搏希氏束远端时,由于绕过了希氏束内的阻滞部位,所以能消除束支传导阻滞和电轴偏转。

El-Sherif 等[6]在伴 HV 间期延长或希氏束内阻滞的束支传导阻滞病例,以及结扎前室间动脉制作的希氏束内阻滞动物模型中,也都成功实现了希氏束远端起搏纠正束支传导阻滞。

四、希氏束起搏的临床应用现状

Narula 和 El-Sherif 等关于起搏纠正束支传导阻滞的研究分别发表于 1977 年和 1978 年,当时只能用电生理导管进行临时 HBP。由于起搏导线结构的限制,此后数十年没有成功进行永久性 HBP 的报告。在右心室心尖部起搏的不利影响逐渐被认识到以后,人们再次把目光与兴趣集中于 HBP。

2000 年,Deshmukh 等[7]首次发表永久 HBP 的小样本研究。研究入选 18 例永久心房颤动伴心力衰竭患者,经股静脉放置六极电生理导管记录希氏束电位并进行起搏,能夺获希氏束者 14 例,其中 12 例(86%)成功利用塑形钢丝辅助主动固定导线(4268 导线,Cardiac Pacemakers Inc)实施永久性直接 HBP。12 例患者急性期起搏阈值(2.4±0.9)V/0.4ms(阈值范围 0.6～3.9V/0.4ms),起搏阻抗(494±88)Ω,感知值(1.6±0.7)mV;平均随访(23.4±8.3)个月,11 例仍保持稳定的 HBP,其中有 9 例心功能明显改善,纽约心脏病协会(New York Heart Association,NYHA)心功能分级从(3.6±0.5)级降低到(2.2±0.7)级(P=0.002);LVEDD 从(59±8)mm 缩小到(52±6)mm(P<0.01);LVEF 从(18.2±9.8)% 升高到(28.6±11.2)%(P<0.05)。实施直接 HBP 的手术时间(3.7±1.6)h,包括 12 例患者中 10 例进行了 AVN 消融的时间。导线相关并发症:1 例患者术后第二天阈值升高,需重新植入到希氏束区;另 1 例患者 2 个月后随访发现导线固定在间隔。

2004 年,Deshmukh 等[8]又发表包含 54 例有持续心房颤动的心肌病心力衰竭患者(QRS 波时限<120ms)的研究,直接 HBP 成功 39 例(72%),其余患者为希氏束旁起搏或右心室流出道起搏。HBP 组平均随访 42 个月,LVEF 从(23±11)% 增加到(33±15)%,NYHA 心功能分级降低。心肺运动试验结果显示,直接 HBP 明显优于右心室起搏(right ventricular pacing,RVP)。在该研究中,将希氏束旁起搏病例纳入 RVP 组,但未对直接 HBP 和希氏束旁起搏进行比较。

2003 年后，美敦力公司的系统（Select Secure）开始应用于临床，无内腔的 3830 主动固定导线配合可调弯递送鞘促进了心脏选择性部位起搏的发展。2006 年，意大利医师 Zanon 等[9]报告将 3830 导线应用于永久直接 HBP 的成功率高达 92%（24/26），平均导线固定用时（19±17）min，X 线透视时间（11±8）min，总手术时间（75±18）min（包括用电生理导管记录希氏束电图时间），直接 HBP 阈值（2.3±1.0）V/0.4ms，感知（2.9±2.0）mV，随访 3 个月参数基本稳定。Zanon 等[9]的总体手术时间和成功率都比此前报告有极大的进步，增强了医生的信心，此后的研究报告亦渐增多。

2006 年，意大利医师 Catanzariti 等[10]报告采用 3830 导线（鞘管为 9F 的 Select Site，model 10634 或 10635，美敦力公司）进行永久 HBP，并对比了直接 HBP、希氏束旁起搏、RVP 的急性血流动力学指标。24 例患者中 23 例成功，其中 17 例直接 HBP，6 例希氏束旁起搏，阈值（1.61±0.55）V/0.4ms，感知（4.32±2.77）mV，平均随访（225±87）天，无脱位和阈值明显增高。心室间、心室内同步性指标和二尖瓣反流程度，在直接 HBP 和希氏束旁起搏模式之间无差别，均明显优于右心室心尖部起搏（right ventricular apex pacing，RVAP）。这是首个评价人体 HBP 后心脏同步性改变的研究。

以上研究的入选病例均为阻滞部位在希氏束以上，QRS 波时限小于 120ms 的患者。2010 年，西班牙医师 Barba-Pichardo 等[11]发表了首个较大样本的应用 HBP 纠正束支传导阻滞的研究；共入选 182 例患者，84 例为传导阻滞伴窄 QRS 波，98 例为宽 QRS 波（＞130ms）患者，手术使用的是圣犹达公司的 1488T 和 1788TC 主动固定导线，术中先尝试导线临时起搏，如果阈值在 2.5V/1.0ms 以下且能纠正传导阻滞，再尝试螺旋固定永久起搏。最终对 91 例患者进行了永久性 HBP，其中窄 QRS 波患者成功率 67.7%（44/65），阈值（1.4±0.6）V/1.0ms；宽 QRS 波患者成功率 57%（15/26），阈值（1.9±1.2）V/1.0ms，显示普通螺旋导线植入成功率仍然较低，但纠正束支传导阻滞是可行的。

2011 年，Zanon 等[12]发表了大样本的采用 3830 导线进行心脏选择性部位起搏的多中心前瞻性研究。于 2003 年 11 月—2008 年 5 月期间共入选 570 例患者，其中对 125 例进行心房选择性部位起搏，138 例进行心室选择性部位起搏，307 例进行 HBP。307 例患者中 87 例（28%）为直接 HBP，220 例（72%）为希氏束旁起搏，成功完成 HBP 导线植入的时间多数仅需十几分钟［直接 HBP 组（15±9）min，希氏束旁起搏组（18±13）min］；126 例（41%）植入心室备用导线；随访（20±10）个月，导线相关并发症发生率为 2.6%。HBP 病例中 12 例（3.9%）发生导线相关事件，其中直接 HBP 组 5 例，阈值升高到 5.0V/0.5ms 以上，2 例患者需更换导线，其余 3 例提高起搏输出，结果 1 例患者电池提前耗竭；希氏束旁起搏组 2 例脱位，其中 1 例重新定位，另 1 例更换导线；5 例阈值升高的患者中 2 例需提高输出电压，另 3 例改用心室备用起搏。

2013 年，Barba-Pichardo 等[13]对传统心脏再同步化治疗除颤器（cardiac resynchronization therapy with defibrillatar，CRT-D）植入术中经 CS 导线植入失败的 16 例（均为 CLBBB）患者进行 HBP，其中 13 例（81%）束支传导阻滞得到纠正，但 4 例因导线无法固定放弃植入，其余 9 例植入成功，且仍采用普通主动固定导线。随访时间（31.33±21.45）个月，随访心功能指标包括左心室舒张末期内径、收缩末期内径、射血分数和 NYHA 心功能分级较术前均有所提高，同时也发现消除 CLBBB 的急性阈值和慢性阈值较高［急性阈值（3.09±0.44）V/1.0ms，慢性阈值（3.7±0.54）V/1.0ms，$P < 0.05$］，但对于尝试过传统 CS 导线植入失败又再次有机会通过 HBP 临床获益的患者，付出缩短电池寿命的代价是值得的。

2013 年，Catanzariti 等[14]报告 26 例 HBP 患者，比较 HBP 和右心室起搏的超声学指标，包括 LVEF、二尖瓣反流比例、心室间延迟时间等指标，发现 HBP 对保持心脏同步性和改善收缩功能上都优于右心室起搏。

2014 年，Pastore 等[15]对 37 例同时有希氏束和右心室起搏导线的患者，观察 HBP 对左心房功能的影响，发现希氏束区起搏可使左心室和左心房功能获得更大效益。

2015 年是 HBP 技术蓬勃发展的一年，*Heart Rhythm* 连续刊发了几篇关于 HBP 的文献和综述，并引起起搏电生理界的广泛关注。美国 Geisinger Wyoming Valley 医学中心 Sharma 等[16]报告了 2011 年 1 月—10 月间 94 例患者采用 3830 导线和 C315 HIS 鞘管进行 HBP，不需要电生理导管指导，也不需要心室备用导线，起搏成功率 80%（75/94），X 线暴露时间（12.7±8）min，起搏阈值（1.35±0.9）V/0.4ms，随访两年时间参数稳定［植入时阈值（1.35±0.9）V/0.4ms，两年后（1.50±0.8）V/0.4ms］；与右心室起搏组相比，起搏比例＞40% 的患者中，因心力衰竭再住院率显著降低（2% 和 15%，$P = 0.02$）。同一中心 Vijayyraman 等[17]报告了 2013 年 2 月—9 月间 67 例患者 HBP 成功率达 90%（60/67），平均手术时间在 70min 以内，X 线暴露时间小于 10min，起搏阈值（1.6±0.7）V/0.4ms；目前该中心总病例数已经超过 500 例，其中 AVB 患者超过 100 例，总体成功率在 85% 以上。此外，直接用起搏导线标测希氏束电位，不再需要电生理导管指引的手术方法已经被证明切实可行。

2015 年，Lustgarten 等[18]发表首个直接比较 HBP 和双心室起搏的自身对照研究，同时植入右心房、右心室、左心室、HBP 导线，通过 Y 接头将 HBP 导线和左心室起搏导线同时接到脉冲发生器左心室接口，手术后随机将患者程控到双心室起搏或 HBP，6 个月后患者交叉到另一种模式继续起搏 6 个月；共 29 例患者纳入研究，其中 21 例患者成功实现 QRS 波变窄，随访 1 年后两组患者心脏获益相当。国内在黄伟剑教授的开拓和引领下，HBP 已经在我国多家医院成功开展。

五、相关概念的表述

近年来 HBP 相关文献很多，但相关术语的表达比较混杂，常见的有直接 HBP（direct HBP）/ 希氏束旁起搏（para-Hisian bundle pacing/peri-Hisian bundle pacing）、纯 HBP（pure/sole HBP）/ 带间隔内膜的 HBP（fused His bundle capture）、选择性 HBP（selective HBP，S-HBP）/ 非选择性 HBP（non-selective HBP，NS-HBP）、远端希氏束起搏（distal HBP）/ 近端希氏束起搏（proximal HBP）。这些概念在描述上不够精确，特别是希氏束旁起搏容易与电生理检查中的希氏束旁间隔心肌起搏相混淆。2016 年，梅奥诊所的 Mulpuru 等[19]建议将传导系统起搏（conducting system pacing）按照解剖部位进行准确定义，分为 AVN 起搏、AVN 希氏束过渡区起搏、希氏束穿部起搏、束支系统近端起搏等；同时列出了传导系统各部位起搏的优缺点。细分传导系统的各个不同部位起搏有利于解释一些临床现象，如出现递减传导的可能是 AVN 起搏，这不是我们需要选择的起搏部位；在三尖瓣心房侧起搏是 AVN 和希氏束移行区或希氏束穿部，要注意导线旋入太深可能穿孔到左心室等。笔者建议使用选择性（selective）和非选择性（non-selective）来区分是否伴有普通心肌激动，而不采用直接 HBP 和希氏束旁起搏的术语，以避免与传导系统附近的间隔心肌起搏相混淆。最新 HBP 国际专家共识也规范了命名，建议统一使用 S-HBP 和 NS-HBP[20]。

（侯小锋　邹建刚）

【参考文献】

[1] 黄从新. 心脏电生理学新概念. 中国循环杂志，2001，16（1）：4-7.

[2] KAWASHIMA T，SASAKI H. A macroscopic anatomical investigation of atrioventricular bundle locational variation relative to the membranous part of the ventricular septum in elderly human hearts. Surg Radiol Anat，2005，27（3）：206-213.

[3] CASTELLANOS A，RAMIREZ AV，MAYORGA-CORTES A，et al. Left fascicular blocks during right-heart catheterization using the Swan-Ganz catheter. Circulation，1981，64（6）：1271-1276.

[4] JAMES TN，SHERF L. Fine structure of the His bundle. Circulation，1971，44（1）：9-28.

[5] NARULA OS. Longitudinal dissociation in the His bundle. Bundle branch block due to asynchronous conduction within the His bundle in man. Circulation，1977，56（6）：996-1006.

[6] EL-SHERIF N，AMAY-Y-LEON F，SCHONFIELD C，et al. Normalization of bundle branch block patterns by distal His bundle pacing. Clinical and experimental evidence of longitudinal dissociation in the pathologic His bundle. Circulation，1978，57（3）：473-483.

[7] DESHMUKH P，CASAVANT DA，ROMANYSHYN M，et al. Direct His-bundle pacing：a novel approach to cardiac pacing in patients with normal His-purkinje activation. Circulation，2000，101（8）：869-877.

[8] DESHMUKH PM，ROMANYSHYN M. Direct His-bundle pacing：present and future. Pacing Clin Electrophysiol，2004，27（6 Pt 2）：862-870.

[9] ZANON F，BARACCA E，AGGIO S，et al. A feasible approach for direct His-bundle pacing using a new steerable catheter to facilitate precise lead placement. J Cardiovasc Electrophysiol，2006，17（1）：29-33.

[10] CATANZARITI D，MAINES M，CEMIN C，et al. Permanent direct His bundle pacing does not induce ventricular dyssynchrony unlike conventional right ventricular apical pacing：an intrapatient acute comparison study. J Interv Card Electrophysiol，2006，16（2）：81-92.

[11] BARBA-PICHARDO R，MORIÑA-VÁZQUEZ P，FERNÁNDEZ-GÓMEZ JM，et al. His-bundle pacing：seeking physiological ventricular pacing. Europacc，2010，12（4）：527-533.

[12] ZANON F，SVETLICH C，OCCHETTA E，et al. Safety and performance of a system specifically designed for selective

site pacing. Pacing Clin Electrophysiol, 2011, 34（3）: 339-347.

[13] BARBA-PICHARDO R, MANOVEL SÁNCHEZ A, FERNÁNDEZ-GÓMEZ JM, et al. Ventricular resynchronization therapy by direct His-bundle pacing using an internal cardioverter defibrillator. Europace, 2013, 15（1）: 83-88.

[14] CATANZARITI D, MAINES M, MANICA A, et al. Permanent His-bundle pacing maintains long-term ventricular synchrony and left ventricular performance, unlike conventional right ventricular apical pacing. Europace, 2013, 15（4）: 546-553.

[15] PASTORE G, AGGIO S, BARACCA E, et al. Hisian area and right ventricular apical pacing differently affect left atrial function: an intra-patients evaluation. Europace, 2014, 16（7）: 1033-1039.

[16] SHARMA PS, DANDAMUDI G, NAPERKOWSKI A, et al. Permanent His-bundle pacing is feasible, safe, and superior to right ventricular pacing in routine clinical practice. Heart Rhythm, 2015, 12（2）: 305-312.

[17] VIJAYARAMAN P, NAPERKOWSKI A, ELLENBOGEN KA, et al. Electrophysiologic insights into site of atrioventricular block: lessons from permanent His bundle pacing. JACC Clin Electrophysiol, 2015, 1（6）: 571-581.

[18] LUSTGARTEN DL, CRESPO EM, ARKHIPOVA-JENKINS I, et al. His-bundle pacing versus biventricular pacing in cardiac resynchronization therapypatients: a crossover design comparison. Heart Rhythm, 2015, 12（7）: 1548-1557.

[19] MULPURU SK, CHA YM, ASIRVATHAM SJ. Synchronous ventricular pacing with direct capture of the atrioventricular conduction system: functional anatomy, terminology, and challenges. Heart Rhythm, 2016, 13（11）: 2237-2246.

[20] VIJAYARAMAN P, DANDAMUDI G, ZANON F, et al. Permanent His bundle pacing: recommendations from a multi-center His bundle pacing collaborative working group for standardization of definitions, implant measurements, and follow-up. Heart Rhythm, 2018, 15（3）: 460-468.

第二节　选择性希氏束起搏和非选择性希氏束起搏

一、定义

自 Deshmukh 等[1]首次发表永久 HBP 的文章后，人们广泛采用他提出的直接 HBP 标准：①起搏的 QRS-T 波群和自身下传的 QRS-T 波群形态完全一致；②起搏脉冲至 QRS 波时限与自身 HV 间期基本相等；③希氏束夺获为全或无形式，即降低起搏电压不会出现 QRS 波变宽，升高电压可以出现邻近心肌夺获而出现 QRS 波变宽。

直接 HBP 标准也包括三条：①起搏导线 His 电图记录到希氏束电位，HV 间期 >25ms；②起搏脉冲至 QRS 波时限与自身心搏的 HV 间期几乎相等；③起搏 QRS-T 波群和自身下传的 QRS-T 波群完全一致。

2006 年，Cantù 等[2]阐述了完整的直接 HBP 和希氏束旁起搏判断标准，其直接 HBP 标准与 Deshmukh 等[1]的标准相近；希氏束旁起搏标准为：①低电压下为普通右心室前间隔起搏的宽 QRS 波，但升高起搏电压后 QRS 波变窄，提示部分经希氏束或束支传导；②刺激脉冲到 QRS 波距离远小于 HV 间期，甚至可接近零值。

2012 年，Zanon 等[3]总结了以往的研究，除直接 HBP 和希氏束旁起搏以外，还提出假性希氏束旁起搏的概念：①位置非常靠近希氏束区，甚至可以记录到远场 HIS 波；②最大电压输出依然呈宽 QRS 波形，不能使波形变窄。

笔者认为，这些判断标准有两个内容没有涵盖，其一是未排除房室结起搏。房室结起搏同样可呈现正常的 QRS 波形，但后期出现房室结阻滞的风险较大，近期的研究者都强调要排除房室结起搏的可能性，即在至少 120 次/min 的频率下起搏没有出现文氏型传导。心房颤动患者伴缓慢心室率是一个很特殊的现象，由于心房激动在房室结内隐匿性传导，导致心室率缓慢且快慢不等，如果能以相对快的频率起搏出规整的节律，说明起搏发生在隐匿性传导的房室结的下游部位，此时并不需要再用 120 次/min 的高频率起搏来确定起搏部位在希氏束。其二是未考虑纠正束支传导阻滞的影响。在直接 HBP 纠正束支阻滞的情况下，QRS 波较原来变窄，T 波形态也会发生相应的变化。另外，多数希氏束旁起搏病例甚至偶有在普通高位间隔起搏中也可以记录到远场 HIS 波，因此不应将是否记录到 HIS 波列入标准中。

目前，笔者建议采用以下标准。

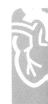

1. 选择性 HBP（selective HBP，S-HBP）

（1）起搏的 QRS-T 波群和自身下传的 QRS-T 波群形态完全一致，或原有的束支传导阻滞消失伴相应 ST-T 改变。

（2）起搏脉冲至 QRS 波时限与自身 HV 间期几乎相等。

（3）希氏束夺获为全或无形式，即降低电压不会出现 QRS 波变宽，升高电压可以出现邻近心肌夺获而出现 QRS 波略变宽。

（4）增频起搏不出现文氏型传导。

2. 非选择性 HBP（non-selective HBP，NS-HBP）

（1）低电压下为普通右心室前间隔起搏的宽 QRS 波形，而升高起搏电压后 QRS 波变窄，提示部分经希氏束或束支传导。

（2）刺激脉冲到 QRS 波距离远小于 HV 间期，甚至接近于零。

不建议采用假性希氏束旁起搏的概念，以免混淆。S-HBP 和 NS-HBP 的心电图特征见图 3-1-3 和图 3-1-4。

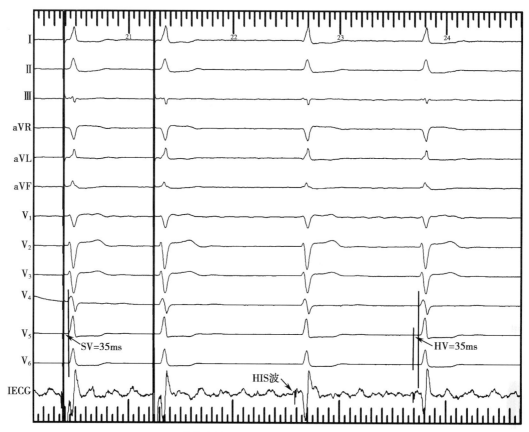

IECG—腔内电图；SV—SV 间期；HV—HV 间期。

图 3-1-3 S-HBP 心电图特征

左侧两列示起搏的体表十二导联心电图，右侧两列示自身心电图，起搏的图形与自身的图形完全一致，提示为选择性希氏束起搏；腔内电图可见明显 HIS 波，HV 间期等于起搏脉冲和 QRS 波起始之间的间期，而且起搏脉冲与 QRS 波起始间有等电位线

在不同电压下起搏的图形宽窄不一，一定程度上取决于希氏束夺获阈值和周围心肌夺获阈值之间的相对高低关系。如果希氏束阈值低而心肌阈值高，那么低电压起搏表现为单纯希氏束夺获，高电压起搏同时夺获心肌和希氏束，表现为二者的融合波；如果心肌阈值低而希氏束阈值高，则低电压起搏表现为单纯间隔心肌夺获而高电压起搏才表现为融合波；如果两者阈值接近，则不论低电压还是高电压起搏，得到的起搏图形会差别不大，此时判断是否夺获了希氏束有一定的困难。

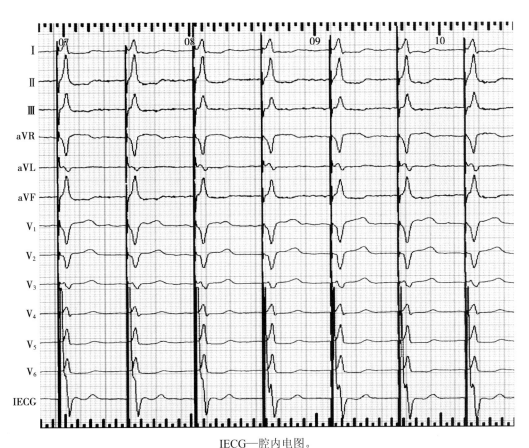

IECG—腔内电图。

图 3-1-4　非选择性希氏束起搏心电图特征

较高的起搏电压同时夺获希氏束和间隔心肌，QRS 波起始部出现类似预激的 δ 波，继发 ST-T 改变。
起搏脉冲和 QRS 波之间的间期消失，腔内电图起搏脉冲和局部 V 波之间也无等电位线

　　值得注意的是，起搏导线固定在不同部位可以实现 S-HBP 或 NS-HBP，但实际起搏状况又与设置的参数有关，也就是说如果导线定位是 S-HBP，但设置了高电压起搏且有部分心肌夺获，那实际上是 NS-HBP；如果本身是 NS-HBP，设置低电压起搏，则与前间隔普通心肌起搏完全一样，这在比较不同模式起搏下左心室壁运动同步性和收缩功能时需要特别注意。图 3-1-5 示 HBP 时不同输出电压起搏对心电图时限的影响。

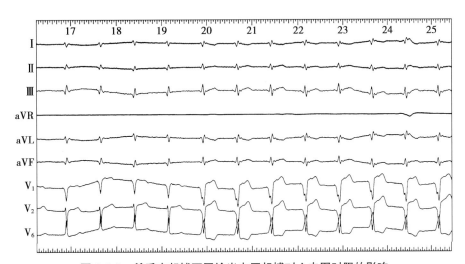

图 3-1-5　希氏束起搏不同输出电压起搏对心电图时限的影响

输出电压从 0.8V/0.4ms 降低到 0.7V/0.4ms，QRS 波明显变宽，成为普通间隔部起搏

二、临床意义

目前直接对比 S-HBP 和 NS-HBP 的研究很少，一般认为，实现 S-HBP 比实现 NS-HBP 更难，甚至有时候是不可能实现的，例如：Kawashima 等[4] 报告的第二种类型的希氏束直接走行在室间隔肌部，要起搏到这个部位的希氏束，必然会伴心室肌夺获，故只能是 NS-HBP。

1. X 线暴露时间　美国 Geisinger Wyoming Valley 医学中心 Sharma 等[5] 报告，2011 年 1 月—10 月对 94 例患者采用 3830 导线和 C315 HIS 鞘管进行 HBP（不需电生理导管引导，不需心室备用导线），起搏成功率 80%（75/94），75 例患者中直接 HBP 34 例（45%），希氏束旁起搏 41 例（55%），X 线暴露时间（12.7±8）min，平均 9.1min；对照组为右心室起搏（RVP），右心室心尖部起搏（RVAP）60 例（61%），右心室间隔部起搏 38 例（39%），X 线暴露时间（10±14）min，平均 6.4min，HBP 的 X 线暴露时间略长但差异未达到统计学意义。2011 年，Zanon 等[3] 发表的 307 例患者中 87 例（28%）为直接 HBP，220 例（72%）为希氏束旁起搏，成功完成 HBP 植入的 X 线暴露时间在直接 HBP 组为（15±9）min，希氏束旁起搏组为（18±13）min，希氏束旁起搏组 X 线暴露时间并不比直接 HBP 组短甚至更长，推测原因是希氏束旁起搏组患者均为先尝试直接 HBP 不成功才接受希氏束旁起搏，所以结果为希氏束旁起搏手术时间更长，该结果不能说明希氏束旁起搏更耗时，还需要进一步研究对比 S-HBP 和 NS-HBP 的 X 线暴露时间。

2. 感知和起搏阈值　NS-HBP 通常更靠近心室侧，R 波感知高于 S-HBP，但低于右心室间隔部起搏，直接 HBP 和希氏束旁起搏阈值都显著高于右心室间隔部起搏。2011 年，Kronborg 等[6] 报告的直接 HBP 组起搏阈值（2.3±1）V/0.4ms，R 波感知阈值（4.7±4.7）mV；希氏束旁起搏组起搏阈值（1.7±1.5）V/0.4ms，R 波感知阈值（6.4±4）mV；右心室间隔部起搏组起搏阈值（0.5±0.1）V/0.4ms，R 波感知阈值（11.6±6）mV；但此处希氏束旁起搏组起搏阈值只是心肌夺获的阈值，实际上希氏束旁起搏组能使 QRS 波变窄，即夺获希氏束的阈值高达（4.9±2.2）V/0.4ms。Zanon 等[7] 的研究发现，直接 HBP 组起搏阈值高于希氏束旁起搏组 [（2.5±2.3V）/0.4ms *vs.*（1.3±1.1）V/0.4ms]，R 波感知低于希氏束旁起搏组 [（3.4±1.0）mV *vs.*（11.3±5.2）mV]，研究中并未明确阈值是否为夺获希氏束的阈值。对 NS-HBP 来说，希氏束夺获阈值意义远高于心肌夺获阈值，NS-HBP 的心肌夺获阈值较低，但如果为夺获希氏束需要更高的阈值，从减少耗电的角度来讲并不可取。

3. QRS 波时限和同步性分析　Kronborg 等[6] 报告直接 HBP 组 4 例基线 QRS 波时限（96±13）ms，起搏 QRS 波时限（100±19）ms（P=0.75），希氏束旁起搏组 28 例基线 QRS 波时限（93±13）ms，起搏 QRS 波时限（110±18）ms（P<0.001），希氏束旁起搏组起搏的 QRS 波时限大于直接 HBP 组，但都在正常范围内。Catanzariti 等[8] 报告的 17 例直接 HBP 和 6 例希氏束旁起搏患者与右心室心尖部起搏相比较，发现均能改善左心室失同步和二尖瓣反流，提高左心室功能，但直接 HBP 和希氏束旁起搏两组之间未见差异。

希氏束旁起搏时局部心肌激动和希氏束夺获同时发生，其体表心电图类似希氏束旁显性旁道。Tomaske 等[9] 分析 34 例右侧间隔或后间隔显性旁道患者射频消融术前和术后超声心动图发现，56%（19/34）患者术前有心功能降低（<55%），消融术后 QRS 波变窄 [（129±23）ms *vs.*（90±11）ms，P<0.000 1]，LVEF 升高（50%±10% *vs.* 56%±4%，P<0.000 5），左心室内间隔后壁运动延迟明显改善 [（110±94）ms *vs.*（66±53）ms，P=0.012]。Chen 等[10] 采用门控核素心肌显像分析室壁运动同步性发现，42 例预激综合征的患者中有 22 例（52.4%）存在室壁运动失同步，间隔旁道引起的失同步比左侧或右侧游离壁旁道更明显，导管消融术后所有患者室壁运动同步性都有改善。希氏束旁起搏患者的同步性分析研究尚少，而且目前所用的方法为相对不敏感的超声评估，理论上其分析同步性的能力不如直接 HBP，但这样程度的失同步是否引起临床心功能恶化尚不明确，特别是当起搏的 QRS 波时限 <130ms 时，失同步带来的不利影响可能很小。笔者所在中心利用不同电压输出比较 S-HBP 患者低电压不夺获间隔心肌、高电压夺获间隔心肌，NS-HBP 患者高电压夺获希氏束等情况下的左心室心肌收缩同步性参数发现，只要是夺获了希氏束，S-HBP 和 NS-HBP 同步性无显著性差异[11]。

4. 安全性　提倡希氏束旁起搏的专家认为，希氏束旁起搏能够同时夺获间隔心肌，对于心室起搏依赖的患者会更安全，不需要心室备用导线。Zanon 等[3] 报告 307 例患者中 87 例（28%）为直接 HBP，220 例（72%）为希氏束旁起搏，随访（20±10）个月期间，HBP 病例中 12 例（3.9%）发生导线相关事件，其中直接 HBP 组 5 例（5.7%），阈值升高至 5.0V/0.4ms 以上，2 例患者导线更换，其余 3 例需提高起搏输出；希氏束旁起搏组 7 例（3.2%）中 2 例导线脱位，其中 1 例重新定位，另 1 例更换导线；5 例阈值升高的患者中 2 例提高输出电压，另

3 例改用心室备用起搏,可见希氏束旁起搏后阈值增高发生率略低于直接 HBP,但并非不需要心室备用导线。对于必须植入 ICD 导线的患者,这种安全性已有心室导线提供保障,希氏束旁起搏心肌夺获的优势无临床价值。

从同步性的角度来看,直接 HBP 理论上优于希氏束旁起搏,但临床上目前还未得到充分证实,因此,只要阈值可以接受,无论直接 HBP 还是希氏束旁起搏都可行。笔者所在中心通常实施直接 HBP,希氏束旁起搏在希氏束夺获阈值较低时等同于直接 HBP;如果希氏束旁起搏夺获希氏束的阈值很高或起搏产生 QRS 波时限依然 >130ms,提示可能只是远场夺获希氏束,将来出现希氏束夺获阈值进一步升高的概率很大,一般不建议采用。

(侯小锋)

【参考文献】

[1] DESHMUKH P, CASAVANT DA, ROMANYSHYN M, et al. Permanent, direct His-bundle pacing: a novel approach to cardiac pacing in patients with normal His-Purkinje activation. Circulation, 2000, 101 (8): 869-877.

[2] CANTÙ F, DE FILIPPO P, CARDANO P, et al. Validation of criteria for selective His bundle and para-Hisian permanent pacing. Pacing Clin Electrophysiol, 2006, 29 (12): 1326-1333.

[3] ZANON F, BAROLD SS. Direct His bundle and paraHisian cardiac pacing. Ann Noninvasive Electrocardiol, 2012, 17 (2): 70-78.

[4] KAWASHIMA T, SASAKI H. A macroscopic anatomical investigation of atrioventricular bundle locational variation relative to the membranous part of the ventricular septum in elderly human hearts. Surg Radiol Anat, 2005, 27 (3): 206-213.

[5] SHARMA PS, DANDAMUDI G, NAPERKOWSKI A, et al. Permanent His-bundle pacing is feasible, safe, and superior to right ventricular pacing in routine clinical practice. Heart Rhythm, 2015, 12 (2): 305-312.

[6] KRONBORG MB, MORTENSEN PT, GERDES JC, et al. His and para-His pacing in AV block: feasibility and electrocardiographic findings. J Interv Card Electrophysiol, 2011, 31 (3): 255-262.

[7] ZANON F, SVETLICH C, OCCHETTA E, et al. Safety and performance of a system specifically designed for selective site pacing. Pacing Clin Electrophysiol, 2011, 34 (3): 339-347.

[8] CATANZARITI D, MAINES M, MANICA A, et al. Permanent His-bundle pacing maintains long-term ventricular synchrony and left ventricular performance, unlike conventional right ventricular apical pacing. Europace, 2013, 15 (4): 546-553.

[9] TOMASKE M, JANOUSEK J, RA'ZEK V, et al. Adverse effects of Wolff-Parkinson-White syndrome with right septal or posteroseptal accessory pathways on cardiac function. Europace, 2008, 10 (2): 181-189.

[10] CHEN C, LI DF, MIAO CQ, et al. LV dyssynchrony as assessed by phase analysis of gated SPECT myocardial perfusion imaging in patients with Wolff-Parkinson-White syndrome. Eur J Nucl Med Mol Imaging, 2012, 39 (7): 1191-1198.

[11] ZHANG JL, GUO JH, HOU XF, et al. Comparison of the effects of selective and non-selective His bundle pacing on cardiac electrical and mechanical synchrony. Europace, 2018, 20 (6): 1010-1017.

第三节　左束支起搏和左束支分布特征

一、概述

HBP 能获得最生理性的心室激动,但仍然存在技术难度偏大不易普及、R 波感知偏低、部分患者远期阈值增高、纠正左束支传导阻滞(LBBB)的成功率较低或纠正阈值高等问题。要解决 R 波感知低和纠正 LBBB 阈值高的问题,必须将起搏部位尽量前移到心室侧,尽量跨越希氏束内或左束支内发生传导阻滞的部位,这就催生了左束支起搏(left bundle branch pacing, LBBP)这一新的技术。

2016 年,Mafi-Rad 等[1] 报告了利用特制的 4mm 螺旋导线进行跨室间隔左心室间起搏(left ventricular septum pacing, LVSP)的急性血流动力学结果,10 例病态窦房结综合征患者导线均植入成功,LVSP 组的 QRS 波时限最窄(144ms±20ms),与右心室心尖部起搏(right ventricular apex pacing, RVAP)组(172ms±33ms; $P=0.02$)、右心室间隔起搏(right ventricular septum pacing, RVSP)组(165ms ± 17ms; $P=0.004$)的 QRS 波时限有显著

性差异。RVAP 和 RVSP 左心室最大 dP/dt 较心房起搏下降（分别 −7.1%±4.1% 和 −6.9%±4.3%），而 LVSP 则可保持正常的左心室最大 dP/dt（1.0%±4.3%；$P=0.001$），且与 RVAP、RVSP 组比较有显著性差异；R 波振幅为（12.2±6.7）mV，起搏阈值（0.5±0.2）V/0.4ms，随访 6 个月起搏参数无明显变化，未见任何手术并发症。

2017 年，黄伟剑等首次报告了 1 例 LBBP 纠正心力衰竭伴完全性 LBBB 的病例[2]。患者，女性，扩张型心肌病伴心力衰竭，完全性 LBBB，QRS 波时限 180ms；经冠状静脉左心室导线植入失败，行 HBP，10V 高电压仍不能纠正 LBBB，将导线向心室侧移动约 15mm，起搏标测获得左束支夺获，阈值 0.5V/0.4ms，起搏脉冲至 QRS 波起始间期 34ms，高电压（8V）和低电压起搏图形无明显变化。通过改变 AV 间期和自身经右束支下传的 QRS 波进行融合可以获得不同形态的 QRS 波，AV 间期设置在 90～110ms 范围时 QRS 波形态几乎完全正常，从而证实左束支夺获；术后随访 1 年，患者心脏结构恢复正常，心脏功能完全正常，起搏阈值仍保持在 0.5V/0.4ms。

Mafi-Rad 等[1]提出采用螺旋导线进行跨室间隔左心室面起搏是可行的。该研究入组 10 例患者，初始阶段的 8 例手术需在心脏内超声（intracardiac echocardiography，ICE）引导下植入左心室螺旋导线，进行跨室间隔左心室面起搏，手术时间最长达 90min；熟悉手术操作后，最后 2 例手术无 ICE 引导，手术时间缩短至 9～12min。但该研究仅限于左心室间隔起搏，未能明确如何实现左侧希氏 - 浦肯野系统夺获。黄伟剑教授的研究首次证实了跨室间隔夺获左束支系统的可行性。2018 年 4 月在温州举行的第二届国际希氏 - 浦肯野系统起搏论坛上，黄伟剑教授团队报告了利用现有的普通 3830 导线和 C315 HIS 鞘进行跨室间隔 LBBP 的操作方法，被国际同行称为"Huang technique"，这是中国原创技术，是心脏生理性起搏里程碑式新进展。

笔者所在中心自 2017 年开展 LBBP 技术以来，已完成 200 多例 LBBP 导线植入，图 3-1-6 示 LBBP 植入过程中起搏心电图的演变特征和导线位置的影像。

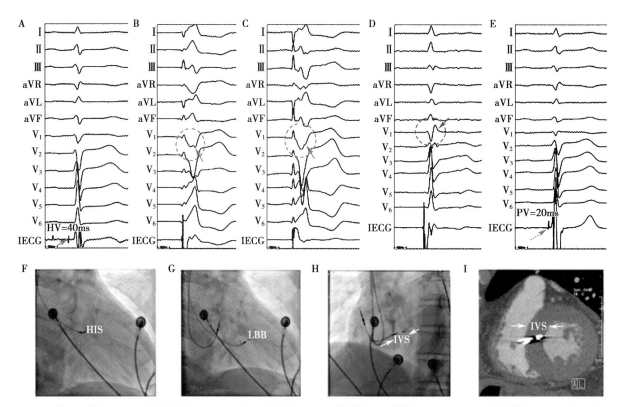

IECG—腔内电图；HIS—希氏束导线；LBB—左束支导线；IVS—室间隔；实线箭头—HIS 电位；虚线箭头—左束支电位；红色虚线圆圈—导线头端在室间隔右心室面起搏，V₁ 导联有切迹且在 V 波的底部，呈"W"样波型；蓝色虚线圆圈—导线头端向室间隔左心室面旋入过程中，V₁ 导联的切迹在 V 波上升支；紫色虚线圆圈—导线头端已经旋到室间隔左心室面，V₁ 导联终末部出现 r 波，呈 rSr 形态。

图 3-1-6 左束支起搏植入中起搏心电图的演变特征和导线位置影像

A. 希氏束电位；B～D. 导线从右心室间隔面旋前、旋入中和旋入到位后的 V₁ 导联心电图特征；E. 左束支电位；F、G. 希氏束和左束支定位影像右前斜位；II. 经 C315 IIIS 外鞘注入对比剂显示导线深度左前斜位；I. 术后 CT 显示左束支起搏导线头端位于左侧室间隔内膜下

二、左束支及其分支的解剖特征

希氏束主干穿透中心纤维体延伸为左束支。左束支的起始部位最窄,其所有纤维位于同一平面上,然后在无冠窦和右冠窦交界的下方,呈带状外观分布于心内膜下,然后向下并略微向前延伸,此为左束支的最宽点,走行约 10~15mm 后分为前束和后束,并朝向二尖瓣相应乳头肌的基部走行。

前束从左束支的最前端分离,并横穿左心室的流出道到达前乳头肌的基部;后束较前束粗大,表现为左束支的延续,其向后到达后乳头肌的基部。多数情况下,后束会发出两条主要的细束支,一条指向后乳头肌的基部,另一条指向左侧隔膜表面的后三分之一。

左束支主干的分叉及其前后束形成的细支覆盖在左隔膜表面并穿过左心室,在整个左心室腔内形成复杂的心内膜下网络。通常,形成左束支前束和后束的纤维在左束支主干内是不同的,有人认为前束是左束支的最前端部分及后束分支的开始。研究表明,外科手术损伤希氏束分支前部会产生不完全性右束支传导阻滞[3]。曾有学者质疑左束支的双束分支,将其描述为三束或呈扇形结构,而非双束。Uhley 等[4] 通过碘溶液染色技术,发现左束支向隔膜延伸到分支的三分之一处可分为两个主要区域。Spach 等[5] 研究 2 例新生儿的心脏,证实左束支分为较窄的前部和较宽的后部,发出许多细纤维和穿过左心室腔的假肌腱,从隔膜延伸到乳头肌的基部。

左束支的大小和分布在个体间存在很大的差异。而右束支则完全不同,右束支是单个束支,其在希氏束分支部分中的起源始终是相同的。Elizari[6] 在 67 只狗和 2 只猴子的心脏中切割不同区域的左束支及其分支,并用碘溶液染色传导系统以验证切割的位置和相应的心电图变化,发现左束支起源于无冠窦和右冠窦之间的隔膜下,呈带状分布于心内膜下,其纤维向下和向前分散排列:前部薄而细长,后部较为宽大,皆与乳头肌基部相连并在心内膜下形成网状结构。

Kulbertus 等[7-8] 研究了 49 例人心脏样本,发现 85% 多为双分支型,其余 15% 依照左束支分支形式可分为三型。Ⅰ型:间隔支大于其他分支,容易识别,多数直接起源于左束支主干(18 例),其他为左前分支(7 例)或左后分支(9 例);Ⅱ型:由左束支分支构成网状结构,继而发出前、后及间隔支;Ⅲ型:后分支向下延续为假腱索。

三、左束支起搏

左心室间隔起搏与右心室间隔起搏一样,是按照起搏部位来定义的,未关注是否夺获心脏传导系统。LBBP 是选择性的左心室间隔起搏,强调完全或部分夺获左侧希氏 - 浦肯野系统,经希氏 - 浦肯野系统激动左心室,获得左心室内的同步激动。因此,如何判断是否夺获左侧希氏 - 浦肯野系统成为 LBBP 的关键。与 HBP 不同的是,因为左心室间隔面起搏时局部心肌的夺获阈值较低,较难实现纯左束支系统夺获,常为左束支系统的非选择性夺获,即同时夺获间隔面心肌和左侧希氏 - 浦肯野系统,不同电压输出可能夺获的希氏 - 浦肯野系统范围不同,使左束支夺获的判断比希氏束夺获判断要复杂得多。LBBP 是一项全新的技术,目前还无公认的左束支夺获判断标准,根据国内 LBBP 开展较早、手术量较大的几家中心的共识,应该从起搏的 QRS 波形态、是否有明确的近场 P 电位、左胸导联达峰时间、室房逆传时间等指标综合判断。

LBBP 的判断标准:①起搏部位在左束支区域(希氏束前下方 1.5~2cm);②起搏心电图中,V₁ 导联呈右束支传导延缓(right bundle branch delay,RBBD)形态,包括右束支传导阻滞(right bundle branch block,RBBB)形态特征;③左心室达峰时间(left ventricular activation time,LVAT)短,且高低电压起搏不变(测量方法为,1.5V/0.4ms 起搏,起搏钉开始到 V₅、V₆ 导联的 R 波峰),心脏结构和功能正常患者 LVAT < 75ms,心力衰竭患者 LVAT ≤ 100ms;④起搏阈值 < 1.5V/0.4ms(单极起搏);⑤腔内记录到 P 电位[非必须,窄 QRS 逸搏或完全性右束支传导阻滞(complete right bundle branch block,CRBBB)形态逸搏时可见]。

(侯小锋　邹建刚)

【参考文献】

[1] MAFI-RAD M,LUERMANS JG,BLAAUW Y,et al. Feasibility and acute hemodynamic effect of left ventricular septal pacing by transvenous approach through the interventricular septum. Circ Arrhythm Electrophysiol,2016,9(3):e003344.

[2] HUANG WJ,SU L,WU SJ,et al. A novel pacing strategy with low and stable output:pacing the left bundle branch

immediately beyond the conduction block. Can J Cardiol，2017，33（12）：1736.e1-1736.e3.

[3] KULBERTUS HE，COYNE JJ，HALLIDIE-SMITH KA，et al. Conduction disturbances before and after surgical closure of ventricular septal defect. Am Heart J，1969，77（1）：123-131.

[4] UHLEY HN，RIVKIN LM. Visualization of the left branch of the human atrioventricular bundle. Circulation，1959，20：419-421.

[5] SPACH MS，HUANG S，ARMSTRONG SI，et al. Demonstration of peripheral conduction system in human hearts. Circulation，1963，28：333-338.

[6] ELIZARI MV. The normal variants in the left bundle branch system. J Electrocardiol，2017，50（4）：389-399.

[7] KULBERTUS HE. Concept of left hemiblocks revisited. A histopathological and experimental study. Adv Cardiol，1975，14：126-135.

[8] DEMOULIN JC，KULBERTUS HE. Histopathological correlates of sinoatrial disease. Br Heart J，1978，40（12）：1384-1389.

第四节　希氏-浦肯野系统起搏的心室同步性分析

心脏起搏技术经历了近60余年的发展，已经取得了巨大的进步。传统的右心室心尖部起搏（right ventricular apex pacing，RVAP）会导致心室不均匀肥厚及舒张功能异常、心肌排列紊乱及纤维化，以及心脏的失同步性和左心室结构的改变；但右心室间隔部起搏（right ventricular septum pacing，RVSP）是否更具生理性却存在争议。这促使我们寻找更加符合生理性起搏的模式。希氏束作为心脏电传导的重要中间节点，选择希氏束作为起搏部位，可以获得正常的电传导特性，从而保持心室电和机械的同步性，产生更好的临床效果。

一、希氏束起搏对心脏电和机械同步性的影响

1967年，Scherlag等[1]在实验中于狗的心脏植入导线首次实现HBP，HBP通过希氏-浦肯野系统的快速传导产生符合生理性的双心室同步起搏。而其他任何部位包括右心室流出道（right ventricular outflow tract，RVOT）间隔部和右心室心尖部（right ventricular apex，RVA）的起搏，均不能夺获希氏束-浦肯野系统而产生窄的QRS波；各种传统起搏部位起搏均无优越性[2]。QRS波时限可以有效地反映双心室之间的电同步性[3]。QRS波时限延长是发生死亡和心力衰竭的重要预测指标，MOST研究[4]发现无论是自身QRS波还是起搏QRS波时限>120ms的患者比QRS波时限<120ms的患者发生死亡的风险增加。另有研究表明起搏QRS波时限与左心室舒张末期内径（LVEDD）、左心室收缩末期内径（left ventricular end systolic dimension，LVESD）、左心房内径（LAD）呈正相关，而与左心室射血分数（LVEF）呈负相关。在RVAP的患者中，QRS波时限显著延长，其对心功能有害，而且是预测心力衰竭事件的重要因素[5-6]。无论是否存在心力衰竭，对于无室内传导阻滞及束支传导阻滞的患者，HBP时QRS波时限与自身节律相比无明显延长[7]，无论是S-HBP还是NS-HBP均能获得较好的电同步性。HBP与RVAP相比，双心室起搏更接近同步收缩、心室壁各段的矛盾性运动减少、每搏输出量增加，左心功能增强。Zanon等[8]采用心肌灌注扫描对12例患者进行3个月交替的HBP及RVAP的自身对照研究，结果显示HBP组灌注评分显著高于RVAP组，收缩不同步性及二尖瓣反流显著低于心尖部起搏。一项对心房颤动患者行房室结消融后再进行NS-HBP的研究[9]发现，患者的NYHA心功能分级、6min步行距离、心肺功能和氧耗量也显著优于RVAP。Pastore等[10]比较了RVAP和HBP对LVEF正常患者左心房功能的影响，结果发现HBP对左心房的功能如排空指数、左心房相位容积等均显著改善。Zhang等[11]对心功能正常的符合起搏适应证的患者行HBP后，采用心电图QRS波时限和单光子发射计算机断层显像（single photon emission computed tomography，SPECT）心肌灌注显像的相位分析方法评估心脏的电和机械同步性，相位分析指标包括相位标准差（phase standard deviation，PSD）和相位带宽（phase histogram bandwidth，PHB），结果显示，与RVOT间隔部起搏相比，不论是S-HBP还是NS-HBP均可获得良好的电和机械同步性，低电压及高电压的S-HBP和高电压的NS-HBP具有更好的机械同步性。图3-1-7示S-HBP和NS-HBP的电同步性比较，图3-1-8示S-HBP和NS-HBP的左心室机械同步性比较。

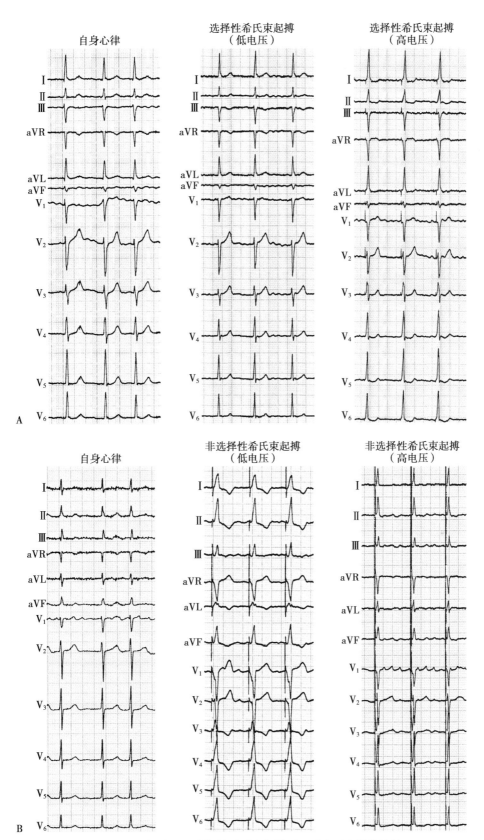

图 3-1-7　选择性和非选择性希氏束起搏对心脏电同步性的比较

A. 与自身心律的 QRS 波相比，高电压和低电压选择性希氏束起搏的 QRS 波几乎一致，提示 S-HBP 能保持最佳的电同步性；B. 与自身心律的 QRS 波相比，低电压非选择性希氏束起搏因夺获局部心肌，QRS 波稍宽，而高电压起搏的 QRS 波与自身的几乎一致，提示非选择性希氏束起搏也能保持更好的电同步性

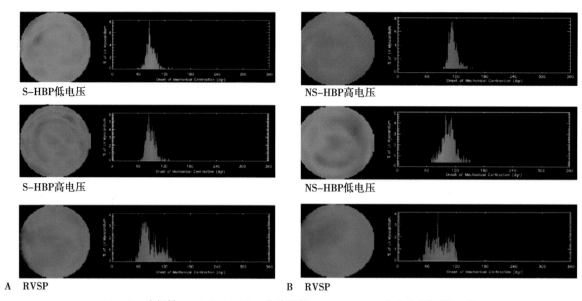

S-HBP低电压　　　　NS-HBP高电压

S-HBP高电压　　　　NS-HBP低电压

A　RVSP　　　　B　RVSP

S-HBP—选择性 HBP；NS-HBP—非选择性 HBP；RVSP—右心室间隔部起搏。

图 3-1-8　S-HBP 和 NS-HBP 对左心室机械同步性的比较

A. 与 RVSP 相比，S-HBP 不论是低电压还是高电压，反映左心室同步性的指标相位标准差（图中从上到下分别为 11.0°、11.4°、26.0°）和相位带宽更好（图中从上到下分别为 34.0°、36.0°、67.0°）；B. 与 RVSP 相比，NS-HBP 不论是低电压还是高电压，反映左心室同步性的指标相位标准差（图中从上到下分别为 9.2°、14.7°、23.0°）和相位带宽（图中从上到下分别为 31.0°、46.0°、61.0°）更好，NS-HBP 低电压因夺获局部心肌，同步性指标稍差

二、LBBP 对心脏电和机械同步性的影响

新近开展的 LBBP，利用左束支及其浦肯野纤维网络获得了左心室快速协调地激动，与 RVSP 相比，能保持更好的心脏电和机械同步性，几乎接近 HBP 对心脏电和机械同步性的保护作用。图 3-1-9 示 LBBP 和 HBP 心电图与自身心电图比较；图 3-1-10 示与 HBP、RVSP 的比较，LBBP 可以保持良好的左心室机械同步性。

图 3-1-9　左束支起搏和希氏束起搏心电图与自身心电图比较

A. 自身心电图，QRS 波时限 90ms；

B. 左束支起搏心电图，V₁ 导联 QRS 波形态呈 QR 型，QRS 波时限 100ms；

C. 希氏束起搏心电图，QRS 波形态与自身相同，QRS 波时限 100ms

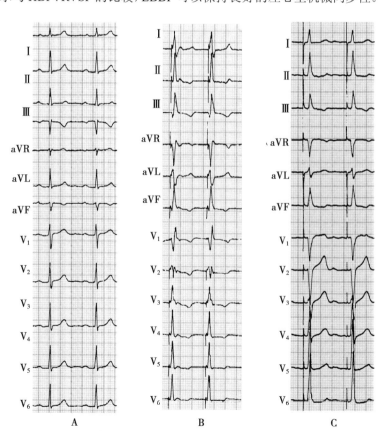

A　　　　B　　　　C

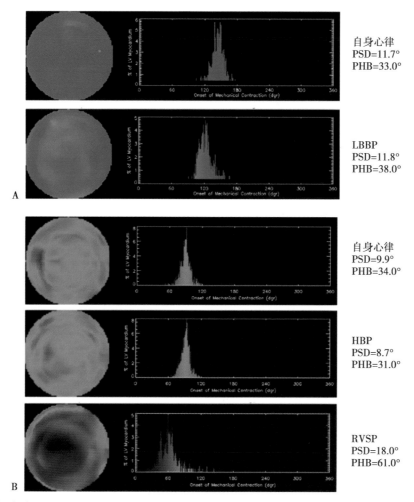

PSD—相位标准差；PHB—相位带宽；LBBP—左束支起搏；HBP—希氏束起搏；RVSP—右心室间隔部起搏。

图 3-1-10　LBBP、HBP 和 RVSP 对左心室机械同步性的比较

A. LBBP，记录到 P 电位的左心室同步性与自身心律一致；B. HBP 与自身心律同步性一致，明显优于 RVSP

三、起搏对维持心脏电和机械同步性的意义

维持和改善双心室收缩的同步性，对于慢性心力衰竭患者尤为重要。约 1/3 慢性心力衰竭患者合并心室传导异常，表现为 QRS 波时限 >120ms，提示可能存在心室收缩不同步。QRS 波时限 >180ms 提示严重不同步。对于存在左右心室显著不同步的心力衰竭患者，CRT 可恢复正常的左右心室及心室内的同步激动、减轻二尖瓣反流、增加心输出量，并改善心功能。《2016 年欧洲心脏病学会急慢性心力衰竭诊断与治疗指南》[12] 将 QRS 波时限 <130ms 列为 Ⅲ 类适应证，但临床应用显示即使 QRS 波时限超过 130ms，CRT 治疗慢性心力衰竭的有效性（反应性）仍不理想，无反应率仍达 30%～40%[13]。其中部分患者是由于双心室起搏（biventricular pacing，BiVP）未能实现有效的双心室同步激动。而 HBP 可以更好地改善同步性，有可能成为心力衰竭患者新的有效治疗方法。1977 年，Narula[14] 提出希氏束纵向分离的概念，即左右束支在希氏束内部就发生了分离。此后，El-Sherif 等 [15] 制作狗的缺血性心脏的束支传导阻滞模型并进行希氏束远端起搏，结果证实 HBP 可纠正束支传导阻滞。Barba-Pichardo 等 [16] 对 182 例有传导阻滞的起搏器植入适应证的患者通过希氏束区临时起搏发现，133 例的传导阻滞可以纠正，59 例实现了永久 HBP 的患者中，52% 的宽 QRS 波被纠正，随访 3 个月，患者的 LVEF 显著升高。这些研究为后来的替代双心室同步化治疗奠定了基础。Lustgarten 等 [17] 最先对 10 例永久性植入 CRT 患者进行临时性 HBP 研究，结果发现与基础及 BiVP 的 QRS 波时限相比，HBP 使 QRS 波时限显著变窄。而 HBP 植入导线的时间明显短于 CRT 标准左心室导线植入时间。因此，HBP 可作为替代 BiVP 的符合生理性的起搏模式。Barba-Picharo 等 [18] 选择了 16 例 CRT 或心脏

第一章　概　述

再同步治疗除颤器(CRT-D)无反应及左心室导线无法植入冠状窦的患者,采用 HBP 消除 LBBB,并分析同步性,结果显示 81%(13/16)的患者改善了基础的传导异常,但 4 例患者 HBP 植入失败;9 例患者经 HBP 的同步化治疗后心功能显著改善。Lustgarten 等[19]对 29 例患者随机行 HBP 及 BiVP 研究,每隔 6 个月交替起搏模式,21 例(72%)表现为电同步(QRS 波变窄),其中 88% 的缺血性心脏病患者 QRS 波变窄,而非缺血性心脏病者仅 54%,观察结果显示,与基线相比,LVEF、NYHA 心功能分级、6min 步行距离和生活质量评分在两种起搏模式下都显著改善。国内黄伟剑教授 2017 年首次报告应用 LBBP 纠正心力衰竭伴 CLBBB 患者,术后患者心功能明显改善[20]。本中心应用 HBP 和 LBBP 成功纠正部分心力衰竭患者的 LBBB,显著改善了患者的心功能。

有研究[11,21]显示对于心脏结构和功能正常的患者,不论是 HBP 还是 LBBP 均能保持良好的左心室机械同步性,可能对起搏依赖患者的长期预后将起到心功能的保护作用。

上述研究结果显示,对于普通起搏适应证患者,HBP 具有更好的电同步与机械同步性,并产生更好的远期预后。对双心室不同步的心力衰竭患者,HBP 可提供除 CRT 外的另一个新的治疗选择;对于 CRT 无反应者、左心室导线植入失败的患者也多了一种可选的治疗手段。当然,HBP 也可以作为首选的纠正左心室失同步的起搏治疗方式。随着 HBP 技术的不断成熟,可以实现使用 DDD 来替代 CRT,产生更好的社会和经济效益。

(张金龙　邱垣皓　邹建刚)

【参考文献】

[1] SCHERLAG BJ, KOSOWSKY BD, DAMATTO AN, et al. A technique for ventricular pacing from the His bundle of the intact heart. J Appl Physiol, 1967, 22(3): 584-587.

[2] PANG BJ, KUMAR S, TACEY MA, et al. Capturing the His-purkinje system is not possible from conventional right ventricular apical and nonapical pacing sites. Pacing Clin Electrophysiol, 2014, 37(6): 724-730.

[3] BLEEKER GB, SCHALIJ MJ, MOLHOEK SG, et al. Relationship between QRS duration and left ventricular dyssynchrony in patients with end-stage heart failure. J Cardiovasc Electrophysiol, 2004, 15(5): 544-549.

[4] SHUKLA HH, HELLKAMP AS, JAMES EA, et al. Heart failure hospitalization is more common in pacemaker patients with sinus node dysfunction and a prolonged paced QRS duration. Heart Rhythm, 2005, 2(3): 245-251.

[5] MIYOSHI F, KOBAYASHI Y, ITOU H, et al. Prolonged paced QRS duration as a predictor for congestive heart failure in patients with right ventricular apical pacing. Pacing Clin Electrophysiol, 2005, 28(11): 1182-1188.

[6] CHEN SJ, YIN YH, LAN XB, et al. Paced QRS duration as a predictor for clinical heart failure events during right ventricular apical pacing in patients with idiopathic complete atrioventricular block: results from an observational cohort study(PREDICT-HF). Eur J Heart Fail, 2013, 15(3): 352-359.

[7] KRONBORG MB, MORTENSEN PT, GERDES JC, et al. His and para-His pacing in AV block: feasibility and electro-cardiographic findings. J Interv Card eleetrophysiol, 2011, 31(3): 255-262.

[8] ZANON F, BARACCA E, RAMIN L, et al. Direct His bundle pacing preserves coronary perfusion compared with right ventricular apical pacing: a prospective, cross-over mid-term study. Europace, 2008, 10(5): 580-587.

[9] OCCHETTA E, BORTNIK M, MAGNANI A, et al. Prevention of ventricular resynchronization by permanent para-Hisian pacing after atrioventricular node ablation in chronic atrial fibrillation. J Am Coll Cardiol, 2006, 47(10): 1938-1945.

[10] PASTORE G, AGGIO S, BARACCA E, et al. Hisian area and right ventricular apical pacing differently affect left atrial function: an intra-patients evaluation. Europace, 2014, 16(7): 1033-1039.

[11] ZHANG JL, GUO JH, HOU XF, et al. Comparison of the effects of selective and non-selective His bundle pacing on cardiac electrical and mechanical synchrony. Europace, 2018, 20(6): 1010-1017.

[12] PONIKOWSKI P, VOORS AA, ANKER SD, et al. 2016 ESC Guidelines for the diagnosis and treatment of acute and chronic heart failure. Eur J Heart Fail, 2016, 18(8): 891-975.

[13] CLELAND JG, ABRAHAM WT, LINDE C, et al. An individual patient meta-analysis of five randomized trials assessing the effects of cardiac resynchronization therapy on morbidity and mortality in patients with symptomatic heart failure. Eur Heart J, 2013, 34(46): 3547-3556.

[14] NARULA OS. Longitudinal dissociation in the His bundle. Bundle branch block due to asynchronous conduction within

the His bundle in man. Circulation，1977，56（6）：996-1006.

[15] EL-SHERIF N，AMAT-Y-LEON F，SCHONFIELD C，et al. Normalization of bundle branch block patterns by distal His bundle pacing-clinical and experimental evidence of longitudinal dissociation in the pathologic His bundle. Circulation，1978，57（3）：473-483.

[16] BARBA-PICHARDO R，MORINA-VAZQUEZ P，FEMANDEZ-GOMEZ JM，et al. Permanent His bundle pacing: seeking physiological ventricular pacing. Europace，2010，12（4）：527-533.

[17] LUSTGARTEN DL，CALAME S，CRESPO EM，et al. Electrical resynchronization induced by direct His-bundle pacing. Heart Rhythm，2010，7（1）：15-21.

[18] BARBA-PICHARO R，MANOVEL SÁNCHEZ A，FERNÁNDEZ-GÓMEZ JM，et al. Ventricular resynchronization therapy by direct His-bundle pacing using an internal cardioverter defibrillator. Europace，2013，15（1）：83-88.

[19] LUSTGARTEN DL，CRESPO EM，ARKHIPOVA-JENKINS I，et al. His-bundle pacing versus biventricular pacing in cardiac resynchronization therapy patients: a crossover design comparison. Heart Rhythm，2015，12（7）：1548-1557.

[20] HUANG WJ，SU L，WU SJ，et al. A novel pacing strategy with low and stable output: pacing the left bundle branch immediately beyond the conduction block. Can J Cardiol，2017，33（12）：1731-1736.

[21] HOU XF，QIAN ZY，WANG Y，et al. Feasibility and cardiac synchrony of permanent left bundle branch pacing through the interventricular septum. Europace，2019，21（11）：1694-1702.

第五节　希氏束起搏局部组织病理学特征

HBP 是指在心脏传导系统的希氏束部位进行的一种选择性起搏方式，由于这种起搏方式将电激动直接通过希氏束-左、右束支-浦肯野纤维传出，能实现生理性心室内激动和传导的起搏方式[1-3]。由于 HBP 还能够纠正部分患者的心室内传导阻滞[4]，恢复其心脏同步性，目前可用于治疗合并传导阻滞的心力衰竭患者[5-7]。此外，由于 HBP 导线细，部分患者导线植入在三尖瓣的心房侧，避免了导线引起的三尖瓣反流。因此，HBP 目前已经是最有前景的心脏起搏模式之一[8-9]。

一、希氏束的解剖特点

由房室结延伸而成的希氏束（长度 6.5～20mm，直径 1.0～4.0mm）位于房室结区以远、右心房间隔底部、冠状窦口至室间隔膜部后缘、三尖瓣隔侧瓣根部以上的三角区域内，这一区域又被称之为房-希氏区。希氏束在这一区域中穿过中心纤维体后延室间隔膜部后缘向前进入室间隔肌顶部的嵴上，骑跨于室间隔肌间部前行（常偏左），并分出右束支及左束支。所以希氏束通常分为穿中心纤维体部、未分叉部和分叉部三段，其中未分叉部及分叉部与二尖瓣、三尖瓣和主动脉瓣相比邻。

HBP 的常见区域位于房-希氏区中的穿中心纤维体部的周边区域。在这一区域，希氏束相对较表浅，便于操控起搏导线。基于希氏束纵向分离理论[10]，希氏束是由神经纤维细胞形成的绝缘层包裹，所以只有突破这层绝缘层或用较高的电压才能夺获希氏束，但近年来的基础及临床研究显示，希氏束的夺获并不需要直接穿透所谓的绝缘层，只要距离足够靠近就可以，因为其横向也存在一定的传导性。近年来进行的 HBP 临床研究同样也显示，小于 1V 的低电压往往也能达到很好的希氏束夺获[9]。

以往的理论认为，越靠近希氏束主干即在穿中心纤维体部越便于实现 S-HBP。但近期也有一些研究认为，更靠近希氏束远端（分叉部位）的 NS-HBP 在某些方面似乎存在一些优势[11]，如手术成功率更高、长期安全性（导线固定更牢靠）及经济性更高（起搏阈值更低）等。

二、HBP 区域的组织学特点

正常的希氏束分为穿中心纤维体部、未分叉部和分叉部三段，其外周有不完整的纤维组织包绕，与邻近的普通心肌分界清晰。纵切面上近侧段呈类圆形，远侧段呈三角形。与纵轴平行面横切时，近侧段细胞呈平行排列。以往采用 Masson 法进行染色，但由于过程繁杂且试剂毒性强，目前多采用 HE 染色结合免疫组化方法进行标记，较以往更为安全，图像也更清晰。

HE 染色显示房室结区存在两种类型的神经纤维细胞，分别为起搏细胞（P 细胞）和移行细胞（T 细胞）。

图 3-1-11 示 P 细胞和 T 细胞的特征，P 细胞位于房室结内侧带、中心纤维体旁，散在或 2～3 个成群，细胞核大，圆或卵圆异染色质常位于核周边、呈颗粒或团块状散布于胞浆。细胞核 HE 染色下胞浆呈深蓝色，其他的病理学特征与窦房结的 P 细胞相似。T 细胞纵切面上呈长条状，有分叉，肌丝排列，走行规则。T 细胞胞质偏蓝，细胞核两头较尖，呈梭形，明显小于正常心肌细胞核，核弯曲较常见，T 细胞组成的神经纤维外有胶原纤维鞘、胶原与少量神经纤维细胞，由于含水量少，有一定的绝缘作用。房室结区由于存在较多的神经节细胞与普通的神经纤维，在 HE 染色基础上存在明显的区别，病理学表现为一种特殊的蓝色黏液样的背景，故又被称为神经样背景，而背景中的心肌细胞染色呈现红色，细胞核在中央，长条杆状，两头钝圆，横切面圆形，胞质位于中央。

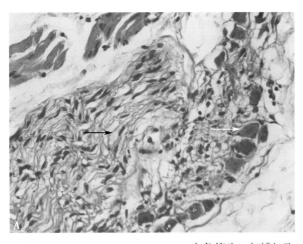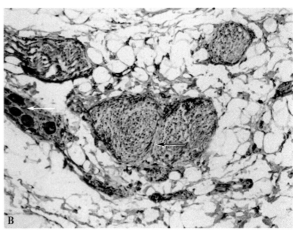

白色箭头—起搏细胞；黑色箭头—传导细胞。

图 3-1-11 房室结区的起搏细胞和传导细胞病理图

A. HE，×400；B. S100 免疫组化，×400

三、HBP 区域局部组织的病理学特点

随着年龄的增加，房室结区也会发生一些相应的变化，主要表现为脂肪细胞的浸润，可分为生理性及病理性，也有人称为原发性或继发性。过度浸润后会出现局部的荒漠化反应，传导细胞被分割成"孤岛状"[12-13] 的现象，笔者所在中心的实验也发现了与上述文献类似的病理改变（图 3-1-12）。其次，炎症反应往往也会累及传导系统，主要表现为结细胞间充血、水肿、炎症细胞浸润。以往的研究还证明各种类型的心律失常往往与传导系统的病理学改变密切相关，主要包括脂肪浸润、纤维化、炎症、淀粉样变性、出血及发育异常等。组织学显示急性炎症改变者心电图异常主要表现为：窦性心动过速、频发多源性的室性期前收缩。组织学显示慢性退行性改变者的心电图变化更为复杂多样，包括慢快综合征、窦性心动过缓并室内分支传导阻滞、AVB 及心室内传导阻滞，还可以有心肌缺血的表现。

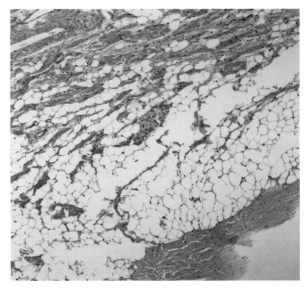

图 3-1-12 房室结区的荒岛现象

房室结区被大量脂肪细胞浸润，呈现荒岛现象（HE，×100）

四、HBP 的局部组织病理学研究现状

由于 HBP 技术开展较晚，而且局部的病理学检测无法直接通过患者进行观察，很少有针对 HBP 患者起搏区域的病理学研究，所以如何建立成熟的 HBP 动物模型，特别是长期存活以观察慢性病理学改变的动物模型，对于进行此类相关研究就显得尤其重要。

　　国内外均鲜见有成熟的报告和经验，笔者所在中心研究者通过查阅文献、预试验及相关可行性研究，成功探索并掌握了经颈外静脉途径建立永久性毕格犬 HBP 模型的方法。这一模型是模拟人心脏起搏的方式：经颈外静脉途径将 3830 起搏导线送至房室结区进行 HBP，并通过电生理检测及病理学检查证实造模是否成功。具体方法如下：①将 3830 导线沿 C315 鞘送到其前端，后撤导管后先顺时针后逆时针方向旋转导管，使其指向隔瓣方向。②将导线与程序刺激仪连接（高于自身心率 20% 的频率起搏，起搏电压为 5V，脉宽 1.0ms）后，从鞘中伸出导线尖端接触心内膜，记录单极起搏电图，根据心电图和腔内电图判断是否实现 S-HBP 或 NS-HBP；S-HBP 和 NS-HBP 的定义见本章第二节。图 3-1-13 和图 3-1-14 为 S-HBP 的腔内电图及 HIS 电图。

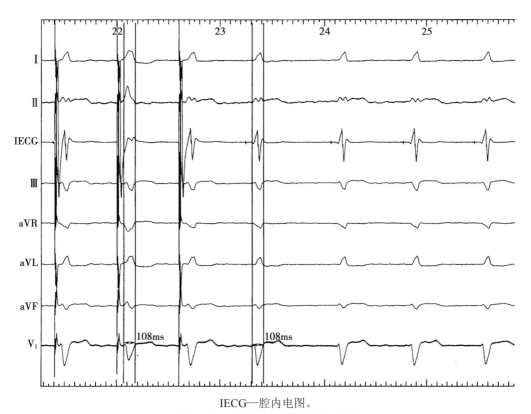

IECG—腔内电图。

图 3-1-13　犬希氏束单极起搏心电图

单极起搏的心电图 QRS-T 波形态与自身的 QRS-T 波完全一致

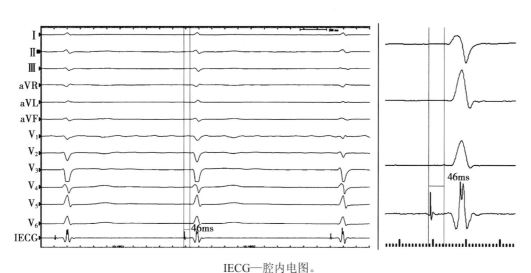

IECG—腔内电图。

图 3-1-14　犬 HIS 电图

图示记录的希氏束电位，HV 间期 46mm

③如符合以上标准，且测试阈值、阻抗及其他参数良好，则按顺时针方向旋转导线3~5圈，后撤C315鞘，完成导线固定，再次测定相关参数满意后，撕开C315鞘。图3-1-15示HBP导线植入位置的不同投照体位的影像。④固定起搏导线，连接脉冲发生器并完成起搏器植入手术。

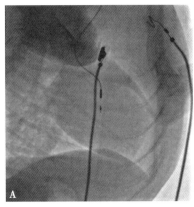
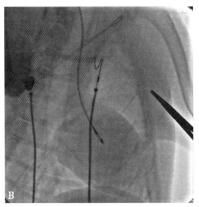
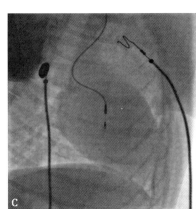

图 3-1-15　犬希氏束起搏导线植入部位影像

A. 右前斜位 30°；B. 后前位；C. 左前斜位 45°

　　术后12周通过大体标本的解剖明确导线在位（图3-1-16），且均位于三尖瓣心房侧，肉眼可见导线周边有纤维组织包绕，导线固定处局部有明显的组织增生钙化现象。病理检测显示在起搏导线的周边（<150nm）有希氏束纤维通过。病理显示：导线所在位置局部组织均存在不同程度的纤维化现象，部分动物在纤维化基础上出现了明显钙化及骨软骨化的现象（图3-1-17）。此外，还发现在部分动物的房室结区出现因脂肪浸润，导致传导细胞被分割成"孤岛状"的现象。上述现象与Shali等[14-15]的研究结果相符，可能与病理性的炎症纤维化累及房室结及脂肪浸润有关，也可能是神经纤维传导受损的重要原因。

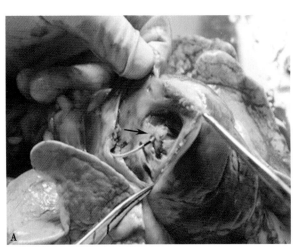
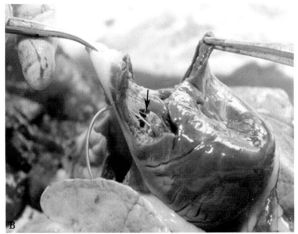

箭头—导线位置。

图 3-1-16　3830 导线植入部位大体解剖

A. 3830 导线在心房侧；B. 3830 导线在心室侧

　　HBP区域病理学动物模型的初步研究证实了局部炎症纤维化、脂肪细胞浸润等现象的存在，这些病理改变是影响HBP长期安全性的可能因素，但由于随访时间短、模型数量少，这一结果的意义仍有待进一步验证。相对于希氏束近段起搏，希氏束远段起搏理论上存在更高的安全性，有可能成为HBP的候选靶点。

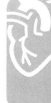

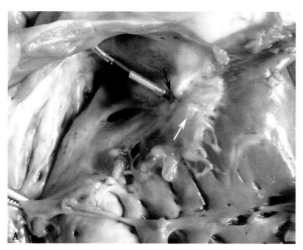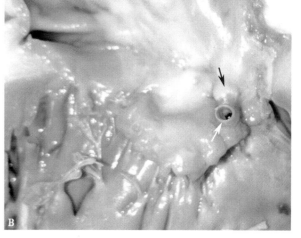

长黑色箭头—导线植入部位；长白色箭头—三尖瓣隔瓣；短黑色箭头—骨软骨化结节；短白色箭头—纤维化管道。

图 3-1-17　HBP 导线局部组织病理学特征

A. 导线植入的部位，靠近三尖瓣的隔瓣；B. 导线植入部位周边形成的钙化和骨软骨化结节，可见纤维化组织包绕导线形成的管道

（郭江宏　张新尉　邹建刚）

【参考文献】

[1] SCHEINMAN MM, SAXON LA. Long-term His-bundle pacing and cardiac function. Circulation, 2000, 101 (8): 836-837.

[2] DESHMUKH P, CASAVANT DA, ROMANYSHYN M, et al. Permanent direct His-bundle pacing: a novel approach to cardiac pacing in patients with normal His-purkinje activation. Circulation, 2000, 101 (8): 869-877.

[3] YAMAUCHI Y, AONUMA K, HACHIYA H, et al. Permanent His-bundle pacing after atrioventricular node ablation in a patient with chronic atrial fibrillation and mitral regurgitation. Circ J, 2005, 69 (4): 510-514.

[4] MORIÑA-VÁZQUEZ P, BARBA-PICHARDO R, VENEGAS-GAMERO J, et al. Cardiac resynchronization through selective His bundle pacing in a patient with the so-called InfraHis atrioventricular block. Pacing Clin Electrophysiol, 2005, 28 (7): 726-729.

[5] LUSTGARTEN DL, CRESPO EM, ARKHIPOVA-JENKINS I, et al. His-bundle pacing versus biventricular pacing in cardiac resynchronization therapy patients: a crossover design comparison. Heart Rhythm, 2015, 12 (7): 1548-1557.

[6] ELLENBOGEN KA, VIJAYARAMAN P. His bundle pacing: a new promise in heart failure therapy? JACC Clin Electrophysiol, 2015, 1 (6): 592-595.

[7] LEE MY, YESHWANT SC, LUSTGARTEN DL, et al. Honing in on optimal ventricular pacing sites: an argument for his bundle pacing. Curr Treat Options Cardiovasc Med, 2015, 17 (4): 372.

[8] TUNG S, LEMAITRE J. His bundle pacing: in pursuit of the "sweet spot". Pacing Clin Electrophysiol, 2015, 38 (5): 537-539.

[9] SHARMA PS, DANDAMUDI G, NAPERKOWSKI A, et al. Permanent His-bundle pacing is feasible, safe, and superior to right ventricular pacing in routine clinical practice. Heart Rhythm, 2015, 12 (2): 305-312.

[10] JAMESTN, SHERF L. Fine structure of the His bundle. Circulation, 1971, 44 (1): 9-28.

[11] ZANONF, BAROLD SS. Direct His bundle and paraHisian cardiac pacing. Ann Noninvasive Electrocardiol, 2012, 17 (2): 70-78.

[12] SANCHEZ-QUINTANA D, CABRERA JA, FARRE J, et al. Sinus node revisited in the era of electroanatomical mapping and catheter ablation. Heart, 2005, 91 (2): 189-194.

[13] 宋一璇, 姚青松, 祝家镇, 等. 230 例汉人心传导系统间质年龄变化统计分析. 法医学杂志, 1996, 12 (5): 4-6.

[14] SHALI S, WUSHOU A, LIU E, et al. Time course of current of injury is related to acute stability of active-fixation pacing leads in rabbits. PLoS One, 2013, 8 (3): e57727.

[15] LIE JT, TITUS JL. Pathology of the myocardium and the conduction system in sudden coronary death. Circulation, 1975, 52 (6 Suppl): Ⅲ41-Ⅲ52.

第六节 希氏-浦肯野系统起搏的操作方法

相对传统起搏器而言，希氏-浦肯野系统起搏特别是 HBP 的操作难度较大，但如果有主动导线植入经验，有一定导管消融技术基础，大约完成 20 个病例操作后就能有比较稳定的高成功率。

一、器材与设备

笔者所在中心通常在有多导电生理仪的导管室进行 HBP，便于同步记录各种电生理现象和事后回顾分析。

1. 美敦力公司 3830 导线（Select Secure） 一般选择长度 69cm，外径 4.2F，无内腔的导线，因此不能使用导引钢丝，需要长鞘递送。导线头端螺旋裸露，长 1.8mm（图 3-1-18），手捻导线尾端旋入固定。

2. 美敦力公司 C315 HIS 固定弯鞘管或 C304 可调弯鞘管 C315 HIS 鞘管长度 43cm，内径 5.5F，外径 7.0F，有内置止血阀，头端柔软并可在 X 线下显影。C304 鞘管的外径 8.4F，内径 5.7F，无内置止血阀，头端弯度可调节，但为单平面弯。C315 HIS 鞘管呈立体双弯结构，大弯帮助指向三尖瓣环，头端小弯帮助指向间隔，相对容易到位但支撑力较弱（图 3-1-19），表 3-1-1 示 7 种不同型号鞘管的特征及推荐的植入部位。C304 鞘管偏硬，支撑力更好，但由于是单平面弯，不易调整到垂直于间隔方向，导线旋入固定较困难，但对心房有明显扩大、希氏束位置明显偏低的患者，以及采用右侧植入等特殊情况有较大帮助（图 3-1-20）；通常选用 L69，巨大右心房可以考虑 XL74 鞘管，注意选择合适长度的 3830 导线。

3. 起搏分析仪 在无电生理工作站的情况下，使用程控仪内置的起搏分析模块（美敦力公司 2290）也可以直接记录腔内电图，通常选择心房通道，干扰较大的情况下也可以选择心室通道。无论使用电生理仪还是仅仅使用程控仪内置分析仪，均要将腔内电图转接至显示屏，以方便术者动态观察。

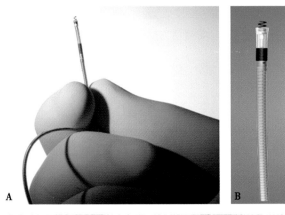

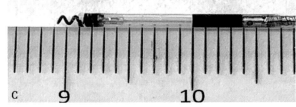

图 3-1-18 3830 主动固定导线实物图
A. 3830 主动导线头端螺旋裸露，长 1.8mm；B. 导线头端放大图；C. 螺旋头端距离阳极环起始 10.8mm

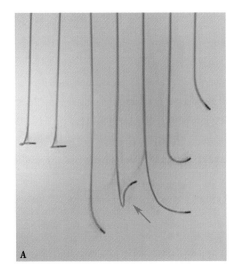

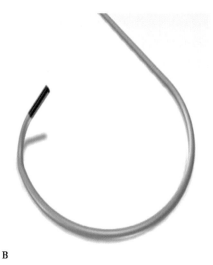

箭头—C315 HIS 鞘管。
图 3-1-19 C315 系列鞘管实物图
A. 7 种 C315 系列鞘管实物图；B. C315 HIS 鞘头端

表 3-1-1　7 种不同型号 C315 鞘管的特征及推荐的植入部位

C315 鞘管型号	特性描述	3830 导线长度	适合导线位置
H20	20cm	49cm、59cm、69cm、74cm	Bachmann 束、Koch 三角区、侧游离壁
J	30cm，J 形头	59cm、69cm、74cm	Bachmann 束、侧游离壁、高位房间隔
S4	30cm，弯长度 4cm	59cm、69cm、74cm	Bachmann 束、高位房间隔、低位房间隔、低位流出道
S5	30cm，弯长度 5cm	59cm、69cm、74cm	Bachmann 束、高位房间隔、低位房间隔、低位流出道
S10	40cm，弯长度 10cm	69cm、74cm	低位流出道、高位流出道、中位室间隔
H40	40cm	69cm、74cm	心尖部、Koch 三角区
HIS	43cm	69cm、74cm	希氏束

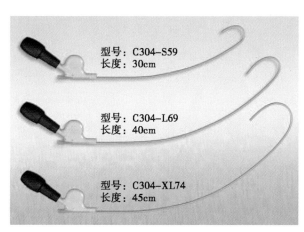

图 3-1-20　不同型号 C304 鞘管实物图

三种长度 C304 可调弯鞘管分别为 S59、L69 和 XL74

4. 单极连接起搏导线和分析仪　笔者所在中心常规使用多导电生理仪，利用中继线连接 3830 导线单极电图以进行起搏测试和同步记录，这里就需要用到一分二的串接连线（图 3-1-21），连接方式为中继线一端用单极连接到 3830 导线，另一端连接到多导电生理仪，同时也连接到起搏分析仪。

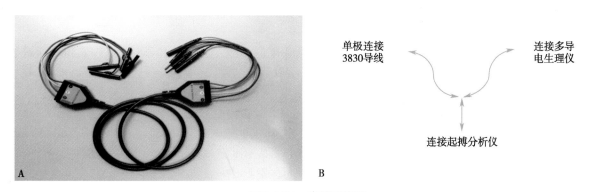

图 3-1-21　串接连线图

A. 实物图；B. 连接示意图

5. 十二导联标准心电图　多导电生理仪记录十二导联标准心电图，通常在一个界面上显示十二导联心电图和腔内电图希氏束通道。

二、手术步骤

（一）HBP 的操作 [1-2]

1. 植入导线　①分离头静脉或穿刺腋静脉或锁骨下静脉建立静脉入路。②经 0.089mm（0.035 英寸）或 0.097mm（0.038 英寸）导引钢丝将 C315 HIS 鞘管送入右心房或右心室。③将 3830 导线送入经肝素盐水冲洗后的鞘管，导线头端电极露出鞘管外。④中继线单极连接 3830 导线头端。⑤调整鞘管位置，靠近间隔瓣环 1～2 点区域。

首先需要了解希氏束的解剖位置和影像学位置（图 3-1-22），以利于快速到位。希氏束位于三尖瓣环 1～2 点范围，右前斜位（RAO）在房室沟透亮带附近，后前位（PA）在三尖瓣环间隔侧，脊柱左缘和脊柱中线之间，一般比冠状窦口高一个椎体的高度。

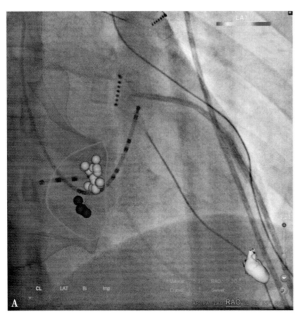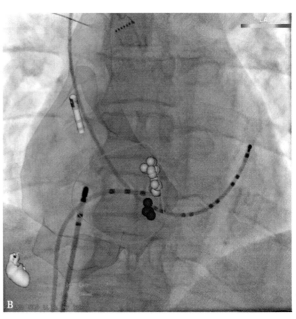

图 3-1-22 希氏束分布区域影像示意图

A. 右前斜位 30°；B. 后前位。绿色透明区为重建的右心房及上下腔静脉、三尖瓣环，黄色小球为希氏束电位的范围

一般选用 RAO 20°～30°透视下操作，此时影像上希氏束呈最大展开状态，调整鞘管和导线达到该区域。如果鞘管头端已经进入心室，则稍微后撤鞘管并保持逆时针方向的张力，使鞘管头端指向间隔；如果鞘管在心房侧已经指向间隔，应适当顺时针方向旋转鞘管使头端向瓣环靠近。鞘管指向间隔后再顺时针方向旋转，鞘管头端会偏向心室侧，此时略推进鞘管可指向更高的位置，并偏向 12 点钟；逆时针方向旋转鞘管同时略微后撤，可指向更低的位置。了解并掌握不同操作后导管头端指向的变化，对后续根据心电图调整导线位置有重要意义，是手术成功的关键。

2. 观察腔内电图 基础心律下观察有无记录到希氏束电位，继之在单极高电压（通常 5V/0.4ms）起搏下观察起搏的 QRS 与基础 QRS 波形异同，操作导管导线，寻找满意位置。

导线调整到预定区域后仔细观察是否记录到希氏束电位。应当调整心电图走速为 50～100mm/s，这样才能将 HIS 波与 V 波分开，正常 HV 间期为 30～55ms。HIS 波振幅通常较小，需要调整电生理仪上该通道的增益（不同电生理仪参数不一样，GE pruka 电生理仪增益 5 000～10 000，BARD 电生理仪增益 8～32 倍，放大倍数过大则背景噪声大，可掩盖 HIS 波）。窦性心律患者的 HIS 波相对比较好识别。心房颤动患者的心房颤动波会干扰识别，HIS 波与 V 波的间距固定不变，此可区别于心房颤动波。

记录到 HIS 波后证明已经靠近 HIS 区域，可以微调导管寻找最大 HIS 波，也可以直接开始起搏测试。有些患者难以记录到明确的 HIS 波，或只能记录到极小的 HIS 波，可能与希氏束深埋在心肌内有关，但不必花过多的时间寻找。实际上笔者所在中心更多是鞘管和导线头端到达影像学预定区域后先开始起搏，起搏图形满意后再看是否有希氏束电位，即采用影像学结合起搏指导，而不是腔内电图指导。记录希氏束电图是帮助实现 HBP 的手段，不是目的，成功地判断起搏的心电图是否和自身心电图一致，记录希氏束电图不是必需的。单极起搏通常设置在 5V/0.4ms（文献建议 5V/1ms）起搏后，比较十二导联心电图与自身心电图的区别。

如果单纯起搏了心室，则 QRS 波很宽（一般大于 130ms），局部也不能记录到 HIS 波。

如果单纯希氏束夺获，则可以看到起搏脉冲起点到腔内电图 V 波 / 体表心电图 QRS 波有一个间期，接近自身的 HV 间期，起搏形成的 QRS 波与自身 QRS 波完全一致或纠正原有的束支传导阻滞，称为 S-HBP，既往也称为直接 HBP。

如果部分夺获希氏束,QRS 波会比单纯心室起搏明显变窄,提示靠近希氏束区,这时可见腔内电图上刺激脉冲后紧跟心室 V 波,SV 间期短于自身 HV 间期。此时可称为 NS-HBP,既往又称希氏束旁起搏。可以逐步降低起搏电压和脉宽观察 QRS 波变宽还是变窄。如果是高电压下 QRS 波窄而低电压 QRS 波宽,提示离希氏束有相当距离,只是高电压远场夺获了希氏束,需要调整导线位置。如果低电压 QRS 窄而高电压 QRS 波变宽,提示离希氏束很近,可能因为希氏束深埋在心肌内,低电压夺获希氏束及局部心肌,高电压夺获了更多心肌,从而使 QRS 波变宽。有时继续降低电压可以看到希氏束内单束支夺获,这可以用希氏束纵向分离来解释,此时的 SV 间期仍然是等于或略大于 HV 间期。如果导线位置偏心室侧,有可能发生右束支夺获,体表心电图呈左束支阻滞型,此时的 SV 间期会短于自身 HV 间期,同时因为远离心房,故腔内电图上通常没有 A 波(图 3-1-23)。

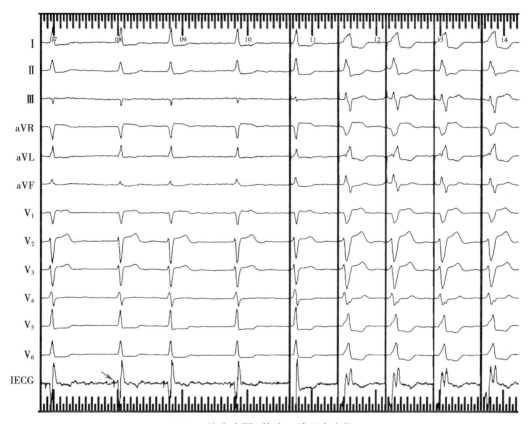

IECG—腔内电图;箭头—希氏束电位。

图 3-1-23 选择性右束支起搏心电图特征

较低电压时见选择性右束支夺获,起搏图形表现为左束支传导阻滞特征;左侧四个为自身心电图,腔内电图见希氏束电位,右侧四个为夺获右束支的心电图,中间一个是起搏但未夺获的心电图,与自身心电图一致

3. 旋入导线 这是 HBP 技术的又一难点。有时候尽管起搏能获得满意的图形,且测试的各项参数也非常好,但导线与间隔平行贴靠,难以旋入固定,即使勉强旋入也容易发生脱位和阈值升高而不能夺获希氏束。所以应当尽可能垂直贴靠,并保持鞘管有足够的支撑力。起搏到满意的图形后,取下中继线的鳄鱼夹,导线头端顶在心内膜上,顺时针方向旋转导线尾部 4~6 圈。如果松手后导线能回转 1~2 圈,说明导线头端已经固定,此时可继续旋转 2~3 圈,然后松手,导线应该能回转同样圈数,然后再重复一次。注意不能持续旋转很多圈,以防发生心肌穿孔。如果旋入时没有阻力,旋转 4~6 圈以后导线没有自动回转,说明头端没有接触到心内膜,必须重新调整导线头端贴靠方向。旋转固定满意后需要重新测试参数,如果参数不满意,需要重新定位并固定。巨大右心房重度三尖瓣反流推荐使用 C304 XL74 鞘管,支撑力更好,固定更牢靠。

4. 切开鞘管,缝扎固定导线 3830 导线旋入固定后如果参数测定满意,可以一边送入导线一边后撤长鞘至上腔静脉口,推拉导线观察是否固定可靠。建议此过程中一直保持在阈值水平起搏,有时鞘管未撤出时参数满意,撤出后导线参数即有明显变化,这也说明固定尚不牢靠,需要重新固定。如果撤出鞘管后参数依然满意,即可用切开刀切除鞘管缝扎固定导线。切开鞘管前导线应该在心腔内留有足够的长度,多余的长度可以在切完鞘管后调整。切开的过程要注意将切开刀刀片定位于中轴,将导线嵌入切开刀凹槽,确保切开刀置于导线体部；切开刀前端突出部分与导管中轴平行，通过 C315 止血阀上的小孔使刀片真正进入止血阀，调整身体位置，确保整个切鞘过程不受身体阻挡，握刀的手固定在手术台一处不动，用单一、流畅的动作将鞘管拉向切开刀刀片，刀片和鞘管保持平行（图 3-1-24），最后在影像下确认导线位置，调整导线在心腔内的冗余长度。

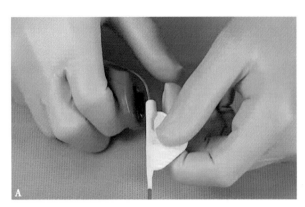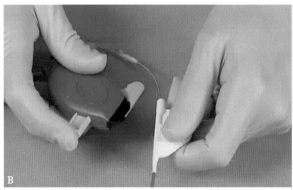

图 3-1-24　C315 HIS 鞘管切削图

A. 6230 常规切开刀；B. 6232 可调切开刀。将 3830 导线固定于凹槽内，持刀的手固定不动，另一只手匀速将鞘管拉向切开刀刀片并完成整鞘的切开，刀片和鞘管始终保持平行，推荐使用 6232 可调切开刀

（二）LBBP 的操作

1. LBBP 的操作步骤与方法 [3-5]

（1）粗标希氏束：尽量标记远端希氏束，RAO 20°～30° 留作影像参考。左右束支是希氏束的延续，找到希氏束的位置作为参考，有利于从影像上大致定位需要旋入的位置。标测希氏束的方法在前面的章节已有描述，建议尽量记录远端希氏束，但通常不要求很好的希氏束夺获阈值或 R 波感知；如果是左束支传导阻滞的患者，高电压 HBP（5～10V/0.4ms）能否纠正束支传导阻滞可以大致判断是否近端束支传导阻滞，评估 LBBP 纠正传导阻滞的可能性。

（2）LBBP 的定位：粗标到希氏束部位后，在希氏束向心尖前下方约 1.5～2cm 处起搏，观察 V1 导联 QRS 波形态。起搏的波形如果表现为宽钝的有切迹 S 波，呈"W"样形态特征，切迹在 S 波底部或上升支，通常是较为满意的位置（图 3-1-25）。因为记录到希氏束电位的范围较广，近端希氏束和远端希氏束位置相差较大，

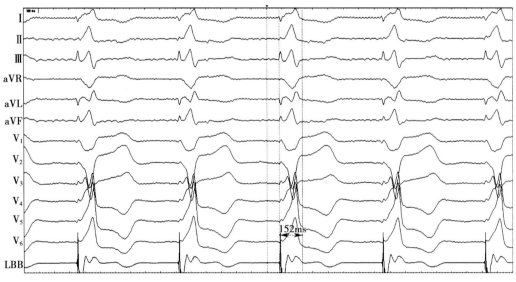

LBB—左束支腔内电图。

图 3-1-25　左束支起搏导线旋入前在右心室间隔面起搏心电图特征

V1 呈宽钝底部的 QS 型，部分患者呈"W"形态特征。本例胸前导联移行在 V3 导联，Ⅱ 导联 QRS 波主波向上，Ⅲ 导联 QRS 波正负双向

应当在记录到希氏束的位置远端 2cm 的扇形范围内起搏，偏前上的位置电轴通常上偏，后下的位置电轴下偏。当然还要注意胸前导联移行不能太晚，移行太晚说明导线位置过于偏前间隔或心尖部。过于偏前的位置需要注意冠状动脉间隔支损伤和前壁穿孔的风险。QRS 波电轴对心脏同步性的影响目前研究结果较少，电轴上偏和下偏可能分别代表左前分支和左后分支不同范围的束支夺获。图 3-1-26 示 LBBP 导线与 HBP 导线的相对位置，通常 LBBP 导线位于希氏束导线的前下方 2cm 处。

（3）导线的旋入和导线深度的判断：

1）导线的旋入：固定 C315 HIS 鞘管并垂直于室间隔，开始旋入导线，在旋入导线的过程中通常可以观察到室性期前收缩或加速性室性自主节律。期前收缩的 QRS 波形态随着导线不断旋入，V_1 导联 S 波底部的切迹逐渐后移到上升支，最终表现为 QRS 波终末的 r 波或 R 波（图 3-1-27）。

2）导线深度的判断：通常根据起搏图形、感知、单极起搏阻抗判断导线是否到左心室间隔内膜下。在旋入的过程中，一般根据期前收缩形态大致可以判断导线旋入的深度。也可以在旋入的过程中间断起搏，观察起搏的 QRS 波形态，通常起搏的 QRS 波形态和期前收缩形态是一致的。如果期前收缩或起搏 QRS 波 V_1 导联 S 波的切迹还在底部说明旋入深度浅，靠近右心室面；如果切迹到了 S 波上升支说明导线已经进入室间隔中部；如果已经出现终末 r 波，说明导线已

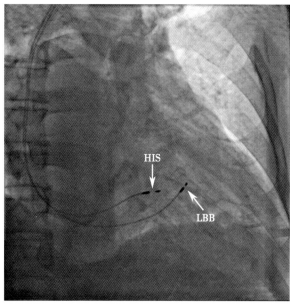

LBB—左束支起搏导线；HIS—希氏束起搏导线；箭头—导线头端的位置。

图 3-1-26　希氏束起搏和左束支起搏导线位置影像
左束支起搏导线位于希氏束导线的前方 2cm 处（右前斜位 30°）

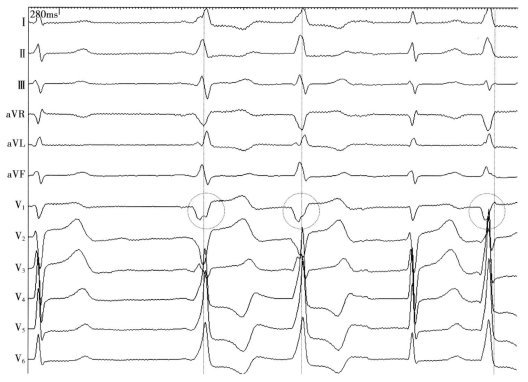

红色圆圈—终末 r 波的变化。

图 3-1-27　左束支起搏导线从右心室间隔面逐渐旋入到左心室间隔过程中室性期前收缩的形态变化
第 1 和 4 个 QRS 波为自身 QRS 波，第 2、3、5 个 QRS 波为旋入过程中的期前收缩，可见 V_1 导联 S 波底部切迹逐渐后移，到第 5 个 QRS 波表现为终末 r 波

经靠近左心室内膜面。V₁ 导联出现终末 r 波时再旋入导线应当谨慎缓慢，避免穿孔。当导线旋入到左心室间隔面的内膜下，通常导线腔内图可以记录到提前于 QRS 波的 P 电位，单极起搏阻抗在旋入的过程中有先升后降的变化，最终通常应当大于 500Ω。如果未出现终末 r 波，首先观察影像显示导线是否垂直间隔，如果导线垂直间隔，阻抗远高于 500Ω，R 波感知大于 10mV，阈值小于 1V/0.4ms，继续旋入通常是安全的。另外可以通过外鞘推注对比剂也可大致判断导线旋入的深度（图 3-1-28）。

2. 综合判断是否夺获了传导系统 LBBP 的关键是夺获全部或部分左侧希氏 - 浦肯野系统，目前还没有公认的判断标准。一般认为应当从起搏 QRS 波形态、有无 P 电位、心室激动时间、室房逆传时间等几个指标综合判断。

（1）起搏图形：应类似完全性或不完全性右束支传导阻滞，V₁ 导联出现终末 r 波或 R 波，I、V₆ 导联出现终末 s 波。因为导线是穿过室间隔，阳极也在室间隔内，所以双极高电压容易出现间隔右心室面夺获而使图形不典型，必须先观察单极起搏的参数和QRS 波形态。部分患者可以在单极或双极低电压起

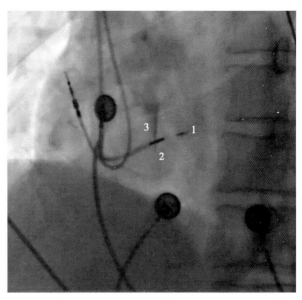

1—导线的螺旋头端；2—导线的阳极环；3—从外鞘推注对比剂显示的室间隔。

图 3-1-28　经 C315 HIS 外鞘造影显示左束支起搏导线旋入位置影像

利用 C315 HIS 外鞘造影判断导线旋入的深度，可见起搏导线基本垂直室间隔，阳极环部分进入心室间隔内

搏时选择性夺获左侧希氏 - 浦肯野系统，表现为腔内通道上起搏脉冲和局部 V 波分开，V₁ 导联间隔面左向右的初始向量仍然存在，呈 rSR 或 rSr′ 型（图 3-1-29）；单极起搏增加输出则呈 QR 或 Qr 型，双极高电压起搏则可能因为右心室面提前激动而使 V₁ 导联终末 r 波振幅降低或消失呈 QS 型。

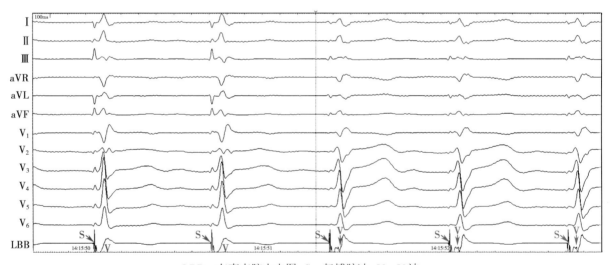

LBB—左束支腔内电图；S—起搏脉冲；V—V 波。

图 3-1-29　术中单极起搏测试图

前两个 QRS 波为单极 1.5V/0.4ms 输出，V₁ 导联呈 QR 型，最后一行左束支腔内通道可见起搏脉冲和局部 V 波融合。后三个 QRS 波为输出降至 1.4V/0.4ms，可见 V₁ 导联呈 rsR 型，I、V₆ 导联终末 S 波变宽钝，腔内通道脉冲信号和局部 V 波分离，考虑为选择性夺获左侧希氏 - 浦肯野系统

（2）P 电位：窄 QRS 波或 CRBBB 的患者应当能记录到提前于体表 QRS 波的 P 电位，PV 间期小于 30ms（图 3-1-30）。AVB 起搏依赖和持续完全性左束支传导阻滞（complete left bundle branch block，CLBBB）的患者不能记录到提前的 P 电位。有时可以看到 P 电位后的损伤电流（图 3-1-31），出现损伤电流提示导

线密切接触传导系统，开始的阈值可能偏高，但有损伤电流的病例通常在数分钟或十余分钟内阈值会降到正常。

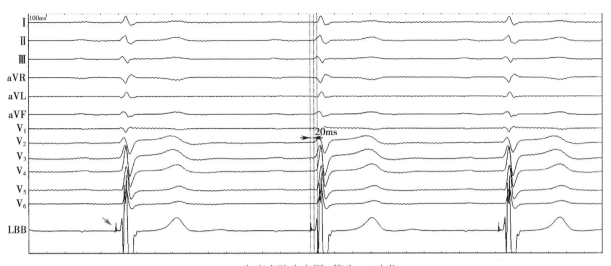

LBB—左束支腔内电图；箭头—P 电位。

图 3-1-30　P 电位

左束支起搏术中导线记录的 P 电位，P 电位提前于体表 QRS 波，即 PV 间期 20ms

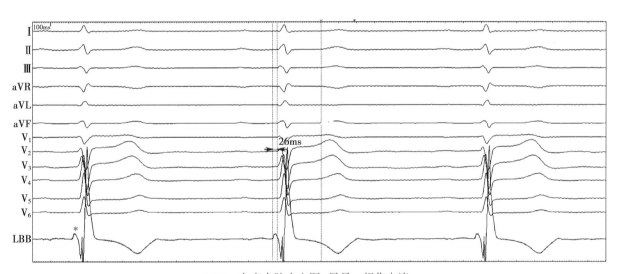

LBB—左束支腔内电图；星号—损伤电流。

图 3-1-31　P 电位后的损伤电流

可见 P 电位后的损伤电流。PV 间期 26ms。出现损伤电流提示导线密切接触传导系统

（3）左心室达峰时间：是基于心室激动时间（ventricular activation time，VAT）提出来的重要观察指标。VAT、R 波达峰时间和类本位曲折（intrinsicoid deflection，ID）是相同的概念，都是指从 QRS 波群起点到 R 波波峰至基线的垂线之间的水平距离（ms）。心电图 V_1 导联的 VAT 反映探查电极下的右心室壁心肌完全除极所需时间，正常时不超过 30ms，V_5 导联的 VAT 反映探查电极下的左心室壁心肌完全除极所需时间，男性 <50ms，女性 <45ms。在 LBBP 时，关注起搏是否会造成左心室壁的激动延迟，或原有的左心室激动延迟能否被起搏纠正，一般测量 V_5、V_6 导联取其较大者。因为在电生理记录仪上通常走纸速度设置为 100mm/s，QRS 波的起始平缓，测量者之间的误差加大，一般还会加测从起搏信号到心室激动达峰时间（stimulus ventricular activation time，S-VAT）。如果夺获了左侧希氏 - 浦肯野系统，那么 S-VAT 时间必然短于未夺获希氏 - 浦肯野系统。如果低电压能实现选择性夺获传导束，那么高电压夺获传导束的同时也夺获局部心肌，会改变 QRS 波形态但不改变 V_5、V_6 导联的 R 波达峰时间；而如果低电压夺获局部心肌而高电压才夺获传导束，则低电压达峰时间长而高电压达峰时间缩短。图 3-1-32A 示高电压 5V/0.4ms 双极起搏，为非选择性夺获，V_1 导联呈 QR

型,图 3-1-32B 为低电压 0.6V/0.4ms 双极起搏,为选择性夺获左侧希氏 - 浦肯野系统,QRS 波图形呈典型的 CRBBB 表现(rSR 型),较非选择性夺获 QRS 波增宽,与高电压起搏的心电图形态明显不同,但 V₅、V₆ 导联的 S-VAT 不变。

在心室起搏依赖 CLBBB 的患者,不能记录到独立的 P 电位,起搏的达峰时间短,是很重要的传导束夺获指标,并且在患者随访过程中不能记录腔内电图,观察不同电压下的达峰时间对判断是否有后期传导束失夺获意义重大。

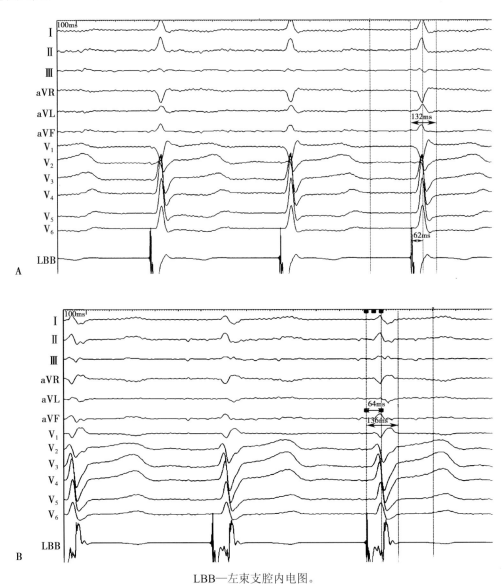

LBB—左束支腔内电图。

图 3-1-32 不同起搏电压显示非选择性和选择性左束支夺获的体表和腔内电图特征

A. 高电压 5V/0.4ms 双极起搏,刺激信号与局部心室激动的 V 波不分离,提示为非选择性夺获,为非选择性夺获,V₁ 导联呈 QR 型;B. 低电压 0.6V/0.4ms 双极起搏,刺激信号与局部心室激动的 V 波分离,为选择性夺获左束支,QRS 波图形呈典型的 CRBBB 图形(rSR 型),QRS 波时限较非选择性夺获增宽,与高电压起搏的图形明显不同,但 V₅、V₆ 导联的从起搏信号到心室激动达峰时间不变

(4)室房逆传时间:也是有价值的观察指标。在有室房逆传功能的患者中,如果起搏直接夺获传导束,则电激动经传导束直接由房室结逆传至心房,时间较短;而如果没有直接夺获传导束,则电激动先由普通心肌传导至室间隔中远端再经希氏 - 浦肯野系统末梢逆传到房室结和心房,显然这时逆传到心房的时间更长。图 3-1-33 示不同起搏电压下的室房逆传时间不同,图 3-1-33A 中低电压(阈值电压)起搏时,S-VAT 较长,为 88ms,逆传到心房(HRA 通道)导线部位的时间为 204ms;图 3-1-33B 为高电压起搏,S-VAT 为 68ms,逆传到心房时间为 152ms。

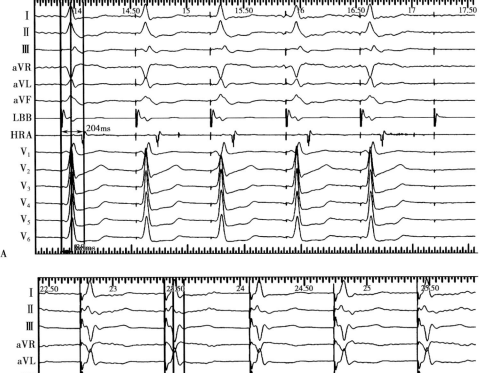

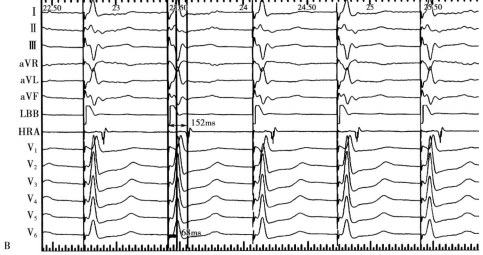

LBB—左束支腔内电图；HRA—高位右心房腔内电图。

图3-1-33　不同起搏电压下的室房逆传时间

A. 低电压（阈值电压）起搏，从起搏信号到心室激动达峰时间为88ms，逆传到心房（HRA通道）导线部位的时间为204ms；B. 高电压起搏，从起搏信号到心室激动达峰时间为68ms，逆传到心房时间为152ms

以上指标各有其优点和局限性，应当综合利用各个指标互相印证来判断是否夺获左侧传导系统。

从笔者所在中心现有的两百多例经验来看，LBBP成功率高，起搏参数满意，随访参数稳定，用于治疗慢性心力衰竭合并LBBB的疗效好，具有极大的临床应用前景[6]。

三、手术中可能遇到的困难和问题

（一）找不到希氏束区，记录不到希氏束电位

C315 HIS鞘管的双弯设计可以直接指向间隔，故在多数情况下能较快到位，但也有些心脏结构有明显改变的病例，如重度三尖瓣反流，心房明显扩大，则不易找到希氏束所在的区域。这时可采用：①在持续起搏下寻找能部分夺获希氏束的区域然后再微调；②改用C304可调弯鞘帮助寻找希氏束；③经锁骨下静脉或股静脉穿刺植入电生理标测导管帮助寻找希氏束，在电生理导管指引下进行HBP。在早期开展HBP工作时，电生理导管标测指引有利于缩短手术时间。

特别指出，应十分注意感染的预防，建议对每位患者设定一个预计的手术时间，如X线暴露时间超过半小时应放弃S-HBP，选择可接受的NS-HBP，超过1h应放弃HBP。随着术者技术熟练程度的提高，可逐渐缩短预设时间限制。目前，LBBP已显示出很好的应用前景，在HBP不能获得成功时，可以采用LBBP或直接进行LBBP。

（二）希氏束导线的感知问题

HBP 导线因固定位置不同，测到的感知 V 波振幅差异很大，Dandamudi 等[2]报告的感知范围在 1.2～10mV。在心房侧固定时因为远离心室，感知往往偏低，而固定在心室侧时感知幅度会较大。建议术中分别测试单极和双极感知和阈值，设置合理的感知和起搏极性。起搏器的选择也很重要，美敦力 Sensia 系列起搏器感知灵敏度最高为 1.2mV，而 Advisa 系列这一参数可以调整到 0.3mV，而且可以逐跳检测和调整感知，从而减少过感知和感知不良的发生。对心房颤动患者，希氏束导管的感知参数不是最重要的，可以通过起搏参数调整来解决。但对于病态窦房结综合征患者，如果只植入心房和希氏束导线，无备用的心室导线，则希氏束导线的感知非常重要，因为很多病态窦房结综合征患者合并心房颤动，一旦发生心房颤动并启动自动模式转换（auto mode switch，AMS），则相当于仅有希氏束导线的心室单腔起搏（VVI）模式，如果希氏束通道感知参数欠佳，心室波振幅和心房颤动波感知有重叠，则难以通过参数调整来避免过感知心房颤动波和心室 QRS 波不感知的情况。目前，LBBP 可以获得满意的感知，避免 HBP 感知低的问题。

（三）起搏阈值问题

HBP 的阈值通常高于右心室心内膜起搏，Dandamudi 等[2]认为无论是选择性还是非选择性 HBP，如果多次尝试后仍没有很满意的位置，阈值在 2V/1ms 以内是可以接受的。黄伟剑教授推荐使用双导管法寻找满意位置，即一根导线固定好但参数不够满意时，用另一根导线在其周围寻找更合适的位置。有前一根导线作为指引，第二根导线可以快速到位，同时更容易螺旋固定。笔者所在中心的经验是观察阈值变化趋势，如果开始旋入的时候阈值在 2.5V/0.4ms 以内，可以继续观察，如果阈值不升高或有下降的趋势，局部记录到的希氏束电位也非常明确，就可以接受，多数患者在术后第二天测试时阈值下降至 1.5V/0.4ms 以下，阈值下降的时间明显长于普通心房和心室心内膜螺旋固定的情况。如果术中发现阈值逐渐升高，则判断为固定不牢靠，需要重新选择位置。目前，LBBP 可以获得满意的阈值，解决了 HBP 阈值高的问题。

（四）损伤电流

在导线螺旋固定好以后，部分患者中可以记录到希氏束损伤电流（injury current，IC），记录到 IC 可能意味着导线固定位置非常靠近希氏束，也就有比较好的起搏阈值。因此，如果记录到 IC，即使即刻阈值偏高，也可以继续观察一段时间阈值是否下降。Vijayaraman 等[7]2015 年报告 60 例 HBP 患者中 22 例（37%）记录到希氏束 IC，38 例（63%）未能记录到 IC。有 IC 组在植入即刻、术后 2 周、2 个月及 1 年后的起搏阈值（1.16V/0.4ms±0.4V/0.4ms、1.18V/0.4ms±0.5V/0.4ms、1.23V/0.4ms±0.6V/0.4ms、1.3V/0.4ms±0.6V/0.4ms）明显低于未记录到 IC 组（1.75V/0.4ms±0.7V/0.4ms、1.82V/0.4ms±0.8V/0.4ms、1.93V/0.4ms±0.8V/0.4ms、1.98V/0.4ms±0.9V/0.4ms，$P<0.05$）。通常记录希氏束导线单极电图，螺旋固定后即可观察到 HIS 波后的 IC，IC 会持续数分钟到二十分钟左右逐渐消失。图 3-1-34 示 1 例 HBP 患者术中希氏束损伤电流的特征，刚旋入时可见明显的 IC，旋入 13min 后 IC 消失，最终该患者单极和双极阈值均为 0.7V/0.4ms。

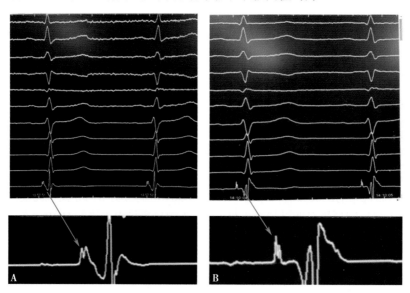

图 3-1-34　希氏束损伤电流特征及变化
A. 刚旋入时可见明显的损伤电流；B. 旋入 13min 后损伤电流消失

四、并发症和预防

除通常的起搏器植入手术并发症外，因为 HBP 需使用长鞘，所以术中并发症尚有长鞘导致的心脏损伤和穿孔、鞘内血栓形成、血栓栓塞等。C304 鞘管头端较硬，在心房内操作更要动作轻柔，避免进入心耳。3830 导线顶端螺旋外露，有钩挂瓣膜、乳头肌和腱束的可能，如发生瓣膜钩挂，适当逆时针方向旋转一般可以退出，不可硬拉，否则可能损坏瓣膜和导线螺旋。3830 导线在心房内固定一般旋入 3～4 圈，心室内固定 4～5 圈，缓慢匀速旋入力量可以 1:1 传导到头端，有回转力量说明头端已经固定，连续过多旋转可增加穿孔风险。操作过程中导线撤出长鞘即应当用肝素盐水冲洗，也可以外接延长管，术中持续肝素盐水冲洗。

术后近期、远期并发症包括脱位和阈值升高，发生率高于普通心内膜起搏。Dandamudi 等[2] 报告有不到 10% 的患者在 3 个月内出现阈值升高，这可能与微小移位和局部组织纤维化有关。通常急性期阈值变化，但长期慢性阈值相对稳定。总体因为间歇失夺获和阈值极度升高需要导线重置者约 5%。因此，在起搏器植入术后的 3 个月，建议设置较大电压和较高的脉宽，至少应该有比阈值高 2～3 倍的安全范围。远期失夺获除了局部组织纤维化，导线头端激素释放不足导致阈值升高以外，患者本身传导系统退行性变也是可能的原因，且在植入前已经有传导系统病变的患者可能性更大；在因为快速心房颤动消融房室结的患者中，由于传导系统本身没有病变，故此种概率较小。虽然有文献报告三度 AVB 患者不植入心室备用导线随访 7 年依然安全，笔者所在中心目前依然建议放置心室备用导线，特别是工作初期经验不足的情况下，以及高度传导阻滞伴宽 QRS 波逸搏的患者强烈建议放置心室备用导线。

目前，LBBP 可以获得满意的阈值，可以免去心室备用导线。但 LBBP 的长期安全性有待进一步临床观察。

囊袋感染是起搏器植入术后最严重并发症，感染发生率多少与操作时间长短相关。HBP 感染发生率目前鲜见报告，但考虑到手术时间比普通起搏器植入明显延长，因此应特别注意术中无菌操作，从所有能想到的环节进行预防。目前所有起搏导线拔除系统均为有内腔的导线设置，3830 导线无内腔，无法使用锁定钢丝，一旦发生感染，拔除困难可能较大，目前仅有儿童植入 3830 导线后再拔除的小样本报告，结果比较安全。但如果植入时间较长，拔除将会相当困难，因为导线头端的螺旋无法再旋回，而且导线固定在传导系统附近，拔除是否会造成新的传导系统损伤尚不清楚；中心纤维体是主动脉瓣的支架结构，拔除是否会造成瓣膜结构损伤，如左心室右心房瘘亦未阐明。

（侯小锋　邹建刚）

【参考文献】

[1] SHARMA PS, DANDAMUDI G, NAPERKOWSKI A, et al. Permanent His-bundle pacing is feasible, safe, and superior to right ventricular pacing in routine clinical practice. Heart Rhythm, 2015, 12（2）: 305-312.

[2] DANDAMUDI G, VIJAYARAMAN P. How to perform permanent His bundle pacing in routine clinical practice. Heart Rhythm, 2016, 13（6）: 1362-1366.

[3] HUANG WJ, SU L, WU SJ, et al. A novel pacing strategy with low and stable output: pacing the left bundle branch immediately beyond the conduction block. Can J Cardiol, 2017, 33（12）: 1731-1736.

[4] CHEN KP, LI YQ, DAI Y, et al. Comparison of electrocardiogram characteristics and pacing parameters between left bundle branch pacing and right ventricular pacing in patients receiving pacemaker therapy. Europace, 2019, 21（4）: 673-680.

[5] HUANG WJ, CHEN XY, SU L, et al. A beginner's guide to permanent left bundle branch pacing. Heart Rhythm, 2019, 16（12）: 1791-1796.

[6] HOU X, QIAN Z, WANG Y, et al. Feasibility and cardiac synchrony of permanent left bundle branch pacing through the interventricular septum. Europace, 2019, 21（11）: 1694-1170.

[7] VIJAYARAMAN P, DANDAMUDI G, WORSNICK S, et al. Acute His-bundle injury current during permanent His-bundle pacing predicts excellent pacing outcomes. Pacing Clin Electrophysiol, 2015, 38（5）: 540-546.

第七节 脉冲发生器的选择、导线插接方式与参数设置

HBP 的导线连接和参数设置与是否有心房起搏导线、HBP 的目的有很大关系[1-2]。永久心房颤动患者不需要心房导线，HBP 导线连接起搏器心房接口，心室起搏导线按正常连接（双腔起搏器右心室导线，三腔起搏器右心室 / 左心室导线均正常连接）。窦性心律 AVB 患者，必须有心房导线，因此心房接口只能连接心房导线，如果是双腔起搏器，希氏束导线连接右心室接口；如果是三腔起搏器，希氏束导线连接左心室接口，右心室导线正常连接到右心室接口。

在窦性心律、心力衰竭伴 CLBBB、需要 CRT 的患者，如果 HBP/LBBP 能纠正左束支传导阻滞，目前指南建议仍植入左心室导线[3]。CRT 的患者，心房导线插入心房接口；希氏束导线插入左心室导线接口；左心室导线插入右心室导线接口，右心室不另外放置起搏导线。而如果需要植入 CRT-D，右心室不得不放置除颤导线，这时可以正常连接除颤导线上的除颤线圈接口，右心室导线的起搏感知接头包埋旷置，仍然用左心室导线插入脉冲发生器的右心室导线插口，实际上就利用左心室导线进行感知或抗心动过速起搏，这是一定要求左心室导线有较好的感知和起搏夺获，并且无膈神经刺激。LBBP 的参数甚至优于常规右心室起搏导线，因此不需要备份右心室起搏导线，可以按常规右心室导线插接。

HBP 导线连接在脉冲发生器心房接口时，对腔内标记通道的解读不同于常规起搏器。以美敦力起搏器为例，正常情况下短于低限频率间期的自身下传 QRS 波或室性期前收缩会被希氏束通道和心室通道先后感知，标记为心房感知（atrial sensing, AS）- 心室感知（VS）；超过低限频率间期无自身下传 QRS 波则希氏束通道起搏，心室通道感知，标记为心房起搏（AP）-VS（图 3-1-35）；如果希氏束失夺获则出现 AP- 心室起搏（ventricular pacing, VP）；一般不会出现 AS-VP，除非发生心房过感知。在心房希氏束感知不良的情况下，自身下传的 QRS 波或室性期前收缩只被心室导线感知，心房无感知事件，腔内通道只标记为 VS。起搏参数程控通常要注意以下几点。

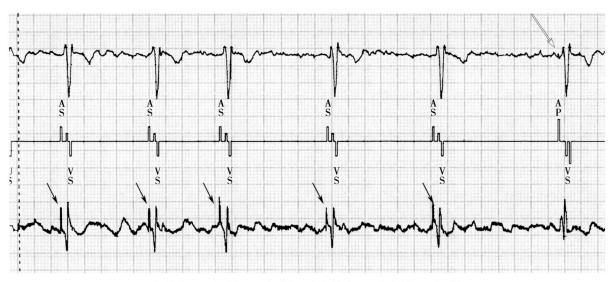

黑色箭头—心房感知 - 心室感知；白色箭头—心房起搏 - 心室感知。

图 3-1-35 心房颤动患 HBP 程控界面

前 5 个心搏腔内标记通道显示为心房感知 - 心室感知，最后一个 QRS 波显示为心房起搏 - 心室感知，第一行为体表心电图通道；第二行和第三行分别为心房和心室腔内通道

一、关闭心室安全起搏功能

几乎所有的双腔心脏起搏器均设有心室安全起搏（ventricular safety pacing, VSP）功能并默认打开。双腔起搏器的心房起搏信号发出后，先后进入心房后心室空白期、交叉感知窗、正常感知窗。心室线路在交叉感知窗内感知到心室自身激动（QRS 波）或心外干扰信号，起搏器于心房脉冲后 100～120ms 处发放心室脉

冲，保证心室起搏安全的程序称 VSP，心电图表现可见房室间期（atrioventricular interval，AVI）较正常 PR 间期短，称为非生理性 AVI。设置 VSP 主要目的是防止心室线路感知其他电信号（如肌电信号、电磁信号等），从而抑制心室脉冲发放而造成心室停搏，从而保证患者安全。

VSP 心电图表现如下。①AVI 缩短：心电图显示前后两个脉冲信号，前面为心房脉冲，后面为心室脉冲，AVI 缩短至 100～120ms。因起搏器生产厂家的 AVI 略有差别，St.Jude 起搏器为 120ms，美敦力、Vitatron 起搏器为 110ms，Biotronik 起搏器为 100ms，有时 VSP 可交替出现。②短 AVI 伴心室起搏 QRS 波群：若确定起搏器交叉感知或感知心外干扰信号，可触发短 AVI 伴心室起搏 QRS 波群。③心室激动消失：若起搏器感知心室自身 QRS 波，所发放的 VP 信号因落于自身心搏 QRS 内或紧随其后，此时心室肌处于有效不应期，故不会引起心室激动。

对永久性心房颤动患者的 HBP 导线连接在心房接口的双腔或三腔起搏器 DDD/DDDR 模式来说，AP 发放后经过一个接近 HV 间期的时间开始出现 QRS 波，然后被右心室起搏导线感知，这个时间间期通常为 50～70ms，正好处于交叉感知窗口，这必然会触发 VSP，虽然这个心室起搏脉冲会落在 QRS 波内，即心室肌不应期内，故不会引起心室激动，但这完全是无效的脉冲发放，因此，通常需要关闭 VSP 功能。

关闭 VSP 是否会影响起搏依赖患者的安全性，目前鲜见国内外有相关的病例报告，可见即使理论上存在，发生率也极低。常规设置为关闭，如出现噪声感知再打开 VSP 功能可能是更明智的做法。

对于窦性心律患者，即心房导线正常连接在心房接口的患者，不需要关闭 VSP 功能。

二、AV 间期设置 [4]

常规 DDD 模式下，通常设置较长的 AV 间期，打开 AV search、心室最小化起搏等功能鼓励自身下传。早期开展 HBP 的时候笔者所在中心也按照以往的经验，设置比较长的 AV 间期，一般为 250～350ms，但后来发现永久性心房颤动患者，希氏束导线插入心房接口后，不论是双腔还是三腔起搏器，DDD 模式下 AV 间期不能设置太长，目前推荐设置 AV 间期为 100～150ms。以下为两个原因。

（1）心房颤动患者自身下传或室性期前收缩比较多，希氏束感知不良或程控为房室顺序起搏器（DVI）模式情况下，在心室标记通道都是 VS，脉冲发生器会按照室性期前收缩处理，而 AVI＝下限频率间期（lower rate interval，LRI）－起搏房室间期（pacing atrial ventricular interval，PAV），PAV 设置太长 AVI 就很短，也就是出现自身 VS 后下一个 HIS-AP 很早出现，而 AP-VS 时间实际上很短，这样 VV 间期就会很短，使患者的心室率忽高忽低，导致严重不适；起搏依赖的患者实际起搏心室率会明显高于程控的低限频率。有些公司的起搏器 DVI 模式下程控低限频率 60 次/min（LRI＝1 000ms），PAV 350ms，则 AVI＝650ms，当实际 HBP AP-VS 时间为 50ms，则 AP-AP 间期为 700ms（AVI＋HBP AP-VS 时间），实际起搏频率约 86 次/min，远远高于程控的低限频率间期。美敦力公司双腔起搏器 DVI 模式下心房脉冲发放按照低限频率间期而不是 VA 间期，因此不存在起搏频率加快问题。

（2）设置长 AVI 可能出现 pace-on-T 现象，有潜在的致恶性心律失常风险。所以不恰当的 AV 间期设置可能导致 pace-on-T 现象（见本篇第二章第十节病例 22）。

三、VV 间期设置

对于永久性心房颤动患者，希氏束导线连接在心房接口，双心室起搏作为安全备用，此时 VV 间期设置和普通 CRT 参数设置相同，可以按照不同起搏器公司的默认设置，也可以按照超声心动图或心电学指标优化以后的参数来设置。

如果是窦性心律患者，心房导线正常连接在心房接口，HBP 导线的目的是保持正常的希氏-浦肯野系统传导或纠正束支传导阻滞，此时右心室起搏不是必需的，仅作为 HBP 失夺获后的安全备用，此时不需要设置过高的起搏电压和脉宽，同时设置左心室提前于右心室，VV 间期设为最大值，一般为 80ms。

四、希氏束通道感知、输出电压和脉宽设置

希氏束导线感知的是远场心室波，通常选择性 HBP 感知的 R 波振幅为 2.0～3.0mV，因此需要调整感知灵敏度到恰当的范围，既要能感知心室，更要避免过感知心房引起的抑制脉冲发放。如果是 DDD 模式，一定还要注意关闭美敦力自动感知保障功能（Sensing Assurance）。否则起搏器会自动提高感知灵敏度，导致心

房颤动波感知，而抑制脉冲发放。一般还会关闭自动模式转换；CRT/CRT-D 还要关闭 VS 反应功能。

HBP 阈值通常高于普通右心室起搏阈值，对阈值偏高的患者，要权衡增加脉宽或升高电压是否更能在保障安全的前提下达到省电的目的。另外，应当采用最大电池电量的起搏器，有条件的情况下，尽量选择带有远程监测功能的起搏器，以便及时能发现起搏功能异常。

五、特殊情况下的参数调整

一般情况下无论是双腔起搏器还是三腔起搏器，都设置 DDD/DDDR 模式，但因为希氏束导线感知的是远场心室波，通常感知到的 R 波振幅比较小，S-HBP 时电压一般为 2.0～3.0mV，如果同时心房颤动波振幅比较大，则有可能出现希氏束导线感知心房波的情况，从而抑制 HBP 脉冲发放。例如：肥厚型心肌病合并心房颤动患者，心房颤动波振幅往往比较大，希氏束导线感知心房颤动波会抑制脉冲发放，改为 DVI 模式后希氏束通道感知功能关闭，则可以解决这个问题。需要注意的是，此时实际起搏频率通常会高于设置的起搏频率。例如：心房颤动合并三度 AVB 患者，DVI 模式，低限频率 60 次 /min（低限频率间期 1 000ms），设置 AV 间期 200ms，则 VA 间期为 800ms。AP 之后 50ms 发生 VS，那么 800ms 后会再次发放 AP，实际 AP-AP 间期为 850ms，短于设置的低限频率间期，此时频率可达 70 次 /min。

对心力衰竭心房颤动合并左束支传导阻滞患者而言，笔者所在中心早期开展 HBP 时，如果 HBP 不能纠正束支传导阻滞，则放弃 HBP，将导线放置在右心室，房室结消融后行双心室起搏。分析 Adaptive CRT 研究的结果发现，即使是 CRT，不必要的右心室起搏依然增加不良事件发生率。即使 HBP 不能纠正左束支传导阻滞，但至少能保持经正常的右束支下传。房室结消融以后 HBP 呈现 CLBBB 图形，加上左心室起搏固定融合，与传统双心室起搏相比，理论上更有优势，但临床结果还需要大样本长期随访。这种情况下 AVI 最短可以设置到 30ms，可以根据 QRS 波时限或机械同步性进行优化，左心室提前于右心室 80ms，让右心室脉冲落在心室不应期，在远程监护或密切随访下甚至可以考虑关闭右心室起搏功能。图 3-1-36 示 HBP 尽管未能纠正 CLBBB，但可夺获希氏束，故利用 Adaptive CRT 的原理，采用 HBP 与左心室起搏融合，比传统右心室和左心室起搏获得的 QRS 波时限更短，心电向量更接近正常，目前这种做法称为希氏束选择 CRT（HB optimized CRT，HOT-CRT）[5]。

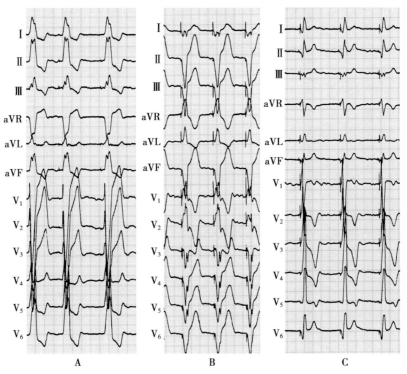

图 3-1-36　希氏束与左心室起搏融合心电图

A. HBP 能夺获希氏束但未纠正完全性左束支传导阻滞，图示传统双心室同步起搏；
B. 希氏束起搏与左心室起搏融合，AV 间期 30ms；C. 希氏束起搏与左心室起搏融合获得的 QRS 波时限较短，心电向量更接近正常

六、随访

考虑到 HBP 可能发生早期阈值升高或导线微脱位，建议植入早期设置较高的起搏电压和脉宽直至 3 个月后视情况再行调整。建议术后第 1、3、6 个月必须门诊随访，记录十二导联心电图，以后每 6 个月随访一次。

七、目前对起搏器参数设置的思考

目前没有专门为 HBP 设计的起搏导线和脉冲发生器，应该开发新的起搏导线，如更长时间的激素释放，减轻局部炎性改变；新的脉冲发生器应有更多的可调节参数，例如：感知功能设置，更多监测功能（如 CRT 起搏器，平时不必要进行右心室起搏，最好能有监测夺获功能，仅在连接左心室接口的 HBP 通道失夺获时发放脉冲），减少不必要的输出。在 ICD 的室性心动过速鉴别诊断功能中波形鉴别非常重要，QRS 波形和采集的模板有较大差别则提示室性心动过速，如果应用于 HBP 的脉冲发生器有波形监测功能，就可及时报告希氏束是否失夺获，对临床有重要意义。

（侯小锋　嵇荣荣　邹建刚）

【参考文献】

[1]　SHARMA PS, DANDAMUDI G, NAPERKOWSKI A, et al. Permanent His-bundle pace is feasible, safe, and superior to right ventricular pace in routine clinical practice. Heart Rhythm, 2015, 12（2）: 305-312.

[2]　LUSTGARTEN DL, CRESPO EM, ARKHIPOVA-JENKINS I, et al. His-bundle pacing versus biventricular pacing in cardiac resynchronization therapy patients: a crossover design comparison. Heart Rhythm, 2015, 12（7）: 1548-1557.

[3]　KUSUMOTO FM, SCHOENFELD MH, BARRETT C, et al. 2018 ACC/AHA/HRS guideline on the evaluation and management of patients with bradycardia and cardiac conduction delay. Circulation, 2019, 140（8）: e382-e482.

[4]　嵇荣荣, 陶宁超, 邱垣皓, 等. 心房颤动患者希氏束起搏后的 R 在 T 上起搏现象与处理对策探讨. 中华心律失常学杂志, 2017, 21（3）: 234-237.

[5]　VIJAYARAMAN P, HERWEG B, ELLENBOGEN KA, et al. His-optimized cardiac resynchronization therapy to maximize electrical resynchronization: a feasibility study. Circ Arrhythm Electrophysiol, 2019, 12（2）: e006934.

第八节　希氏-浦肯野系统起搏的适应证

随着 HBP 植入技术的不断提高，其临床应用的有效性和安全性获得了越来越多的肯定，其适应证也在不断拓宽。近年来 LBBP 已获得成功，临床初步应用显示 LBBP 在阈值和感知方面优于 HBP，而且操作技术相对容易，同时 LBBP 在维持心脏电和机械同步性方面和 HBP 相似，因此，LBBP 和 HBP 是两种有前景的生理性起搏方式。目前，LBBP 的适应证尚未达成共识，但对于 AVB 患者如果阻滞部位在希氏束远端，应用 HBP 的长期安全性会有担心，但采用 LBBP 可以减少远期的担忧。目前 HBP 的适应证如下[1-2]：①心房颤动伴缓慢心室率，伴心功能不全或具有心功能不全潜在危险的患者；②心房颤动伴快心室率需房室结消融，伴有心功能不全（LVEF<40%）或存在心力衰竭危险因素者；③ SND 伴显著的一度 AVB 者（PR 间期大于 300ms）；④二度 AVB、三度 AVB，房室结下阻滞，希氏束内阻滞者；⑤预计右心室起搏比例高、LVEF<50% 者；⑥ ICD 适应证伴右心室起搏比例 >20% 者；⑦伴 LBBB 的 CRT 适应证、左心室导线植入失败、高阈值、膈神经刺激者；⑧ CRT 无反应特别是 RBBB 者。

（侯小锋　邹建刚）

【参考文献】

[1]　VIJAYARAMAN P, DANDAMUDI G, ZANON F, et al. Permanent His bundle pacing: recommendations from a multicenter His bundle pacing collaborative working group for standardization of definitions, implant measurements, and follow-up. Heart Rhythm, 2018, 15（3）: 460-468.

[2]　中华医学会心血管病学分会心力衰竭学组, 中国医师协会心力衰竭专业委员会, 中华心血管病杂志编辑委员会. 中国心力衰竭诊断和治疗指南 2018. 中华心血管病杂志, 2018, 46（10）: 760-789.

第一章　概述

第二章

希氏束起搏实例解析

第一节 缓慢心室率心房颤动的希氏束起搏

病例 05 缓慢心室率心房颤动伴心功能正常的希氏束起搏

【病史摘要】

患者，男性，73 岁，因"体检发现心动过缓 3 个月"于 2015 年 9 月 10 日入院。患者 3 个月前自测血压时发现心率过缓，约 30～40 次 /min，无乏力，无黑矇及晕厥，无胸闷、胸痛，当地医院动态心电图示心房颤动伴长间隙，最长 3.66s，室性逸搏心律，总心搏 55 833 次 /24h，平均心室率 38 次 /min。有高血压病史 5 年，服用依那普利 5mg/d 控制血压；有糖尿病史 20 年，服用利格列汀每日 5mg、瑞格列奈片每日 4mg，甘精胰岛素注射液每日 14U。入院查体：神志清，口唇无发绀，双肺呼吸音清。心律不齐，心率 40 次 /min，第一心音强弱不等。各瓣膜区未及病理性杂音。双下肢无水钟。血常规正常；谷丙转氨酶 14.3U/L，谷草转氨酶 22.1U/L，总胆固醇 4.71mmol/L，三酰甘油 1.26mmol/L，低密度脂蛋白 3.23mmol/L，肌酐 107μmmol/L，谷氨酸 7.92mmol/L。超声心动图示：左心房内径（LAD）58mm，左心室舒张末期内径（LVEDD）51mm，左心室收缩末期内径（LVESD）32mm，右心房内径（RAD）45mm，右心室舒张末期内径（RVEDD）39mm，左心室射血分数（LVEF）66.9%，左心房、右心房增大，中重度三尖瓣关闭不全，中度主动脉瓣关闭不全，轻度二尖瓣关闭不全；主肺动脉探及极细小血流，提示冠状动脉瘘。静息核素心肌显像示：左心室前壁放射性分布稀疏，左心室收缩功能正常，无局部室壁运动异常，LVEF 63%。入院时心电图：心房颤动，心率 50 次 /min，ST-T 改变（图 3-2-1）。

【诊疗方案】

患者心房颤动伴慢心室率，平均心室率 38 次 /min，符合起搏器植入指征；鉴于左心房扩大明显，左心室大小和 LVEF 正常，为减少常规 VVI 可能会导致起搏性心肌病，建议行 HBP；考虑 HBP 远期阈值可能会升高，同时植入右心室流出道间隔部起搏导线作为心室起搏后备。

【植入过程与要点】

1. 植入希氏束导线 穿刺腋静脉，经 C315 HIS 鞘管将 3830 导线植入，行 HBP，导线可标测到较大希氏束电位。HV 间期 52ms，QRS 波间期 76ms（图 3-2-2）。将 3830 导线夺获希氏束后测量 S-QRS 波时限为 52ms，与原 HV 间期相等，起搏 QRS 波时限为 76ms，与原 QRS 波相等（图 3-2-3）。

2. 植入右心室导线 常规将 5076 导线作为心室备用导线，放置于右心室心尖部起搏。

3. 脉冲发生器的连接 连接美敦力 SEDRL1 脉冲发生器，HBP 导线连接在脉冲发生器心房接口，右心室心尖部导线连接心室接口。

4. 起搏参数 希氏束导线的 R 波振幅 3.1mV，阻抗 503Ω，阈值 1.0V/0.4ms，斜率 0.5V/s；右心室导线的 R 波振幅 8.2mV，阻抗 607Ω，阈值 0.6V/0.4ms，斜率 1.1V/s。

5. 导线植入部位影像 图 3-2-4 示不同 X 线投影位的右心室和希氏束导线位置。

6. 术后动态心电图 总心率 85 289 次，起搏总心率 84 981 次，平均心率 61 次 /min。起搏心率占总心率的 100%。

7. 术后超声心动图及同步性分析

（1）希氏束导线位置：位于心房面的三尖瓣隔瓣上方。

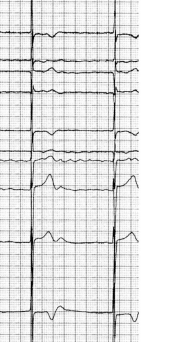

图 3-2-1 入院心电图
心房颤动，心率 50 次 /min，ST-T 改变

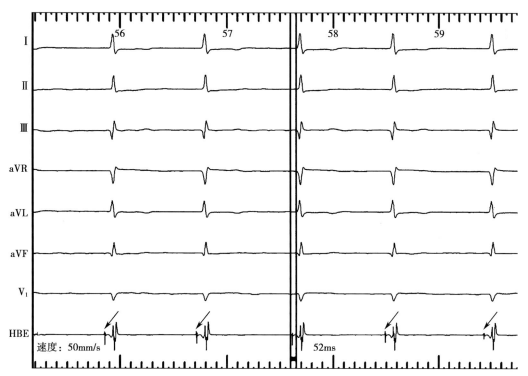

HBE—HIS 腔内电图；箭头—希氏束电位。
图 3-2-2 希氏束导线记录的腔内电图
可见较大希氏束电位，HV 间期为 52ms

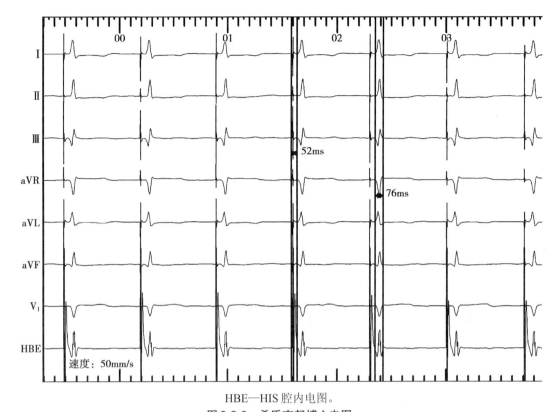

HBE—HIS 腔内电图。

图 3-2-3 希氏束起搏心电图

S-QRS 间期为 52ms，与原 HV 间期相等，起搏 QRS 波时限为 76ms

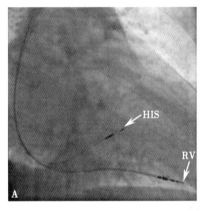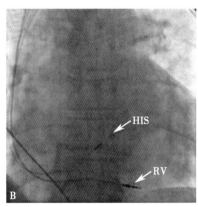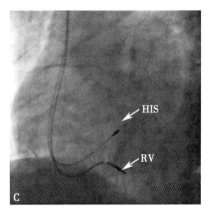

RV—右心室导线；HIS—希氏束导线；箭头—导线头端。

图 3-2-4 术后影像

右前斜位 30°（A）、后前位（B）和左前斜位 45°（C）示右心室导线和希氏束导线

（2）希氏束高电压起搏（5.5V/0.4ms）的左右心室同步性分析：主动脉 - 肺动脉射血前时间为 −9ms；左心室 16 节段最小收缩容积时间标准差（Tmsv16-SD）为 8ms。

（3）希氏束低电压起搏（2V/0.4ms）的左右心室同步性分析：主动脉 - 肺动脉射血前时间为 −9ms；左心室 Tmsv16-SD 为 8ms。

（4）右心室心尖部起搏的同步性分析：主动脉 - 肺动脉射血前时间为 42ms；左心室 Tmsv16-SD 为 53ms。

8. 术后 SPECT 同步性分析 分别评估希氏束低电压和高电压起搏及右心室心尖部起搏的同步性。结果显示 HBP 不论是低电压还是高电压起搏，左心室同步性明显比右心室心尖部起搏好（图 3-2-5～图 3-2-7）。

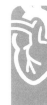

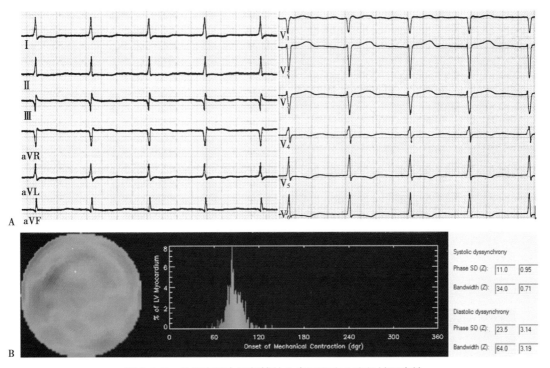

图 3-2-5　希氏束低电压起搏的心电图和左心室机械同步性

A. 希氏束低电压（2V/0.4ms）80 次 /min 起搏的心电图 S-QRS 波与自身心电图完全相同；B. 左心室同步性在正常范围，相位标准差 11.0°，相位带宽 34.0°

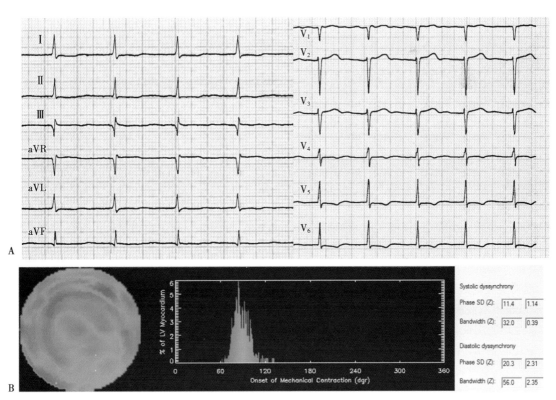

图 3-2-6　希氏束高电压起搏的心电图和左心室机械同步性

A. 希氏束高电压（5V/0.4ms）80 次 /min 起搏的心电图 S-QRS 波与自身心电图相似，QRS 波前可见 δ 波，提示希氏束周围可有更多的心肌夺获；B. 左心室同步性在正常范围，相位标准差 11.4°，相位带宽 32.0°

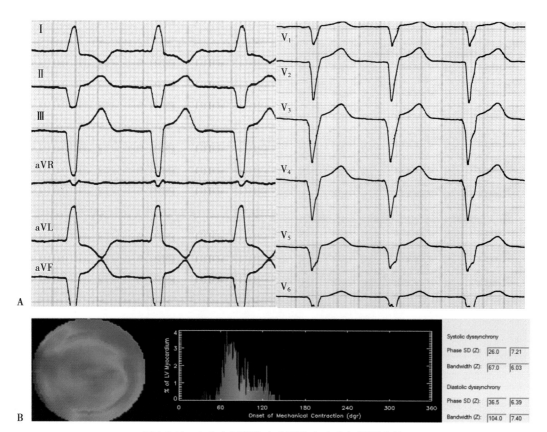

图 3-2-7　右心室起搏的心电图和左心室机械同步性

A. 右心室起搏（1.5V/0.4ms）的心电图；B. 左心室同步性分析，相位标准差 26.0°，相位带宽 67.0°

【随访】

患者术后 1、3、6 个月常规随访，起搏参数稳定。术后 6 个月超声心动图提示心功能正常。

【评述】

1. 起搏植入适应证　该患者因体检发现心率慢，查动态心电图提示心房颤动伴长间隙，最长 3.66s，室性逸搏心律，平均心率 38 次 /min。该患者虽然未诉有头晕、黑矇症状，但其平均心率仅为 38 次 /min。根据 2013 年欧洲心脏病学会心脏起搏器和心脏再同步治疗指南，对于持续的无症状的 40～50 次 /min 的窦性心动过缓患者，如果记录到间歇性症状性窦性停搏，建议植入起搏器。对于慢快综合征，停搏 >3.0s 也建议植入起搏器。对于清醒状态下心率 <40 次 /min，无心动过缓的症状，则为 IIb 类适应证。对于心房颤动伴慢心室率目前无统一规定。该指南认为任何部位的三度和高度 AVB 并伴下列情况之一者均建议植入起搏器：虽无临床症状，但已证明心室停搏≥3s 或清醒状态时逸搏心率≤40 次 /min。根据 2010 年中国《植入性心脏起搏器治疗——目前认识和建议》中指出，"清醒状态下无症状的心房颤动并心动过缓者，有一次或更多的 5s 以上长间歇"为 I 类适应证。本例患者心房颤动伴长间隙，尽管最长不到 5s，但平均心室率仅 38 次 /min，具有起搏器植入的指征。

2. 起搏类型的选择　VVI 还是 DDD？上述指南认为对于慢快综合征、阵发性心房颤动患者，房室传导正常，建议植入双腔起搏器并程控最小化右心室起搏，有助于预防心房颤动，由其对于老年人，植入起搏器后可较安全地应用抗心律失常的药物。该患者为持续性心房颤动，入院时超声心动图显示 LVEF 为 66.9%，提示收缩功能正常，所以，行单右心室起搏（VVI 模式）是可以接受的治疗方案。如果是阵发性心房颤动患者，应推荐植入双腔起搏器，同时给予抗心律失常药物预防心房颤动。

3. 起搏部位的选择　右室心尖部起搏还是 HBP？考虑到部分患者采用 VVI 模式起搏后引起起搏性心肌病的发生，而该患者平均心率不到 40 次 /min，起搏器植入后，按照低限频率 60 次 /min 设定，该患者几乎呈现完全心室起搏依赖的状态，长期右心室心尖部起搏有导致心脏功能降低的可能。心室起搏率的累积每增加 1%，因心力衰竭住院的危险性将增加 2%，发生心房颤动的危险性增加 1%[1]。因此，采用 HBP 可利用患者自身希氏-浦肯野系统的快速传导产生符合生理性的双心室同步激动。最终本例患者成功实现了选择性 HBP。考虑目前 HBP 刚刚起步，所以，常规放置一根右心室心尖部导线作为后备；同时采用 DDD 起搏脉冲发生器，将希氏束导线连接到心房插孔，右心室心尖部导线连接到心室插孔，将起搏程控为 DVI 模式；术后程控低限频率为 60 次 /min。动态心电图结果为起搏心率占总心率为 100%。

4. 左心室同步性评价　对该患者术后进行心肌核素扫描，通过评价 HBP 和右心室心尖部起搏时左心室同步性，结果显示 HBP 时左心室同步性正常；但右心室心尖部起搏时，左心室同步性较差。超声心动图检查结果也支持 HBP 时左右心室同步性好，而且左心室内同步性也好。反之，右心室心尖部起搏时左右心室同步性及左心室内同步性均差。Zanon 等 [2] 对 12 例患者每隔 3 个月交替进行直接 HBP 及右心室心尖部起搏的对照研究，结果显示直接 HBP 组灌注评分显著高于右心室心尖部起搏组，且 HBP 状态下患者的灌注评分均明显优于右心室心尖部起搏，收缩不同步性及二尖瓣反流显著低于右心室心尖部起搏。该患者结果与此研究一致，提示 HBP 优于右心室心尖部起搏。但其远期效果如何，尚要长期随访阐明。

（张金龙　张新尉　邹建刚）

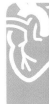

【参考文献】

[1] LAMAS GA, LEE K, SWEONEY M, et al. The mode selection trial（MOST）in sinus node dysfunction: design, rationale, and baseline characteristics of the first 1000 patients. Am Heart J, 2000, 140（4）: 541-551.

[2] ZANON F, BACCHIEGA E, RAMPIN L, et al. Direct His bundle pacing preserves coronary perfusion compared with right ventricular apical pacing: a prospective, cross-over mid-term study. Europace, 2008, 10（5）: 580-587.

病例 06　缓慢心室率心房颤动伴心功能降低的希氏束起搏

【病史摘要】

患者，男性，67 岁，因胸闷气喘 7 月，加重 1 个月，于 2015 年 11 月 13 日入院。患者于 2010 年因窦性心动过缓于当地医院植入起搏器，术后无不适。7 个月前患者感胸闷，稍活动后觉气喘明显，偶有夜间阵发性呼吸困难，近 1 个月气喘较前明显加重，夜间不能平卧。2015 年 11 月 3 日于当地医院住院，诊断为冠心病，心房颤动，起搏器植入术后，高血压病，予以利尿、强心、改善心功能等治疗，症状无明显改善。既往有高血压病史 7 年，平时服用氯沙坦钾氢氯噻嗪片（每片中含 25mg 氯沙坦钾和 12.5mg 氢氯噻嗪）每日 1 片控制血压。有脑梗死病史 2 年，遗留左侧肢体偏瘫后遗症。戒烟 6 年。查体：脉搏 70 次 /min，血压 103/77mmHg；神清，双肺呼吸音清，心律齐，心率 70 次 /min，未闻及病理性杂音。双下肢无水肿。入院查肝肾功能、甲状腺功能正常。血浆氨末端脑钠肽前体（N-terminal pro-brain natriuretic peptide, NT-proBNP）6 369ng/L。入院胸片提示：心脏起搏器植入术后，两肺纹理增多，心影增大。超声心动图：LAD 55mm，LVEDD 68mm，LVESD 59mm，RAD 50mm，RVEDD 32mm，LVEF 27.6%；左心房、左心室、右心房增大，中重度二尖瓣关闭不全，轻度主动脉瓣关闭不全，轻度三尖瓣关闭不全，起搏器植入术后。核素显像：静息状态下，左心室下壁、心尖、室间隔放射性分布稀疏，左心室收缩功能下降，左心室各壁室壁运动普遍减弱，LVEF 21%。入院心电图（图 3-2-8A）提示为起搏心率，起搏 QRS 波时限 220ms。动态心电图 24h 总心率为 98 918 次。起搏总心率 96 561 次。室性期前收缩总数 2 357 次。平均心率 70 次 /min。起搏心率占总心率的 98%。程控显示自身心电图为心房颤动心律，QRS 波时限 80ms（图 3-2-8B）。

【诊疗方案】

患者因心动过缓植入 VVI 起搏器，术后 5 年患者感胸闷，稍活动后觉气喘明显，偶有夜间阵发性呼吸困难；起搏术后心脏增大，伴心功能降低。考虑心功能降低与长程右心室心尖部起搏有关，建议升级为双心室起搏（BiVP）或升级 HBP。

【植入过程与要点】

1. 左心室导线植入　分别穿刺腋静脉三次，保留三根导丝，透视下确认导丝在右心系统后，将其中一根导丝送入长鞘，经长鞘将冠状窦电极导管送至冠状窦内，再在确保无阻力的情况下将长鞘送至冠状窦内，经球囊导管冠状静脉造影，以显示冠状静脉各分支。将左心室起搏导线送至侧静脉并固定，测试起搏参数良好，测量左心室起搏 QRS 波时限为 272ms（图 3-2-9）。

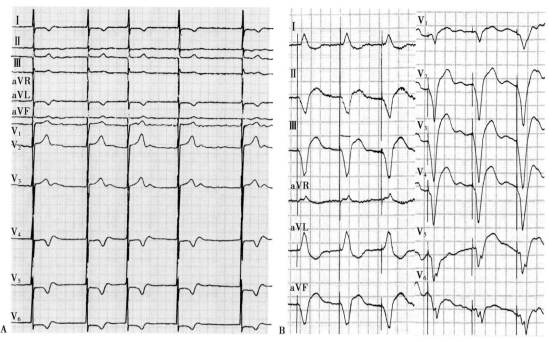

图 3-2-8　入院自身心电图与起搏心电图比较

A. 自身心电图，心房颤动，QRS 波时限 90ms；B. 右心室心尖部起搏心电图（60 次 /min），呈类左束支传导阻滞特征，QRS 波时限 220ms

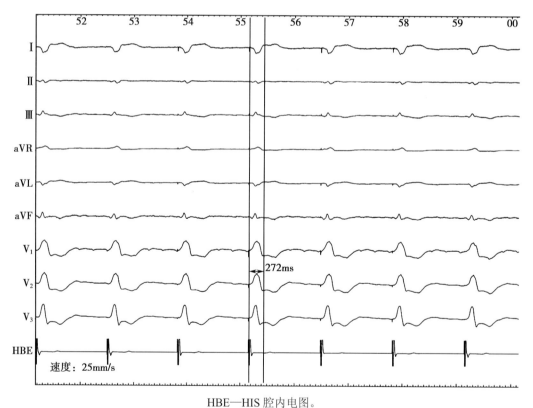

HBE—HIS 腔内电图。

图 3-2-9　左心室起搏心电图

QRS 波时限为 272ms

　　2. 希氏束导线植入　采用保留导丝和 C315 HIS 鞘管及 3830 导线行 HBP，导线可检测到较大希氏束电位。HV 间期 64ms，QRS 波时限 146ms（图 3-2-10）。待 3830 导线夺获 HIS 后行 NS-HBP（图 3-2-11）测量 S-QRS 间期为 60ms，接近原 HV 间期，起搏 QRS 波时限为 160ms。

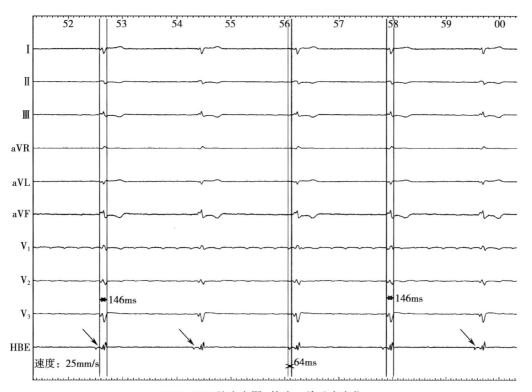

HBE—HIS 腔内电图；箭头—希氏束电位。

图 3-2-10　电生理导管记录 HIS 电图

可见明显希氏束电位，HV 间期 64ms，原 QRS 波时限 146ms

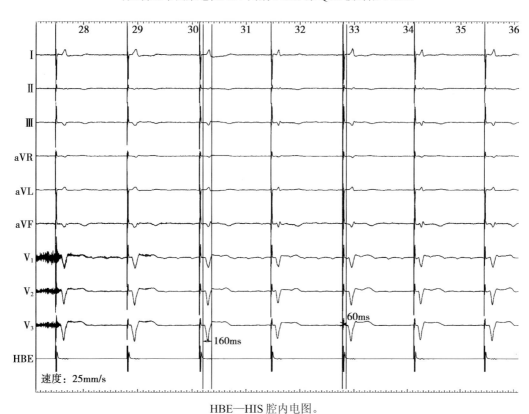

HBE—HIS 腔内电图。

图 3-2-11　非选择性希氏束起搏心电图

SV 间期为 60ms，起搏 QRS 波时限为 160ms

3. 右心室间隔部起搏　常规将 5076 导线导入至右心室低位间隔部，作为右心室备用导线，起搏 QRS 波时限为 248ms（图 3-2-12）。并测量 BiVP 时 QRS 波时限为 175ms（图 3-2-13）。

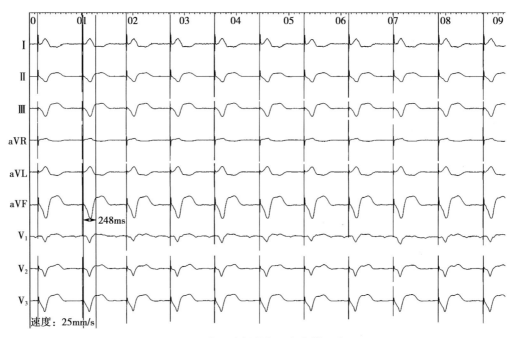

图 3-2-12　右心室低位间隔部起搏心电图
呈左束支传导阻滞形态，QRS 波时限为 248ms

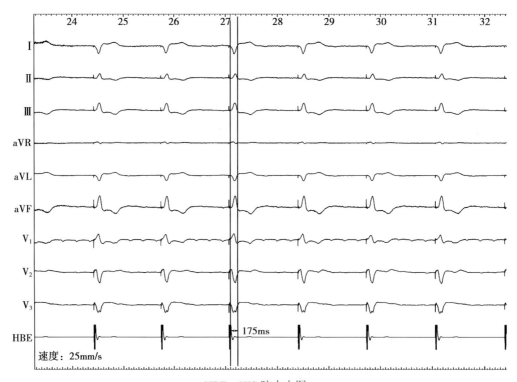

HBE—HIS 腔内电图。
图 3-2-13　双心室起搏心电图
QRS 波时限为 175ms

4. 脉冲发生器的连接　连接圣犹达 PM3112 脉冲发生器，HBP 导线连接在脉冲发生器右心房接口，右心室间隔部导线连接右心室接口，左心室导线连接左心室接口。

5. 起搏参数　希氏束导线：R 波振幅 0.6mV，阻抗 476Ω，阈值 2.6V，斜率 0.1V/s；右心室导线：R 波振幅 5.7mV，阻抗 542Ω，阈值 0.6V，斜率 1.1V/s；左心室导线：R 波感知 5.2mV，阻抗 912Ω，阈值 1.6V，斜率 1.6V/s。

6. 导线植入过程及影像　图 3-2-14 示冠状静脉造影及 PA、RAO 30° 和 LAO 45° 的左心室、右心室和希氏束三根导线位置。

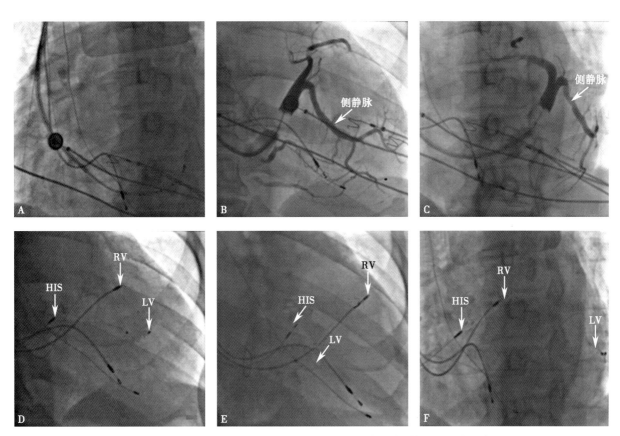

RV—右心室导线；LV—左心室导线；HIS—希氏束导线；箭头—导线头端。

图 3-2-14　术中影像

A～C. 为经长鞘将冠状窦导管送至冠状窦，经球囊导管冠状静脉造影，显示冠状静脉各分支；D～F. 后前位、右前斜位 30° 和左前斜位 45° 的左心室、右心室和希氏束导线位置

7. 术后体表心电图和 24h 动态心电图　术后体表十二导联心电图为 NS-HBP 特征，见图 3-2-15；24h 总心率 86 988 次。起搏总心率 85 745 次。室性期前收缩总数 1 243 次。平均心率 76 次 /min。起搏心率占总心率的 99%。

8. 术后超声心动图同步性分析

（1）HBP 左右心室同步性分析：主动脉 - 肺动脉射血前时间为 18ms；左心室 Tmsv16-SD 为 49ms。

（2）BiVP 左右心室同步性分析：主动脉 - 肺动脉射血前时间为 21ms；左心室 Tmsv16-SD 为 51ms。

（3）右心室起搏左右心室同步性分析：主动脉 - 肺动脉射血前时间为 45ms；左心室 Tmsv16-SD 为 58ms。上述结果提示 HBP 的左心室同步性最佳，其次是 BiVP，右心室起搏的同步性最差。

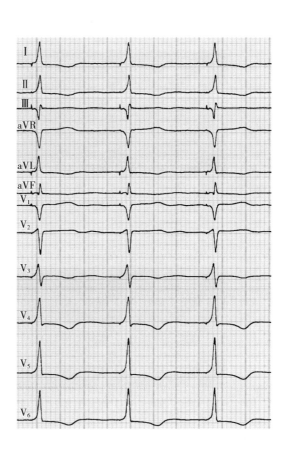

图 3-2-15　术后体表心电图

心电图呈非选择性希氏束起搏特征，起始有一小的 δ 波，QRS 波时限为 90ms

9. 核素心肌灌注显像比较，不同起搏模式下左心室同步性 右心室心尖部（图 3-2-16）、右心室流出道间隔部（图 3-2-17）、BiVP（图 3-2-18）和 HBP（图 3-2-19）模式的左心室同步性比较，结果显示 HBP 的左心室同步性较好。

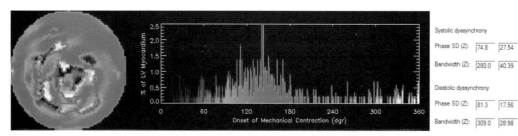

图 3-2-16　右心室心尖部起搏的左心室同步性分析
左心室同步性差，相位标准差 81.3°，相位带宽 309°

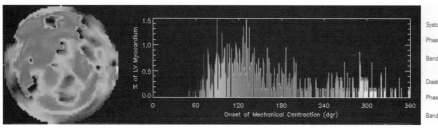

图 3-2-17　右心室间隔部起搏的左心室同步性分析
左心室同步性差，相位标准差 85.1°，相位带宽 311°

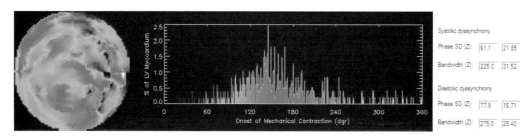

图 3-2-18　双心室起搏的左心室同步性分析
左心室同步性差，相位标准差 66.1°，相位带宽 225°

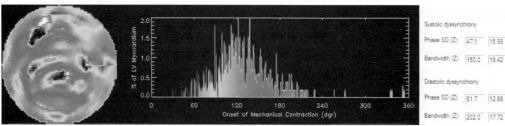

图 3-2-19　希氏束起搏的左心室同步性分析
左心室同步性较好，相位标准差 47.1°，相位带宽 150°

【随访】

术后患者临床心功能明显改善，夜间能平卧睡眠，正常体力活动无胸闷气喘不适；术后 2 个月复查超声心动图，与术前相比，心脏缩小：LAD 53mm，LVEDD 68mm，LVESD 50mm，心功能明显改善，LVEF 为 43.3%。

【评述】

1. 右心室心尖部起搏所致的起搏性心肌病　该患者 5 年前因窦性心动过缓植入 VVI 起搏器，7 个月前出现胸闷气喘，超声心动图 LVEF 27.6%，左心室明显扩大，中重度二尖瓣关闭不全。患者入院时为起搏心律，QRS 波时限为 270ms，动态心电图提示为慢性心房颤动，平均心率 70 次/min，起搏心率占总心率的 98%。在右室心尖部起搏的患者中，QRS 波时限显著延长，这对长期心功能有害，而且是预测发生心力衰竭事件的重要因素[1]。本例患者起搏器植入术后心脏扩大伴心功能不全，要考虑起搏性心肌病。

MOST 研究[2]的亚组分析结果表明，DDD 起搏时，心室起搏率累积每增加 1%，因心力衰竭住院的危险性可增加 2%，发生心房颤动的危险性也增加 1%。该患者过高的起搏比例使心功能进一步恶化，导致心力衰竭的发生。右心室心尖部起搏可引起心室四个层面的不同步，进一步损害心脏的功能：①引起左心室后乳头肌功能不全、二尖瓣反流及左心室扩张；②左、右心室的失同步引起心脏每搏量下降，进而心输出量下降；③心室的室内分流又能引起左心室的横向不良重构，使左心室逐渐发生球形扩张；④心室电活动的不同步。上述不良作用均能导致左心房、左心室扩张，增加心房颤动和心力衰竭的发生概率。该患者入院前起搏低限频率设置为 70 次/min，也可能加重心功能损害。此外，应该将起搏低限频率减低，以通过自身的房室下传，将不必要的右心室起搏降到最低。

2. 起搏性心肌病患者装置升级的思考：双心室起搏和希氏束起搏　《2016 年欧洲心脏病学会急慢性心力衰竭诊断与治疗指南》认为对接受最佳药物治疗后症状恶化，以及高比例右心室起搏的射血分数减低的慢性心力衰竭患者，可考虑替升级为 CRT（Ⅱb 类推荐，B 级证据）。该患者具有升级 CRT 的指征。此外，通过 HBP 可以产生符合生理性的传导。特别是与右心室其他部位起搏相比优势更加明显。左心室导线植入后，BiVP 时 QRS 波时限为 175ms，其电同步性较原右心室起搏时也明显改善。该患者术中自身 QRS 波时限为 146ms，为不典型右束支传导阻滞；由于 BiVP 未能达到最优化的电同步，故选择进行 HBP，以获得更好的左心室同步性。最终该患者实现了 NS-HBP，其 SV 间期较 HV 间期略短，QRS 波时限较自身 QRS 波时限延长，未能纠正原右束支传导阻滞。即使是 NS-HBP，仍具有较好的左心室同步性；与 BiVP 相比，其电同步性明显改善。术后的核素同步性分析支持其机械同步性也较 BiVP 好。

该病例的启示：长期右心室心尖部起搏可导致起搏性心肌病的发生，引起心功能降低，通过 HBP 可产生更加符合生理特征的双心室顺序激动，改善心功能。

（张金龙　张新尉　邹建刚）

【参考文献】

[1] CHEN SJ, YIN YH, LAN XB, et al. Paced QRS duration as a predictor for clinical heart failure events during right ventricular apical pacing in patients with idiopathic complete atrioventricular block: results from an observational cohort study（PREDICT-HF）. Eur J Heart Fail, 2013, 15（3）: 352-359.

[2] LAMAS GA, LEE K, SWEENEY M, et al. The Mode Selection Trial（Most）in sinus node dysfunction design, rationale, and baseline characteristics of the first 1000 patients. Am Heart J, 2000, 140（4）: 541-551.

第二节　快速心室率心房颤动的希氏束起搏与房室结消融

病例 07　快速心室率心房颤动伴心功能正常的希氏束起搏

【病史摘要】

患者，女性，77 岁，因"反复心慌两年，加重 20 天"入院。患者两年前无明显诱因下反复出现心慌不适，外院诊断为心房颤动，并长期口服 β 受体阻滞剂琥珀酸美托洛尔控制心室率。半年前开始口服华法林抗凝，美托洛尔用量至每日 190mg，心室率仍在 80～90 次/min。20 天来自觉心慌症状加重，呈持续性。外院查动态心电图：持续性心房颤动，平均心室率 80 次/min，伴长 RR 间期（最长 1.57s），偶发室性期前收缩；超声心

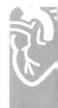

动图：左心房轻度扩大，轻度二、三尖瓣关闭不全，轻度主动脉瓣关闭不全，LVEF 63%；颈部血管超声：双侧颈动脉粥样硬化伴斑块形成。既往有高血压病病史 10 余年，自服美托洛尔 190mg/d 及厄贝沙坦 75mg/d 药物治疗，血压控制可。入院时体检心率 90 次 /min。相关检查肝肾功能正常，国际标准化比率（international normalized ratio，INR）2.1，入院时超声心动图为 LAD 39mm，RAD 35mm，左心房、右心房稍大，中度三尖瓣关闭不全，轻中度二尖瓣关闭不全，轻度主动脉瓣关闭不全，LVEF 65.2%。入院时心电图提示快速性房颤率（图 3-2-20）。

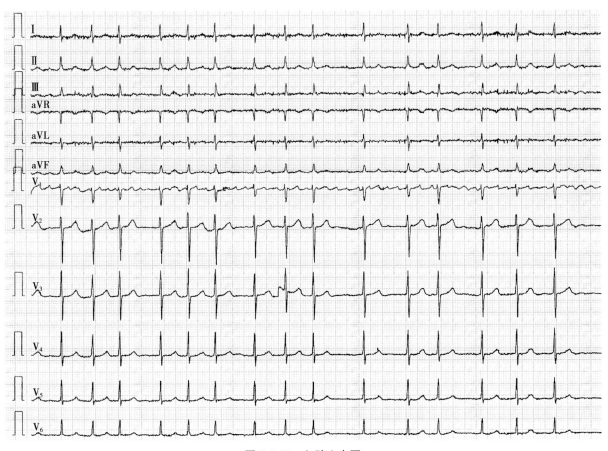

图 3-2-20　入院心电图
心房颤动，心室率 90 次 /min

【诊疗方案】

患者两年前无明显诱因下反复出现心慌不适，心电图确定为快速心房颤动，强化美托洛尔用量至每日 190mg，心室率仍 80～90 次 /min，患者症状得不到有效控制，建议房室结消融同时 HBP。

【植入过程与要点】

1. 希氏束导线植入　穿刺腋静脉，采用 C315 HIS 鞘管及 3830 导线行 HBP，导线标测到较大希氏束电位，HV 间期 40ms，QRS 波间期 84ms（图 3-2-21）。3830 导线夺获希氏束后测量 S-QRS 波间期为 40ms，与原 HV 间期相同；起搏后 QRS 波间期为 84ms，与原 QRS 波间期相同（图 3-2-22）。同时测试感知阈值阻抗等参数良好，将导线旋入重复测试。予 130 次 /min 起搏，未见有 AVB 及束支传导阻滞，提示起搏部位位于房室结以下，为希氏束位置起搏（图 3-2-23）。

2. 右心室导线植入　常规植入 5076 导线至右心室高位间隔部，作为右心室备用导线。

3. 房室结消融　予消融导管标测 HIS 后，以 HIS 为中心，在 Swartz 长鞘支撑下，通过冷盐水灌注消融导管距离希氏束导线 1cm 以上（图 3-2-24），在靶点处无希氏束电位，以 30W、55℃，从慢径开始逐渐向快径消融。消融过程中，可见快速性交界性心律，继而出现三度 AVB，交界性逸搏心律（图 3-2-25）。

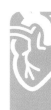

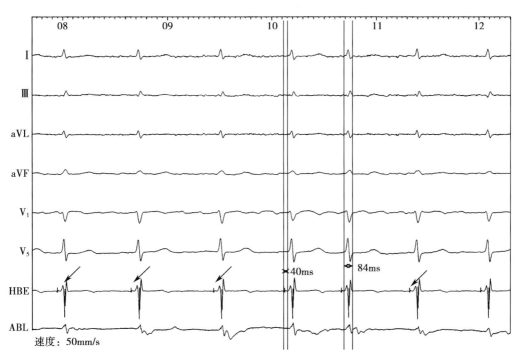

HBE—HIS 腔内电图；ABL—消融导管；箭头—希氏束电位。

图 3-2-21　电生理导管记录 His 电图

可见希氏束电位，HV 间期为 40ms，QRS 波时限为 84ms

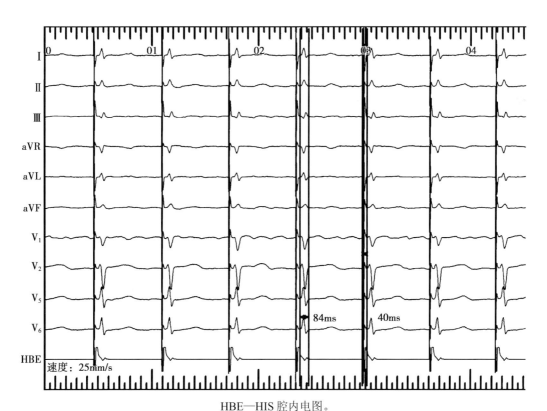

HBE—HIS 腔内电图。

图 3-2-22　希氏束起搏心电图

S-QRS 波间期为 40ms，起搏后 QRS 波时限为 84ms

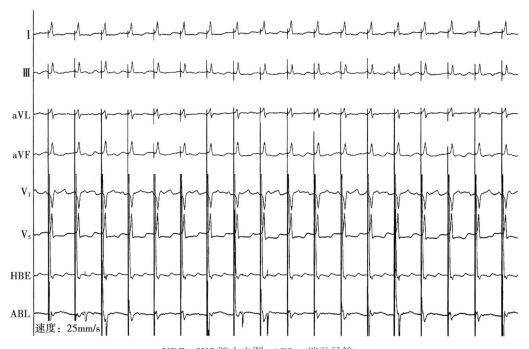

HBE—HIS 腔内电图；ABL—消融导管。

图 3-2-23　快频率希氏束起搏心电图

以 130 次 /min 高频率希氏束起搏，QRS 波未见脱落，无房室传导阻滞及束支传导阻滞

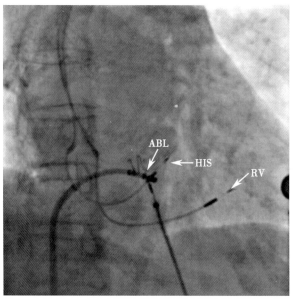

ABL—消融导管；HIS—希氏束导线；RV—右心室导线；箭头—导线头端位置。

图 3-2-24　房室结消融影像靶点影像

消融导管顶端位于希氏束导线的近端（右前斜位 30°）

4. 脉冲发生器的连接　连接美敦力 SEDRL1 脉冲发生器，HBP 导线连接脉冲发生器右心房接口，右心室间隔部导线连接右心室接口。

5. 起搏参数　HBP 导线的 R 波振幅 7.2mV，阻抗 481Ω，阈值 0.6V/0.4ms，斜率 2.8V/s；右心室导线的 R 波振幅 7.2mV，阻抗 481Ω，阈值 0.6V/0.4ms，斜率＞4.0V/s。

6. 导线植入过程及影像　图 3-2-26 示 PA、RAO 30°和 LAO 45°的希氏束和右心室导线位置。

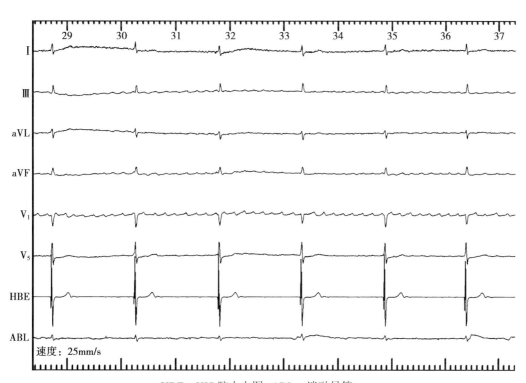

HBE—HIS 腔内电图；ABL—消融导管。

图 3-2-25　房室结消融成功后的心电图

心房颤动伴三度房室传导阻滞，交界性逸搏心律

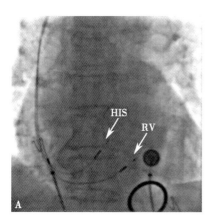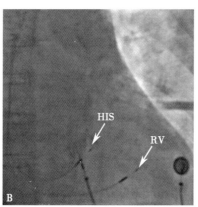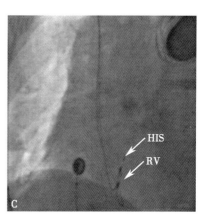

RV—右心室导线；HIS—希氏束导线；箭头—导线位置。

图 3-2-26　术后影像

后前位（A）、右前斜位 30°（B）、左前斜位 45°（C）可见右心室和希氏束导线位置

7. 术后动态心电图　24h 总心率 85 790 次。起搏总心率 85 748 次。室性期前收缩总数 2 次。平均心率 60 次/min。起搏心率占总心率的 100%。

8. 术后超声心动图同步性分析

（1）HBP 左右心室同步性分析：主动脉-肺动脉射血前时间为 19ms。左心室 Tmsv 16-SD 为 13ms。

（2）右心室起搏左右心室同步性分析：主动脉-肺动脉射血前时间为 34ms。左心室 Tmsv 16-SD 为 10ms。

9. 术后希氏束不同电压起搏及右心室间隔部起搏的心电图及核素同步性比较　希氏束低电压起搏时（0.8V/0.4ms）心电图与自身相比稍增宽，而且有小 δ 波，通过稍高电压起搏（2.5V/0.4ms）心电图与自身完全一致，符合非选择性 HBP 特征。核素左心室同步性分析结果证实 HBP 明显优于间隔部起搏（图 3-2-27、图 3-2-28）。

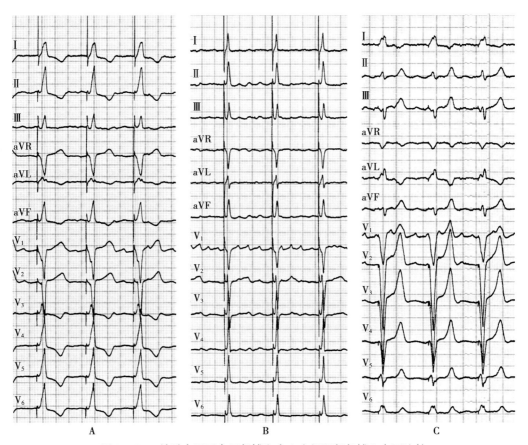

图 3-2-27 希氏束不同电压起搏和右心室间隔部起搏心电图比较

A. 希氏束低电压起搏呈非选择性起搏，QRS波稍宽；B. 高电压起搏完全夺获希氏束；C. 右心室间隔部起搏

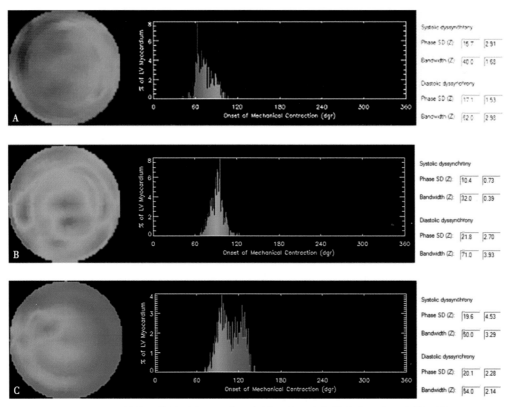

图 3-2-28 核素评估希氏束不同电压起搏和右心室起搏的左心室同步性比较

A. 希氏束低电压起搏；B. 希氏束高电压起搏；C. 右心室间隔部起搏；可见希氏束高电压起搏的左心室同步性最佳，其次是希氏束低电压起搏，右心室间隔部起搏的左心室同步性最差

【随访】

术后随访半年，患者无心悸不适，临床心功能稳定。多次复查心电图均为起搏心律，心率 60 次 /min。希氏束导线的起搏阈值稳定在 1.0V/0.4ms。

【评述】

1. 快心室率心房颤动的心室率控制：房室结消融　该患者因持续性快速型心房颤动长期口服 β 受体阻滞剂控制心室率，尽管琥珀酸美托洛尔使用量达到每日 190mg，但仍有心慌不适，考虑患者年龄较大，心房颤动病程较长，未行心房颤动消融治疗。长期的快速性心房颤动导致心动过速性心肌病和心功能下降，所以快速性心房颤动患者需关注节律控制及心室率控制。2012 年 ESC 心房颤动诊疗指南[1] 认为当药物不能控制心率时，或伴随不能耐受的副作用，且直接导管或手术消融心房颤动不合适、无效或患者拒绝时，应考虑行房室结消融来控制心率。

2. 房室结消融后的起搏模式和导线植入部位的考虑　阵发性心房颤动且心功能正常的患者，房室结消融后可考虑植入具有模式转换功能的双腔起搏器（DDD），而持续性或永久性心房颤动伴心功能正常的患者，房室结消融后可以考虑植入 VVI 起搏器。该患者心率控制不佳，入院时心室率为 90 次 /min，结合病史及上述指南考虑行房室结消融控制心室率。

3. HBP 在快心室率心房颤动患者中的应用　目前有小样本的临床研究结果证实，通过房室结消融结合 HBP，是安全的且可有效控制心室率，与房室结消融结合右心室心尖部起搏相比，对于改善患者心功能具有明显的优势[2]。对该患者采用房室结消融和 HBP，可更好地控制心脏节律和心室率。

房室结消融的常规经验是用消融导管先标测到希氏束电位，以此为靶心。在距离希氏束电位 1cm 以上，在 Swartz 长鞘支撑下，用冷盐水灌注消融导管，常规消融的功率为 30W，温度为 55℃。以 HIS 为中心，靶点处尽量无希氏束电位或仅有小希氏束电位，由慢径逐渐消融至快径。出现房室结阻滞时显示为交界性窄 QRS 波心律。消融原则是不影响 HBP 的阈值参数，同时对希氏束进行快速心室率起搏无传导阻滞。本患者入院时心室率为 90 次 /min，经房室结消融后，先设置 HBP 频率为 80 次 /min，关闭心室安全起搏功能，心室起搏房室间期（pacing atrial ventricular interval，PAV）延长为 50ms。术后随访患者症状明显改善，无心悸不适。术后复查 Holter 心电图提示其起搏比为 100%。通过超声心动图和核素心肌灌注显像相位分析评估同步性提示，HBP 能保持左右心室同步性，优于右心室间隔部起搏。

因此，对于快速性心房颤动患者，如果药物控制心室率不佳且症状明显，可以行房室结消融，结合 HBP 是比较合理的治疗方案。

（张金龙　邹建刚）

【参考文献】

[1] GILLIS AM，RUSSO AM，ELLENBOGEN KA，et al. HRS/ACCF expert consensus statement on pacemaker device and mode selection. J Am Coll Cardiol，2012，60（7）：682-703.

[2] OCCHETTA E，BORTNIK M，MAGNANI A，et al. Prevention of ventricular desynchronization by permanent para-Hisian pacing after atrioventricular node ablation in chronic atrial fibrillation. J Am Coll Cardiol，2006，47（10）：1938-1945.

病例 08　快速心室率心房颤动伴心功能降低的希氏束起搏

【病史摘要】

患者，男性，64 岁，因"活动后胸闷气喘 10 年，加重 1 个月"，于 2014 年 8 月 21 日入院。患者 10 年前开始出现活动后胸闷、气喘、呼吸困难伴全身乏力、心悸，就诊于当地医院，诊断为"扩张型心肌病、心房颤动、心功能不全"，1 个月前症状加重，稍活动后即出现胸闷不适，伴气喘、大汗等症状，夜间尚可平卧，无夜间阵发性呼吸困难，时有双下肢水肿、腹胀等不适，至当地医院进行心力衰竭的标准治疗。入院时心功能Ⅲ级；血压 100/70mmHg；双肺呼吸音粗，未闻及干、湿啰音；心尖搏动弥散，心界向左下扩大，心率 80 次 /min，心律绝对不齐，第一心音强弱不等，双下肢无水肿。入院检测 NT-proBNP 1 181.00ng/L；胸片提示心影增大；超声心动图示 LAD 62mm，LVEDD 84mm，LVESD 75mm，RAD 45mm，RVEDD 39mm，LVEF 22.4%，重度二尖瓣关闭不全，肺动脉压 46mmHg。入院时心电图（图 3-2-29）示心房颤动，部分导联 ST-T 改变，心室率 90 次 /min，

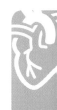

QRS 波时限 116ms。动态心电图为心房颤动伴长间隙，24h 总心率 105 772 次，平均心率 79 次 /min，最长 RR 间期 1.62s。

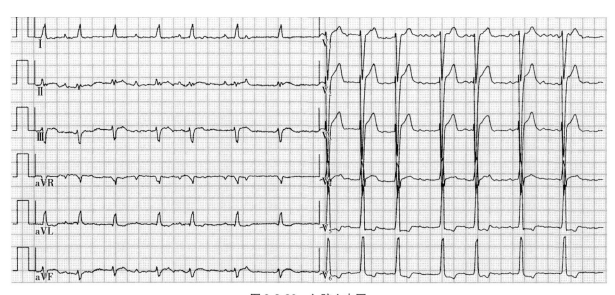

图 3-2-29 入院心电图

图示心房颤动，心率 90 次 /min，部分导联 ST-T 改变，QRS 波时限 116ms

右心导管检查肺动脉楔压（pulmonary artery wedge pressure，PAWP）18mmHg，肺阻力（pulmonary vascular resistance，PVR）4.01，心脏指数（cardiac index，CI）1.5L/（min·m²），心输出量（cardiac output，CO）2.7L/min，肺动脉压 32/17mmHg。

核素显像：静息状态下，左心室各壁放射性分布呈花斑样改变，左心室收缩功能下降，左心室各壁运动弥漫性减弱，LVEF 14%；左心室同步性分析显示相位标准差 36.8°，相位带宽 111.0°，提示左心室同步性差（图 3-2-30）。

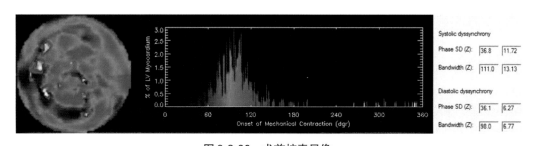

图 3-2-30 术前核素显像

左心室同步性差，相位标准差 36.8°，相位带宽 111.0°

【诊疗方案】

患者心房颤动伴快心室率，药物控制不理想，左心室扩大明显伴心功能明显下降，建议房室结消融联合 HBP，同时常规植入右心室和左心室进行双心室起搏。

【植入过程与要点】

1. 左心室导线植入　穿刺腋静脉，经长鞘将冠状窦电极导管送至冠状窦内，经球囊导管冠状静脉造影，显示冠状静脉各分支，该患者侧静脉分支较大，为优选植入静脉（图 3-2-31）。在经皮冠状动脉腔内成形术（percutaneous transluminal coronary angioplasty，PTCA）导丝指引下将左心室起搏导线送入侧静脉并固定，测试起搏参数。

2. 希氏束导线植入　经 C315 HIS 鞘管将 3830 导线送入行 HBP，导线可标测到较大希氏束电位，HV 间期 42ms，QRS 波时限 116ms。HBP 的 QRS 波时限 116ms，与自身 QRS 波时限相同（图 3-2-32）。

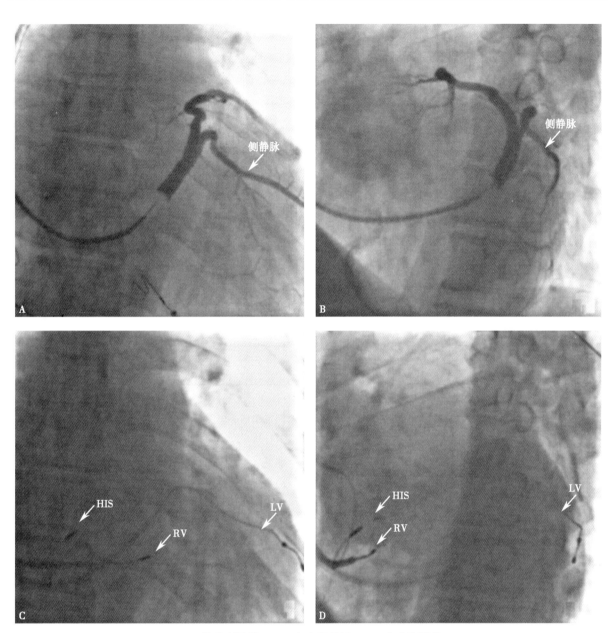

HIS—希氏束导线；RV—右心室导线；LV—左心室导线。

图 3-2-31　冠状窦造影、导线植入部位及房室结消融影像

A、B. 后前位及左前斜位球囊造影，可见冠状静脉主干及侧静脉分支；C、D. 后前位及左前斜位45°的希氏束、右心室、左心室导线的位置

3. 右心室导线植入　术中用两根 3830 导线，其中一根 HBP 成功后，将另一根 3830 导线作为心室备用导线，放置于右心室间隔部起搏。

4. 脉冲发生器的连接　连接美敦力 C2TR01 脉冲发生器，HBP 导线连接在脉冲发生器心心房接口，右心室间隔部起搏导线连接右心室接口，左心室导线连接左心室接口。

5. 起搏参数　希氏束导线的 R 波振幅 3.0mV，阻抗 535Ω，阈值 1.0V/0.4ms，斜率 0.9V/s；右心室导线的 R 波振幅 12.4mV，阻抗 665Ω，阈值 0.3V/0.4ms，斜率 3.1V/s；左心室导线的 R 波振幅 6.4mV，阻抗 822Ω，阈值 0.7V/0.4ms，斜率 1.9/s。

6. 术中影像及导线植入部位影像　图 3-2-31 示 PA、RAO 30° 和 LAO 45° 时右心室和两根希氏束导线位置。

7. 房室结消融　消融导管标测 HIS 后，以 HIS 为中心，在 Swartz 长鞘支撑下，通过冷盐水灌注消融导管距离希氏束导线 1cm 以上，在靶点处无希氏束电位，以功率 30W，温度 55℃，消融成功并显示交界性逸搏心律（图 3-2-33）。

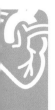

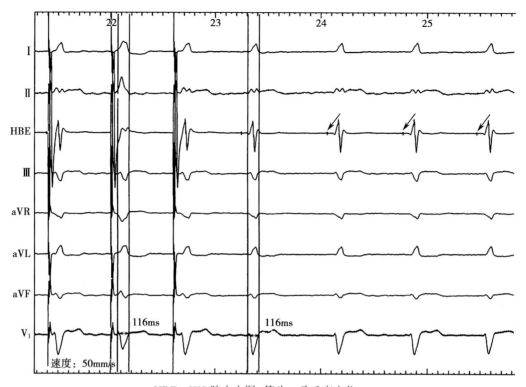

HBE—HIS 腔内电图；箭头—希氏束电位。

图 3-2-32 His 电图和希氏束起搏心电图

自身 QRS 波时限 116ms，HBP 后 QRS 波时限和心电图形态与自身相同，希氏束通道可记录到明显希氏束电位

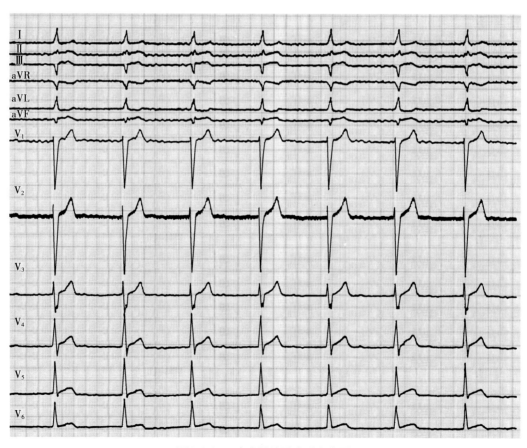

图 3-2-33 房室结消融术后心电图

心房颤动伴三度房室传导阻滞，交界性逸搏心律

8. 术后心电图　术后希氏束不同电压起搏和 BiVP 心电图见图 3-2-34。希氏束低电压起搏（0.75V/0.4ms）的 QRS 波时限 116ms，希氏束高电压起搏（3.5V/0.4ms）的 QRS 波时限 124ms，符合选择性 HBP 的心电图特征；BiVP 的 QRS 波时限 180ms。

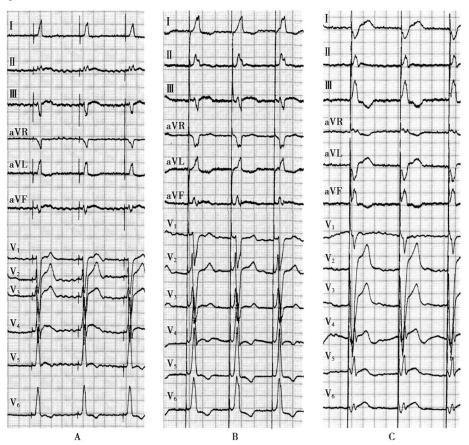
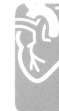

图 3-2-34　希氏束不同电压起搏及双心室起搏心电图
A. 希氏束低电压起搏（QRS 波时限 116ms）；B. 希氏束高电压起搏（QRS 波时限 124ms）；
C. 双心室起搏（QRS 波时限 180ms）

【随访】

术后患者临床心功能明显改善，正常活动；术后半年超声心动图示 LAD 54mm，LVEDD 80mm，LVESD 64mm，RAD 45mm，LVEF 38%，肺动脉压 50mmHg。

【评述】

1. 慢性心力衰竭伴心房颤动患者的治疗策略　该患者为扩张型心肌病，合并心房颤动，予以药物治疗后，症状反复并加重，入院时 NT-proBNP 为 1 181.00ng/L，超声心动图提示 LAD 62mm，LVEDD 84mm，LVEF 22.4%，全心功能不全，核素显像提示左心室各壁为花斑样改变；心电图示心房颤动，心室率 90 次/min，QRS 波时限为 116ms。根据《2016 年欧洲心脏病学会急慢性心力衰竭诊断与治疗指南》，对于合并心房颤动的慢性心力衰竭患者，最佳药物治疗后，NYHA 心功能分级为 Ⅲ～Ⅳ 级，LVEF≤35%、QRS 波时限≥130ms，应考虑行 CRT，以改善症状、减少致残率和致死率（Ⅱa 类推荐，B 级证据），但 CRT 前先需评估能否确保双心室夺获或患者能否恢复窦性心律；对 QRS 波时限＜130ms 者，则不建议 CRT；对于任何类型的心房颤动伴重度心力衰竭患者，房室结消融后应考虑进行 BiVP；而在 LVEF＜35% 的 NYHA 心功能分级 Ⅰ 级的心房颤动患者，药物治疗不能控制心室率者亦应考虑房室结消融联合 CRT，因心房颤动可使患者心功能明显恶化，不仅因为失去心房初级泵作用，还由于心房颤动的节律不齐严重影响心室的舒张和充盈。

2. 房室结消融联合 HBP 在慢性心力衰竭伴心房颤动患者中的应用　已有多篇报告证实房室结消融联合 HBP 对此类患者有益。一项对心房颤动患者行房室结消融后再进行希氏束旁起搏的研究发现，通过 HBP，NYHA 心功能分级、6min 步行距离、心肺功能和氧耗量均明显改善，且也显著优于右心室心尖部起搏[1]。HBP 时 QRS 波时限同自身节律相比无明显延长，提示可获得较好的电同步效果。该患者自身 QRS 波时限

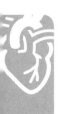

为 116ms，虽然电同步性不差，但心肌核素同步性分析结果相位标准差为 36.8°，相位带宽为 111.0°，机械同步性相对较差，这也支持其可以接受 BiVP 及 HBP 来改善左心室同步性。Barba-pichardo 等[2] 选择了 16 例 CRT 或 CRT-D 无反应和左心室导线无法植入冠状窦的患者，将直接 HBP 消除 LBBB 者均纳入同步化分析数据，结果显示 81%（13/16）的患者的心室传导异常有所改善，9 例患者经过直接 HBP 的同步化治疗后心功能分级和超声心动图评估心功能参数显著改善。这些研究结果均提示对于该类患者可选择 CRT-D 治疗，但该患者因经济原因选择了 CRT，HBP 加房室结消融，同时接受 BiVP，术后 HBP 的 QRS 波时限为 116ms，而 BiVP 的 QRS 波时限为 180ms，为优化其心室电同步性，术后程控选择 HBP，关闭了左心室起搏。

术后患者实现了节律规整化，起搏比例占 99%，HBP 阈值稳定，而半年时随访超声心动图示心脏大小未见明显改变，但 LVEF 由 22.4% 上升至 38%，NYHA 心功能分级从Ⅲ级转为Ⅱ级。结合该病例治疗经验，对于心房颤动伴心功能不全的患者，考虑即使窄 QRS 波，也可以通过 HBP 结合房室结消融获得更好的、规则的起搏心律，可改善患者的症状，而长期预后有待进一步观察。

（张金龙　邹建刚）

【参考文献】

[1] OCCHETTA E, BORTNIK M, MAGNANI A, et al. Prevention of ventricular resynchronization by permanent para-Hisian pacing after atrioventricular node ablation in chronic atrial fibrillation. J Am Coll Cardiol, 2006, 47（10）: 1938-1945.

[2] BARBA-PICHARDO R, MANOVEL SÁNCHEZ A, FERNÁNDEZ-GÓMEZ JM, et al. Ventricular resynchronization therapy by direct His-bundle pacing using an internal cardioverter defibrillator. Europace, 2013, 15（1）: 83-88.

第三节　房室传导阻滞的希氏束起搏

病例 09　房室传导阻滞伴心功能正常的希氏束起搏

【病史摘要】

患者，男性，71 岁，因头晕、心悸 3 天，于 2015 年 7 月 13 日入院。患者 3 天前无明显诱因出现头晕、心悸，自测脉搏 40 次 /min 左右，至门诊检查心电图示间歇性二度 AVB、间歇性左束支传导阻滞。患者无黑矇及晕厥，无胸闷、胸痛。有高血压病史 8 年，平时用培哚普利 2mg/d，氨氯地平 2.5mg/d。有冠心病史，3 年前因胸闷行冠状动脉造影显示左主干、前降支、右冠状动脉正常，左回旋支中段狭窄 80%，植入冠状动脉支架 1 枚，平时服用阿司匹林 100mg/d 及阿托伐他汀钙片 20mg/d。入院查心肌标志物及电解质正常。患者超声心动图未见明显异常：LVEDD 50mm，LVEF 65.4%。门诊心电图见图 3-2-35。心电图及动态心电图特点：患者入院第 2 天心电图可见正常窦性心律，PR 间期正常，CLBBB（图 3-2-36）。心电监护示二度 AVB 2∶1 下传心电图，当房室 2∶1 传导时 QRS 波正常；1∶1 下传时 QRS 波为 CLBBB 形态，提示束支阻滞为频率依赖性（图 3-2-37）。动态心电图结果可见大部分为二度 AVB，交替性束支传导阻滞，平均心率 45 次 /min，最慢 29 次 /min，最快 96 次 /min，最长 RR 间期 2.24s（图 3-2-38）。术前监护心电图提示二度 AVB，CRBBB（图 3-2-39）。

【诊疗方案】

患者心动过缓，心电监测和动态心电图均提示 AVB，间歇性右束支和左束支传导阻滞，并伴有头晕和心悸症状，建议植入起搏器，考虑长期起搏依赖的需要和传统右心室心尖部或流出道间隔部起搏对心功能的影响，拟行 HBP 术。

【植入过程与要点】

1. 临时起搏导线植入并记录希氏束电位　考虑患者间歇性二度 AVB，交替性束支传导阻滞，术前放置四极电生理导管作为临时起搏导管并可记录希氏束电位（图 3-2-40）。

2. 希氏束导线植入　穿刺腋静脉，采用 C315 HIS 鞘管及 3830 导线行 HBP，可见 HBP 成功但未能纠正右束支传导阻滞，增加电压图形有变化但仍未能纠正右束支传导阻滞（图 3-2-41）。腔内电图显示 3830 导线顶端可记录到希氏束电位；AH 传导正常，HV 传导阻滞，在 HV 传导阻滞的情况下依然可以起搏到希氏束远端并下传（图 3-2-42）。增加起搏频率至 130 次 /min，仍为右束支传导阻滞图形，但未见起搏脱漏（图 3-2-43），提示高频率起搏能够经左束支下传。

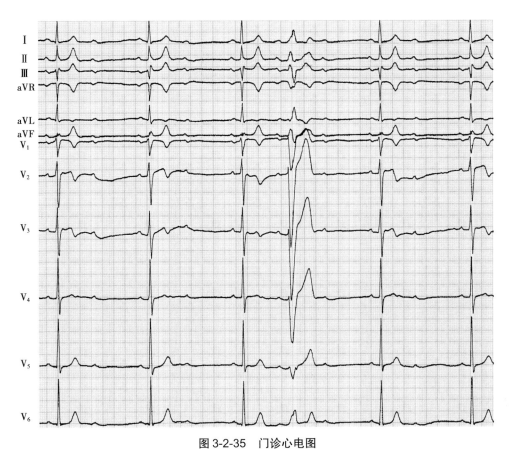

图 3-2-35　门诊心电图

窦性心律，二度房室传导阻滞（大部分 2∶1 传导），间歇性左束支传导阻滞

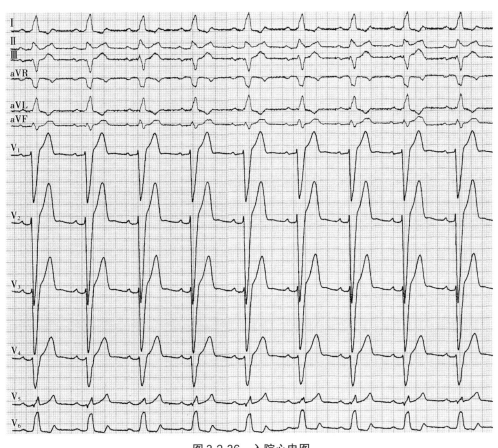

图 3-2-36　入院心电图

窦性心律，完全性左束支传导阻滞形态

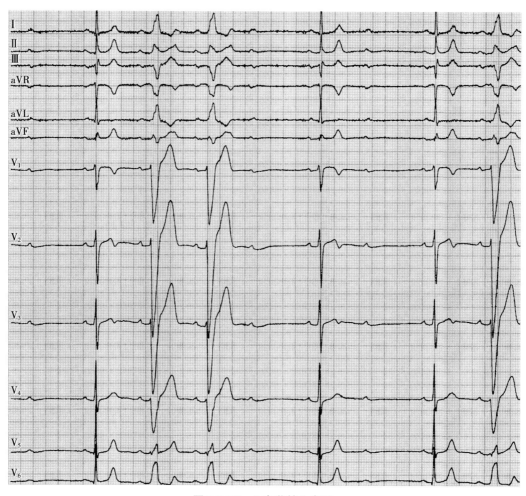

图 3-2-37　心电监护心电图

窦性心律，间歇性二度房室传导阻滞，频率依赖性左束支传导阻滞

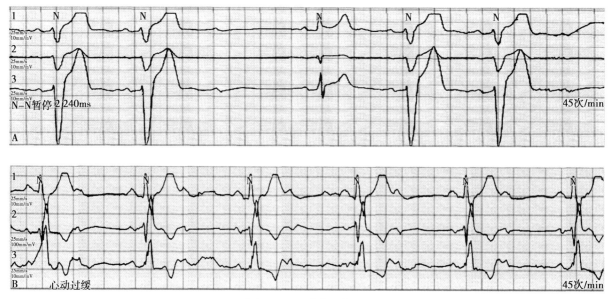

图 3-2-38　动态心电图

A. 2015 年 7 月 12 日，N-N 暂停；B. 2015 年 7 月 17 日；窦性心律，二度房室传导阻滞，交替性束支传导阻滞

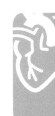

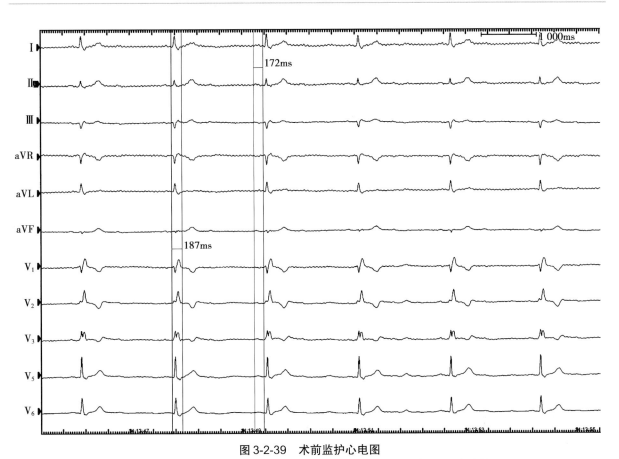

图 3-2-39 术前监护心电图

窦性心律，二度房室传导阻滞（2∶1 传导），完全性右束支传导阻滞，QRS 波时限 187ms

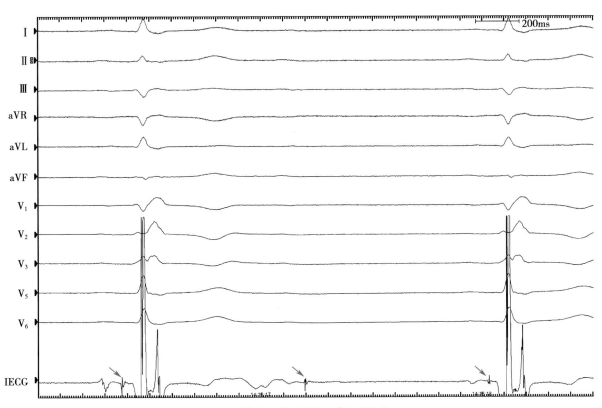

IECG—腔内电图；箭头—希氏束电位。

图 3-2-40 希氏束电位

腔内电图记录希氏束电位，并显示患者 2∶1 传导阻滞为 HV 传导阻滞而不是 AH 传导阻滞，有 QRS 波下传时 HV 间期为 54ms

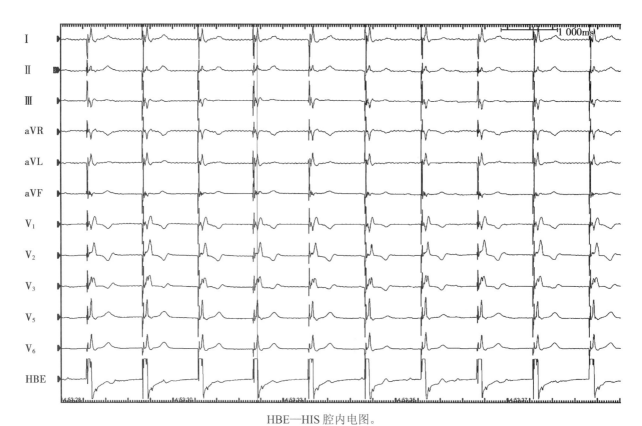

HBE—HIS 腔内电图。

图 3-2-41　希氏束起搏心电图特征

右束支传导阻滞，QRS 波形态与自身完全相同（起搏电压 1.0V/0.4ms，频率 60 次 /min）

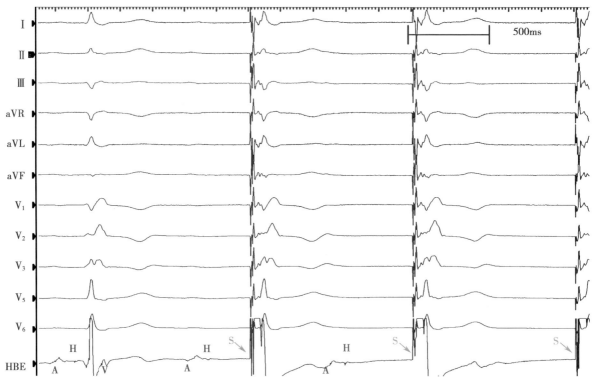

HBE—HIS 腔内电图；H—希氏束电位；A—A 波；V—V 波；S—起搏脉冲。

图 3-2-42　希氏束起搏心电图特征

3830 导线头端记录到的希氏束电位，可以看到自身 2∶1 房室传导阻滞，AH 传导正常，有 HV 传导阻滞。但在持续起搏后，起搏到希氏束远端并持续下传，无 2∶1 下传

测量 S-QRS 波时限为 37ms，短于 2∶1 下传时的 HV 间期（54ms），起搏 QRS 波时限 108ms，自身 QRS 波时限 187ms（图 3-2-44）。

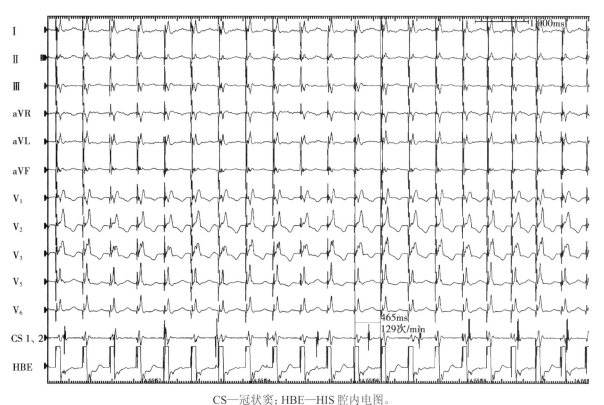

CS—冠状窦；HBE—HIS 腔内电图。

图 3-2-43　希氏束高频率起搏心电图

心电图未见脱漏，提示高频率起搏能够经左束支正常下传（起搏频率 130 次 /min）

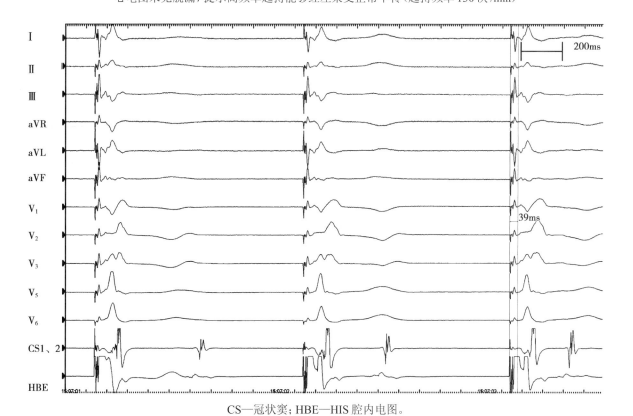

CS—冠状窦；HBE—HIS 腔内电图。

图 3-2-44　HBP 心电图

S-QRS 波时限为 37ms，短于 2∶1 下传时的 HV 间期（54ms），起搏 QRS 波时限 108ms，自身 QRS 波时限 187ms

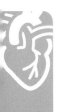

3. 右心室间隔部起搏 再导入一根 3830 导线，目的是寻找更好的阈值并希望能纠正右束支传导阻滞，但未能成功，遂放置在希氏束附近的间隔部，作为心室备用导线（图 3-2-45）。

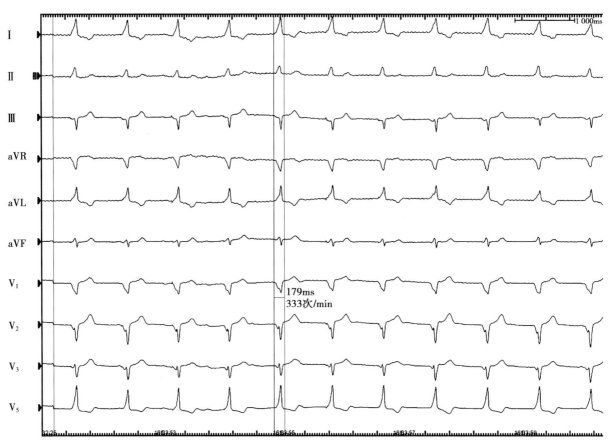

图 3-2-45 右心室间隔部起搏心电图
右心室间隔部起搏心电图，呈类左束支传导阻滞特征，QRS 波时限 179ms

4. 右心房起搏 选择 5076 导线，植入在右心耳。

5. 脉冲发生器的连接 连接圣犹达 5596 脉冲发生器，HBP 导线连接在脉冲发生器左心室接口，右心室间隔部导线连接右心室接口，右心耳导线连接左心房接口。

6. 起搏参数 心房 P 波振幅 4.1mV，阻抗 429Ω，阈值 0.7V/0.4ms；右心室 R 波振幅 4.2mV，阻抗 607Ω，阈值 0.6V/0.4ms；希氏束导线 R 波感知 3.2mV，阻抗 451Ω，阈值 0.6V/0.4ms。

7. 术后起搏心电图 希氏束与右心室间隔部同步起搏与希氏束提前 80ms 起搏的心电图比较见图 3-2-46。

8. 导线植入部位影像 图 3-2-47 示 RAO 30° 和 LAO 45° 的右心房、右心室和希氏束导线位置。

【随访】

术后 1、3、6 个月常规随访，起搏参数稳定。术后 6 个月超声心动图提示心功能正常。

【评述】

1. HBP 能纠正左束支传导阻滞的机制 根据希氏束纵向分离理论 [1]，在希氏束内部左右束支是分离的，多数束支传导阻滞发生在希氏束近端。当起搏位置在阻滞部位远端，或起搏在阻滞部位更近端时，在较高电压起搏情况下，可以夺获阻滞部位远端，表现为束支传导阻滞被纠正。该患者有明确的频率依赖性的左束支传导阻滞，但在希氏束远端起搏频率达 130 次/min 时依然能 1∶1 下传，提示纠正了左束支传导阻滞。本例中低电压起搏和高电压起搏均未能纠正右束支传导阻滞，提示右束支传导阻滞部位在起搏部位更远端。

2. 右束支传导阻滞掩盖左束支传导阻滞现象与 HV 间期 按照希氏束纵向分离理论，左右束支在希氏束内就是分离的，那么 HV 间期是由左右束支中相对健康的一侧传导时间决定。左束支传导阻滞的患者，如果右束支传导速度正常，那么来自房室结的激动经右束支下传激动心室，表现为正常的 HV 间期和 CLBBB

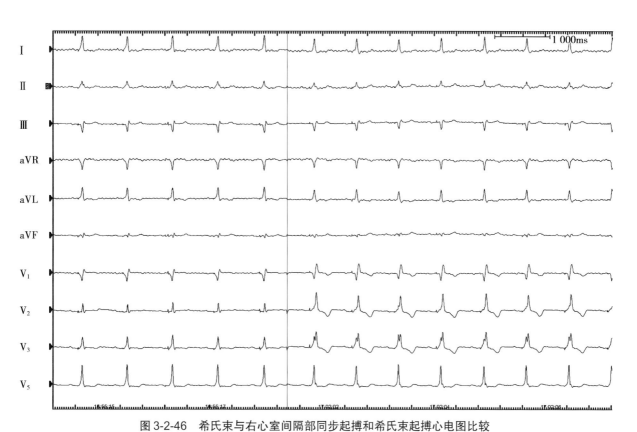

图 3-2-46　希氏束与右心室间隔部同步起搏和希氏束起搏心电图比较

左侧 5 个波形示希氏束与右心室间隔部同步起搏的心电图（QRS 波时限 142ms），右侧 5 个波形示希氏束起搏的心电图（QRS 波时限 172ms）

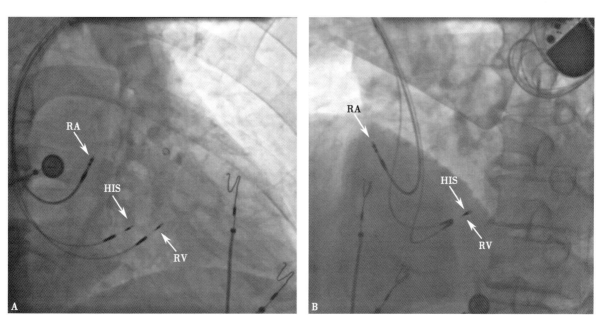

RA—右心房导线；RV—右心室导线；HIS—希氏束导线；箭头—导线位置。

图 3-2-47　导线植入位置影像

右前斜位 30°（A）和左前斜位 45°（B）的右心房、右心室和希氏束导线位置

图形。如果患者右束支也出现传导延缓但传导速度仍快于左束支传导速度，那么应表现为 HV 间期延长和 CLBBB 图形。当右束支传导速度下降到与左束支相同时，可以表现为 HV 间期延长但 QRS 波正常，这种 HV 延长在体表心电图上可能表现为 PR 间期延长。该患者 HV 出现 2∶1 传导阻滞，提示尽管下传的 HV 正常，但左右束支均有传导阻滞。

3. 选择性和非选择性 HBP 的左心室收缩同步性分析及其临床意义　选择性 HBP（S-HBP）通常感知偏低，阈值偏高，而非选择性 HBP（NS-BHP）因为更靠近心室侧从而有更好的感知和阈值。有学者认为 NS-BHP 优于 S-HBP，同时也有研究发现两者对心脏收缩同步性无差别[2]；提示 S-HBP 和 NS-BHP 的心室收缩同步性可能有差别，因为 NS-BHP 时同时激动希氏束及希氏束旁心肌，和希氏束旁旁道预激综合征患者的心脏激动模式类似。既往已有文献报告部分右侧旁道预激综合征的患者可以出现左心室扩大和心功能不全，旁道消融后心脏大小和心功能恢复正常[3]；另有研究显示，与右侧游离壁旁道和左侧游离壁旁道相比，右侧间隔旁道更容易造成左心室收缩失同步，提示右侧间隔旁道造成心室预激，引起左心室收缩失同步可能是导致患者心功能不全的原因[4]。因此，NS-BHP 造成类似间隔旁道预激综合征的 QRS 图形，也有可能导致心脏收缩失同步，在心功能正常的患者，这种失同步的影响可能比较小；但对本身已经有心功能降低的患者，可能有较大的影响，不能忽视这种影响。对该患者采用 SPECT 相位分析方法观察了不同起搏模式下左心室收缩同步性的差异（表 3-2-1），可以看出单纯右心室间隔部起搏同步性最差，S-HBP 高电压起搏同步性略差于低电压起搏，也支持这种推测，因为 S-HBP 高电压夺获了更多的普通心肌，类似于更加显性的预激综合征，心电图特征显示 QRS 波起始 r 波消失。

表 3-2-1　四种不同起搏模式下心脏同步性分析

起搏模式	相位标准差 /°	相位带宽 /°
希氏束与间隔部同步起搏	15.0	52.0
希氏束低电压起搏	19.4	57.0
希氏束高电压起搏	21.7	67.0
右心室间隔部起搏	25.6	81.0

注：正常心脏同步性结果，相位标准差 20°，相位带宽 50°

4. 起搏模式和起搏参数设定的考虑　出于安全考虑，目前对心室起搏依赖的患者行 HBP 仍常规放置右心室备用导线，设置希氏束提前右心室脉冲 80ms 左右发放，右心室脉冲落入心室不应期，相当于单纯 HBP（右心房导线插入右心房插孔，希氏束导线插入左心室插孔，右心室间隔部导线插入右心室插孔）。对此患者可能有四种不同起搏模式，其 QRS 波形态和时限不同，对心脏收缩同步性的影响也不同。笔者所在中心于不同起搏模式下采用 SPECT 相位分析法测定心脏的同步性[5]。表 3-2-1 显示了四种不同起搏模式下心脏同步性的比较。模式一：希氏束与右心室间隔部同步起搏，图 3-2-48 示起搏心电图形态和核素相位分析左心室同步性，相位标准差 15.0°，相位带宽 52.0°，基本接近正常；模式二：希氏束低电压起搏，图 3-2-49 示起搏心电图形态和核素相位分析左心室同步性，相位标准差 19.4°，相位带宽 57.0°，与正常相比稍差；模式三：希氏束高电压起搏，图 3-2-50 示起搏心电图形态和核素相位分析左心室同步性，相位标准差 21.7°，相位带宽 67.0°，已超出正常范围；模式四：右心室间隔部起搏，图 3-2-51 示起搏心电图形态和核素相位分析左心室同步性，相位标准差 25.6°，相位带宽 81.0°，与上述三种起搏模式相比最差。

　　S-HBP 成功的患者，低电压起搏夺获希氏束，高电压起搏夺获希氏束和间隔心肌，按照观察到的结果，应当设置输出起搏电压能确保夺获希氏束而尽量少夺获普通心肌。NS-BHP 的患者低电压只能夺获普通心肌，高电压才能夺获希氏束，间隔心肌夺获是不可避免的，必须设置较高的输出电压，否则只能夺获普通心肌，这和右心室间隔部起搏无差别。因此认为应当尽可能实现 S-HBP 而不是 NS-HBP，当然，由于解剖结构原因，部分患者的希氏束深埋在心肌内部，可能无法实现 S-HBP，此时应当选择尽可能少激动普通心肌的位置和输出电压。

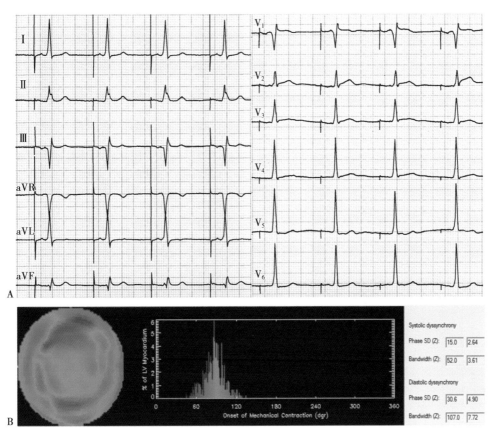

图 3-2-48　希氏束和右心室间隔部同步起搏的心电图和左心室同步性分析

A. V_1 导联呈 Qr 型；B. 左心室同步性分析可见同步性指标值正常

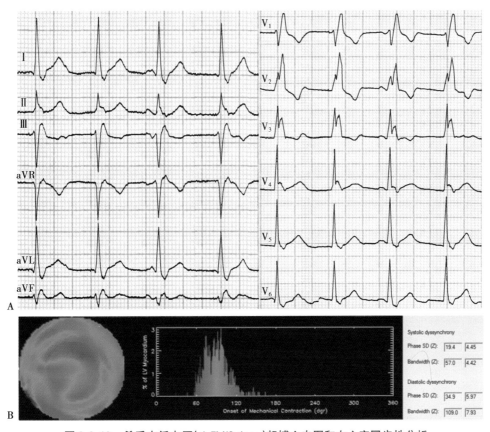

图 3-2-49　希氏束低电压(1.5V/0.4ms)起搏心电图和左心室同步性分析

A. V_1 导联呈典型的完全性右束支传导阻滞 rSR 型；B. 左心室同步性分析可见同步性指标值基本正常

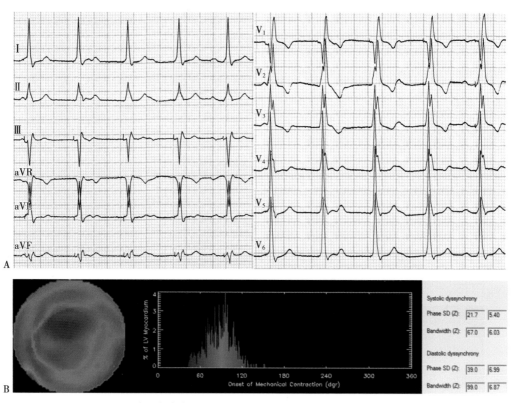

图 3-2-50 希氏束高电压（3.5V/0.4ms）起搏心电图和左心室同步性分析

A. V_1 导联呈 QR 型，高电压起搏更多夺获希氏束周围普通心肌，与低电压起搏相比，可见 V_1 导联起始 r 波消失；B. 左心室同步性分析可见同步性指标值超过正常

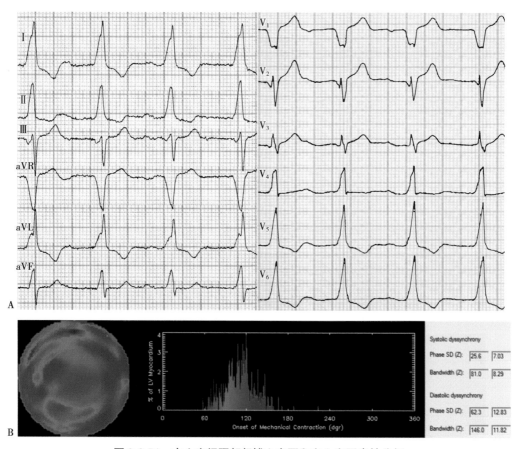

图 3-2-51 右心室间隔部起搏心电图和左心室同步性分析

A. V_1 导联 QRS 波呈 QS 型；B. 左心室同步性分析可见同步性指标值明显异常

最终根据上述评估，起搏模式设定为 DDD 模式：希氏束低电压起搏，实现心房感知 -HBP。

（侯小锋　邹建刚）

【参考文献】

[1] JAMES TN, SHERF L. Fine structure of the His bundle. Circulation, 1971, 44（1）: 9-28.

[2] CATANZARITI D, MAINES M, CEMIN C, et al. Permanent direct His bundle pacing does not induce ventricular dyssynchrony unlike conventional right ventricular apical pacing An intrapatient acute comparison study. J Interv Card Electrophysiol, 2006, 16（2）: 81-92.

[3] KWON BS, BAE EJ, KIM GB, et al. Septal dyskinesia and global left ventricular dysfunction in pediatric wolff-parkinson-white syndrome with septal accessory pathway. J Cardiovasc Electrophysiol, 2010, 21（3）: 290-295.

[4] CHEN C, LI DF, MIAO CQ, et al. LV dyssynchrony as assessed by phase analysis of gated SPECT myocardial perfusion imaging in patients with Wolff-Parkinson-White syndrome. Eur J Nucl Med Mol Imaging, 2012, 39（7）: 1191-1198.

[5] CHEN J, GARCIA EV, FOLKS RD, et al. Onset of left ventricular mechanical contraction as determined by phase analysis of ECG-gated myocardial perfusion SPECT imaging: development of a diagnostic tool for assessment of cardiac mechanical dyssynchrony. J Nucl Cardiol, 2005, 12（6）: 687-695.

病例 10　房室传导阻滞伴心功能降低的希氏束起搏

【病史摘要】

患者，男性，63 岁，因经皮冠脉介入术（percutaneous coronary intervention, PCI）术后 10 年，头晕半年，于 2015 年 4 月 7 日入院。诊断为：高度 AVB。患者 2014 年急性前壁心肌梗死，于 LAD、RCA 植入两枚支架。术后动态心电图提示：窦性心律、二度Ⅰ型 AVB、交界性逸搏，最慢心室率 33 次 /min，建议行起搏器植入，患者拒绝。近半年来觉有头晕、胸闷不适加重，偶有黑矇。既往有高血压病史 10 年。入院诊断：冠心病，PCI 术后，高度 AVB。入院心电图见图 3-2-52，窦性心律、高度 AVB、交界性逸搏。超声心动图见左心房、左心室增大，心功能不全；LAD 41mm, LVEDD 62mm, LVESD 50mm, LVEF 39.5%。

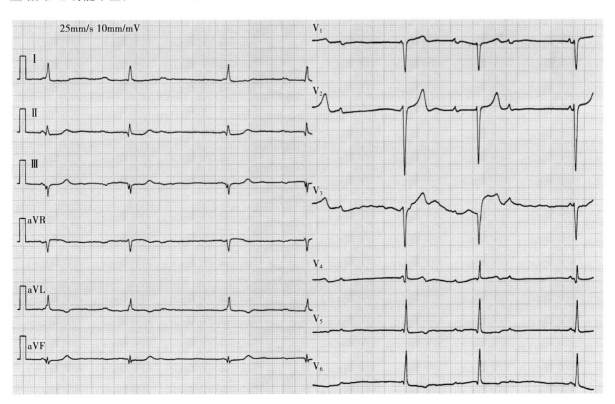

图 3-2-52　入院心电图

窦性心律，高度房室传导阻滞，交界性逸搏

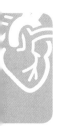

【诊疗方案】

患者以高度 AVB 入院，有起搏指征，但患者为冠心病，PCI 术后，左心室扩大，LVEF 39.5%，心功能不全，因此，选择何种起搏方式非常重要；按照目前的指南，不建议双腔起搏，可以考虑三腔起搏即双心室起搏；鉴于 HBP 是最为生理的起搏方式，所以，首先 HBP，如果不成功，则植入三腔起搏器。

【植入过程与要点】

1. 置入导丝 穿刺左侧腋静脉，置入导丝。

2. 希氏束、右心室和右心房导线植入 直接经 C315 HIS 鞘管将 3830 导线送至右心室间隔部，RAO 30°下先将导线送至三尖瓣下，5V 起搏下回撤导线，当出现窄 QRS 波时，停止起搏，并记录局部腔内电图及 HV 间期。微调外鞘和导线后，顺时针旋转 3830 导线 3～5 圈。后测试阈值、感知、阻抗，并记录不同电压下起搏心电图。右心室导线旋入间隔部。右心房螺旋导线至右心耳。

3. 导线参数 希氏束导线 R 波振幅 2.6mV，阻抗 512Ω，阈值 1.6V/0.4ms；右心室 R 波振幅 21.1mv，阻抗 677Ω，阈值 0.6V/0.4ms；右心房 P 波振幅 3.5mV，阻抗 456Ω，阈值 1.0V/0.4ms。

4. 术后心电图检查 缝扎固定导管，将导线与起搏器连接，置入囊袋内包埋固定，逐层缝合。导线植入部位的影像见图 3-2-53，术后心电图见图 3-2-54。

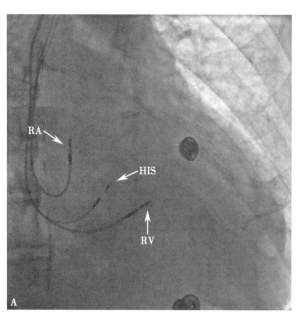
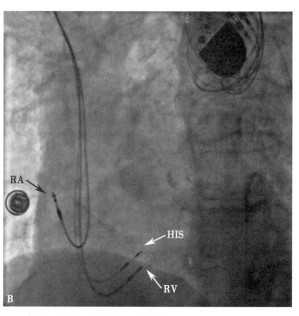

RA—右心房导线；HIS—希氏束导线；RV—右心室导线；箭头—导线位置。

图 3-2-53 术后导线位置影像

右前斜位 30°（A）和左前斜位 45°（B）示右心房、希氏束、右心室导线位置

【随访】

术后 1 个月患者活动后胸闷气喘症状缓解，复查超声心动图：LAD 47mm，LVEDD 63mm，LVESD 50mm，LVEF 41.2%。心电图见图 3-2-55。

术后 3 个月复查超声心动图：LAD 42mm，LVEDD 61mm，LVESD 44mm，LVEF 53.1%。

术后 6 个月复查超声心动图：LAD 42mm，LVEDD 59mm，LVESD 43mm，LVEF 52%。

【评述】

1. HBP 的现状 近年来，生理性起搏逐渐成为心脏起搏技术研究热点，其中 HBP 的电激动沿心脏正常传导系统下传，保持了正常的心室电激动顺序和心室收缩同步性，是理想的心室起搏方式。HBP 最早应用于持续性心房颤动伴心力衰竭行房室结消融后的起搏治疗。Deshmukh 等[1-2]应用 HBP 治疗心房颤动快心室率行房室结消融的心力衰竭患者，结果提示射血分数、心脏重构、心胸比例及心力衰竭症状均有明显改善。Barba-Pichardo 等[3]在冠状静脉窦导线植入失败者进行 HBP，并纠正 LBBB，术后心功能及 LVEF 明显改善。Lustgarten 等[4]对 12 例需再同步化治疗的患者进行 HBP 与双心室起搏的交叉比较，随访结果提示在改善预后方面二者差异无统计学意义。

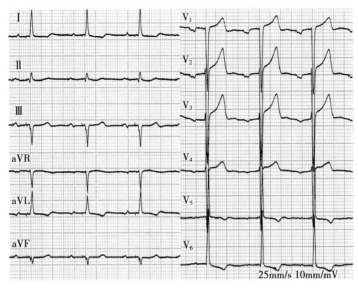

图 3-2-54　术后心电图

术后心房起搏 - 心室起搏心电图，QRS 波时限约 100ms，呈选择性希氏束起搏特征

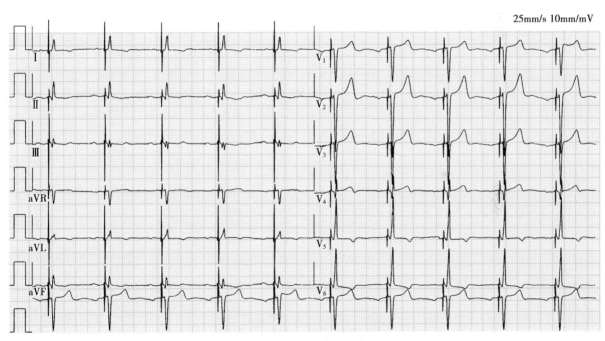

25mm/s 10mm/mV

图 3-2-55　术后 1 个月心电图

心房起搏 - 心室起搏模式，QRS 波时限约 100ms，呈选择性希氏束起搏特征

　　该患者为 63 岁男性，10 年前有急性心肌梗死支架植入史。术后有高度传导阻滞，拒绝起搏治疗。因胸闷、气喘加重入院，之前规范抗心力衰竭药物治疗 6 个月症状改善不佳，入院查 LVEF 降低，心功能不全。考虑患者无完全左束支传导阻滞，故未行 CRT 左心室心外膜起搏，改行 HBP 并获得成功。

　　2. HBP 的优势　《中国心力衰竭诊断和治疗指南 2018》中增加 HBP 章节 [5]：如果通过 HBP 可成功纠正希氏 - 浦肯野系统传导病变，理论上比双心室起搏更符合生理性。尽管对该例患者可以考虑进行双心室起搏，但 HBP 更生理。目前 HBP 尚处于起步阶段，需开展大规模临床试验证实其近期及远期疗效，尤其对患者远期生存率的影响。

（姜　海　邹建刚）

【参考文献】

[1] DESHMUKH P, ROMANYSHYN M. Direct His-bundle pacing: present and future. Pacing Clin Electrophysiol, 2004, 27（6 Pt 2）: 862-870.

[2] HUANG WJ, SU L, WU SJ, et al. Benefits of permanent His bundle pacing combined with atrioventricular node ablation in atrial fibrillation patients with heart failure with both preserved and reduced left ventricular ejection fraction. J Am Heart Assoc, 2017, 6（4）: e005309.

[3] BARBA-PICHARDO R, MANOVEL SÁNCHEZ A, FERNÁNDEZ-GÓMEZ JM, et al. Ventricular resynchronization therapy by direct His-bundle pacing using an internal cardioverter defibrillator. Europace, 2013, 15（1）: 83-88.

[4] LUSTGARTEN DL, CRESPO EM, ARKHIPOVA-JENKINS I, et al. His-bundle pacing versus biventricular pacing in cardiac resynchronization therapy patients: a crossover design comparison. Heart Rhythm, 2015, 12（7）: 1548-1557.

[5] 中华医学会心血管病学分会心力衰竭学组, 中国医师协会心力衰竭专业委员会, 中华心血管病杂志编辑委员会. 中国心力衰竭诊断和治疗指南2018. 中华心血管病杂志, 2018, 46（10）: 760-789.

第四节　慢性心力衰竭合并左束支传导阻滞的希氏束起搏

病例11　慢性心力衰竭合并左束支传导阻滞的选择性希氏束起搏

【病史摘要】

患者，男性，61岁，因"反复胸闷、胸痛10余天"入院。患者于2015年4月查超声心动图发现左心房、左心室明显增大，左心功能低下，LVEF 20%。既往否认有高血压病史，有吸烟史20余年。入院查体：血压128/88mmHg，脉搏72次/min，双肺呼吸音清，心界向两侧扩大，心率72次/min，律齐，各瓣膜区未闻及病理性杂音，双下肢无水肿。入院后相关检查肝肾功能正常；超声心动图：LAD 48mm，LVESD 65mm，LVEDD 75mm，RAD 36mm，RVEDD 32mm，LVEF 27.6%，轻度三尖瓣关闭不全；冠状动脉CTA：右冠状动脉优势型，冠状动脉未见明显异常；核素显像：静息状态下，左心室前壁、心尖、前室间隔、下壁局部血流灌注降低（瘢痕形成可能），左心室收缩功能下降伴弥漫性室壁运动下降。予琥珀酸美托洛尔23.75mg（q.d.），培哚普利2mg（q.d.），呋塞米20mg（q.d.），螺内酯20mg（q.d.）治疗。入院心电图（图3-2-56）：窦性心律，CLBBB，QRS波时限180ms。

【诊疗方案】

患者心力衰竭伴CLBBB，选择CRT是标准治疗，但考虑双心室起搏为非生理性起搏，因此，进行HBP，纠正CLBBB，并实现S-HBP，以获得更加同步的心室激动，改善心功能。

【植入过程与要点】

1. **右心室除颤导线植入**　分别穿刺腋静脉三次，保留三根导丝，将其中一根导丝送入右心室除颤导线，测试起搏参数良好，并将其与临时起搏器连接做备用起搏。

2. **希氏束导线植入**　经保留导丝C315 HIS鞘管将3830导线送入行HBP，导线可标测到较大希氏束电位，AH间期为60ms，HV间期86ms，QRS波时限180ms（图3-2-57），术中出现一过性三度AVB，室性期前收缩，右束支形态的逸搏心律。当3830导线接近LBBP时，出现右束支传导阻滞形态的起搏心电图（图3-2-58），当3830导线夺获希氏束后为HBP（3V/1ms）（图3-2-59），SV为85ms，QRS波时限与自身左束支相同为180ms，高电压起搏后（3.5V/1ms）QRS波时限缩短为112ms，SV为40ms（图3-2-60）。

3. **右心房导线植入**　常规置入右心房导线至右心耳部。

4. **脉冲发生器的连接**　连接百多力LUMAX300 CRTD脉冲发生器，HBP导线连接在脉冲发生器左心室接口，右心室间隔部导线连接右心室接口，右心房导线连接右心房接口。

5. **起搏参数**　心房导线P波振幅3.3mV，阻抗511Ω，阈值0.8V/0.4ms，斜率1.3V/s；右心室导线R波振幅30.7mV，阻抗627Ω，阈值0.4V/0.4ms，斜率4.9V/s；希氏束导线R波感知2.6mV，阻抗520Ω，阈值2V/1ms，斜率0.4V/s。

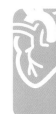

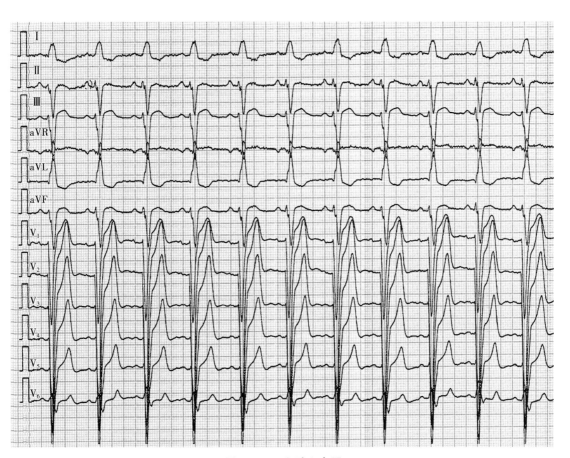

图 3-2-56　入院心电图

窦性心律，完全性左束支传导阻滞

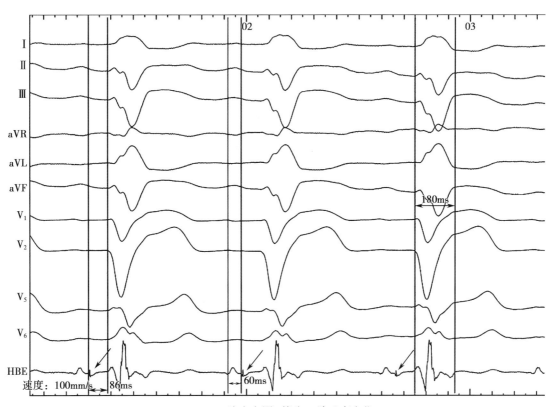

HBE—HIS 腔内电图；箭头—希氏束电位。

图 3-2-57　His 电图

AH 为 60ms，HV 延长，为 86ms，且 QRS 波时限为 180ms

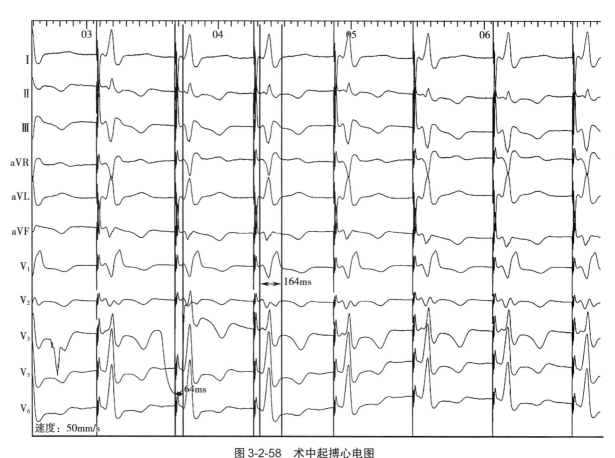

图 3-2-58 术中起搏心电图

起搏图形为右束支传导阻滞，SV 为 64ms，QRS 波时限为 164ms

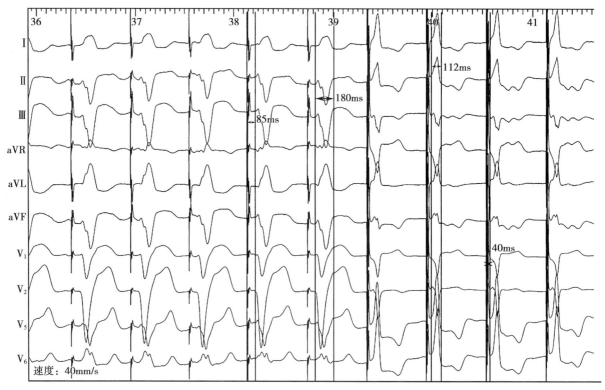

图 3-2-59 希氏束起搏心电图

左侧 5 个起搏心电图为希氏束起搏（电压 3V/1ms），SV 为 85ms，QRS 波时限 180ms，与自身心电图形态一致，提示夺获了希氏束但未纠正完全性左束支传导阻滞；升高电压后起搏（3.5V/1ms），QRS 波时限缩短为 112ms，SV 为 40ms，提示纠正了完全性左束支传导阻滞

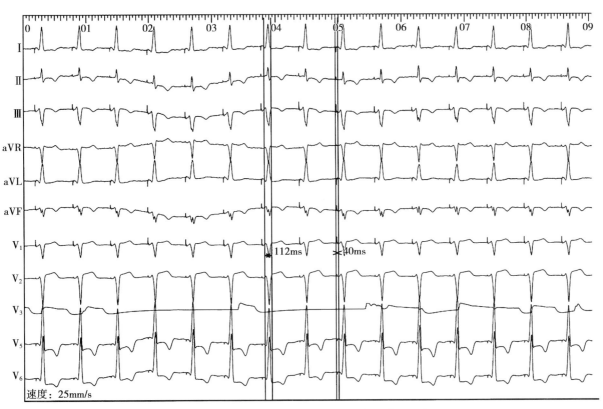

图 3-2-60　希氏束起搏纠正完全性左束支传导阻滞

QRS 波时限 112ms，SV 为 40ms

6. 术后影像　导线植入部位影像见图 3-2-61。

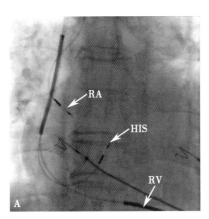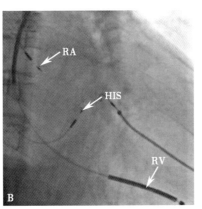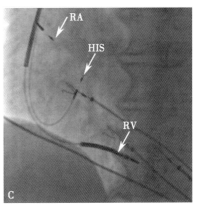

RA—右心房导线；HIS—希氏束导线；RV—右心室除颤导线；箭头—导线位置。

图 3-2-61　起搏导线影像

后前位（A）、右前斜位 30°（B）、左前斜位 45°（C）示希氏束导线及右心房、右心室除颤导线位置

7. 术后程控心电图　术后程控为 HBP 提前 80ms，单 HBP（2V/1ms）、单 HBP 起搏（3V/1ms）及单右心室起搏心电图比较（图 3-2-62）。

【随访】

术后半年随访该患者心功能明显改善，LVEF 由 27.6% 提升至 63.7%，LVEDD 由 75mm 缩小至 49mm，术后 NYHA 心功能分级维持在 I 级。

【评述】

1. 慢性心力衰竭伴 CLBBB 的心脏再同步性治疗　《2016 年欧洲心脏病学会急慢性心力衰竭诊断与治疗指南》认为，符合下列条件的症状性心力衰竭患者，建议 CRT 以改善症状、降低发病率和死亡率：窦性心律，QRS 波时限≥150ms，QRS 波呈 LBBB 形态，尽管接受最佳药物治疗后但 LVEF≤35%（I 类推荐，A 级证

第二章　希氏束起搏实例解析

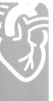

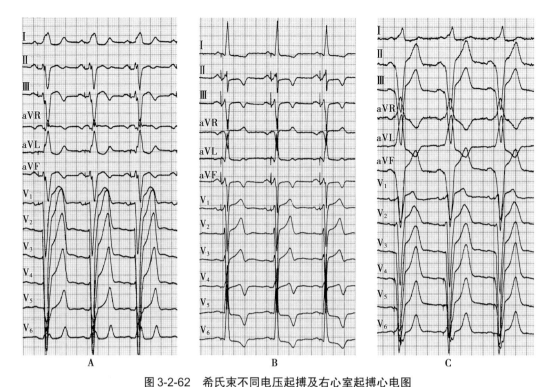

图 3-2-62　希氏束不同电压起搏及右心室起搏心电图

A. 希氏束低电压起搏（2.0V/1ms）；B. 希氏束高电压起搏（3.0V/1ms）；C. 右心室起搏

据）；而扩张型心肌病建议升级为 CRT-D 以降低猝死和全因死亡风险：症状性心力衰竭（NYHA 心功能分级 Ⅱ～Ⅲ级），尽管接受≥3 个月最佳药物治疗，LVEF≤35%，预期良好功能状态生存 >1 年，建议 CRT-D。该患者的病史特征为扩张型心肌病，窦性心律合并 CLBBB，符合 CRT-D 指征。

2. HBP 在慢性心力衰竭伴 CLBBB 患者中的应用　CRT 可改善 CLBBB 引起的左心室激动异常，但无反应率仍达 30～40%[1]，其可能原因是由于双心室起搏（BiVP）不如 HBP 产生快速有效的双心室同步激动。HBP 如果能够纠正 CLBBB，可以实现最佳的双心室同步性。从 20 世纪 70 年代开始，即有研究证实通过 HBP 可以改善左右束支传导阻滞，通过 HIS 远端起搏可使双束支同步激动，使 QRS 恢复正常；Lustgarten 等[2] 最先对 10 例永久性植入 CRT 患者进行临时性 HBP 研究，结果显示与基础及 BiVP 的 QRS 波相比，HBP 使 QRS 波时限显著变窄，而 HBP 植入时间明显短于 CRT 标准左心室导线植入时间短，HBP 可作为替代 BiVP 的最生理的起搏方式。Barba-Pichardo 等[3] 选择了 16 例 CRT 或 CRT-D 无反应及左心室导线无法植入冠状窦的患者，将 HBP 消除 LBBB 者均纳入同步化分析数据，结果显示 81%（13/16）的患者改善了基础的传导异常；9 例患者经 HBP 同步化治疗后心功能分级和超声心动图评估的心功能参数显著改善。Lustgarten 等[4] 对 29 例患者随机行 HBP 及 BiVP，在随访 1 年中交替转换起搏模式，结果显示 LVEF、NYHA 心功能分级、6min 步行距离、生活质量评分在两种起搏模式下均显著改善。

故该病例的治疗方案：首先尝试 HBP，如果可以纠正 CLBBB，就不再常规植入左心室导线实现 BiVP；术中低电压（3V/1ms）起搏，SV 为 85ms，QRS 波时限为 180ms，与自身左束支一致，升高电压至 3.5V/1ms 后，QRS 波时限变窄为 112ms，SV 为 40ms；通过 HBP 纠正了左束支传导阻滞，获得了极好的左心室同步性。术后随访该患者阈值稳定，心功能分级及症状明显改善。

该病例的启示：如果患者经 CRT 无反应，或 CRT 左心室导线植入失败，可以尝试行 HBP，力争纠正左束支传导阻滞，实现最佳的同步性，是一种全新的治疗方案。

（张金龙　邱垣皓　邹建刚）

【参考文献】

[1]　CLELAND JG, ABRAHAM WT, LINDE C, et al. An individual patient meta-analysis of five randomized trials assessing the effects of cardiac resynchronization therapy on morbidity and mortality in patients with symptomatic heart failure. Eur

Heart J，2013，34（46）：3547-3556.

[2] LUSTGARTEN DL，CALAME S，CRESPO EM，et al. Electrical resynchronization induced by direct His-bundle pacing. Heart Rhythm，2010，7（1）：15-21.

[3] BARBA-PICHADRO R，MANOVEL SANCHEZ A，FERNÁNDEZ-GÓMEZ JM，et al. Ventricular resynchronization therapy by direct His-bundle pacing using an internal cardioverter defibrillator. Europace，2013，15（1）：83-88.

[4] LUSTGARTEN DL，CRESPO EM，ARKHIPOVA-JENKINS I，et al. His-bundle pacing versus biventricular pacing in cardiac resynchronization therapy patients：a crossover design comparison. Heart Rhythm，2015，12（7）：1548-1557.

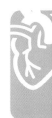

病例12　慢性心力衰竭合并左束支传导阻滞的非选择性希氏束起搏

【病史摘要】

患者，男性，62岁，因"反复胸闷心慌1年，加重1个月"入院。患者1年前无明显诱因出现胸闷、心慌，常于劳累后出现；1个月前出现劳累性胸闷、气促伴双下肢水肿，夜间无法平卧，至当地医院就诊考虑"扩张型心肌病，CLBBB，NYHA心功能分级Ⅳ级"，住院治疗后症状无缓解。既往高血压病史30余年，药物控制后血压良好；2011年于当地医院诊断为"垂体瘤"，予微创手术切除。入院后超声心动图检查：LAD 47mm，RAD 43mm，LVEDD 63mm，IVS 7mm，LVEF 26.7%；肺动脉收缩压47mmHg。入院时心电图提示CLBBB（图3-2-63）。

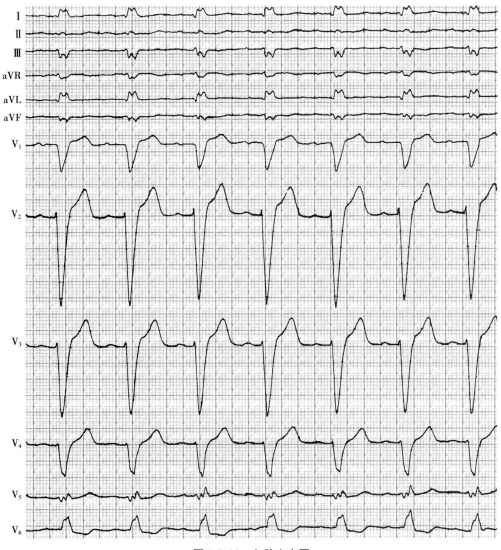

图3-2-63　入院心电图

窦性心律，完全性左束支传导阻滞，心率72次/min

【诊疗方案】

患者心力衰竭伴 CLBBB，CRT 是标准治疗，考虑双心室起搏为非生理性起搏，因此，进行 HBP，纠正 CLBBB，力争实现选择性 HBP，至少实现 NS-HBP，以获得更加同步的心室激动，改善心功能。

【植入过程与要点】

1. 希氏束导线植入 穿刺腋静脉，采用 C315 HIS 鞘管及 3830 导线行 HBP，先标测到较大希氏束电位（图 3-2-64），AH 间期为 128ms，HV 间期为 88ms，QRS 波时限为 178ms。当 3830 导线夺获希氏束后，测量 SQ 间期为 88ms，与自身 HV 间期相等，起搏 QRS 波时限为 128ms，纠正 CLBBB（图 3-2-65）。测试感知阈值、阻抗等参数良好。

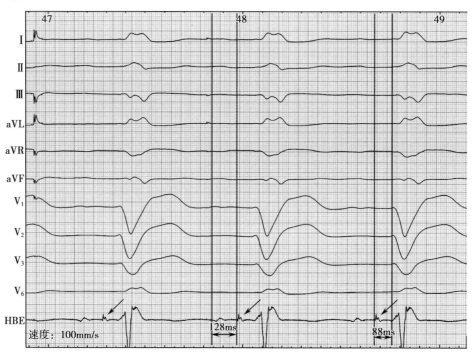

HBE—HIS 腔内电图；箭头—希氏束电位。

图 3-2-64 His 电图

AH 间期为 128ms，HV 间期为 88ms，QRS 波时限为 178ms

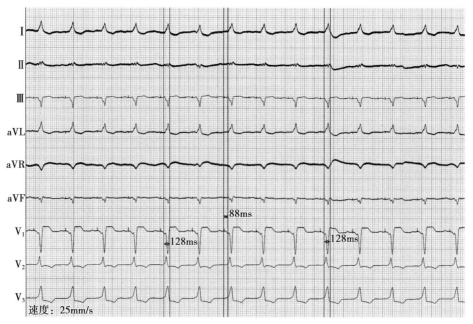

图 3-2-65 非选择性希氏束起搏心电图

SQ 间期为 88ms，QRS 波时限为 128ms，完全性左束支传导阻滞被纠正

2. 右心室间隔部起搏　常规导入 1888T 导线至右心室高位间隔部,作为右心室备用导线。右心室间隔部起搏的心电图见图 3-2-66。

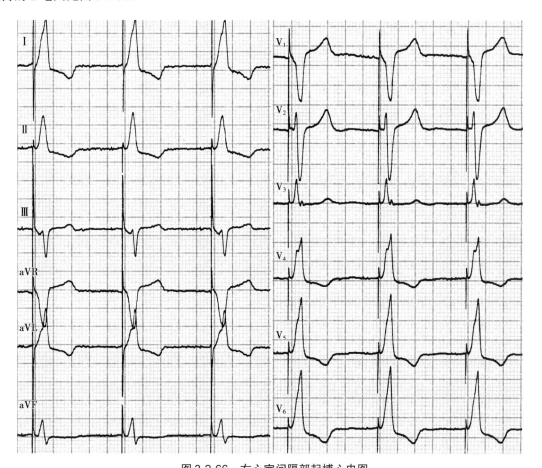

图 3-2-66　右心室间隔部起搏心电图
心电图类似完全性左束支传导阻滞形态,QRS 波时限为 180ms

3. 脉冲发生器的连接　连接圣犹达 5596 脉冲发生器,希氏束导线连接左心室接口,心房导线及右心室间隔部导线分别连接心房及右心室接口。

4. 起搏参数　希氏束导线 R 波振幅 1.5mV,阻抗 454Ω,阈值 2.0V/0.4ms;右心房导线 P 波振幅 2.0mV,阻抗 407Ω,阈值 1.4V/0.4ms,斜率 0.5V/s。右心室导线 R 波振幅 8.6mV,阻抗 625Ω,阈值 0.7V/0.4ms。

5. 导线植入部位影像　图 3-2-67 示 PA、RAO 30° 和 LAO 45° 的希氏束、右心房和右心室三根导线位置。

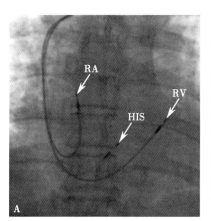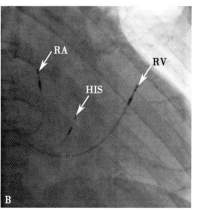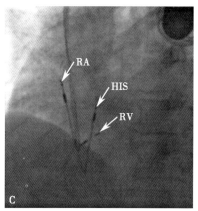

RA—右心房导线;HIS—希氏束导线;RV—右心室导线;箭头—导线位置。
图 3-2-67　导线位置影像
后前位(A)、右前斜位 30°(B)和左前斜位 45°(C)的右心房、右心室和希氏束导线位置

6. 术后超声心动图同步性分析 HBP 的左右心室同步性分析：主动脉 - 肺动脉射血前时间为 60ms，左心室 Tmsv16-SD 为 33ms。右心室间隔部起搏的左右心室同步性分析：主动脉 - 肺动脉射血前时间为 75ms，左心室 Tmsv16-SD 为 47ms。

【随访】

术后超声心动图随访的结果见表 3-2-2，患者心功能明显改善，左心室明显缩小。

表 3-2-2 超声心动图随访结果

时间	LAD/mm	LVESD/mm	LVEDD/mm	LVEF/%
术前	47	55	63	26.7
术后半年	35	37	50	50.8
术后 1 年	34	35	50	57

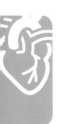

第二章 希氏束起搏实例解析

【评述】

1. 真性 CLBBB 的心电图特征 该患者诊断明确：扩张型心肌病，真性 CLBBB，NYHA 心功能分级Ⅳ级。关于真性 CLBBB，Strauss 提出其新概念，即在原心电图诊断标准的基础上又提出三条新标准：① QRS 波时限，男性≥140ms，女性≥130ms；② QRS 波形态，V_1 导联的 QRS 波呈 QS 形或 r 波振幅＜1mm 且呈 rS 形，aVL 导联的 q 波振幅＜1mm；③ QRS 波伴有切迹或顿挫，在 Ⅰ、aVL、V_1、V_2、V_5、V_6 等导联中至少有两个或两个以上导联存在 QRS 波的切迹或顿挫。真性 CLBBB 提示患者左束支的传导功能完全丧失，否则，左束支仍残存传导，为假性 CLBBB，真性 CLBBB 的患者更容易发生三度 AVB。此外，也可能会导致 LBBB 心肌病。长期 CLBBB 引起心脏电和机械的失同步，功能性二尖瓣脱垂，出现血流动力学障碍，继而导致心脏的扩张和收缩功能下降。LBBB 心肌病的诊断需满足三项标准：①确诊特发性 LBBB；②逐渐发生心肌病；③纠正 LBBB，逆转心肌病[1]。

2. 伴真性 CLBBB 的扩张型心肌病的心脏再同步化治疗：CRT 还是 HBP 随着真性 CLBBB 新概念的提出，传统的纠正 LBBB 的方法，可以通过双心室同步起搏来纠正电和机械的失同步。相关的临床研究显示[2]，若诊断为真性 CLBBB 伴心力衰竭，则 CRT 疗效明确，心功能改善明显，甚至恢复正常，即出现"超反应"。左束支和 QRS 波时限为心力衰竭患者 CRT 推荐级别的关键。《2016 年欧洲心脏病学会急慢性心力衰竭诊断与治疗指南》认为，符合下列条件的症状性心力衰竭患者，建议 CRT 以改善症状、降低发病率和死亡率：窦性心律，QRS 波时限≥150ms，QRS 波呈 LBBB 形态，尽管最佳药物治疗但 LVEF≤35%（Ⅰ类推荐，A 级证据）。从电生理机制来说，通过双心室起搏虽然产生较窄的 QRS 波及较好的预后，但并非为生理性的。近年来，Lustgarten 等[3-4]研究认为可以通过 HBP 来纠正 LBBB，获得更为生理性的起搏方式，同样产生"超反应"。该患者接受了 HBP，通过 HBP 可以较好地纠正 CLBBB，QRS 波时限从术前的 178ms 降至 128ms。HBP 纠正 CLBBB 的主要原因是由于希氏束的纵向分离理论，如果束支传导阻滞是发生于希氏束近端，则通过希氏束远端起搏可以消除束支传导阻滞。该例术后超声心动图进行同步性分析评价结果显示，在 HBP（4V/0.4ms）时，左右心室同步性分析：主动脉 - 肺动脉射血前时间为 60ms，左心室 Tmsv16-SD 为 33ms；单右心室 2.5V/0.4ms 起搏时，左右心室同步性分析：主动脉 - 肺动脉射血前时间为 75ms，左心室 Tmsv16-SD 为 47ms，因此该患者 HBP 的同步性显著优于单右心室起搏。此外，对该患者随访结果进一步证实，NS-HBP 较好地纠正了电的失同步，有极好的临床效果，且左心房、左心室均显著缩小至接近正常范围，LVEF 由 26.7% 增加至 57%，呈"超反应"，进一步证实该患者诊断为 LBBB 心肌病，NS-HBP 是可行的治疗方案。

（张金龙 邱垣皓 邹建刚）

【参考文献】

[1] 郭继鸿. 左束支阻滞性心肌病. 临床心电学杂志，2013，22（4）：299-308.

[2] MASCIOLI G，PADELETTI L，SASSONE B，et al. Electrocardiographic criteria of the left bundle branch block：a simple sign to predict a better clinical and instrumental response to CRT. Pacing Clin Electrophysiol，2012，35（8）：927-934.

[3] LUSTGARTEN DL，CALAME S，CRESPO EM，et al. Electrical resynchronization induced by direct His-bundle pacing.

Heart Rhythm，2010，7（1）：15-21.

[4] LUSTGARTEN DL，CRESPO EM，ARKHIPOVA-JENKINS I，et al. His-bundle pacing versus biventricular pacing in cardiac resynchronization therapy patients: a crossover design comparison. Heart Rhythm，2015，12（7）：1548-1557.

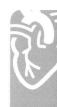

第五节　左心室导线植入失败的补救希氏束起搏

病例13　左心室导线植入失败改希氏束起搏

【病史摘要】

患者，女性，54岁，因"反复胸闷、气喘7年"入院。患者自7年前开始出现胸闷、气喘，渐进加重，伴下肢水肿，外院诊断为扩张型心肌病，予药物治疗后仍有胸闷，活动后明显，多次外院住院治疗，近1年来心电图示心房扑动。无高血压、冠心病病史。入院心电图见图3-2-68。超声心动图显示全心增大、心功能不全、中重度二尖瓣关闭不全、重度三尖瓣关闭不全，轻度主动脉瓣关闭不全，LVEDD 65mm，LVESD 55mm，LAD 48mm，LVEF 31.7%。

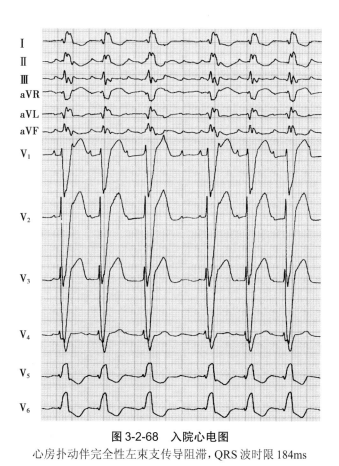

图3-2-68　入院心电图

心房扑动伴完全性左束支传导阻滞，QRS波时限184ms

【诊疗方案】

入院诊断：扩张型心肌病、心房扑动、完全性左束支传导阻滞、NYHA心功能分级Ⅳ级。拟行CRT-D植入及心房扑动消融术，术前经食管超声心动图检查未见心耳血栓形成。如果左心室导线植入困难，尝试HBP纠正左束支传导阻滞。

【植入过程与要点】

1. 术中体表心电图和腔内电图　于冠状窦植入十极电生理导管，记录腔内电图，提示右心房典型心房扑动可能，房室呈2∶1传导，心室率约150次/min（图3-2-69）。

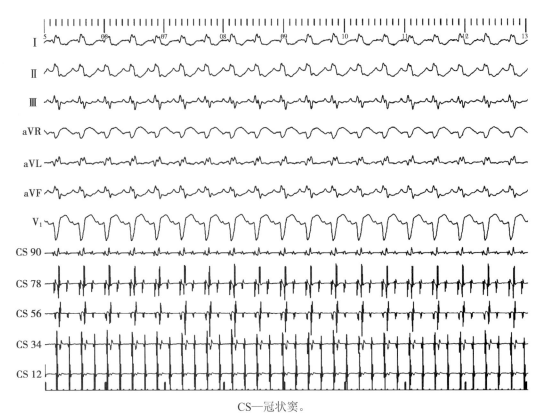

CS—冠状窦。

图 3-2-69　术中体表和腔内电图

右心房扑动（2∶1 传导），心房频率 300 次 /min，心室率 150 次 /min

　　2. 冠状静脉造影　因冠状窦中段瓣膜影响，远端显影不清，图 3-2-70 显示近端不同侧支血管，但 3 个侧支细而短，无法植入导线；用 PTCA 导丝引导球囊深插后造影显示远端，前侧静脉比较粗大，考虑作为靶静脉（图 3-2-71），但无法将导线送至更远端（图 3-2-72）。

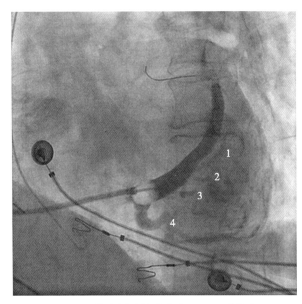

1～3—冠状窦侧后静脉分支；4—心后静脉。

图 3-2-70　冠状静脉造影影像

近端可见侧后静脉分支及心后静脉

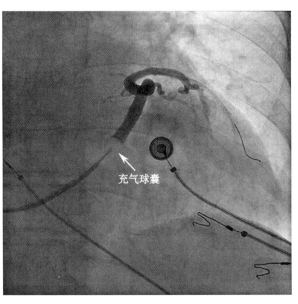

图 3-2-71　采用经皮冠状动脉腔内成形术导丝引导球囊后冠状静脉造影影像

用经皮冠状动脉腔内成形术导丝引导球囊深插后造影显示远端，前侧静脉比较粗大，可考虑作为靶静脉

3. 左心室导线植入　将 4196 左心室起搏导线（美敦力公司）送至前侧静脉，但导线进入深度有限（图 3-2-72），测试阈值满意，10V 起搏无膈神经刺激，术中临时测试 BiVP 图形见图 3-2-73A，QRS 波时限 135ms，比术中自身 QRS 波（图 3-2-73B）明显变窄。

但是撤出鞘管后左心室导线回退，阈值升高至大于 3.0mV/0.4ms，反复尝试均不能进一步深入到静脉远端并稳定固定，尝试侧静脉、侧后静脉、后静脉均存在同样情况，导线无法保持固定，撤出指引鞘管后即出现脱位。此时可选的方案如下。①左心室导线内保留钢丝加强支持：早期曾有过此类经验，但近年多有病例报告显示后期可能出现导线断裂，已不建议此种做法；②使用左心室主动固定导线（如美敦力 4195）：左心室主动固定导线由于纤维组织包绕主动固定翼，一旦感染则拔除困难，近年已较少使用；③心外膜导线：需要小切口开胸手术，此患者一般情况差，手术及麻醉风险相对较大，可作为备选方案；④ HBP：可能阈值较高才能纠正左束支传导阻滞，如阻滞部位在左束支远端，则不能被 HBP 纠正。与家属交代病情后尝试 HBP。

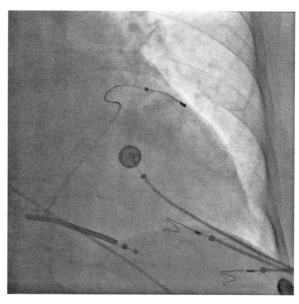

图 3-2-72　左心室导线进入前侧静脉
将左心室导线送至前侧静脉，但导线进入深度有限

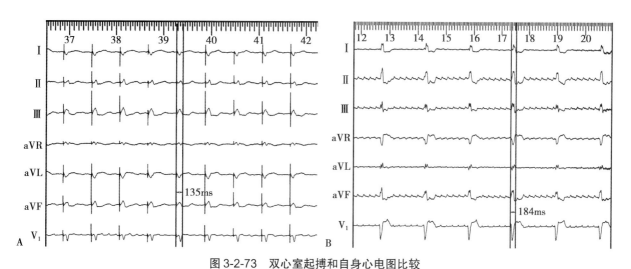

图 3-2-73　双心室起搏和自身心电图比较
A. 双心室起搏心电图 QRS 波时限 135ms；B. 自身心电图 QRS 波时限 184ms

4. HBP　高电压起搏，可见 V₁ 导联部分呈 RBBB 图形（图 3-2-74），起搏夺获希氏束后有部分呈 RBBB 图形，有部分呈正常 QRS 波，注意 V₁ 导联部分呈 QR 型，部分呈正常窄 QRS 波，可以有两种解释：①起搏完全纠正左右束支传导阻滞；②起搏仅夺获左束支，呈现 RBBB 图形，部分和自身经右束支下传相融合形成窄 QRS 波。

操作过程中损伤右束支，患者出现三度 AVB，交界性逸搏伴 RBBB，起搏可见 CRBBB（QRS 波时限 128ms）及不完全性 RBBB（QRS 波时限 120ms）两种图形（图 3-2-75），根据心电图肢体导联图形前者更接近选择性 HBP，后者明确为非选择性 HBP。

最终位置考虑为 NS-HBP，心肌夺获阈值 1.5V/0.4ms，希氏束夺获阈值 2.25V/0.4ms，感知 4.2mV。希氏束导线插入 CRT-D 左心室导线接口，输出 3.0V/0.4ms，右心房与右心室导线按正常插接，默认左、右心室同步起搏。

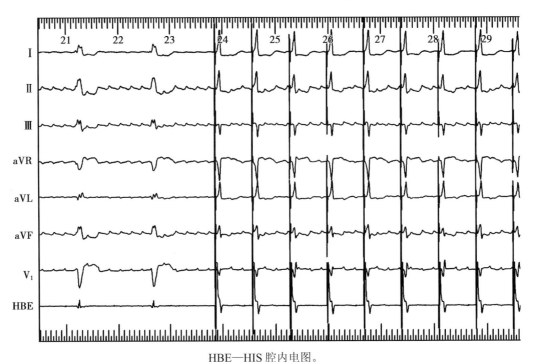

HBE—HIS 腔内电图。

图 3-2-74 希氏束起搏心电图

前两个 QRS 波为自身完全性左束支传导阻滞，后面为希氏束起搏图形，QRS 波明显变窄

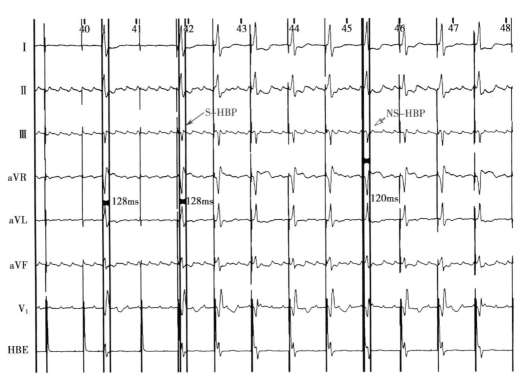

HBE—HIS 腔内电图；S-HBP—选择性希氏束起搏；NS-HBP—非选择性希氏束起搏；实心箭头—完全性右束支传导阻滞；空心箭头—不完全性右束支传导阻滞。

图 3-2-75 术中心电图

第一个 QRS 波为三度房室传导阻滞后的右束支形态逸搏，低电压失夺获，逐渐增高电压后出现选择性和非选择性希氏束起搏，图形呈完全性右束支传导阻滞和不完全性右束支传导阻滞，前者的 QRS 波时限 128ms，后者的 QRS 波时限 120ms

5. 术后导线影像　见图 3-2-76。

6. 术后心电图　见图 3-2-77。

7. 术后心电图　手术次日重新测试希氏束夺获阈值下降至 0.5V/0.4ms,起搏 QRS 为不完全性 RBBB 型（图 3-2-78）。

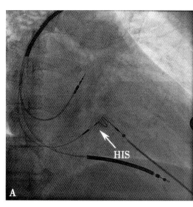 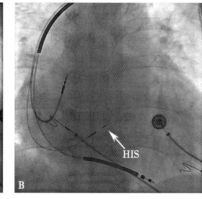 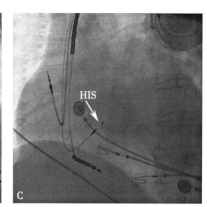

HIS—希氏束导线。

图 3-2-76　术后起搏导线位置影像

A. 右前斜位 30°; B. 后前位; C. 左前斜位 45°

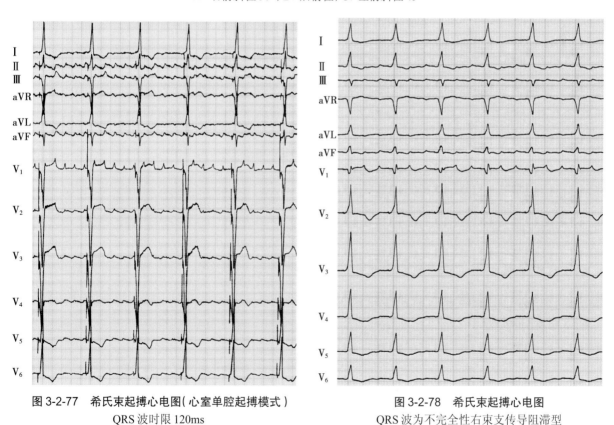

图 3-2-77　希氏束起搏心电图（心室单腔起搏模式）

QRS 波时限 120ms

图 3-2-78　希氏束起搏心电图

QRS 波为不完全性右束支传导阻滞型

【随访】

术后患者胸闷气促症状迅速缓解,1 周后复查超声心动图并评估不同起搏模式下左心室收缩同步性。超声提示:HBP 导线在三尖瓣隔瓣上方; HBP 主肺动脉射血时间差 23ms,Tmsv12-SD 为 16ms; RVA 起搏主肺动脉射血时间差 82ms,Tmsv12-SD 为 40ms。主肺动脉射血时间差反映左右心室之间同步性,>40ms 表示失同步,RVA 起搏时主肺动脉射血时间差达到 82ms,表明左右心室失同步。左心室内收缩不同步的测量方法目前尚无统一标准,余卓文等用左心室 12 节段收缩达峰时间的标准差（Ts-SD）作为左心室不同步指标,该值大于 32.6ms 定义为左心室内不同步。该患者 HBP 明显优于 RVA 起搏。

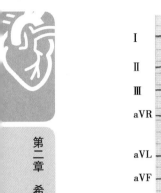

术后 2 周，患者心功能进一步改善，考虑患者心功能改善，心脏逆重构后可能不再复发心房扑动，而不需要射频消融治疗，遂程控 CRT-D 10J 电复律转复心房扑动为窦性心律，患者心律变为窦性心律，三度 AVB，交界性逸搏伴 RBBB（图 3-2-79）；电复律后程控为 DDD 模式，希氏束和右心室同步起搏心电图见图 3-2-80。

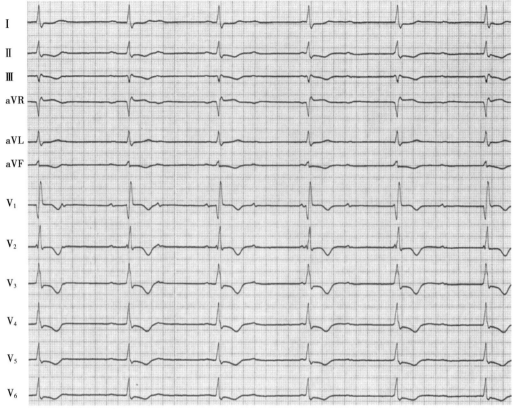

图 3-2-79 转复后心电图
转复后为窦性心律，三度房室传导阻滞，交界性逸搏伴右束支传导阻滞

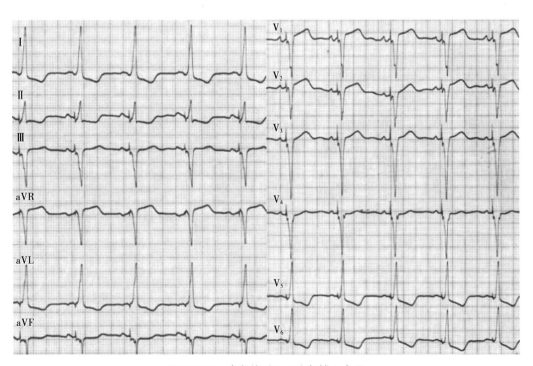

图 3-2-80 电复律后双心室起搏心电图
电复律后程控为双腔起搏器起搏模式，希氏束加右心室同步起搏心电图

患者出院6周后门诊复查超声心动图，显示左心室舒张末期内径缩小，LVEF提高，临床NYHA心功能分级Ⅱ级，二尖瓣反流由中重度变为轻度，LVEDD 57mm，LVESD 44mm，LAD 38mm，LVEF 45.2%，轻度二尖瓣关闭不全，轻度三尖瓣关闭不全。出院后口服盐酸胺碘酮片0.2g/d，程控CRT-D仅偶见心房高频事件，提示心房扑动未再持续发作。

不同电压起搏模式心电图形态和宽度不同（图3-2-81），应该如何设置起搏模式呢？

根据Adaptive-CRT研究结果，即使CRT也要减少不必要的右心室起搏。为分析本例患者单纯HBP能否能有很好的心脏逆重构。笔者所在中心继续完善了超声同步性分析。2016年1月7日随访HBP阈值1.0V/0.4ms，LVEDD 57mm，LVESD 43mm，LVEF 48.1%；BiVP同步性分析：主肺动脉射血前时间差34ms，Tmsv12-SD 19ms；而HBP主肺动脉射血时间差23ms，Tmsv12-SD 16ms。从超声心动图结果可知，虽然HBP时RBBB形态的心电图QRS波时限约130ms，略宽于双心室起搏时的120ms，但同步性却更好，CRBBB不影响左右心室间和左心室内的同步性，因此设置HBP提前80ms起搏随访。2017年11月随访HBP阈值1.25V/0.4ms，LVEDD 54mm，LVESD 37mm，LVEF 58.9%，显示阈值稳定，单HBP可持续改善心脏功能。

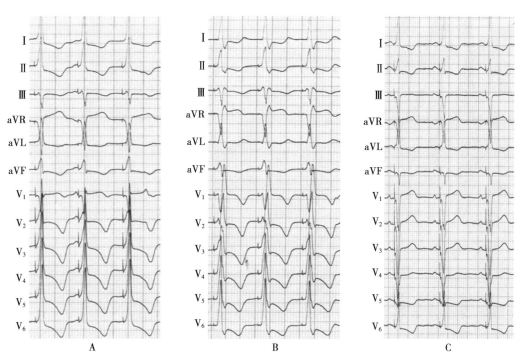

图3-2-81　不同电压起搏模式心电图特征
A. 希氏束2.0V/0.4ms起搏，V_1导联为不典型完全性右束支传导阻滞，因为间隔心肌夺获，V_1导联初始r波消失，终末R′波振幅降低，QRS波时限约130ms；B. 希氏束0.75V/0.4ms起搏，考虑为选择性希氏束起搏，典型完全性右束支传导阻滞图形，QRS波时限约130ms；C. 双心室同步起搏，右心室起搏成分增加，V_4导联仍为QS型，但QRS波时限仅约120ms

【评述】

CRT手术左心室导线植入成功率为90%~95%，部分患者因为冠状窦开口畸形、静脉瓣膜、分支细小扭曲、膈神经刺激、过高的阈值等原因无法完成经静脉植入，既往一般改行外科手术植入心外膜起搏导线。本例患者CRT中出现左心室导线反复脱位，尝试HBP纠正LBBB获得成功，患者临床随访心功能改善明显，提示HBP可以作为常规经静脉植入左心室导线困难时的一种较理想的替代手段。

1. HBP纠正LBBB的机制　本例患者原为心房扑动伴持续性CLBBB，术中机械操作损伤右束支后出现三度AVB，但快频率HBP仍然可经左束支下传，可认为HBP纠正了LBBB，这用希氏束纵向分离的理论可以解释。Teng等[1]研究显示，起搏远端希氏束可以绕过希氏束内左束支纤维发生阻滞的部位，从而激动阻滞部位远端左束支。

如果是直接起搏远端希氏束，纠正LBBB的电压阈值就是夺获希氏束的电压阈值。本例患者术中纠正LBBB的阈值较高，但术后第二日即降低到0.5V/0.4ms，极低的电压即可经左束支下传，提示可能直接起搏到了左束支阻滞部位远端。但实际上，多数文献报告的病例中，纠正 LBBB 的电压阈值明显高于单纯夺获希氏束的阈值，因此，本利患者更有可能是导管起搏在阻滞部位附近，通过提高起搏电压，可以覆盖到阻滞部位远端，或高起搏电压可以改善束支纤维传导能力[2]。图 3-2-82 是本中心的另一病例，可见低电压夺获希氏束但不纠正 LBBB，提高电压后纠正束支传导阻滞，同时逆传夺获心房。

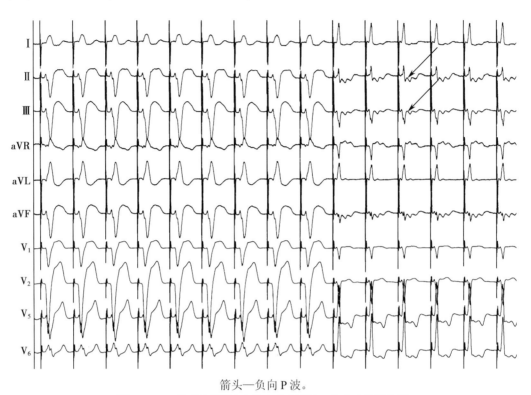

箭头—负向 P 波。

图 3-2-82　希氏束起搏（高输出电压）纠正左束支传导阻滞

低电压起搏可夺获希氏束但不纠正左束支传导阻滞，将电压提高到 3V/0.4ms 后，左束支传导阻滞消失，同时可见经房室结逆向激动心房形成的 P 波，Ⅱ、Ⅲ、aVF 导联呈负向

2. HBP 纠正束支传导阻滞的类型　显然，可被 HBP 纠正的 CLBBB 部位只能是希氏束近端，那么如何判断一个 CLBBB 心电图是近端阻滞还是远端阻滞？这与真性 / 假性 LBBB 是否有相同意义？

CLBBB 诊断的传统标准包括：QRS 波时限≥0.12s；V_5、V_6 导联 R 波宽大伴切迹；V_1 导联 QRS 波呈 QS 形或 rS 形；并有继发性 ST-T 改变。2011 年 Strauss 提出真性 LBBB 的新概念及标准。Strauss 在传统 LBBB 的诊断标准上提出 3 点补充意见：① V_1、V_2 导联的 QRS 波呈 QS 或 rS 形，且 r 波 <0.1mV，aVL 导联的 q 波 <0.1mV；② QRS 波时限男性≥0.14s，女性≥0.13s；③在 Ⅰ、aVL、V_1、V_2、V_5、V_6 等导联中至少有两个导联存在 QRS 波的切迹或顿挫。

本例患者自身 V_1 导联 r 波振幅超过 0.1mV，也就是说室间隔的左向右激动向量依然存在，阻滞部位应在间隔纤维发出之后。但患者在右束支损伤后出现交界性逸搏心律伴 RBBB，说明 LBBB 部位在交界性逸搏点以上，RBBB 部位在逸搏点以下。

目前仍然缺乏从体表心电图判断近端还是远端束支阻滞的线索。通过 HBP 能否纠正束支传导阻滞来判断近端还是远端阻滞，总结这些病例的体表心电图特征，将有助于解决这一疑问，可以帮助将来选择合适的 HBP 病例。

有明确 CRT 适应证的心力衰竭伴 CLBBB 患者直接行 HBP 而不植入左心室起搏导线的临床依据尚较少，考虑到部分患者阈值有渐进性升高的可能，目前不作为常规推荐。

（侯小锋　邹建刚）

【参考文献】

[1]　TENG AE, MASSOUD L, AJIJOLA OA, et al. Physiological mechanisms of QRS narrowing in bundle branch block

patients undergoing permanent His bundle pacing. J Electrocardiol，2016，49（5）：644-648.

[2] TENG AE，LUSTGARTEN DL，VIJAYARAMAN P，et al. Usefulness of His bundle pacing to achieve electrical resynchronization in patients with complete left bundle branch block and the relation between native QRS axis，duration，and normalization. Am J Cardiol，2016，118（4）：527-534.

第六节　心脏再同步化治疗无反应的希氏束起搏

病例 14　心力衰竭伴心房颤动的心脏再同步化治疗无反应升级希氏束起搏

【病史摘要】

患者，男性，46 岁，2009 年诊断为"扩张型心肌病，持续性心房颤动伴快心室率"，心电图显示 QRS 波时限正常（图 3-2-83）。既往有高血压、糖尿病病史 4 年，冠状动脉造影未见异常。患者于 2009 年 3 月在外院房室结消融并植入 CRT-D（Model V-350；圣犹达公司），左心室导线位于冠状窦侧静脉。房室结消融后自身 QRS 为室性逸搏节律，为 CLBBB，QRS 波时限 166ms；术后在超声心动图的指导下，双心室起搏的 QRS 波时限 145ms（图 3-2-84）。CRT-D 植入后 4 年中患者坚持药物治疗包括培哚普利片每日 4mg，倍他乐克片早晚各 25mg 和口服呋塞米及螺内酯。多次超声心动图检查发现心力衰竭逐渐加重，需要住院治疗和静脉应用利尿剂。2013 年 7 月因 CRT-D 电池耗竭需要更换时，NYHA 心功能分级为 Ⅲ 级，LVEDD 64mm，LVEF 26%（Simpson 法）；X 线胸片示心胸比例 0.69。

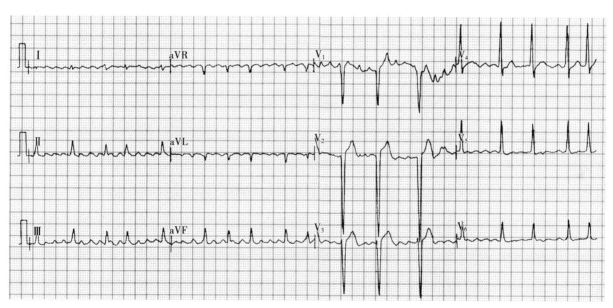

图 3-2-83　术前自身心电图

心房颤动伴快速心室率，心率 112 次 /min，QRS 波时限 88ms

【诊疗方案】

方案一：仅更换 CRT-D 发生器。

方案二：更换 CRT-D 时同时电生理检查尝试是否可 HBP，夺获后 QRS 波如为正常形态，可尝试 HBP 替代废用的心房导线，同时保留双心室起搏作为备用。

最终选择方案二，升级 HBP。

【植入过程与要点】

1. 标测希氏束电位　左锁骨下静脉造影显示血管通路无闭塞，右侧股静脉穿刺后，采用电生理导管行起搏标测，虽然在房室交界区未标测到希氏束电位，但起搏房室交界区后可夺获希氏束，高电压输出夺获后呈窄 QRS 波形态，确认有成功 HBP 的可能性（图 3-2-85）。

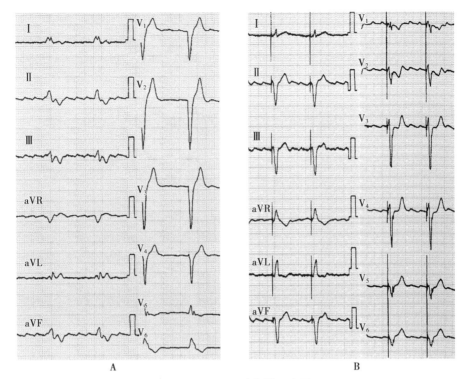

图 3-2-84 双心室起搏心电图
A. 房室结消融后自身心电图呈室性逸搏节律,完全性左束支阻滞,QRS 波时限 166ms;
B. 超声心动图优化后双心室起搏图形,左心室起搏先于右心室 15ms

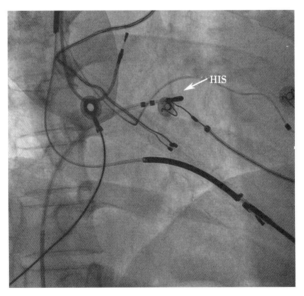

HIS—希氏束导线;箭头—电生理导管记录到希氏束电位。
图 3-2-85 标测希氏束电位影像
电生理导管在房室交界区标测希氏束电位

2. HBP 导线的植入 穿刺左腋静脉后,采用 C315 HIS 鞘管及 3830 69cm 导线行 HBP,在标测导线附近起搏可以夺获希氏束,QRS 波呈 CLBBB 图形,阈值 1.9V/0.4ms,升高输出电压至 2.5V/0.4ms 时,QRS 波正常化,通过起搏标测明确 HBP 成功(图 3-2-86)。

3. 脉冲发生器的连接 废弃原心房导线,埋置在囊袋中,更换新的 CRT-D 的装置,将新植入的希氏束导线插于心房插孔,原右心室导线和左心室导线保留作为双心室起搏。影像见图 3-2-87,术后起搏的心电图见图 3-2-88。

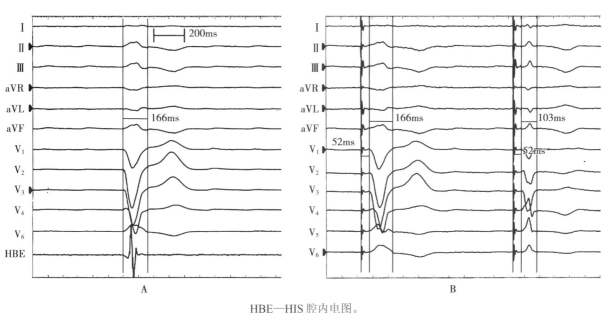

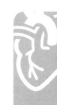

HBE—HIS 腔内电图。

图 3-2-86　不同电压起搏希氏束的心电图特征

A. 希氏束定位成功后从起搏导线引出记录的腔内电图，但未见到明显的希氏束电位，体表导联上自身 QRS 波为完全性左束支传导阻滞，宽度 166ms；B. 以 1.9V/0.4ms 输出刺激时可以夺获希氏束，起搏信号之后到 QRS 波间期为 52ms，夺获后 QRS 波的形态与自身逸搏的 QRS 波形态与 T 波方向均完全一致；输出电压升高至 2.5V/0.4ms QRS 波形态正常化，宽度 103ms，起搏信号后仍保持 52ms 的刺激到 QRS 波间期

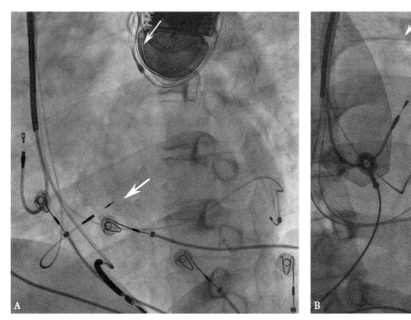

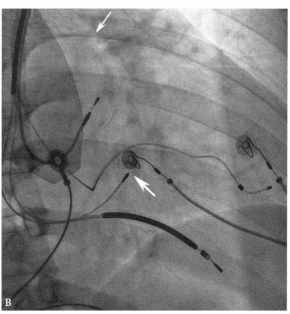

细箭头—废用的心房导线；粗箭头—希氏束导线。

图 3-2-87　希氏束导线位置影像

左前斜位 45°（A）和右前斜位 30°（B）示心房导线废用，心房插孔改插希氏束导线，原双心室起搏导线保留并留作备用

4. 参数设置

（1）带频率应答 DDD 起搏模式：基础频率 70 次 /min；PAV 350ms，左心室领先右心室 0ms；

（2）快速心律失常的诊断与鉴别：该患者设定 171 次 /min 为室性心动过速（ventricular tachycardia，VT）治疗区、200 次 /min 为心室颤动（ventricular fibrillation，VF）治疗区，150 次 /min 为 VT 监测区；VT/VF 鉴别诊断设定时因房室结消融后已经形成完全性三度 AVB，一旦发生心动过速需考虑 VT，无需进行室上性心动过速与 VT 的鉴别，因此关闭相关设置，如 PR-logic、间期稳定性或突发性。为避免 VT/VF 的漏诊断，仅设定为心室单腔鉴别模式，达到诊断频率或个数后即表示 VT/VF 诊断成立，启动相应治疗。

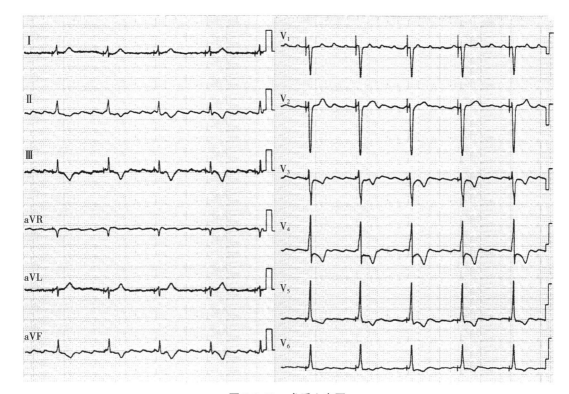

图 3-2-88　术后心电图

希氏束夺获后为窄 QRS 波，形态与消融前自身 QRS 波一致

【随访】

临床心功能改善、超声心动图变化和利尿剂使用情况见表 3-2-3。

表 3-2-3　患者希氏束起搏术前和术后心功能变化

参数	术前 （2013 年 7 月）	术后 3 个月	术后 6 个月	术后 12 个月	术后 24 个月
LVEDD/mm	65	63	61	57	55
LVEF/%	26	54.1	56	55	54
NYHA 心功能分级	Ⅲ	Ⅰ	Ⅰ	Ⅰ	Ⅰ
6min 步行距离 /m	213	489	505	550	530
利尿剂使用	有	无	无	无	无

术后收缩同步性评价：超声心动图检查比较 HBP、双心室起搏和右心室心尖起搏的同步性。运用组织多普勒和斑点追踪法分析的结果显示：HBP 优于双心室起搏，双心室起搏优于右心室心尖部起搏（图 3-2-89）。

术后两年的胸片与 HBP 前比较，可见术后心胸比例明显减小，见图 3-2-90。

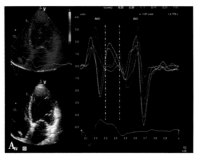
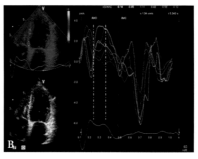
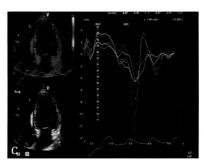

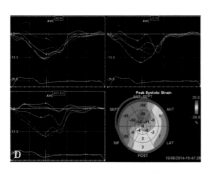
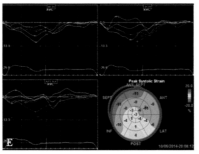
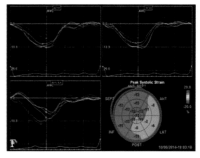

图 3-2-89　术后的超声心动图检查比较三种模式的收缩同步性

组织多普勒检查显示右心室心尖部起搏（A）、双心室起搏（B）和希氏束起搏（C）的左心室各节段收缩速率差分别是 140ms、100ms 和 10ms；斑点追踪法也同样显示右心室心尖部起搏（D）、双心室起搏（E）和希氏束起搏（F）左心室长轴扭转应变分别为 5.1%、8.7% 和 10.9%

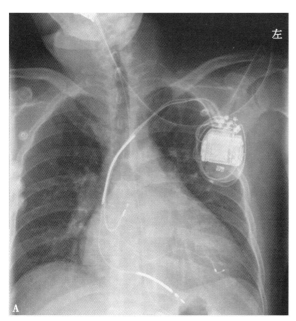
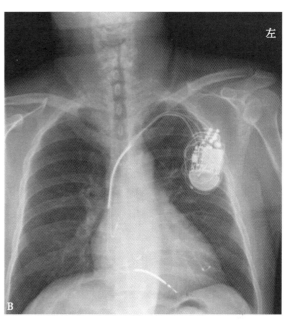

图 3-2-90　术前、术后胸片对比

A. 术前胸片，心胸比例为 0.69；B. 术后两年胸片，心胸比例为 0.53

【评述】

1. 心脏再同步化治疗无反应升级希氏束起搏　患者 2009 年第一次植入 CRT-D 之后表现为无反应，2013 年更换 CRT-D 装置时同时升级 HBP，双心室起搏改为备用，此后，临床心功能情况明显改善，术后 3 个月随访超声心动图显示 LVEF 提高至正常值水平，此后两年随访中 LVEF 和 LVEDD 呈持续性改善，在改变起搏模式后出现的逆转，提示获益来源于 HBP。HBP 是最生理的保持心室同步性的起搏方式，起搏夺获后的 QRS 波与房室结消融前自身 QRS 波形态一致，左心室同步性分析结果同样提示 HBP 优于双心室起搏。目前指南推荐永久性心房颤动合并心力衰竭患者在房室结消融后起搏方式选用 CRT（推荐级别 IIa，证据级别 B 级）。但对于 QRS 波时限<130ms 或完全正常的患者，左心室本身并无同步性的问题，经典的 CRT 以双心室方式起搏有可能导致左心室不同步。已有临床研究证实，CRT 对 QRS 波时限<130ms 的患者无益，这也可以解释本例患者在房室结消融、心室率控制后以双心室起搏心功能并无改善，而 HBP 保持了左心室激动的同步性，最终使患者获益。有小样本的研究已证实，HBP 可消除完 CLBBB，使 QRS 波形态正常[1-2]，此外 HBP 的安全性亦已有文献证实[3]。

2. 房室结消融后希氏束起搏　患者在房室结消融后虽然出现室性逸搏节律，但 HBP 仍可夺获阻滞部位以下的传导束，并通过升高输出消除 CLBBB 而重现正常的 QRS 波，提示希氏束导线固定位置可能靠近消融阻滞部位。消融后造成的阻滞部位相对固定，病变未向远端发展的趋势，希氏束阈值在术后两年随访中保持稳定，提示房室结消融后 HBP 比病理性 AVB 可能更安全，但仍需大样本量临床研究进一步验证。

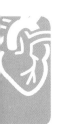

对于永久性心房颤动合并心力衰竭患者，在房室结消融后选择 HBP 是一种更理想的治疗，尤其对于 QRS 波时限正常的患者。

（苏　蓝　黄伟剑）

【参考文献】

[1] LUSTGARTEN DL，CRESPO EM，ARKHIPOVA-JENKINS I，et al. His-bundle pacing versus biventricular pacing in cardiac resynchronization therapy patients：a crossover design comparison. Heart Rhythm，2015，12（7）：1548-1557.

[2] WU GJ，CAI YX，HUANG WJ，et al. Hisian pacing restores cardiac function. J Electrocardiol，2013，46（6）：676-678.

[3] SHARMA PS，DANDAMUDI G，NAPERKOWSKI A，et al. Permanent His-bundle pacing is feasible，safe，and superior to right ventricular pacing in routine clinical practice. Heart Rhythm，2015，12（2）：305-312.

病例 15　心力衰竭伴窦性心律的心脏再同步化治疗无反应升级希氏束起搏

【病史摘要】

患者，男性，55 岁，2007 年诊断为"扩张型心肌病，窦性心律，一度 AVB，CLBBB，NYHA 心功能分级Ⅲ级"，QRS 波时限 180ms（图 3-2-91）。既往高血压 5 年、糖尿病病史 1 年，冠状动脉造影显示前降支斑块，但未见明显固定狭窄。药物优化治疗包括阿司匹林肠溶片每日 100mg，氯沙坦片每日 50mg，倍他乐克片早晚各 25mg，降脂药物和口服利尿剂治疗。

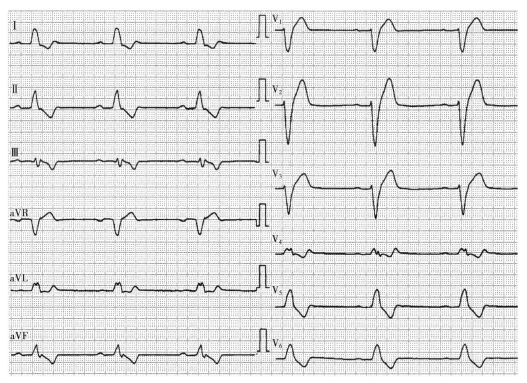

图 3-2-91　基础心电图

一度房室传导阻滞伴完全性左束支传导阻滞，房室间期延长为 280ms，QRS 波时限 180ms

2008 年 11 月超声心动图显示：LVEDD 67mm，LVEF 28%（Simpson 法）。根据《2016 年欧洲心脏病学会急慢性心力衰竭诊断与治疗指南》，本病例属于 CRT-D 植入的Ⅰ类推荐，A 级证据。在植入 CRT-D 过程中因 CS 畸形植入左心室导线失败，故改为经胸小切口植入左心室心外膜导线（图 3-2-92）。超声心动图优化程控设置左心室领先右心室 40ms 的双心室起搏，QRS 波时限为 164ms，术后心电图见图 3-2-93。

患者植入 CRT-D 后定期随访及规范的药物治疗，虽然因心力衰竭未再次住院治疗，多次因浮肿、气促加重需要增加利尿剂剂量，NYHA 心功能分级Ⅱ～Ⅲ级。至术后第 5 年，即 2013 年 1 月 CRT-D 电池耗竭，需更换 CRT-D 而再次入院。此时超声心动图显示：LVEDD 70mm，LVEF 34%（Simpson 法）。与植入前比较左心室大小无改善，NT-proBNP 1 216ng/L。

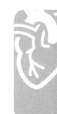

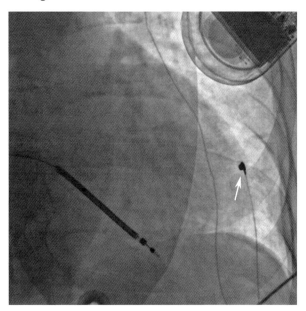

箭头—心外膜导线。

图 3-2-92　左心室心外膜导线影像

右前斜位 30°可见单极心外膜导线位置在左心室前外侧

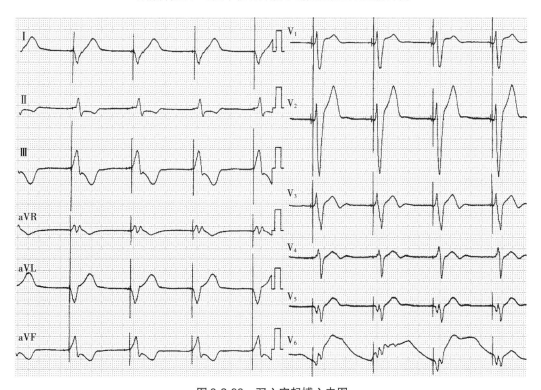

图 3-2-93　双心室起搏心电图

术后超声优化后左心室领先右心室 40ms，双心室起搏 QRS 波时限 164ms

【诊疗方案】

方案一：更换 CRT-D 时尝试 HBP 是否能纠正 CLBBB。

方案二：纠正 CLBBB 的阈值尽量低并判定 HBP 位置以下的传导正常，以保证 HBP 的远期稳定性。若希氏束导线植入成功，将替代原左心室心外膜导线，以实现再同步化治疗。

最终选择第二方案，升级为 HBP。

【植入过程与要点】

1. 放置鞘管　左锁骨下静脉造影显示血管通畅,穿刺成功后将 C315 HIS 鞘管送至房室交界区。

2. 植入希氏束导线　在高频率、高输出下直接起搏标测 1.5V/0.4ms 可以夺获希氏束,升高输出 2.25V/0.4ms 可使 QRS 波变窄,腔内电图见图 3-2-94。以 130 次 /min、1.5V/0.4ms 高频率起搏测定希氏束以下的传导正常。

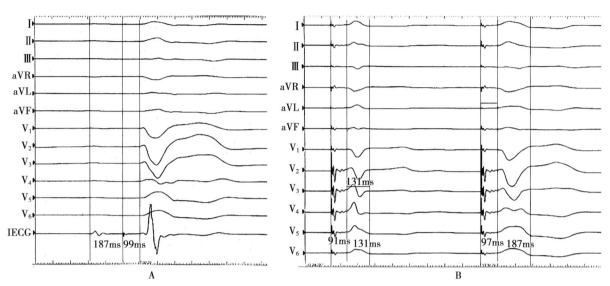

IECG—腔内电图。

图 3-2-94　希氏束导线不同电压起搏心电图

A. 自身腔内电图,可见小 A 波大 V 波之间的希氏束电位,AH 间期 187ms,HV 间期 99ms,一度房室传导阻滞伴完全性左束支传导阻滞;B. 左侧以 3V/0.4ms、80 次 /min 起搏夺获希氏束,可使 QRS 波时限由原来的 187ms 变窄为 131ms,提示左束支传导阻滞完全消除,但仍残留部分心室内阻滞,起搏信号到 V 波的间期还有 91ms;右侧示以低电压起搏能夺获希氏束,但不能纠正左束支传导阻滞,QRS 波时限 187ms,SQ 间期 97ms

3. 固定导线　撤鞘管后将希氏束导线固定,左心室心外膜导线包埋在囊袋内。

4. 导线连接　希氏束导线连接左心室插孔;右心室导线仍在原右心室插孔,保留心房导线。设置左心室领先右心室 80ms,PAV 间期 110ms,左心室输出电压设置为 3.0V/0.4ms,导线影像见图 3-2-95,不同起搏模式的心电图见图 3-2-96。

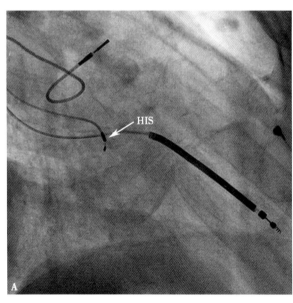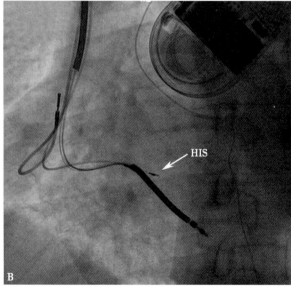

HIS—希氏束导线;箭头—导线位置。

图 3-2-95　导线位置影像

右前斜位 30°（A）和左前斜位 45°（B）下希氏束导线的位置;原心房被动导线保留,右心室为双线圈主动除颤导线

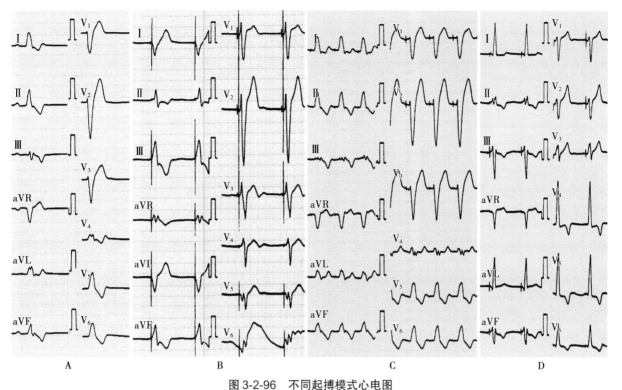

图 3-2-96　不同起搏模式心电图

自身心电图（A）、双心室起搏（B）、低输出夺获希氏束（C）和升高输出消除完全性左束支传导阻滞后（D）的 QRS 波

【随访】

2 年后随访显示，希氏束导线消除 CLBBB 的起搏阈值稳定在 2.5V/0.4ms，心功能明显改善，术后半年 LVEF 提高至正常值，LVEDD 由 70mm 缩小至 57mm，可停用利尿剂，术后 2 年内 NYHA 心功能分级维持在 I 级（表 3-2-4）。术前及术后胸片显示在 HBP 后心胸比例明显缩小，双心室起搏（BiVP）术前 0.65，BiVP 后 5 年无改善，HBP 后 1 年心胸比例 0.53，接近正常，见图 3-2-97。

表 3-2-4　患者心功能随访与演变

参数	双心室起搏前（2008 年 12 月）	双心室起搏后 5 年希氏束起搏前（2013 年 1 月）	希氏束起搏后半年（2013 年 7 月）	希氏束起搏后 1 年（2014 年 2 月）	希氏束起搏后 2 年（2015 年 2 月）
LVEDD/mm	67	70	57	58	57
LVEF/%	28	34	56	55.5	58.8
NT-proBNP/ng/L	1162	1216	138	165	122
NYHA 心功能分级	III	III	I	I	I
利尿剂使用	有	有	无	无	无

【评述】

该患者植入 CRT-D 的指征明确，属 I 类推荐，A 级证据。2008 年手术时因冠状窦异常未能成功植入左心室导线，改为胸外科开胸植入心外膜导线。文献报告，因冠状窦的解剖结构存在变异，如冠状静脉窦口畸形、开口处有瓣膜等，约 8% 的患者经静脉途径手术失败 [1]，此时，经心外膜植入左心室导线成为有效的补充方法。但左心室心外膜导线因受外科切口范围、心外膜表面脂肪组织的影响，不是所有患者均可放置在激动最晚部位和阈值最理想的部位，因此仅适用于在冠状窦放置导线不成功或无法放置时的次选。目前开展的经室间隔左心室心内膜起搏，由于起搏位点在心内膜面，并可选择较理想的部位，因此同步化效果较心外膜起搏好，但需要配合终生抗凝治疗，是左心室心内膜起搏的一个缺陷。

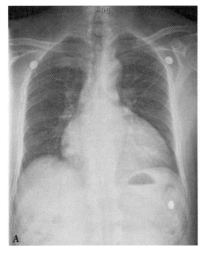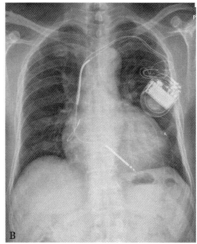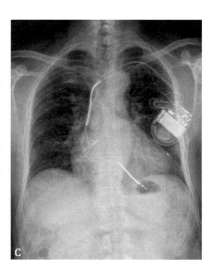

图 3-2-97 术前术后胸片对比

A. 心脏再同步化治疗除颤器植入术前,心胸比例 0.65;B. 双心室起搏术后 5 年,电池耗竭更换前,心胸比例无明显变化;C. 希氏束起搏后 1 年,心胸比例 0.53

HBP 可以消除希氏束近端阻滞的 CLBBB,已有小样本报告显示,通过 HBP 消除 CLBBB 而实现再同步化的"超反应"[2-3],这为部分有 CRT 植入指征的患者提供了一种新的选择。文献报告消除 CLBBB 一般均需要较高的输出电压,且可能使阻滞水平进一步发展到希氏束导线固定部位的远端而导致消除 CLBBB 的阈值增高,导致电池早期耗竭。目前没有专用于 HBP 又能兼具左心室起搏功能的脉冲发生器、导线及输送鞘管,亟待研究开发。此外,也需要大样本量的多中心临床研究,以提供更多证据来验证其有效性和安全性。

(苏 蓝 黄伟剑)

【参考文献】

[1] CLELAND JG, DAUBERT JC, ERDMANN E, et al. The effect of cardiac resynchronization on morbidity and mortality in heart failure. N Engl J Med, 2005, 352(15): 1539-1549.

[2] WU GJ, CAI YX, HUANG WJ, et al. Hisian pacing restores cardiac function. J Electrocardiol, 2013, 46(6): 673-676.

[3] LUSTGARTEN DL, CRESPO EM, ARKHIPOVA-JENKINS I, et al. His-bundle pacing versus biventricular pacing in cardiac resynchronization therapy patients: a crossover design comparison. Heart Rhythm, 2015, 12(7): 1548-1557.

第七节 起搏器更换升级希氏束起搏

病例 16 单腔起搏器更换:心功能正常

【病史摘要】

患者,女性,62 岁,因"头晕 20 余年,起搏器电池电量耗尽"入院。患者 2000 年有心房颤动伴长 RR 间期,最长 5s。十二导联心电图提示:心房颤动伴三度 AVB。后行 VVI 起搏器植入。今电池耗竭入院,目前无明显胸闷气喘,无明显活动受限。诊断:①心房颤动伴三度 AVB;② VVI 术后电池耗竭。入院后查超声心动图:LAD 41mm, LVESD 29mm, LVEDD 45mm, LVEF 65.2%。

【诊疗方案】

患者入院心电图见图 3-2-98,为心房颤动伴慢心室率,自身 QRS 波窄,考虑三度 AVB 可能,VVI 术后,100% 右心室心尖部起搏,尽管目前心功能正常,但右心室心尖部起搏的 QRS 波宽,类似 CLBBB,造成左心室激动延迟,长期起搏可能导致心功能下降,因此,建议行 HBP。

【植入过程与要点】

1. 静脉穿刺 常规消毒,铺巾,切皮并分离皮下组织,穿刺腋静脉。

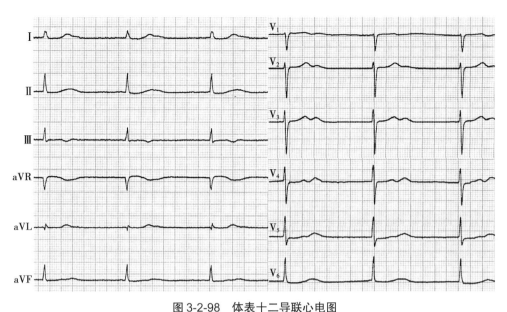

图 3-2-98 体表十二导联心电图

心房颤动伴慢心室率，QRS 波相对规则，心率 41 次 /min

2. 植入希氏束导线 经腋静脉使用 C315 HIS 鞘管及 3830 导线行 HBP，腔内记录到明确希氏束电位，起搏心电图与自身心电图一致（图 3-2-99）。起搏参数：希氏束导线阈值 1.5V/0.4ms，感知 7.0mV，阻抗 405Ω。

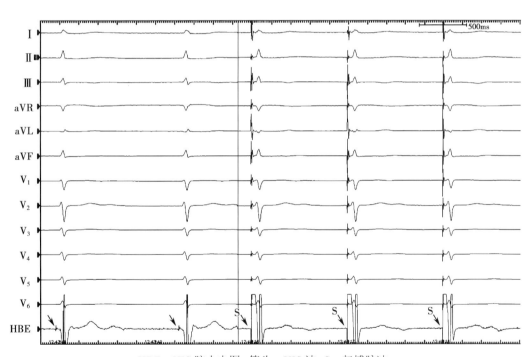

HBE—HIS 腔内电图；箭头—HIS 波；S—起搏脉冲。

图 3-2-99 术中腔内电图

通过希氏束导线可记录明确的 HIS 波，起搏心电图的 QRS 波形态与自身 QRS 波形态一致

3. 固定导线 连接脉冲发射器，希氏束导线连接心房插孔，原右心室导线不变。

4. 导线植入部位影像 RAO 和 LAO 的希氏束导线与原右心室导线位置，见图 3-2-100。

5. 术后起搏的十二导联心电图 见图 3-2-101。

【随访】

术后 1、3、6 个月定期随访，起搏参数稳定。

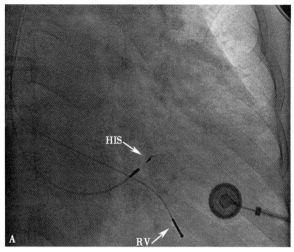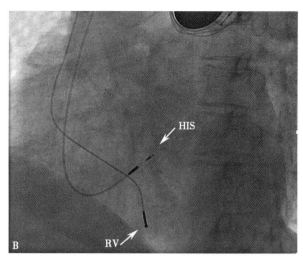

HIS—希氏束导线；RV—右心室心尖部导线；箭头—导线位置。

图 3-2-100　植入导线影像

右前斜位 30°（A）和左前斜位 45°（B）示新植入的希氏束导线和原右心室心尖部导线

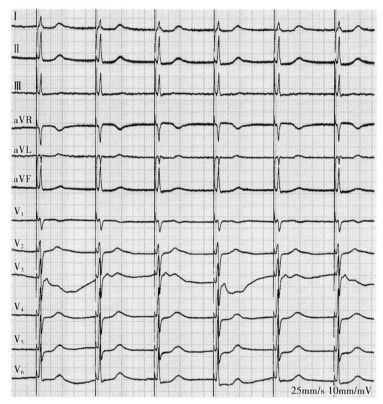

图 3-2-101　术后体表十二导联心电图

心电图呈选择性希氏束起搏特征

【评述】

　　长期右心室心尖部起搏可增加死亡风险，并与心力衰竭住院和持续性心房颤动相关。在射血分数降低的患者中，双心室起搏优于右心室起搏[1]。然而，CRT 后的无反应，是目前面对的难题。HBP 可以通过激动左、右束支和自身的浦肯野纤维网快速激动心室[2]。选择性 HBP 可获得与自身 QRS 波相一致的 QRS 波。从起搏信号到 QRS 波之间的等电位线间期，等于 HV 间期[3]。因此直接 HBP 可通过自身希氏 - 浦肯野系统下传夺获心室，是一种最生理的起搏方式，已有研究显示 HBP 较右心室心尖部起搏具有降低死亡率和心力衰竭再住院率的优势[4]。因此，该例患者右心室 VVI 起搏器更换时采用生理性的 HBP，保持心脏的生理性传导，并随访其心功能的变化。

最新研究表明，右心室心尖部起搏比例大于 20%，有可能引起起搏导致的心肌病[5]。因此，目前针对心室起搏依赖的患者，如心功能下降、LVEF 降低，可以选择 CRT 作为标准治疗，但对于心功能尚正常的患者，为减少将来可能因右心室心尖部起搏增多而引起的心功能恶化，HBP 作为最生理性的起搏方式，可最大程度地保护心脏功能。

本病例的情况在临床值得思考，HBP 的长期安全性和有效性还需进一步观察，以及需要更多的临床试验研究来探索和证实。

（姜　海　邹建刚）

【参考文献】

[1] SHARMA AD，RIZO-PATRON C，HALLSTROM AP，et al. Percent right ventricular pacing predicts outcomes in the DAVID trial. Heart Rhythm，2005，2（8）：830-834.

[2] VIJAYARAMAN P，NAPERKOWSKI A，ELLENBOGEN KA，et al. Electrophysiologic insights into site of atrioventricular block：lessons from permanent His bundle pacing. JACC Clin Electrophysiol，2015，1（6）：571-581.

[3] DANDAMUDI G，VIJAYARAMAN P. How to perform permanent His bundle pacing in routine clinical practice. Heart Rhythm，2016，13（6）：1362-1366.

[4] SHARMA PS，DANDAMUDI G，NAPERKOWSKI A，et al. Permanent His-bundle pacing is feasible，safe，and superior to right ventricular pacing in routine clinical practice. Heart Rhythm，2015，12（2）：305-312.

[5] KHURSHID S，EPSTEIN AE，VERDINO RJ，et al. Incidence and predictors of right ventricular pacing-induced cardiomyopathy. Heart Rhythm，2014，11（9）：1619-1625.

病例 17　单腔起搏器更换：心功能降低

【病史摘要】

患者，女性。1996 年，48 岁时诊断为"病态窦房结综合征"，于右侧植入永久 DDD，心房和心室均为被动导线，心室导线位于右心室心尖部，2004 年因电池耗竭更换一次。2004 年之后出现心房颤动，逐渐发展为持续心房颤动伴三度 AVB，程控时心电图见图 3-2-102。患者在心室起搏依赖后开始出现心力衰竭并逐渐加重，超声心动图提示 LVEDD 逐渐扩大，LVEF 降低（表 3-2-5）。患者持续服用包括氯沙坦片 50mg（q.d.）、倍他乐克缓释片 47.5mg（q.d.）和利尿剂等药物，抗凝治疗华法林口服维持下脑梗死一次。2006 年 11 月，在

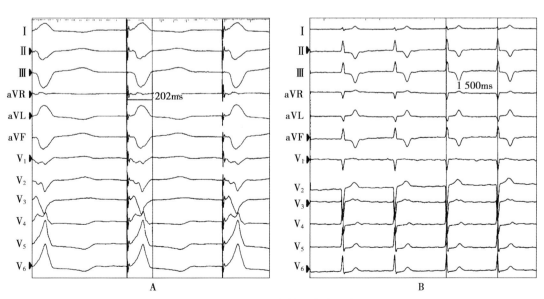

图 3-2-102　右心室起搏及自身心电图

A. 右心室心尖部起搏的心电图，QRS 波时限 202ms（100mm/s 走纸速度）；B. 自身心电图，心房颤动伴房室传导阻滞，心室率 40 次 /min，QRS 室性逸搏节律，QRS 波时限 132ms（25mm/s 走纸速度）

外地因突发室性心动过速（VT）、心室颤动（VF）心肺复苏成功，冠状动脉造影未见异常，外院左侧胸前区植入单腔植入型心律转复除颤器（ICD），见图 3-2-103。ICD 随访中无 VT、VF 事件至 2012 年电池耗竭更换。

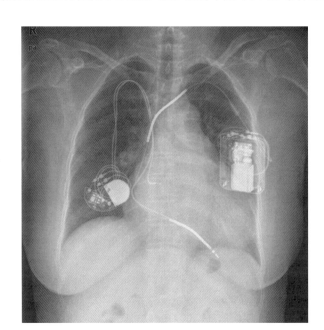

图 3-2-103　双腔起搏器和植入型心律转复除颤器植入术后胸片
右侧为双腔起搏器，左侧为单腔植入型心律转复除颤器；可见心脏扩大，心胸比例 0.63

表 3-2-5　患者随访超声心动图检查指标

参数	双腔起搏器起搏植入前（1996 年）	植入后 2 年（1998 年 1 月）	心房颤动初发（2004 年 7 月）	植入型心律转复除颤器植入时（2006 年 10 月）
LVEDD/mm	51	50	53	60
LVEF/%	57.9	59.2	57.1	29
LAD/mm	42	44	47	53
SPAP/mmHg	31	33	33	51
二尖瓣反流	轻微	轻度	轻度	中度

【诊疗方案】

方案一：单纯更换 ICD 发生器。

方案二：尝试是否可起搏希氏束，夺获后 QRS 如为正常形态，HBP 替代原右心室心尖部起搏。右侧 DDD 择期移除，调整为备用状态。

考虑患者心功能明确下降，最终选择方案二。

【植入过程与要点】

1. **术前造影**　左侧腋静脉造影显示血管通路无闭塞。

2. **植入希氏束导线**　穿刺腋静脉，直接将 3830 导线送入 C315 HIS 鞘管，术中出现逸搏节律时在起搏导线腔内图标测到每个自身 QRS 波之前都有小希氏束电位，见图 3-2-104A（25mm/s 走纸速度）。1.0V/0.4ms 电压输出可夺获希氏束，见图 3-2-104B（100mm/s 走纸速度），夺获后的 QRS 波形态和电轴与自身完全一致。阈值输出时以高频 150 次 /min 起搏可以按 1∶1 下传至心室。

3. **更换起搏器**　更换新的双腔 ICD 装置，将新植入的希氏束导线插于心房插孔，原来的右心室双线圈除颤导线分别插于心室插孔（图 3-2-105）。

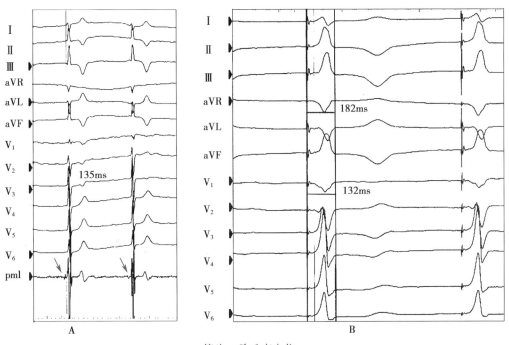

箭头—希氏束电位。

图 3-2-104　HIS 电图及起搏心电图

A. HIS 电图中自身 QRS 波前可见希氏束电位，QRS 波时限 135ms；B. 起搏夺获希氏束，阈值 1.0V/0.4ms（单极），QRS 波时限 132ms，SQ 间期 50ms

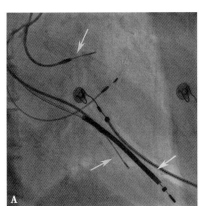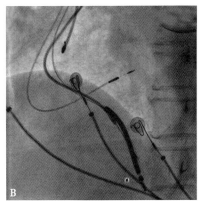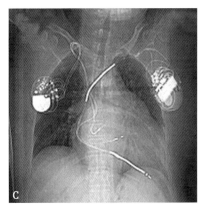

黄色箭头—右侧双腔起搏器的心房和心室被动导线；红色箭头—HIS 3830 导线；绿色箭头—植入型心律转复除颤器的除颤导线。

图 3-2-105　起搏导线影像

A. 右前斜位 30°，可见右侧双腔起搏器的被动导线分别位于右心耳和右心室心尖部；左侧植入型心律转复除颤器的除颤导线位于右心室心尖部；B. 左前斜位 45° 各导线的位置，希氏束导线位于前间隔；C. 新植入希氏束导线后左侧更换新的发生器，胸部 CT 显示各导线的位置

4. 起搏参数设置

（1）右侧原起搏器 VVI 模式，基础频率 40 次 /min 备用；

（2）左侧 ICD 为 DDDR 模式，基础频率 70 次 /min；

（3）快速心律失常的诊断与鉴别：该患者设定 181 次 /min 为 VT 治疗区、200 次 /min 为 VF 治疗区，150 次 /min 为 VT 监测区；VT/VF 鉴别诊断设定时因心房颤动伴三度 AVB，一旦发生心动过速均考虑 VT，无需进行室上性心动过速与 VT 的鉴别，因此关闭相关设置如：PR-logic、间期稳定性或突发性。为避免 VT/VF 的漏诊，仅设定为单腔鉴别模式，达到诊断频率或个数后即 VT/VF 诊断成立，给予相应治疗。

5. 术后心电图　见图 3-2-106。

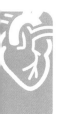

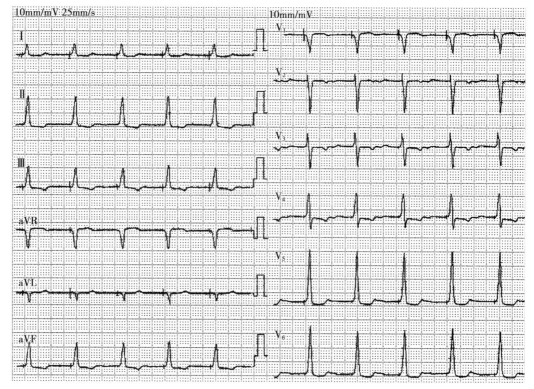

图 3-2-106 术后起搏心电图

带频率应答双腔起搏器起搏模式,基础频率 70 次 /min,输出 2.5V/0.4ms,体表心电图示 QRS 波形态与自身 QRS 波基本一致,起始部位稍微增宽,时限 135ms,考虑夺获局部心肌内膜

【随访】

临床心功能改善及超声心动图变化见表 3-2-6。

表 3-2-6 升级为希氏束起搏后的心功能变化

参数	2012 更换前	升级希氏束起搏后 6 个月（2013 年 5 月）	升级希氏束起搏后 12 个月（2013 年 11 月）	升级希氏束起搏后 25 个月（2014 年 12 月）
LVEDD/mm	60	57	57	51
LVEF/%	29	47	51.6	58.9
二尖瓣反流	中度	中度	轻度	轻度
三尖瓣反流	中度	轻中度	轻度	轻度
LAD/mm	53	56	55	57
NYHA 心功能分级	Ⅲ	Ⅰ	Ⅰ	Ⅰ
NT-proBNP/ng/L	2 997	232	109	59

【评述】

1. 起搏介导的心肌病 文献中定义起搏介导的心肌病(pacing-induced cardiomyopathy,PICM)为持续右心室起搏的患者在 1 年内出现 LVEF 低于 45%,并伴随左心室重构[1]。各文献报告的发生率 9%～15%,右心室起搏导致的心室不同步是主要诱发因素[2]。一般而言,患者出现 PICM 多与起搏器植入同步发生和进展,需要排除其他参与因素,如心肌缺血。处理原则是减少心室起搏比例,如开启心室起搏管理(managed ventricular pacing,MVP)或 AV search 功能,起搏依赖的患者可通过升级为生理性起搏模式来逆转心脏重构。

2. 心功能降低的单腔起搏器更换升级 HBP 回顾该患者病史,发生心房颤动合并 AVB 后心室起搏依赖,心功能即明显下降伴左心室增大,此后发生 VT、VF 事件又植入 ICD 作为二级预防。持续性心房颤动伴随左心房前后径逐渐增大至 53mm（更换 ICD 前），心房颤动在心功能恶化过程中也可能是其中的诱因之一，但对于该患者在将右心室心尖起搏改为 HBP 后出现的心功能持续性逆转，提示诱发心力衰竭的主要原因是心室起搏导致的不同步，因此依据病史全过程可诊断为 PICM。目前 BIOPACE 研究[3] 和 BLOCK-HF 研究[4] 结论证实通过双心室起搏可减少右心室起搏诱发的 PICM 的发生率；但最新指南将因右心室起搏后心功能减低患者升级双心室起搏的推荐级别从 Ⅱa 降为 Ⅱb 类推荐[5]。

　　HBP 是保持同步性最佳的心室起搏方式已得到广泛认可，该例患者右心室心尖部起搏的 QRS 波时限大于 200ms，而自身逸搏节律的 QRS 波时限为 130ms 左右，存在心肌病导致的室内阻滞。腔内电图提示每个 QRS 波之前都有明确的希氏束电位，术中采用高频率检测显示 HIS 以下传导性正常，通过 HBP 保持了左心室的同步性，最终让患者获益。从升级的难度而言，仅增加了一根 3830 导线固定在希氏束部位，操作相对简单，而且改为双腔 ICD 也比 CRT-D 节约了相应费用。

　　对于与该病例类似的 PICM 心力衰竭患者，HBP 方式是较为理想的选择，尤其是 QRS 波时限正常者需要心室起搏时，但是对于阻滞部位低的 AVB 患者 HBP 不能作为首选，仍然推荐双心室起搏方式。

（苏　蓝　黄伟剑）

【参考文献】

[1]　YU CM，CHAN JY，ZHANG Q，et al. Biventricular pacing in patients with bradycardia and normal ejection fraction. N Engl J Med，2009，361（22）：2123-2134.

[2]　DREGER H，MAETHNER K，BONDKE H，et al. Pacing-induced cardiomyopathy in patients with right ventricular stimulation for ＞15 years. Europace，2012，14（2）：238-242.

[3]　FUNCK RC，BLANC JJ，MUELLER HH，et al. Biventricular stimulation to prevent cardiac desynchronization：rationale，design，and endpoints of the 'biventricular Pacing for Atrioventricular Block to Prevent Cardiac Desynchronization（BioPace）' study. Europace，2006，8（8）：629-635.

[4]　CURTIS AB，ADAMSON PB，CHUNG E，et al. Biventricular versus right ventricular pacing in patients with AV block（BLOCK HF）：clinical study design and rationale. J Cardiovasc Electrophysiol，2007，18（9）：965-971.

[5]　PONIKOWSKI P，VOORS AA，ANKER SD，et al. 2016 ESC Guidelines for the diagnosis and treatment of acute and chronic heart failure. Eur J Heart Fail，2016，18（8）：891-975.

病例 18　双腔起搏器更换：心房颤动伴收缩功能正常的心力衰竭

【病史摘要】

　　患者，男性，78 岁，因"起搏器术后 8 余年，活动后胸闷、气急 2 年"入院。患者 8 年前因二度 AVB 行心脏永久 DDD 植入术，术后曾有阵发性心房颤动，口服普罗帕酮治疗，2 年前开始出现一般体力活动后胸闷气急，无夜间阵发性呼吸困难。既往有高血压病史多年，口服缬沙坦 80mg/d。入院查心电图：心室起搏心律，60 次/min，NT-proBNP 822.50ng/L；超声心动图：LAD 58mm，LVEDD 56mm，LVEF 65%。入院后起搏器程控显示起搏器处于心房颤动模式转换、VVI 模式，频率 60 次/min（图 3-2-107），自身心律为持续性心房颤动伴三度 AVB。起搏器电池即将耗竭，需行起搏器更换。

【诊疗方案】

　　该患者 DDD 植入术后电池耗竭更换，但现为持续心房颤动伴三度 AVB，左心室轻度扩大，尽管 LVEF 正常，但临床有心功能下降的表现，因此，患者更换起搏器的方案有以下几种：

　　方案一：直接更换为 VVI 起搏器，但患者只能为 100% 的右心室心尖部起搏，长期起搏可能会进一步损害心功能。

　　方案二：升级为双心室起搏，与 VVI 相比，对心功能的影响小一些，但毕竟左心室起搏和原右心室心尖部起搏是非生理性的，所以远期对心功能不利。

　　方案三：升级为 HBP，考虑到患者自身 QRS 波窄，通过 HBP 将保持左右心室的同步激动，对心功能有保护作用。

　　最终选择第三方案即升级 HBP，同时双心室起搏作为后备。

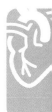

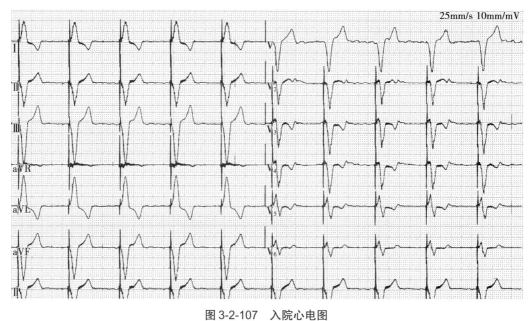

25mm/s 10mm/mV

图 3-2-107　入院心电图
心室单腔起搏，起搏频率 60 次 /min

【植入过程与要点】

1. 植入左心室导线　穿刺左侧腋静脉后，用十极冠状窦导线引导将冠状窦长鞘送入冠状窦，进行冠状静脉造影显示冠状静脉及其分支血管（图 3-2-108），经长鞘将左心室导线送入左心室侧后静脉。

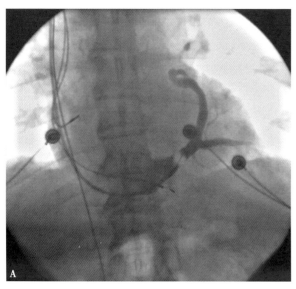
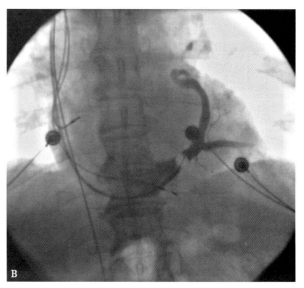

图 3-2-108　冠状静脉造影
后前位（A）、左斜前位 45°（B）示侧后静脉

2. 植入希氏束导线　经腋静脉将 3830 导线送入 C315 HIS 鞘管，在患者自身心律心房颤动伴三度 AVB 下，3830 导线顶端可记录到希氏束电位（图 3-2-109），测 HV 间期 44ms，QRS 波时限 100ms。行 HBP，可见起搏的 QRS 波图形和宽度与自身心律一致（图 3-2-110），快频率起搏仍 1：1 下传（图 3-2-111）。

3. 植入右心室间隔部导线　经腋静脉将入心室导线送至右心室中位间隔部，测得起搏阈值及感知良好。

4. 脉冲发生器的连接　连接脉冲发生器，左心室导线连接左心室接口，HBP 导线连接右心房接口，右心室间隔部导线连接右心室接口。

5. 起搏参数　希氏束导线单极感知 2.8mV，双极感知 1.6mV，阻抗 449Ω，阈值 0.8V/0.4ms；左心室导线阻抗 689Ω，阈值 1.0V/0.4ms；右心室导线 R 波振幅 13.2mV，阻抗 568Ω，阈值 0.7V/0.4ms。

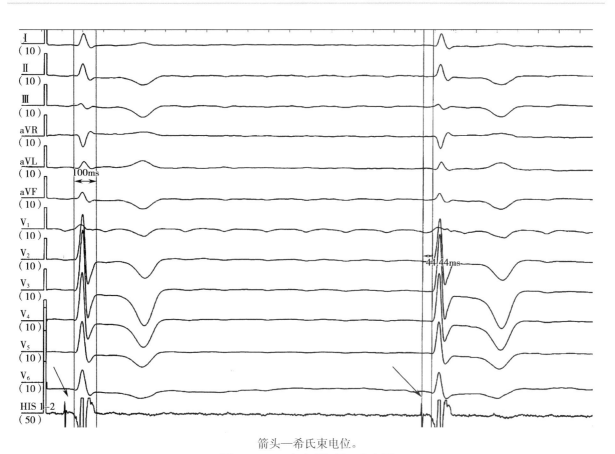

箭头—希氏束电位。

图 3-2-109　电生理记录 HIS 电图

3830 导线记录到希氏束电位，HV 44ms，自身 QRS 波时限为 100ms

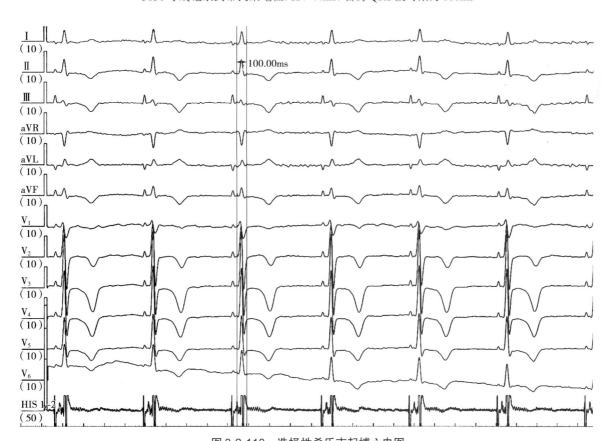

图 3-2-110　选择性希氏束起搏心电图

选择性希氏束起搏，频率 70 次 /min，QRS 波形态、时限与自身 QRS 波一致

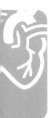

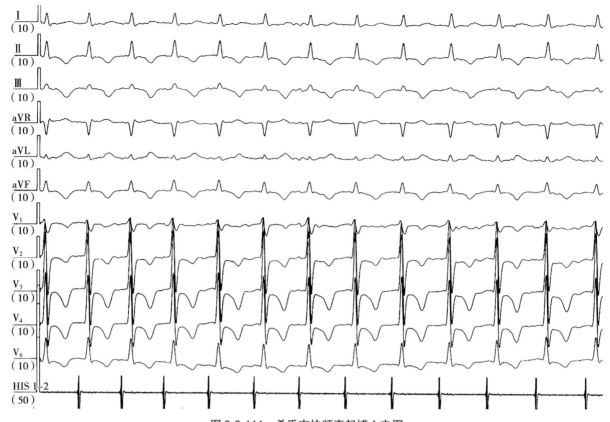

图 3-2-111　希氏束快频率起搏心电图

希氏束起搏频率 150 次 /min，仍 1∶1 下传

6. 术后起搏心电图　HBP 的 QRS 波时限和图形与自身心律一致，明显窄于双心室起搏（图 3-2-112）。

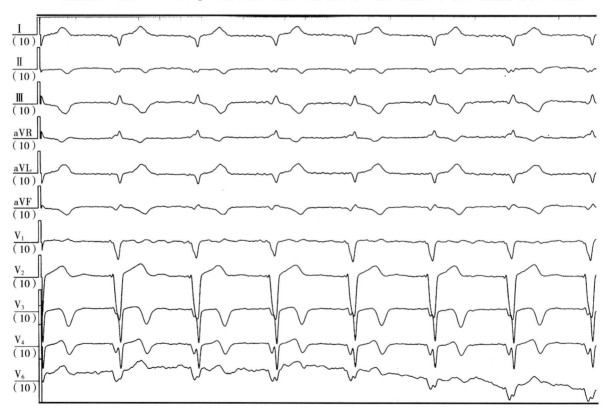

图 3-2-112　双心室起搏心电图

双心室起搏 QRS 波时限明显比希氏束起搏宽，QRS 波时限为 150ms

7. 导线植入部位影像　图 3-2-113 示 DDD 更换升级希氏束及双心室起搏后的导线位置。

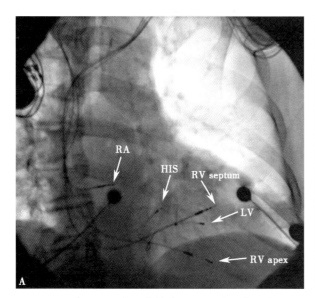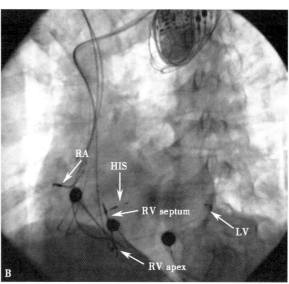

RA—右心房导线；HIS—希氏束导线；RV septum—右心室间隔导线；LV—左心室导线；
RV apex—右心室心尖部导线；箭头—导线位置。

图 3-2-113　术后影像

右前斜位 30°（A）、左前斜位 45°（B）示双腔起搏器更换升级希氏束及双心室起搏后导线位置的影像

第二章　希氏束起搏实例解析

【随访】

患者升级为 HBP 后，活动后胸闷、气急症状明显改善，自觉活动耐量较升级前明显提升，2018 年 4 月复查超声心动图：LAD 59mm，LVEDD 54mm，LVEF 70%。

【评述】

1. 起搏器更换方案的考虑　对于伴有 AVB 的心动过缓起搏器适应证患者，传统的右心室心尖部起搏因其导线容易固定和良好的稳定性、安全性，作为经典起搏位置而被广泛应用，但右心室起搏本身是一种非生理性的起搏方式，心尖部起搏时心室激动顺序异常，右心室提前激动，造成左心室激动延迟，引起左右心室的电机械失同步，可能加重心房颤动及心力衰竭的发生发展。本例患者经过 8 年的右心室心尖部起搏，心律由原来的阵发性心房颤动发展为持续性心房颤动，心功能亦较起搏器植入前恶化，针对此类高度起搏依赖的患者人群，如果起搏器更换时继续维持原来的右心室心尖部起搏，势必会进一步加重心功能的恶化。

BLOCK-HF 研究 [1-2] 表明：对于存在 AVB 需要长期右心室起搏的患者，双心室起搏较传统右心室起搏可明显降低死亡率及心力衰竭入院率，显著改善左心室重构。即使是射血分数高达 50%，NYHA 心功能分级 I 级的患者，也应考虑 CRT 代替右心室起搏，《2016 年欧洲心脏病学会急慢性心力衰竭诊断与治疗指南》中指出射血分数下降的患者，无论 NYHA 心功能分级，若存在心室起搏适应证及高度 AVB，推荐使用 CRT，该适应证包括心房颤动患者。本例患者为心房颤动合并三度 AVB，高度起搏依赖，且临床已有心力衰竭表现，虽然射血分数尚属正常，采用双心室起搏较单纯的右心室起搏更为合理。

但是，目前关于 LVEF 正常心力衰竭患者的 CRT 研究甚少，植入 CRT 到底获益如何仍不明确，Echo-CRT 研究的亚组分析 [3] 提示，QRS 波时限 <130ms 的心力衰竭患者 CRT 治疗无效甚至会增加植入并发症，患者 LVEF 正常、非 LBBB、QRS 波不宽，均提示 CRT 仍不是最佳的选择。本中心认为 HBP 才是此类患者的最优起搏更换策略。HBP 是目前起搏治疗领域中最生理的起搏模式，它模拟正常心脏激动和传导，起搏后可以保持正常的房室间、双心室间、室内电机械同步；因其起搏导线未越过三尖瓣，可避免三尖瓣反流，保护右心室功能。本例患者最终选择 HBP，CRT 双心室起搏备用，经 1 年长期随访患者的心力衰竭症状已明显改善，活动耐量明显提升。

2. 选择性 HBP 与非选择性 HBP 的区别　选择性 HBP 是指电刺激直接激动希氏束，再经希氏 - 浦肯野系统激动左右心室；非选择性 HBP 是指电刺激同时激动希氏束及邻近心室肌，通过希氏 - 浦肯野系统及右

心室前间壁心肌激动左右心室。选择性 HBP 的 QRS 波与自身 QRS 波一致,起搏信号与 QRS 波间期比自身 HV 间期几乎相等,低电压起搏 QRS 波窄,高电压起搏因同时夺获周围心室肌而 QRS 波变宽,感知低、阈值高;非选择性 HBP 的 QRS 波较自身 QRS 波略宽,时限一般不超过 120ms,起搏的 QRS 电轴与自身一致,起搏信号与 QRS 波间期比自身 HV 间期短,高电压起搏 QRS 波比低电压起搏变窄,感知高、阈值低 [4]。本例患者在希氏束导线植入过程中,刚开始选择了非选择性 HBP,QRS 波略宽(图 3-2-114),后经反复寻找,最终成功行选择性 HBP,QRS 波与自身一致。

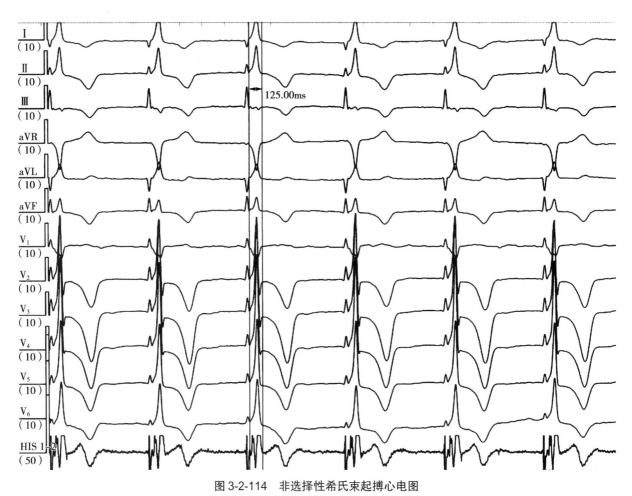

图 3-2-114　非选择性希氏束起搏心电图
起搏信号到 QRS 波的距离明显短于 HV 间期,测 QRS 波时限 125ms,明显宽于自身 QRS 波

　　3. 起搏参数设定　本例患者起搏器导线连接为心房接口接 HIS,右心室接口接右心室,左心室接口接左心室,总体原则是鼓励 HBP,双心室起搏作为安全备用,故起搏模式采用 DDD,心房起搏 - 心室感知(AP-VS)。程控时需考虑以下特殊参数:① AV 间期,常规 CRT 需缩短 AV 间期保证双心室起搏,而与之相反,应延长 AV 间期鼓励 HBP,下传心室被感知,可设置 200ms,保证大于 AP-VS 间期即可;② VV 间期,根据优化的 VV 间期设置(如左心室领先右心室 20ms);③感知灵敏度,应适当降低感知灵敏度,避免感知到心房颤动波;④模式转换功能,关闭;⑤心室安全起搏(VSP)功能,关闭;⑥阈值管理功能,关闭。

(李柯蓓　盛宇锋　邹建刚)

【参考文献】

[1]　CURTIS AB,WORLEY SJ,ADAMSON PB,et al. Biventricular pacing for atrioventricular block and systolic dysfunction. N Engl J Med,2013,368(17):1585-1593.

[2]　ST JOHN SUTTON M,PLAPPERT T,ADAMSON PB,et al. Left ventricular reverse remodeling with biventricular versus right ventricular pacing in patients with atrioventricular block and heart failure in the BLOCK HF trial. Circ Heart

Fail, 2015, 8（3）: 510-518.

[3] STEFFEL J, ROBERTSON M, SINGH JP, et al. The effect of QRS duration on cardiac resynchronization therapy in patients with a narrow QRS complex: a subgroup analysis of the Echo CRT trial. Eur Heart J, 2015, 36（30）: 1983-1989.

[4] ZANON F, BAROLD SS. Direct His bundle and paraHisian cardiac pacing. Ann Noninvasive Electrocardiol, 2012, 17（2）: 70-78.

病例 19　双腔起搏器更换：窦性心律伴收缩功能降低的心力衰竭

【病史摘要】

　　患者，男性，71 岁，2012 年因反复晕厥，心电图显示窦性心律，间歇三度 AVB，交界性逸搏伴右束支传导阻滞而入院（图 3-2-115）。既往否认高血压、糖尿病史。2012 年 1 月 3 日超声心动图显示 LVEDD 58mm，LVEF 56%，未见收缩活动及节段性活动异常；NT-proBNP 122ng/L。起搏器植入指征明确，右心室起搏部位在流出道间隔部（图 3-2-116），术后随访参数正常，心室起搏比例 >99%。术后 2 个月患者出现胸闷、气促。NT-proBNP 445ng/L，2012 年 3 月 19 日超声心动图显示 LVEF 下降至 42%。冠状动脉造影排除血管病变，左心室造影显示前壁收缩活动减弱。考虑起搏介导的心肌病可能，给予比索洛尔片 5mg（q.d.）、缬沙坦片 80mg（q.d.）药物治疗，建议密切随访，必要时升级 CRT。2015 年患者胸闷、气促加重。同年 9 月 16 日复查超声心动图显示 LVEDD 67mm，LVEF 26%，中度二尖瓣反流，轻度三尖瓣反流。心功能不全渐趋加重。

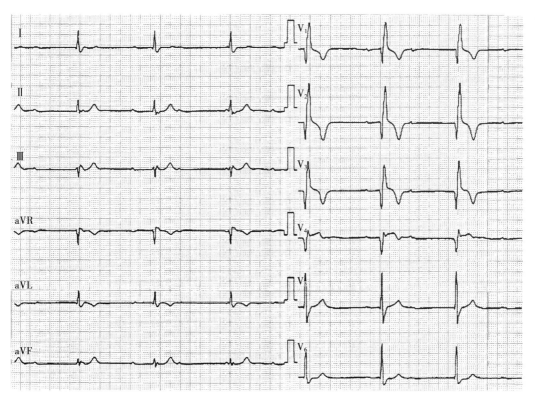

图 3-2-115　患者自身心律

窦性心律，三度房室传导阻滞，交界性逸搏伴右束支传导阻滞，心房率 72 次 /min，心室率 43 次 /min

【诊疗方案】

　　考虑患者为起搏诱导的心肌病，左心室扩大，LVEF 降低，心功能逐渐恶化，建议升级 CRT，争取实现 HBP。

【植入过程与要点】

　　1. 静脉穿刺　左侧腋静脉造影显示左锁骨下静脉入路通畅，穿刺左锁骨下静脉成功。

　　2. 植入希氏束导线　首先尝试希氏束起搏能否成功，经 C315 HIS 鞘管将 3830 导线定位于希氏束，腔内自身心电图可见小 A 波、大 V 波，高度 AVB 伴 2:1 房室传导，HV 间期延长，阻滞部位位于希氏束以下（图 3-2-117）。

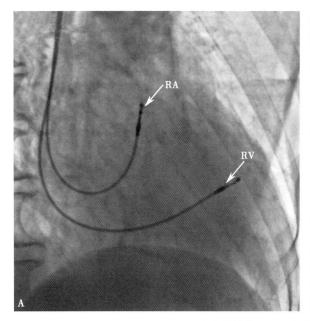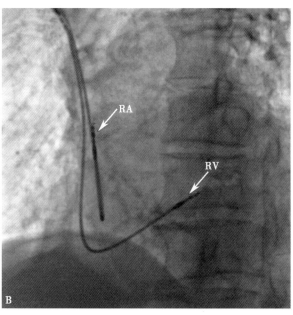

RA—右心房导线；RV—右心室导线；箭头—导线位置。

图 3-2-116 双腔起搏器术后影像

右前斜位30°(A)和左前斜位45°(B)可见右心室主动导线固定位于流出道前间隔处

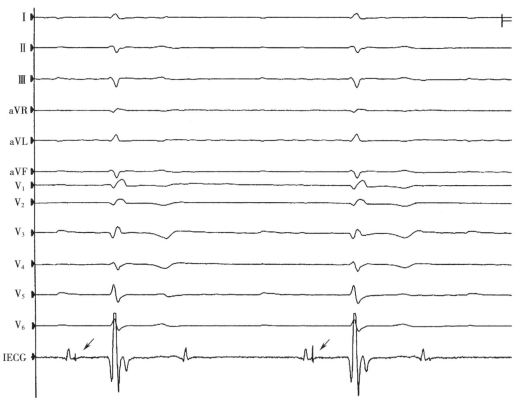

IECG—腔内电图；箭头—希氏束电位。

图 3-2-117 电生理标测记录 HIS 电图

导线远端连接 HIS 远端的 HIS 电图可见 2∶1 心室脱落的房室传导阻滞，HV 间期明显延长，阻滞部位在希氏束以下

于希氏束附近起搏标测显示可夺获希氏束以下部位(图 3-2-118)，起搏脉冲信号到 V 波间期为 54ms；夺获后 QRS 波时限 118ms，呈右束支传导阻滞图形。

3. 参数测定 术中阈值稳定并逐渐下降，最终以 0.75V/0.4ms 为输出电压时可同时夺获内膜及希氏束，右束支传导阻滞消除，呈非选择性 HBP 特征，起搏心电图的起始有一明显的 δ 波；以 1.0V/0.4ms 为输出电压高频率起搏（150 次 /min）未见心室脱落，体表十二导联心电图见图 3-2-119，测试阈值参数稳定。

4. 植入左心室导线　考虑患者的 AVB 有可能进展而致 HBP 失效，因此于冠状窦侧静脉分支植入左心室导线，保留原右心室间隔部导线并包埋在囊袋中，以备当出现希氏束导线失效可选择用作双心室起搏模式。进行 CRT。

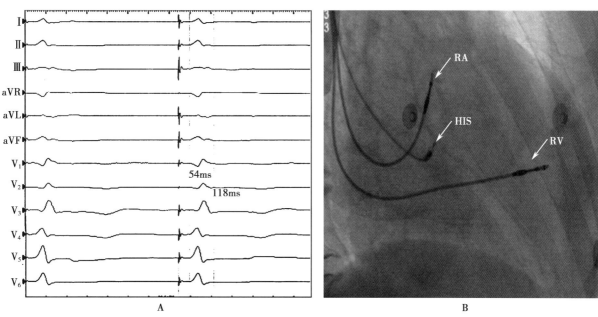

RA—右心房导线；HIS—希氏束导线；RV—右心室导线；箭头—导线位置。

图 3-2-118　HIS 电图及导线位置影像

A. 3830 希氏束导线位于房室交界区起搏标测，示当阈值为 1.0V/0.4ms 时可夺获阻滞部位以下的希氏 - 浦肯野系统，夺获后 QRS 波形态为右束支传导阻滞图形，HV 间期 54ms，QRS 波时限 118ms；B. 右前斜位 30° 导线的植入位置

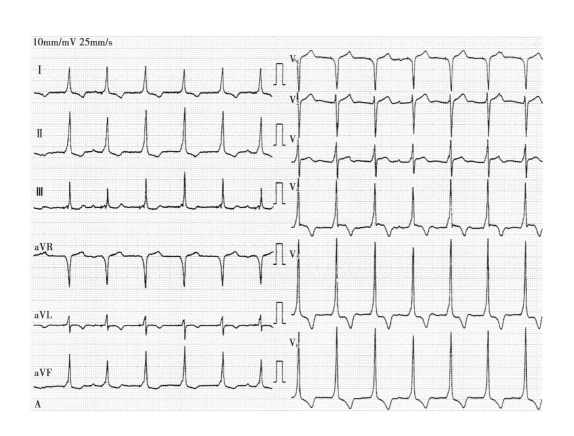

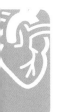

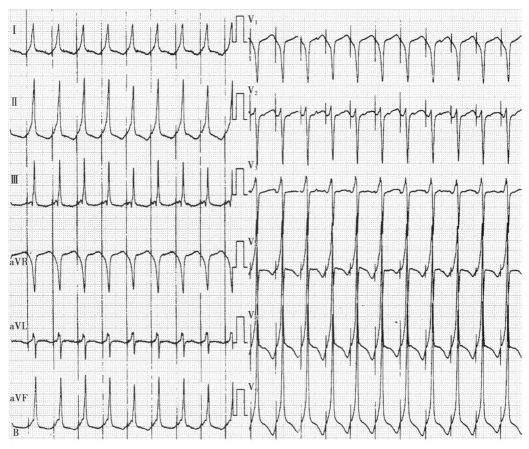

图 3-2-119　非选择性希氏束起搏心电图

A. 十二导联心电图中以 0.75V/0.4ms 为输出电压双极起搏夺获希氏束，并同时夺获了周围心内膜，在 QRS 波起始部位有明显的 δ 波，右束支传导阻滞消除；B. 以 1.0V/0.4ms 为输出电压 150 次 /min 单极起搏可见 1∶1 房室传导，无心室脱落，检测结果提示起搏点以下传导正常

5. 起搏参数程控　①术中心房导线的双极感知 2.3mV，左心室导线的双极感知 7.8mV，右心室导线的双极感知 > 12mV，希氏束导线双极感知 2.8mV。②心房双极阈值 0.5V/0.4ms，左心室和右心室双极阈值 0.5V/0.4ms，希氏束双极阈值 0.75V/0.4ms。③希氏束导线插于左心室插孔，左心室导线插于右心室插孔。④最高感知灵敏度时未见交叉及远程感知。⑤起搏模式：DDDR，基础频率 60 次 /min，PAV/SAV 间期设置为 150/130ms，左心室领先右心室 80ms。

【随访】

术后定期随访，超声心动图 LVEDD 和 LVEF、NYHA 心功能分级和利尿剂使用情况见表 3-2-7。

表 3-2-7　术后超声心动图 LVEDD 和 LVEF、NYHA 心功能分级和利尿剂使用情况

参数	植入前 （2012 年 1 月）	右心室起搏后 3 个月 （2012 年 3 月）	右心室起搏后 3 年 8 个月 （2015 年 9 月）	希氏束起搏后 3 个月 （2015 年 12 月）	希氏束起搏后 9 个月 （2016 年 9 月）
LVEDD/mm	58	58	67	60	50
LVEF/%	56	42	26	43	53
NYHA 心功能分级	Ⅰ	Ⅲ	Ⅲ	Ⅰ	Ⅰ
利尿剂使用	无	有	有	有	无

术后起搏比例 100%，近 1 年阈值始终稳定。在改为 HBP 前后的胸片显示心脏逆重构明显（图 3-2-120）。

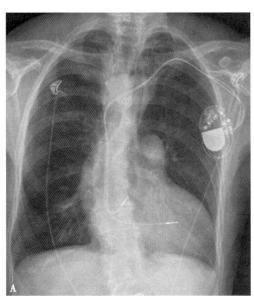 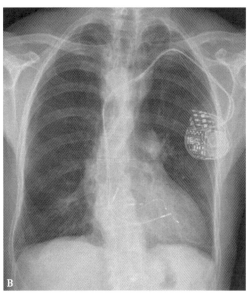

图 3-2-120　升级希氏束起搏术前及术后 9 个月胸片

A. 更换升级前心胸比例 0.62；B. 升级为希氏束起搏后 9 个月，心胸比例缩小到 0.53

【评述】

1. 起搏介导的心肌病　患者 2012 年因 AVB 植入双腔起搏器时，已有左心室舒张末径增大，但因为心功能维持在代偿期，且 LVEF > 50%，故无 CRT 指征，因此选择植入普通双腔起搏器。但患者在植入后表现为心室起搏依赖且短期就出现心功能不全症状，给予心力衰竭药物治疗下心力衰竭仍然逐渐加重。MADIT Ⅱ 研究发现因右心室起搏依赖介导的心功能不全特别是对已有心功能不全的患者有更大的影响。按照 2013 年 ESC 指南建议，如有 LVEF 降低且呈心室起搏依赖的患者推荐 CRT（Ⅱa），如果已植入起搏并呈依赖的患者且伴 LVEF ≤ 35%，推荐级别已由 Ⅱa 升级为 Ⅰ 类 [1]。该患者在升级后心功能迅速好转，超声心动图提示心室大小和 LVEF 恢复正常，从升级前后心功能的变化可判断属起搏介导的心力衰竭。

2. 房室传导阻滞的 HBP 是否需要双心室起搏备份　对于 AVB 伴低射血分数的患者在选择生理性起搏方式时，目前推荐行双心室起搏。该患者 AVB 伴交界性逸搏在升级时尝试 HBP，可以在有明显希氏束电位的部位起搏成功、阈值满意同时消除了 CRBBB。以阈值电压输出的起搏夺获的 QRS 波，从形态上判断提示同时夺获了内膜和希氏束。理论上从希氏束向下传导至心室的激动应该最符合生理性的传导特点，其对心功能保护效能优于右心室常规部位起搏，已有小样本量文献报告证实 [2-3]。

考虑到该患者术中 AVB 有进行性发展导致本模式失用的可能，因此备用了双心室起搏，根据近 1 年的随访阈值保持稳定，提示远期安全性可能较好。已发表的文献报告，对于 AVB 的患者，HBP 后 2 年随访阈值可保持稳定 [4]，但还有待长期进一步观察。

（苏　蓝　黄伟剑）

【参考文献】

[1]　BRIGNOLE M，AURICCHIO A，BARON-ESQUIVIAS G，et al. 2013 ESC guidelines on cardiac pacing and cardiac resynchronization therapy. Eur Heart J，2013，34（29）：2281-2329.

[2]　ZANON F，BACCHIEGA E，RAMPIN L，et al. Direct His bundle pacing preserves coronary perfusion compared with right ventricular apical pacing：a prospective，cross-over mid-term study. Europace，2008，10（5）：580-587.

[3]　KRONBORG MB，MORTENSEN PT，GERDES JC，et al. His and para-His pacing in AV-block：feasibility and electro-cardiographic findings. J Interv Card Electrophysiol，2011，31（3）：255-262.

[4]　SHARMA PS，DANDAMUDI G，NAPERKOWSKI A，et al. Permanent His-bundle pacing is feasible，safe，and superior to right ventricular pacing in routine clinical practice. Heart Rhythm，2015，12（2）：305-312.

第二章　希氏束起搏实例解析

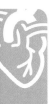

第八节　希氏束起搏联合房室结消融解决植入型心律转复除颤器误放电

病例 20　希氏束起搏联合房室结消融解决心力衰竭伴心房颤动的植入型心律转复除颤器误放电

【病史摘要】

患者，男性，79 岁。反复心力衰竭伴持续性心房颤动 14 年左右，诊断为"高血压病，高血压性心脏病，心房颤动，心功能不全"，多次因心力衰竭住院，药物治疗包括长期华法林抗凝预防卒中，口服呋塞米、螺内酯，地高辛、倍他乐克缓释片及培哚普利片。既往高血压病史 10 余年，血压控制尚可，慢性肾功能不全 4 年，血清肌酐波动于 110～140μmol/L。2012 年 6 月超声心动图示：LAD 61mm，LVEDD 62mm，LVEF 36%，肺动脉收缩压 55mmHg，全心增大，左心室整体活动减弱，中到重度二尖瓣反流。2012 年 6 月动态心电图示：心房颤动、非持续性室性心动过速（图 3-2-121），ICD 一级预防指征明确。于 2012 年 6 月 11 日植入单腔 ICD（型号 1107-36；St Jude Medical，Inc，St Paul，MN）。

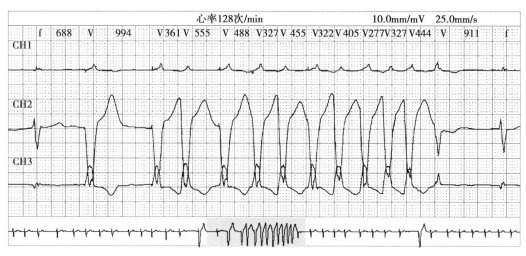

V—心室波；CH1、CH2、CH3—通道 1、2、3。

图 3-2-121　动态心电图

心房颤动，非持续性室性心动过速，最长 10 个连发

植入单腔 ICD 后常规随访，药物治疗过程中患者心力衰竭仍反复加重。2013—2016 年 12 月患者接受了 12 次 ICD 放电治疗，腔内图判断均为心房颤动快心室率导致的不恰当治疗。患者在心力衰竭加重时容易发作快心室率，强化药物治疗后仍不能完全避免，延长 VT/VF 诊断个数和调整诊断频率（VT：190 次 /min，VF：244 次 /min）后，仍出现不恰当的放电。于 2014 年 11 月 23 日，ICD 记录共放电 13 次。经强化利尿控制心力衰竭、调整倍他乐克和地高辛剂量后该患者症状好转，动态心电图检查显示平均心率控制在 79 次 /min，已达到指南推荐的心率严格控制标准（80 次 /min）[1]，但患者心房颤动心率快慢不均，最小心率 47 次 /min，最大心率 166 次 /min，心率变异度大，尤其在心力衰竭反复过程中仍然可能出现高于 VF 诊断区间的心率。该患者因有肾功能不全，在使用地高辛时十分警惕洋地黄过量，也因心功能情况患者难以耐受较大剂量 β 受体阻滞剂，所以心率控制成为治疗难题。选择心房颤动消融转复窦性心律应该是最佳的控制节律和频率的方法，但该患者持续性心房颤动、心脏重构病史 10 年以上、左心房直径大于 60mm，射频治疗维持窦性心律的成功率不高，放弃该治疗方法。

2016 年 12 月患者心力衰竭再次发作，ICD 放电急诊入院，程控仍然为不恰当治疗且 ICD 电池接近耗竭，因此建议更换。

【诊疗方案】

患者心功能不全，ICD 一级预防，术后反复发生误放电，心功能反复加重，药物调整仍不能有效控制心

力衰竭和 ICD 的误放电，考虑 ICD 电池接近耗竭，拟单腔 ICD 升级为 HBP，同时给予房室结消融控制心房颤动心室率，减少 ICD 误放电，改善心功能。

手术方案：房室结消融术并进行 HBP，双心室起搏备用，单腔 ICD 更换升级为 CRT-D。

【植入过程与要点】

1. 静脉穿刺 左侧腋静脉造影显示血管入路通畅，分离左侧原囊袋后穿刺静脉成功。

2. 左心室导线植入 冠状静脉造影后选择侧静脉分支为靶血管并成功植入左心室双阴极导线 4196，阈值良好，最大输出无膈神经刺激。

3. 希氏束导线植入 采用"双导线法"成功植入 3830 导线，最终 HBP 阈值为 1.0V/0.4ms，见图 3-2-122。

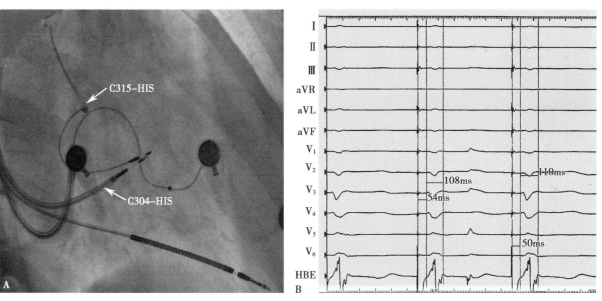

C315-HIS—C315 鞘管；C304-HIS—C304-L69 鞘管；箭头—鞘管头端位置；HBE—HIS 腔内电图。

图 3-2-122 双导线法植入希氏束导线

A. 两根输送鞘 C315 和 C304-L69 鞘管，以双导线法经 C304-L69 鞘管将 3830 导线送入，夺获希氏束阈值最低：1.0V/0.4ms，并且经旋转测定后阈值稳定最终保留；B. HIS 电图（输出：1.0V/0.4ms），夺获希氏束后心电图表现为 SV 间期 50～54ms，起搏 QRS 波与自身 QRS 波形态完全一致

4. 房室结消融 经右股静脉将 56 孔冷盐水消融导管（Biosense-Webster，Diamond Bar，CA，USA）（图 3-2-123）送入进行房室结消融，消融后自身心律为心房颤动伴三度 AVB 和 HBP 心电图特征见图 3-2-124，经异丙肾上腺静脉输注验证并持续观察 30min，AVB 未恢复。

5. 植入 CRT-D 将 3830 导线（HBP）插于心房插孔，原单线圈右心室导线插于右心室插孔，新植入的左心室导线 4196 插于左心室插孔。

6. 起搏参数设置

（1）DDDR 起搏模式：初始低限频率 85 次/min，睡眠频率 70 次/min；PAV 间期 350ms，左心室领先右心室 0ms。

（2）调整 VT/VF 的诊断与鉴别区间：消融后不必考虑下传的快心室率，因此设定 167 次/min 为 VT 区，188 次/min 以上为 VF 区，188～240 次/min 为分支型 VT（fascicular VT，FVT）区。

（3）VT/VF 鉴别诊断设定：因希氏束导线插在心房插孔，所以关闭双腔 ICD 鉴别模式 PR-logic，仅设定为单腔鉴别模式。

【随访】

术后 3 个月内未发生心房颤动伴快心室率导致的 ICD 误放电。

【评述】

1. ICD 误放电的原因 心房颤动合并心力衰竭患者的治疗一直是临床的处理难点，患者虽规律服用控制心力衰竭和心率的药物，按照指南推荐平均心室率可控制在 80 次/min 以内（Ⅱa，证据级别 B）[1]，但实际

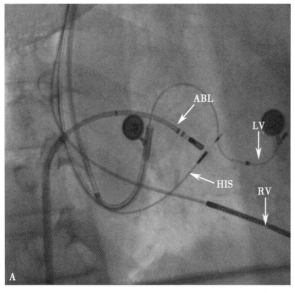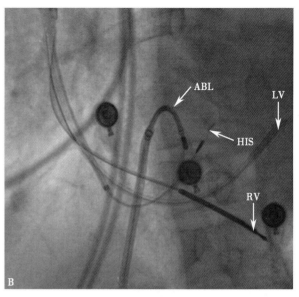

ABL—消融导管；LV—左心室导线；HIS—希氏束导线；RV—右心室导线；箭头—导管/导线位置。

图 3-2-123　房室结消融导管位置影像

右前斜位 30°（A）、左前斜位 45°（B）示消融导管顶端位于希氏束导线近端电极位置

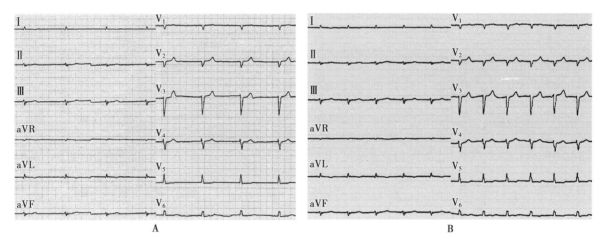

图 3-2-124　房室结消融后自身心电图及 HBP 心电图

A. 消融后自身心电图：心房颤动伴三度房室传导阻滞，自身心率 50 次/min，交界性逸搏节律；B. 以输出电压 1.0V/0.4ms，80 次/min 双极起搏夺获希氏束，夺获后 QRS 波形态与自身一致，ST-T 方向也与自身节律一致，呈选择性希氏束起搏特征

平均心率不能完全反映患者整体心率/律变化情况，尤其心力衰竭加重时容易出现快心室率。心房颤动快心室率及心率变异度大不但影响患者的心功能，而且对植入 ICD 的患者是导致不恰当治疗的最主要原因；误放电通常在患者清醒状态，除可引起其焦虑，加重心力衰竭，还可增加患者死亡的风险。本身 ICD 设置中考虑了室上性心动过速与 VT 的鉴别诊断，包括运用间期稳定性、突发性、AV 频率关系和 QRS 波形态等，但一旦心率达 VF 的诊断频率，几乎所有的鉴别方式只能服从该频率，而出现不恰当治疗。该例患者不适当放电即属于这种原因，通过无创手段包括程控和药物均无法完全解决。

2. 心力衰竭伴心房颤动患者 ICD 误放电的处理　目前针对心房颤动的处理包括药物转律/控率，但药物治疗效果有限 [2]；更积极和理想的选择是进行心房颤动的射频消融转复窦性心律，但对于持续性心房颤动超过 1 年，左心房增大明显合并有基础大心脏的患者，消融后维持窦性心律的成功率并不理想 [3]，心房颤动反复发作的可能性很大，一旦发作仍有 ICD 误放电的危险。因此房室结消融联合 HBP 将成为有效控制 ICD 误放电并试图改善心功能的治疗手段。

消融成功后，通过 HBP 严格管理心室率，去除 ICD 误放电不恰当治疗的主要原因后，药物治疗也较前

简单化,可以减少抗心律失常药物带来的副作用。笔者所在中心 2012 年 12 月—2016 年 12 月心房颤动合并心力衰竭的部分植入 ICD/CRT-D 的患者共 45 例,采取房室结消融加 HBP 的治疗方法,临床结果显示无论患者心功能正常(LVEF＞40%)还是心功能降低(LVEF＜40%),均能够改善心功能、逆转心脏重构,得到临床获益[4],而且患者均未出现因心房颤动快心室率导致的 ICD/CRT-D 不恰当治疗,但同期植入 ICD/CRT-D 未行房室结消融的患者中(398 例),29 例因阵发性心房颤动或持续性心房颤动伴快心室率出现误放电共 183 次,其中 19 例患者因此入院治疗。

从心房颤动伴心力衰竭患者免受 ICD 误放电的治疗效果看,房室结消融是最有效的方法,消融后的 HBP能保留最佳的心室同步性并规整心律 / 率,因此可在 ICD 植入后发生 ICD 误放电风险较高的患者中推广。当然对于接受该技术的患者需要植入双腔 ICD,必定增加手术风险和费用,但从远期利益考虑,除有利于改善心功能之外避免误放电带来的效益更能让医患双方接受。

(苏　蓝　黄伟剑)

【参考文献】

[1] JANUARY CT, WANN LS, ALPERT JS, et al. 2014 AHA/ACC/HRS guideline for the management of patients with atrial fibrillation: executive summary. Circulation, 2014, 130(23): 2071-2104.

[2] MARSHALL HJ, HARRIS ZI, GRIFFITH MJ, et al. Prospective randomized study of ablation and pacing versus medical therapy for paroxysmal atrial fibrillation: effects of pacing mode and mode-switch algorithm. Circulation, 1999, 99(12): 1587-1592.

[3] BHUIYAN T, MAURER MS. Heart failure with preserved ejection fraction: persistent diagnosis, therapeutic enigma. Curr Cardiovasc Risk Rep, 2011, 5(5): 440-449.

[4] HUANG W, SU L, WU S, et al. Benefits of permanent His bundle pacing combined with atrioventricular node ablation in atrial fibrillation patients with heart failure with both preserved and reduced left ventricular ejection fraction. J Am Heart Assoc, 2017, 6(4): e005309.

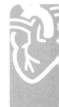

第九节　希氏束起搏和房室结消融联合左心耳封堵的杂交治疗

病例 21　希氏束起搏和房室结消融联合左心耳封堵治疗高危栓塞因素的心房颤动

【病史摘要】

患者,女性,75 岁,既往高血压病 4 年,糖尿病病史 4 年。2012 年发生"右侧半卵圆中心脑梗死",同期发现心房颤动,此后随访显示心房颤动仍持续。2015 年 3 月因活动时胸闷、气促在我院行冠状动脉造影示前降支近段局限性狭窄 85%,故于前降支植入 1 枚支架,左心室造影提示左心室致密化不全,左心室造影显示 LVEF 40%。术后规律服用拜阿司匹林,硫酸氢氯吡格雷片、阿托伐他汀钙片、倍他乐克缓释片、缬沙坦、呋塞米和螺内酯等药物,患者仍感活动时胸闷、气促,于 2015 年 9 月 29 日再次因心力衰竭加重住院治疗。

入院查体:血压 125/81mmHg,心率 130 次 /min,心律不齐,未闻及杂音,脉搏短绌。实验室检查:肌酐 80μmol/L,NT-proBNP 738ng/L。动态心电图示快速型心房颤动,平均心室率 102 次 /min,QRS 波时限正常,十二导联心电图见图 3-2-125。超声心动图示 LVEDD 54mm,LAD 52mm,IVS 12mm,左心室后壁(left ventricular posterior wall,LVPW)11mm,LVEF 35.2%。患者 CHA_2DS_2-VASc 评分 9 分、HAS-BLED 评分 4 分。

初步诊断:①心肌致密化不全,左心室、左心房增大,持续性心房颤动,NYHA 心功能分级Ⅲ级;②冠心病,PTCA 后;③高血压病 3 级;④2 型糖尿病。

【诊疗方案】

患者心房颤动病史至少 3 年且伴心功能不全,LAD 52mm,LVEF 35.2%,经半年以上正规抗心力衰竭药物治疗及口服倍他乐克控制心室率但仍需反复住院。考虑心房颤动导管射频消融术后的复发率较高,所以建议选择房室结消融加 HBP 控制心室率并改善心力衰竭。患者 CHA_2DS_2-VASc 评分为 9 分,HAS-BLED 评分 4 分,患者有脑梗死病史,故左心耳封堵术的适应证明确。

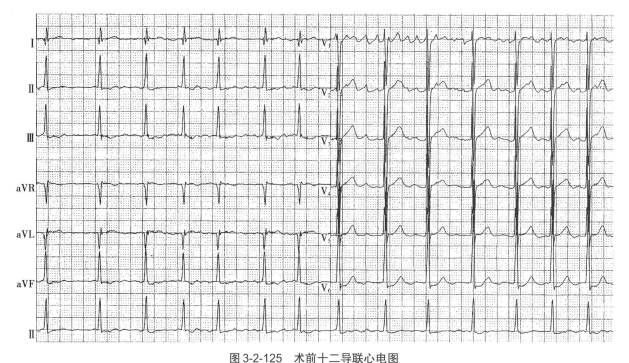

图 3-2-125 术前十二导联心电图

心房颤动，心室率 100 次 /min，QRS 波时限 100ms

手术方案：该患者先植入起搏器并行房室结消融，1 周后再行左心耳封堵术。

【植入过程与要点】

1. 希氏束导线植入 穿刺左腋静脉，选择经 C315 HIS 鞘管将 3830 导线定位于希氏束，3830 导线固定后阈值 2.3V/0.4ms，再经 C304 69cm 鞘管将第二根 3830 导线送入，在前一根导线固定位置偏心室侧找到阈值最低的位点，该处阈值 0.7V/0.4ms，腔内电图中可见低阈值的导线希氏束电位振幅明显大于阈值偏高的3830 导线，腔内图和两根导线位置的影像见图 3-2-126。撤掉阈值偏高的第一根 3830 导线，保留阈值满意的导线。检测希氏束以下的传导性，在输出电压 1V/0.4ms、起搏频率 150 次 /min 时，仍以 1:1 传导至心室。

2. 右心室导线植入 植入主动导线于右心室间隔部作为心室备用。

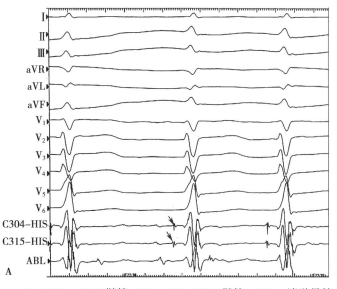
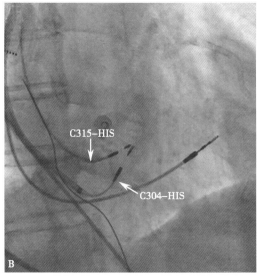

C315-HIS—C315 鞘管；C304-HIS—C304 鞘管；ABL—消融导管；黑色箭头—希氏束电位；白色箭头—鞘管位置。

图 3-2-126 双导线法标测希氏束电位

A. 腔内电图可见两根 3830 导线的希氏束电位，与经 C315 鞘管将 3830 导线送入所监测的希氏束电位振幅波比较，经C304 鞘管将 3830 导线送入所记录的希氏束电位振幅波清晰，阈值亦低；B. 双导线的位置影像

3. 房室结消融　穿刺右股静脉,植入 8.5F SWARZ L1 长鞘至右心房,沿长鞘置入 56 孔冷盐水灌注消融导管,设定 43℃/30W 模式,成功消融阻断房室结,阻断房室结后形成三度 AVB,交界性逸搏节律,心电图见图 3-2-127,静脉输注异丙肾上腺素后观察 10min 未见房室传导恢复,消融后测试希氏束阈值无变化。最终消融成功的靶点与导线固定的距离大于 10mm 以上(图 3-2-128)。

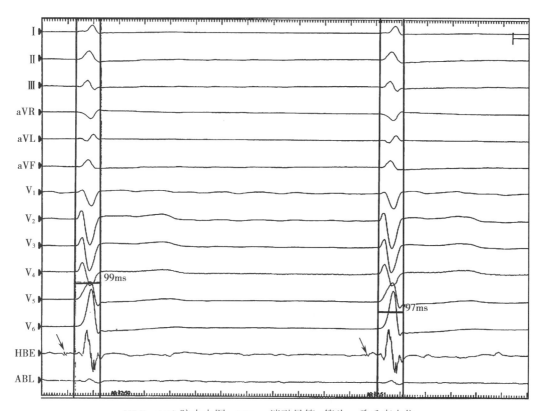

HBE—HIS 腔内电图;ABL—消融导管;箭头—希氏束电位。

图 3-2-127　房室结消融后心电图

三度房室传导阻滞,交界性逸搏节律,腔内图可见每个 QRS 波之前都有希氏束电位

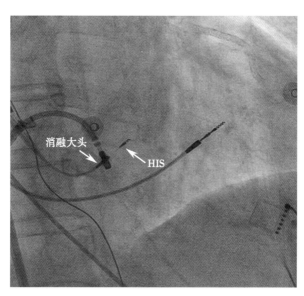

HIS—希氏束导线。

图 3-2-128　房室结消融导管影像

消融导管靶点距离希氏束电位顶端 10mm 以上

4. 程控参数及设置　植入双腔起搏器，将希氏束导线插于心房插孔，右心室导线插于心室插孔。测定希氏束导线参数（双极），阈值 0.75V/0.4ms，感知 3.4mV，阻抗 334Ω；心室（双极）阈值 0.5V/0.4ms，感知 12mV，阻抗 544Ω。起搏模式为 DDDR，起搏低限频率为 70 次 /min。

5. 左心耳封堵术　1 周后局部麻醉下穿刺右股静脉，在经食管超声心动图（transesophageal echocardiography，TEE）指导下成功穿刺房间隔，肝素化后在肺静脉内完成导管交换。经输送鞘管将猪尾造影导管送至左心耳。行左心耳造影后测量左心耳开口直径 22mm，深 27mm。选择 27mm 的 Watchman 左心耳封堵器植入左心耳，牵拉测试提示封堵器固定良好，造影和 TEE 均证实封堵器周围无残余分流，压缩比例好。遂释放封堵器，手术成功，术后封堵器位置的影像见图 3-2-129。

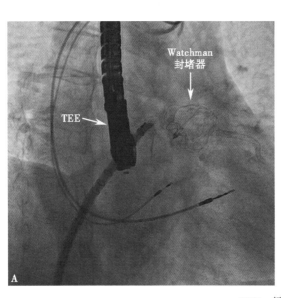
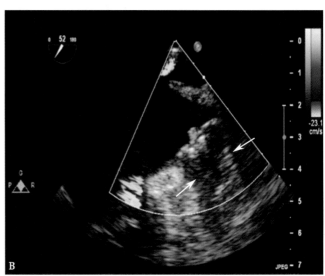

TEE—经食管超声心动图。

图 3-2-129　植入左心耳封堵器后透视影像及超声心动图
A. Watchman 封堵器成功植入后透视影像；B. 超声探查未见残余分流，封堵器未突入心耳开口

【随访】

术后 45 天随访，患者胸闷、气促症状明显缓解，不需服用利尿剂。希氏束导线及右心室导线阈值稳定。复查 TEE：封堵器未见残余分流，LAD 46mm，LVEDD 57mm，LVEF 59%。术后自身和 HBP 心电图见图 3-2-130。

【评述】

本例患者为长程持续性心房颤动，在药物治疗下，心房颤动的心室率仍在 100 次 /min 左右，虽已达到心房颤动心室率"宽松"控制的标准，但心功能改善不明显，左心房较大，综合考虑心房颤动环肺消融的复发率很高。心力衰竭并发心房颤动的患者在药物治疗不能满意控制心力衰竭的情况下，消融房室结并植入起搏器治疗有助于控制心室率并改善心功能 [1]。而最理想的起搏方式是 HBP，因它是唯一能模拟正常心脏激动和传导顺序的起搏方式，也最大限度地保留了心室的电和机械同步，特别是对于 QRS 波正常并没有不同步的患者，HBP 可能是最佳的起搏方式 [2]。

该患者 CHA_2DS_2-VASc 评分和 HAS-BLED 评分都很高，特别是 CHA2DS2-VASc 评分为 9 分，因冠心病诊断明确，且在前降支植入支架 1 枚，这需要长期抗血小板治疗而加重了抗凝药物带来的出血风险，因此植入左心耳封堵器适应证明确。左心耳封堵 +HBP 既预防了心房颤动带来的卒中问题，同时也解决了由于房室结消融后右心室起搏对心功能的影响问题。但是 HBP 的起搏器植入后短时间内进行左心耳封堵术要谨慎操作，以免导致起搏导线移位和脱落，其次要注意左心耳封堵术中的肝素化与围手术期的抗凝治疗可能会导致起搏器囊袋或切口出血、血肿。

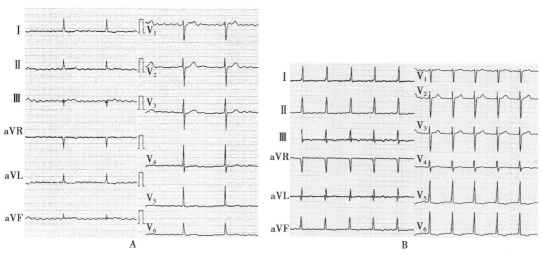

图 3-2-130　术后 45 天随访心电图

A. 自身心电图仍为心房颤动伴三度房室传导阻滞，交界性逸搏节律，频率 59 次 /min；B. 输出电压 1.0V/0.4ms 以双极起搏 80 次 /min，夺获后 QRS 波与自身的 QRS 波形态一致，ST-T 段也与自身一致

（苏　蓝　黄伟剑）

【参考文献】

[1] JANUARY CT，WANN LS，ALPERT JS，et al. 2014 AHA/ACC/HRS guideline for the management of patients with atrial fibrillation：executive summary. Circulation，2014，130（23）：2071-2104.

[2] LAKSHMANADOSS U，AGGARWAL A，HUANG DT，et al. Direct His bundle pacing post AVN ablation. Pacing Clin Electrophysiol，2009，32（8）：1101-1104.

第十节　希氏束起搏术后参数的合理设置

病例 22　不恰当房室间期设置导致 pace-on-T 现象

【病史摘要】

患者，男性，60 岁，因"反复夜间胸痛伴晕厥半月"于 2016 年 2 月 22 日入院。患者半个月前开始凌晨 4 时许无明显诱因下出现胸闷、胸痛，位于胸骨中下段，为针刺样疼痛，无肩背部放射痛，持续数分钟后可自行缓解，白日活动无不适。既往有甲状腺功能亢进病史 40 年，现口服甲巯咪唑 10mg/d。有心房颤动病史 20 年，未正规抗凝治疗。发现血压升高半个月，最高 180/110mmHg，现口服厄贝沙坦 150mg/d，血压控制尚可。入院后心电图示心房颤动，心室率 60 次 /min。超声心动图示：LAD 43mm，LVEDD 50mm，LVEF 57%。2 月 23 日冠状动脉造影检查结果阴性。动态心电图示：平均心率 52 次 /min，最长 RR 间期 3.9s，心电图 ST 段间歇抬高（图 3-2-131），最长 RR 间期发生在 ST 段正常（图 3-2-132）。诊断为变异型心绞痛、心房颤动、甲状腺功能亢进。

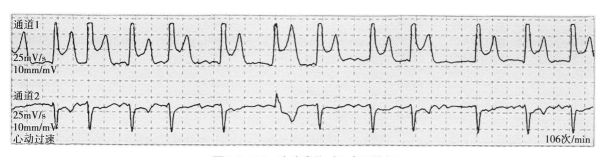

图 3-2-131　胸痛发作时心电图特征

动态心电图模拟导联显示 ST 段呈一过性抬高

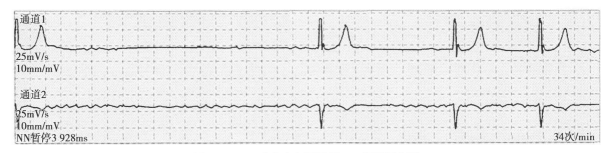

图 3-2-132　动态心电图显示 RR 间期长间歇

最长 RR 间期 3.9s，无 ST 段抬高

【诊疗方案】

考虑患者心房颤动平均心室率 52 次 /min，伴 3.9s 长间歇；考虑使用地尔硫䓬等抗冠状动脉痉挛药可进一步加重心动过缓，因此建议患者植入心脏起搏器，鉴于患者心室起搏比例较高，核素心肌显像提示左心室弥漫性室壁运动下降，故建议 HBP。

【植入过程与要点】

1. 记录希氏束电位和固定导线　患者 2016 年 3 月 6 日行 HBP（美敦力 SelectScure 3830 导线）加右心室导线（美敦力 CapSure 5076）植入并放置双腔起搏器（美敦力 SEDRL1）。术中用 3830 导线记录希氏束电位（图 3-2-133）。希氏束导线固定后进行高频率刺激未出现传导阻滞（图 3-2-134）。

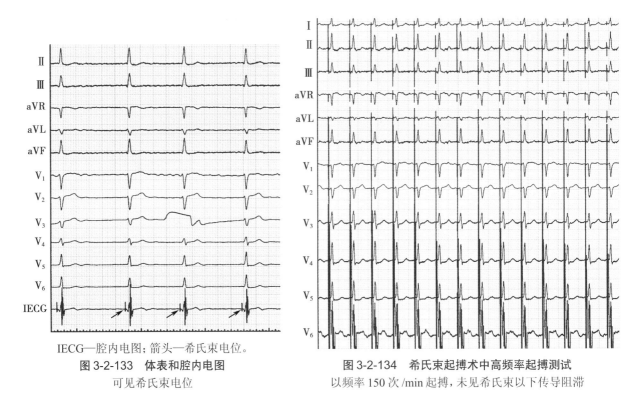

IECG—腔内电图；箭头—希氏束电位。

图 3-2-133　体表和腔内电图

可见希氏束电位

图 3-2-134　希氏束起搏术中高频率起搏测试

以频率 150 次 /min 起搏，未见希氏束以下传导阻滞

2. 参数及导线影像　术中参数测定满意，希氏束导线 R 波振幅 2.6mV，阻抗 504Ω，阈值 0.5V/0.4ms，斜率 0.5V/s；右心室导线 R 波振幅 9.0mV，阻抗 548Ω，阈值 0.4V/0.4ms，斜率 2.9V/s。图 3-2-135 为最终导线位置影像。

3. 导线与脉冲发生器的连接　希氏束导线接心房接口，心室导线接右心室接口，设置起搏房室间期（PAV）350ms，感知房室间期（SAV）300ms，关闭心室安全起搏（VSP）功能。

4. 出院前程控　术后加用地尔硫䓬 30mg，每日三次口服，其后患者未再发作胸痛，出院前测试起搏器发现 AP-VS 事件占 97.9%，AP-VP 事件占 2%，AS-VS 事件 <0.1%。正常情况下短于低限频率间期的心房颤动自身下传 QRS 波会同时被希氏束通道和心室通道同时感知，标记为 AS-VS；超过低限频率间期无自

身下传 QRS 波则希氏束通道起搏,心室通道感知,标记为 AP-VS。起搏测试时观察到的 pace-on-T 现象,
见图 3-2-136。

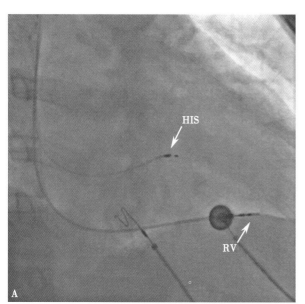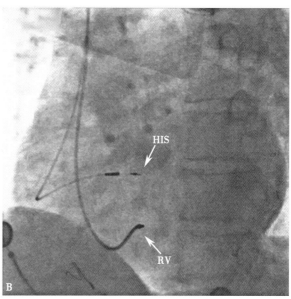

HIS—希氏束导线;RV—右心室导线;箭头—导线位置。

图 3-2-135　导线位置影像

右前斜位 30°(A)、左前斜位 45°(B)可见 3830 导线位于希氏束部位,5076 导线位于右心室心尖部

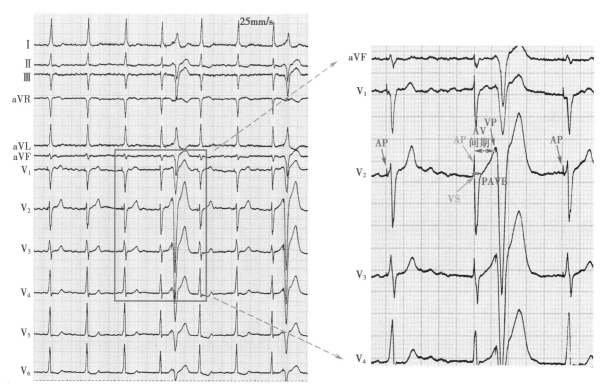

AP—心房起搏;VS—心室感知;VP—心室起搏;PAVB—心房起搏后心室空白期。

图 3-2-136　起搏测试中观察到的 pace-on-T 现象

左侧起搏测试中观察到的 pace-on-T 现象(第 5 个和第 9 个波形);右侧局部放大图,可见 V₂ 导联第一个波形为心房起
搏即希氏束起搏的 QRS 波,第 2 个心房起搏时刚好有自身的 QRS 波,此 QRS 波落在心房起搏(希氏束接心房接口)
后心室空白期,不能被心室通道感知,因此心室通道又发出一个脉冲,该脉冲又正好落在自身下传的 QRS 波群的 T
波顶峰,表现为 pace-on-T 现象

【随访】

患者术后1、3、6个月定期随访，起搏参数稳定，未发现pace-on-T现象。

【评述】

HBP能起搏出完全正常的QRS波形态，避免右心室心尖部起搏导致的医源性心脏失同步，可以更好地保护患者的心脏功能[1-2]。对于心房颤动伴缓慢心室率，预计心室起搏比例很高的患者，植入一根HBP导线，连接在双腔起搏器的心房接口；植入一根心室导线作为备用，连接在心室接口是目前常用的起搏策略。但这样的导线插接方式，与既往的普通双腔起搏器在参数设置上有很大不同，本病例的治疗经验[3]说明不恰当的AV间期设置可能导致pace-on-T，需要重视并合理程控来避免。可以想象pace-on-T具有潜在致恶性心律失常的风险。

1. 为何出现pace-on-T现象？ 从图3-2-136中V₁、V₂导联可以看出，正常情况下HBP脉冲发出后，经30～50ms的HV间期才会出现QRS波；而图中出现心室起搏之前的一个QRS波，刚好在HBP脉冲发出时出现，提示起搏脉冲发出时正好自身下传了一个QRS波，该QRS波落在心房起搏后心室空白期（post atrial ventricular blanking，PAVB），故不能被心室通道感知，因此心室通道又发出一个脉冲，该脉冲又正好落在自身下传的QRS波群的T波顶峰，表现为pace-on-T现象。

2. 如何避免出现pace-on-T现象？ 如果是心房颤动合并三度AVB，自身下传频率永远低于起搏频率，不会出现空白期不感知情况，也就不会出现pace-on-T现象。对心房颤动合并快速心室率，药物控制不佳的患者，行房室结消融加HBP是可行的，也不会出现pace-on-T现象；但对多数没有明确房室结消融适应证的患者，如本例患者，只能通过程控解决问题。程控可考虑的策略有：①程控为AAI模式；②程控为DVI模式；③延长AV间期，使心室脉冲落在T波之后；④缩短AV间期，使脉冲落在心室不应期。

程控为AAI模式可以避免出现pace-on-T现象，但这样就失去了心室导线的后备作用，如果HBP导线急性期阈值增高或脱位，患者安全得不到保障，不建议在初步开展HBP的中心采用这种模式。程控为DVI模式常用于希氏束导线感知较低，或误感知较大的心房颤动波导致HBP被抑制的情况，但依然不能解决HBP后的心室空白期不感知导致的pace-on-T现象问题。延长AV间期设置使心室脉冲落在T波结束后，看似可以避免pace-on-T现象的致心律失常风险，但实际上存在两种缺陷：一是设置的AV间期常需超过400ms，在偶然希氏束失夺获的情况下可能出现显著长RR间期；二是当患者出现低钾等病理情况QT间期延长时，原本落在T波之后的起搏脉冲可能正好落在T波上，大大增加诱发恶性心律失常风险。

在选择性HBP情况下，HBP脉冲发放后经35～55ms的HV间期再出现QRS波，然后被心室通道感知。程控起搏器可以看到AP至VS的时间一般为70～75ms。在非选择性HBP情况下，HBP脉冲发放后即有普通心肌夺获，QRS波能更早地被心室通道感知，程控显示AP至VS的时间一般为50～55ms。如果患者同时存在右束支传导阻滞，AP至VS的时间可能再延长10～20ms。因此，个体化设置AV间期为AP至VS的时间加50ms（或经验性设置AV间期为110～150ms），可以避免不必要的心室脉冲发放，如果再发生自身下传的QRS波落入心室空白期，心室脉冲发放也只会落入心室不应期（图3-2-137），不会增加致心律失常风险；同时即使希氏

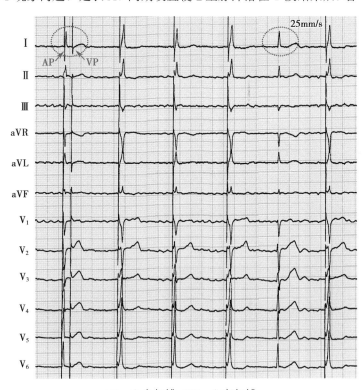

AP—心房起搏；VP—心室起搏。

图3-2-137 设置房室间期为150ms后的起搏心电图

设置房室间期为150ms后，第1个QRS波为自身下传QRS波（和第5个形态一致）落入空白期，导致心室通道不感知，心室起搏脉冲出现在QRS波后的绝对不应期，发放落在ST段，从而避免了pace-on-T现象诱发室性心律失常的风险

束失夺获也不会出现明显长 RR 间期。

　　因此，推荐心房颤动行 HBP 加心室起搏后备的患者常规设置较短的 AV 间期（程控测出的 AP-VS 时间加 50ms 或经验性设置为 110～150ms），以降低致心律失常风险。

（嵇荣荣　邱垣皓　侯小锋　邹建刚）

【参考文献】

[1] SHARMA PS，DANDAMUDI G，NAPERKOWSKI A，et al. Permanent His-bundle pacing is feasible，safe，and superior to right ventricular pacing in routine clinical practice. Heart Rhythm，2015，12（2）：305-312.

[2] LUSTGARTEN DL，CRESPO EM，ARKHIPOVA-JENKINS I，et al. His-bundle pacing versus biventricular pacing in cardiac resynchronization therapy patients：a crossover design comparison. Heart Rhythm，2015，12（7）：1548-1557.

[3] 嵇荣荣，陶宁超，邱垣皓，等. 心房颤动患者希氏束起搏后的 R 在 T 上起搏现象与处理对策探讨. 中华心律失常学杂志，2017，21（3）：234-237.

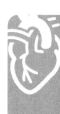

第三章

左束支起搏实例解析

第一节　缓慢心室率心房颤动的左束支起搏

病例 23　缓慢心室率心房颤动伴心功能正常的左束支起搏

【病史摘要】

患者，女性，70岁，因"反复心悸伴黑矇、晕厥2年，再发6h"，于2019年3月入院。患者2年前开始出现心悸数分钟后，有黑矇伴晕厥，意识不清，无四肢抽搐，无大小便失禁，无胸闷、气喘，无胸痛，无夜间呼吸困难，至当地医院就诊，动态心电图示异位心律（平均心率49次/min），持续性心房颤动，6h前再发心悸，伴黑矇，至急诊查心电图示心房颤动，心室率40次/min。既往高血压病史10年，现口服贝那普利10mg/d，血压控制尚可，心房颤动病史6年，长期口服华法林抗凝治疗。入院心电图示持续性心房颤动，心室率50次/min，QRS波时限95ms（图3-3-1）。动态心电图示平均心率55次/min，最慢33次/min，最快116次/min，异位心律，心房颤动（缓慢心室率）伴长RR间期。超声心动图示LAD 55mm，LVEDD 42mm，LVEF 60%，右心房、右心室、左心房增大，重度三尖瓣关闭不全。

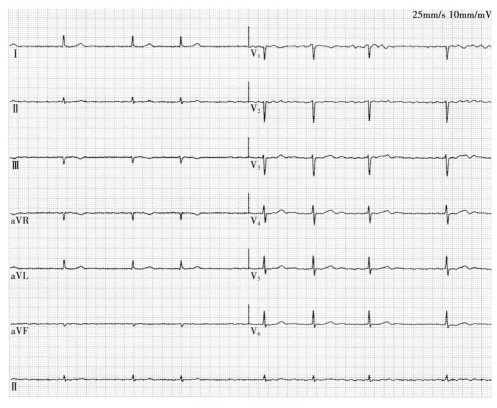

图 3-3-1　入院心电图

持续性心房颤动，心室率50次/min，QRS波时限95ms

【诊疗方案】

患者心房颤动伴慢心室率和长 RR 间期，左心房扩大明显，心房颤动病程 6 年，心电图示窄 QRS 波，考虑行左束支起搏（LBBP）和希氏束起搏（HBP），不再放置心房起搏导线。

【植入过程与要点】

1. 静脉穿刺　穿刺左侧腋静脉，植入导丝。

2. 植入左束支导线　经 C315 HIS 鞘管将 3830 导线送至右心室间隔部，旋入前起搏心电图 V_1 导联呈"W"样波型（图 3-3-2），3830 导线旋入过程中可见右束支传导阻滞样室性期前收缩，提示导线接近左心室间隔部，遂停止旋入，3830 导线可记录左束支电位（图 3-3-3），夺获左束支心电图见图 3-3-4。

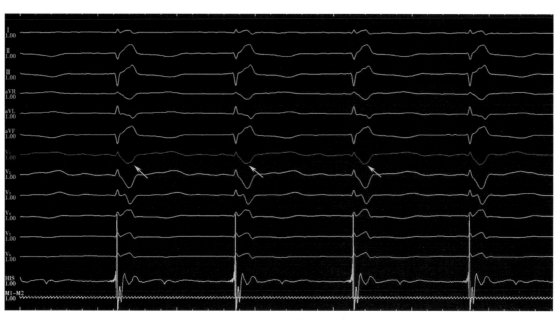

箭头—"W"样波型。

图 3-3-2　3830 导线旋入前起搏图形

V_1 导联呈"W"样波型

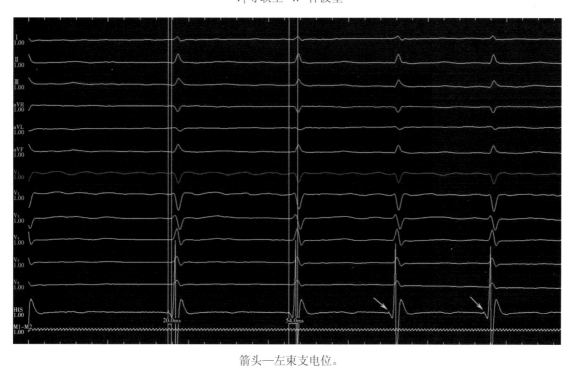

箭头—左束支电位。

图 3-3-3　术中将 3830 导线旋入到左心室间隔面的腔内电图

记录左束支电位，PV 间期为 20ms

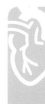

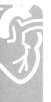

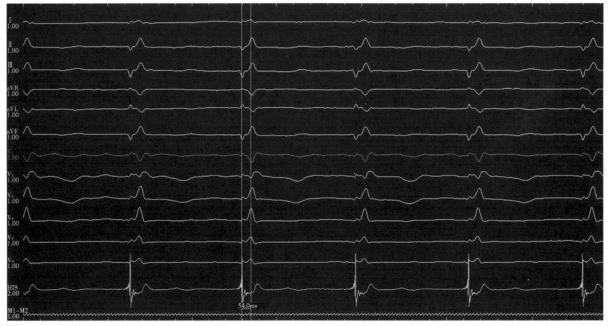

图 3-3-4 左束支起搏体表心电图特征
V_1 导联 QRS 波呈 Qr 型

3. 植入希氏束导线 经第二根 C315 HIS 鞘管将第二根 3830 导线植入，记录希氏束电位（图 3-3-5），5V 电压起搏心电图显示 HBP，3830 导线旋入后腔内电图显示希氏束电位，2.5V 起搏显示选择性 HBP（图 3-3-6）。

4. 参数测定 LBBP 导线 R 波振幅 9.2mV，阻抗 710Ω，阈值 0.5V/0.4ms；HBP 导线 R 波振幅 3.3mV，阻抗 859Ω，阈值 1.5V/0.4ms。

5. 设置起搏模式 缝扎固定导管，连接导线和起搏器，置入囊袋内包埋固定，逐层缝合至皮肤，起搏器设置 DVI 模式，关闭心室安全起搏。

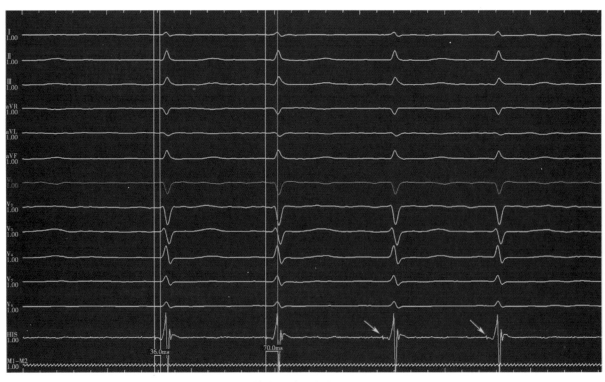

箭头—希氏束电位。
图 3-3-5 第二根 3830 导线腔内电图
第二根 3830 导线记录的希氏束电位，HV 间期为 36ms

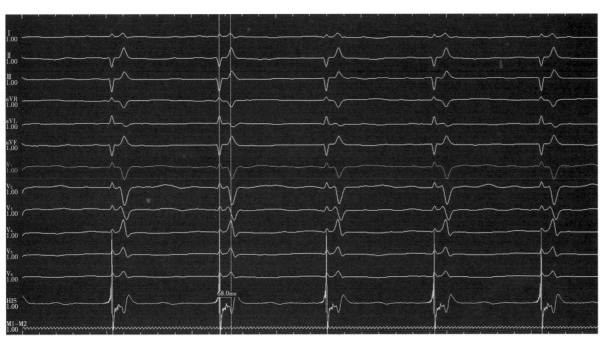

图 3-3-6　第二根 3830 导线希氏束起搏心电图特征
2.5V 输出呈选择性希氏束起搏，起搏的 QRS 波形态和时间与自身完全一致

6. 术后心电图　术后 HBP 导线与 LBBP 导线相对位置见图 3-3-7，LBBP 心电图 QRS 波时限 120ms（图 3-3-8A），HBP 心电图 QRS 波时限 95ms（图 3-3-8B）。

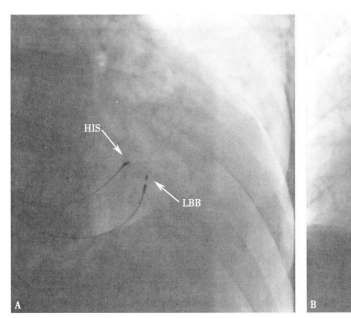
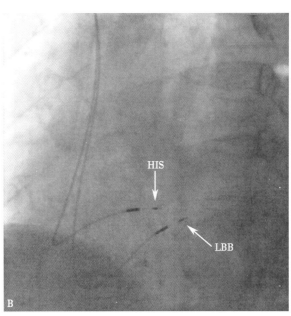

HIS—希氏束导线；LBB—左束支导线；箭头—导线位置。
图 3-3-7　术后导线位置影像
右前斜位 30°（A）及左前斜位 45°（B）导线位置

【随访】
患者术后 1、3、6 个月定期随访，起搏参数稳定。
【评述】
　　慢性心房颤动的主要危害包括对心功能的影响和栓塞的高风险，临床脑卒中的发生率和阵发性心房颤动一样，因此治疗包括药物治疗和起搏治疗，药物治疗包括抗凝治疗和心室率的控制，而心室率慢者无需控制心率。起搏指征为心室率持续小于 40 次/min 或长间歇大于 5s[1]。

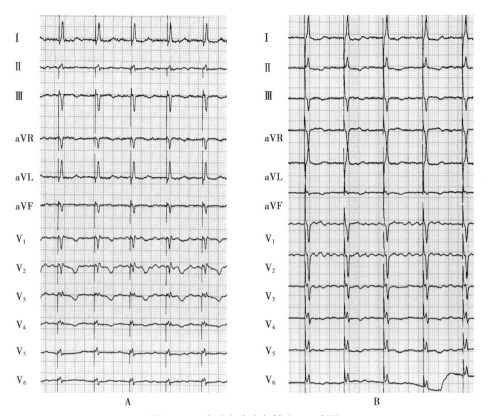

图 3-3-8 术后左束支起搏和 His 电图

A. 左束支起搏，QRS 波时限 120ms，V_1 导联呈特征性的 Qr 型；B. 希氏束起搏，QRS 波时限 95ms，十二导联心电图形态和时限与自身一致

但对于起搏依赖的慢性心房颤动患者，即使心功能正常，起搏器诱导的心肌病仍然可能存在。Chen 等[2] 入选了 268 例心房颤动伴心功能正常患者，行房室结消融及起搏器植入，心室起搏比例 100%，1 年内随访约 9% 的患者发生起搏器诱导的心肌病，随访 1 年以上该比例达 15%。另一项研究发现随访 3.3 年，19.5% 的患者发展为起搏器诱导的心肌病[3]。

希氏束作为最生理的起搏位点，可以完全恢复心脏正常电传导，减少了起搏器诱导的心肌病的发生。但 HBP 导线较难固定，起搏阈值比传统右心室导线高，甚至影响起搏器使用寿命。陈柯萍教授报告了 LBBP，通过激动希氏束稍往下的左束支，同样可以提供接近生理性的心脏电传导；同时，左束支区域更大，容易定位；导线的稳定性更好，参数基本等同于传统右心室导线[4]。对该病例同样实现了 HBP 和 LBBP，后者心电图尤其 V_1 导联呈 Qr 型，测量 QRS 波时限 120ms，且阈值与感知较 HBP 更优，但长期参数的稳定性仍需进一步随访观察。

（王 垚 邹建刚）

【参考文献】

[1] BRIGNOLE M，AURICCHIO A，BARON-ESQUIVIAS G，et al. 2013 ESC guidelines on cardiac pacing and cardiac resynchronization therapy. Eur Heart J，2013，34（29）：2281-2329.

[2] CHEN L，HODGE D，JAHANGIR A，et al. Preserved left ventricular ejection fraction following atrioventricular junction ablation and pacing for atrial fibrillation. J Cardiovasc Electrophysiol，2008，19（1）：19-27.

[3] KIEHL EL，MAKKI T，KUMAR R，et al. Incidence and predictors of right ventricular pacing-induced cardiomyopathy in patients with complete atrioventricular block and preserved left ventricular systolic function. Heart Rhythm，2016，13（12）：2272-2278.

[4] CHEN KP，LI YQ，DAI Y，et al. Comparison of electrocardiogram characteristics and pacing parameters between left bundle branch pacing and right ventricular pacing in patients receiving pacemaker therapy. Europace，2019，21（4）：673-680.

病例 24 缓慢心室率心房颤动伴心功能降低的左束支起搏

【病史摘要】

患者,男性,64 岁,因"反复胸闷伴气喘 8 个月,加重 2 个月",于 2018 年 8 月入院。患者入院前无明显诱因下出现胸闷、气喘,伴夜间阵发性呼吸困难,端坐呼吸,活动后症状明显,当地医院就诊,超声心动图:LAD 32mm, LVEDD 49mm, LVEF 33%,左心室增大,收缩功能减退;冠状动脉造影示前降支近端轻度狭窄,左回旋支及右冠状动脉正常,考虑扩张型心肌病,予利尿、改善心功能等治疗,症状缓解,2 个月前受凉后再次出现胸闷、气喘,伴夜间阵发性呼吸困难,端坐呼吸。入院心电图示持续性心房颤动,心室率 51 次 /min (图 3-3-9)。超声心动图:左心房增大,心功能不全, LAD 35mm, LVEDD 50mm, LVEDV 109ml, LVESV 72ml, LVEF 34%。

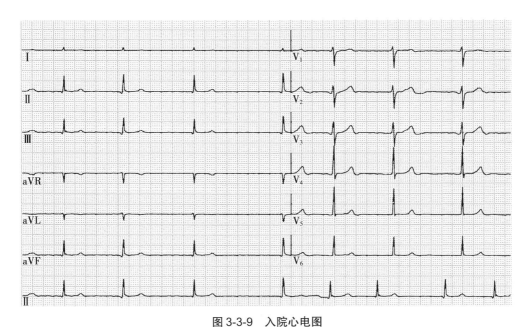

图 3-3-9 入院心电图
持续性心房颤动,心室率 51 次 /min, QRS 波时限 95ms

【诊疗方案】

患者心房颤动伴慢心室率,心电图示窄 QRS 波,心功能不全, LVEF 34%,考虑需心室起搏,同时符合 ICD 一级预防适应证,拟行 LBBP,采用双腔 ICD 装置, LBBP 导线连接心房插孔,除颤导线连接心室插孔。

【植入过程与要点】

1. 静脉穿刺 穿刺左侧腋静脉,置入导丝。

2. 植入左束支导线 首先经 C315 HIS 鞘管将 3830 导线植入,标测到希氏束电位(图 3-3-10),以希氏束位点为参照将导线向前下推送 1～2cm 至右心室间隔部,旋入前起搏图形呈"W"样波型, 3830 导线旋入过程中可见右束支传导阻滞样的室性期前收缩,提示导线接近左心室间隔部,遂停止旋入, 3830 导线可记录左束支电位(图 3-3-11),夺获左束支心电图见图 3-3-12。

3. 植入右心室心尖部导线 将右心室除颤导线植入至右心室心尖部(图 3-3-13)。

4. 测试导线参数 右心室导线 R 波振幅 7.1mV,阻抗 456Ω,阈值 0.5V/0.4ms; LBBP 导线 R 波振幅 3.3mV,阻抗 532Ω,阈值 0.4V/0.4ms。

5. 术后心电图 可见 LBBP 特征, QRS 波时限 99ms(图 3-3-14)。

【随访】

患者术后 1、3、6、12 个月定期随访,起搏参数稳定。术后 1 年复查超声心动图: LVEDD 46mm, LVEF 42%;较术前改善。

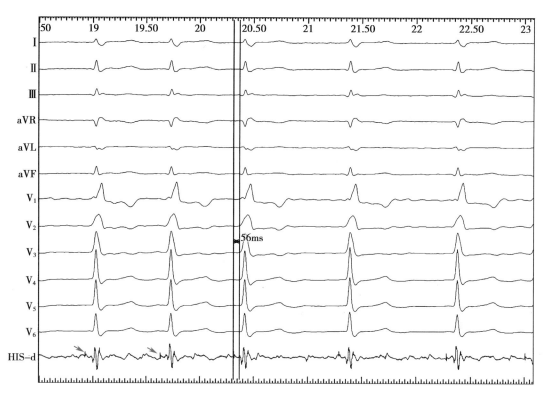

HIS-d—HIS 远端腔内电图；箭头—希氏束电位。

图 3-3-10　术中 HIS 电图

术中 3830 导线记录希氏束电位，HV 间期为 56ms

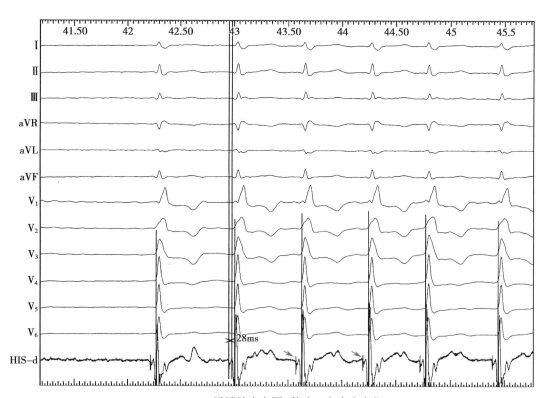

HIS-d—HIS 远端腔内电图；箭头—左束支电位。

图 3-3-11　左束支起搏导线腔内电图

术中 3830 导线记录左束支电位，PV 间期为 28ms

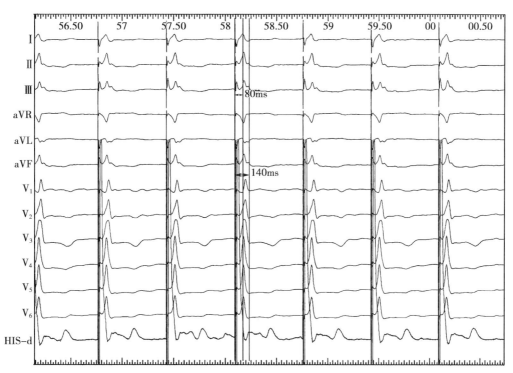

HIS-d—HIS 远端腔内电图。

图 3-3-12　左束支起搏心电图

V₁ 导联 QRS 波呈 QR 型

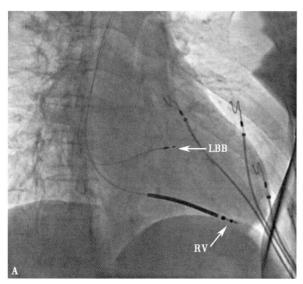
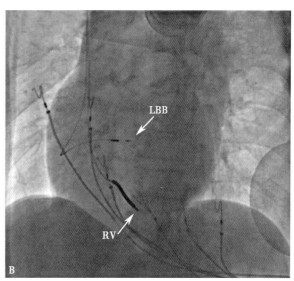

LBB—左束支导线；RV—右心室导线；箭头—导线位置。

图 3-3-13　术后导线位置影像

A. 右前斜位 30°；B. 左前斜位 45°

【评述】

　　心力衰竭伴快心室率心房颤动患者可使用地高辛、β 受体阻滞剂控制心室率，使患者静息状态心室率维持在 60～80 次 /min，同时地高辛可增强心肌收缩力，β 受体阻滞剂作为心力衰竭的治疗药物之一也在其中发挥重要的作用，并减少心力衰竭患者再住院率 [1]。但对于心房颤动心室率慢的心力衰竭患者，并不能使用心力衰竭的标准药物治疗，此时需要行起搏器治疗后同时使用心力衰竭标准药物治疗。但右心室起搏会导致电和机械活动的失同步，对于左心室功能受损的患者可能会进一步恶化左心功能，加重心力衰竭症状，因此长期右心室起搏，可能会导致左心室扩大，降低左心收缩功能 [2]。

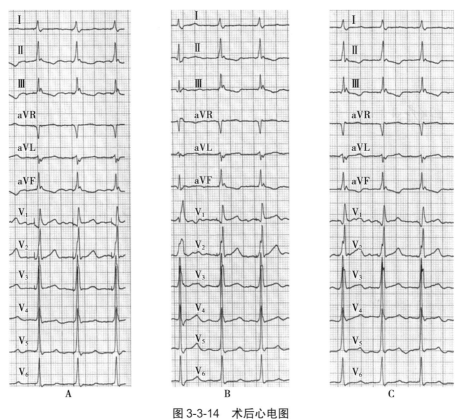

图 3-3-14　术后心电图

5V（A）、2V（B）、1V（C）左束支双极起搏心电图

　　《2016 年欧洲心脏病学会急慢性心力衰竭诊断与治疗指南》建议慢性心力衰竭伴持续性心房颤动患者，QRS 波时限≥130ms，LVEF≤35% 时，若经过药物治疗效果不佳，建议给心脏再同步化治疗（CRT），同时如果心室率控制不理想可行房室结消融（Ⅱa 类推荐），心力衰竭起搏比例相对较高者，需行 CRT 以免心功能进一步恶化（Ⅱa 类推荐）[3]。该患者为慢性心房颤动，因此考虑起搏比例相对较高，依据该指南可行 CRT，且患者心功能较差，LVEF≤35% 建议行 ICD 一级预防。HBP 可以产生符合生理性的传导，无论从电同步性还是机械同步性均有较好的效果，而左束支区域相对于 HBP 感知、阻抗及阈值更理想，起搏器固定可靠，成功率更高。温州医科大学附属第一医院的黄伟剑教授认为该技术是一项能够纠正左束支传导阻滞的创新技术，其病例报告认为该区域起搏同样能够纠正左束支传导阻滞，改善心功能 [4]，但存在的问题包括缺乏统一术式和定位标准、导线在室间隔肌肉内的长期物理参数的稳定性，以及缺乏针对长期疗效、获益及适应证人群开展的大规模临床研究证据。

　　该患者通过 LBBP，采用 3830 导线实现的左束支夺获，最终起搏心电图 V₁ 导联实现了"QR"型，是 LBBP 特征性心电图，QRS 波时限 <130ms，对于这样的 QRS 波间期，传统的右心室心尖部及间隔部起搏很难实现。术后 1 个月随访患者临床心功能，包括胸闷、气喘症状、6min 步行距离均较前有所缓解。但正如黄教授所言该技术长期的参数稳定性，以及对心力衰竭患者预后仍需长期的随访观察。

（王　垚　邹建刚）

【参考文献】

[1] POOLE-WILSON PA，SWEDBERG K，CLELAND JG，et al. Comparison of carvedilol and metoprolol on clinical outcomes in patients with chronic heart failure in the Carvedilol or Metoprolol European Trial（COMET）：randomised controlled trial. Lancet，2003，362（9377）：7-13.

[2] GUGLIN M，BAROLD SS. The role of biventricular pacing in the prevention and therapy of pacemaker-induced cardio-myopathy. Ann Noninvasive Electrocardiol，2015，20（3）：224-239.

[3] PONIKOWSKI P，VOORS AA，ANKER SD，et al. 2016 ESC guidelines for the diagnosis and treatment of acute and

chronic heart failure. Eur J Heart Fail, 2016, 18（8）: 891-975.

[4] HUANG WJ, SU L, WU SJ, et al. A novel pacing strategy with low and stable output: Pacing the left bundle branch immediately beyond the conduction block. Can J Cardiol, 2017, 33（12）: 1736.e1-1736.e3.

第二节　快速心室率心房颤动的左束支起搏与房室结消融

病例 25　快速心室率心房颤动伴窄 QRS 波和心功能降低的左束支起搏

【病史摘要】

患者，男性，63 岁，因"活动后胸闷气促 5 年，加重 1 个月"入院。外院行冠状动脉 CT 提示冠状动脉钙化伴轻中度狭窄，超声心动图提示左心功能低下。5 年来多次因心力衰竭发作反复住院治疗。目前口服华法林、呋塞米、地高辛、倍他乐克等药物治疗，但心室率仍快。既往有高血压病史 30 年，长期口服缬沙坦治疗。入院后查心电图提示心房颤动，QRS 波时限 116ms（图 3-3-15）。动态心电图提示持续性心房颤动，平均心率 91 次 /min，最快心率 198 次 /min。核素心肌显像提示左心室室壁运动弥漫性减弱、左心室下壁局部瘢痕形成。超声心动图提示全心增大、二尖瓣重度关闭不全、三尖瓣中度关闭不全、中度肺动脉高压（53mmHg）、LVEDD 84mm、LVESD 75mm、LAD 64mm、LVEF 24%（Simpson 法）。NT-proBNP＞9 000ng/L。

入院诊断：扩张型心肌病、持续性心房颤动、NYHA 心功能分级Ⅲ级、高血压病、冠状动脉粥样硬化。

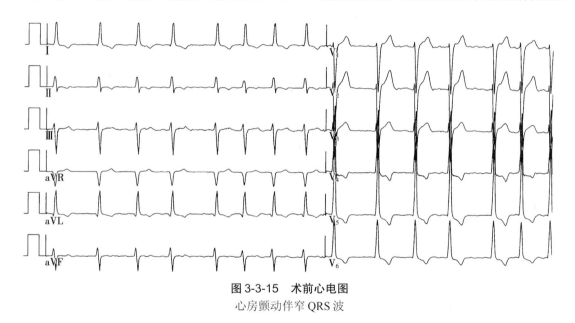

图 3-3-15　术前心电图

心房颤动伴窄 QRS 波

【诊疗方案】

该患者为慢性心房颤动，长期多种药物治疗心室率控制不佳，拟行房室结消融术，根据《2016 年欧洲心脏病学会急慢性心力衰竭诊断与治疗指南》推荐，起搏模式可选择双心室起搏或希氏-浦肯野系统起搏以保持心室收缩的同步性。患者心房颤动转复的可能性较小，故不考虑放置心房导线。

该患者的手术方案：LBBP 加双心室起搏（后备）加房室结消融。

【植入过程与要点】

1. 静脉穿刺　患者平卧位，左上胸皮肤消毒、局部麻醉后，于左锁骨下方切开皮肤，穿刺左侧腋静脉。

2. 植入左心室导线　冠状静脉造影显示心脏静脉各分支，将左心室导线送至后侧静脉处，测试参数如下：左心室 R 波振幅 8.0mV、阻抗 709Ω、阈值 0.9V/0.4ms。

3. 植入左束支导线　经 C315 鞘管将 3830 导线送至右心室间隔部，逐步旋入至间隔内，观察导线 tip 起搏图形，见 V₁ 导联呈 Qr 型后即停止旋入，测试导线参数满意，适当牵拉导线见固定良好，撤鞘固定，测试参数如下：R 波振幅 5.4mV、阻抗 455Ω、tip 阈值 0.2V/0.4ms。右心室导线常规放置于右心室间隔部。

4. 房室结消融　穿刺股静脉，将长鞘及冷盐水大头消融导管送至希氏束附近，30W 消融 120s，见完全性 AVB。

5. 术后检查　术后心电图见 3-3-16，起搏频率设置为 80 次/min。术后影像见图 3-3-17。

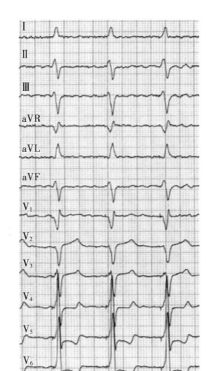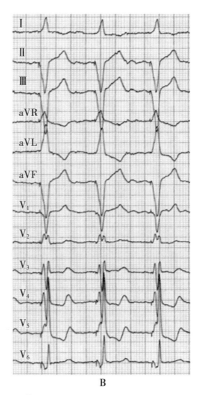

图 3-3-16　术后心电图

A. 左束支起搏心电图，QRS 波时限 120ms，V_1 导联 QRS 波呈 Qr 形；B. 双心室起搏心电图，QRS 波时限 140ms，V_1 导联呈 QS 形

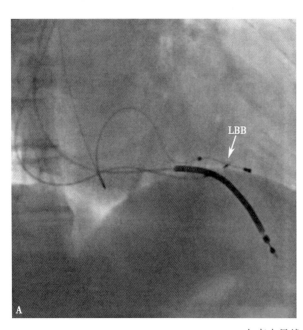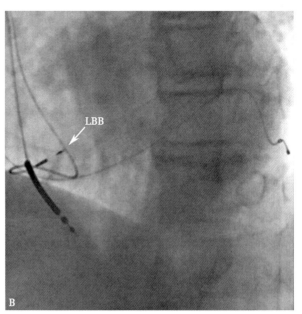

LBB—左束支导线；箭头—导线位置。

图 3-3-17　术后导线位置影像

A. 右前斜位 29°；B. 左前斜位 45°

【随访】

　　患者术后半年随访时，NYHA 心功能分级恢复至 II 级，起搏参数稳定，超声心动图提示 LVEDD 80mm、LVESD 69mm、LVEF 31%（Simpson 法）、轻度肺动脉高压（41mmHg），较术前有所改善。

【评述】

2000 年，Deshmukh 等[1] 报告了 18 例扩张型心肌病伴慢性心房颤动的患者，QRS 波时限≤120ms，其中 12 例患者成功植入 HBP 导线，快速心室率的患者行房室结消融治疗，希氏束导线急性阈值（2.4±1.0）V/0.4ms，平均随访 19 个月，LVEF 从（20±9）% 提升至（31±11）%。Huang 等[2] 报告了 52 例快速心房颤动伴心力衰竭行 HBP 加房室结消融的患者，共 42 例患者成功植入，平均起搏阈值（1.5±1.0）V/0.4ms，平均起搏 QRS 波时限 105ms，平均随访 20 个月，左心室内径明显缩小，LVEF 明显提高，NYHA 心功能分级指数明显改善。

目前指南中对需要房室结消融的心房颤动伴心力衰竭患者的推荐仍是双心室起搏，为Ⅱa 类推荐。荟萃分析提示这类患者经双心室起搏后 LVEF 仅提升 3.3%～6.6%[3]，也有研究[4] 发现与右心室起搏相比，双心室起搏仅改善这类患者的临床症状，但 6min 步行距离和死亡率均无明显改变；新近的一项关于 HBP 加房室结消融在心房颤动伴心力衰竭患者的荟萃分析[5] 发现，LVEF 从 37.0% 提升至 47.7%。由于虽然目前尚缺乏 HBP 与双心室起搏在慢性心房颤动伴心力衰竭患者的对比研究，因此两者孰优孰劣还需临床研究进一步验证。

目前 LBBP 尚处于探索阶段，LBBP 能否达到 HBP 类似的电学或机械同步性还尚未可知，在心力衰竭伴慢性心房颤动行房室结消融患者中的应用还需更多的临床证据支撑。由于 LBBP 的位置与房室结、希氏束尚有一定的距离，因此与 HBP 相比，LBBP 时进行房室结消融的安全性更高，对起搏导线的影响更小。

（钱智勇　张新尉　邹建刚）

【参考文献】

[1] DESHMUKH P，CASAVANT DA，ROMANYSHYN M，et al. Permanent，direct His-bundle pacing: a novel approach to cardiac pacing in patients with normal His-purkinje activation. Circulation，2000，101（8）：869-877.

[2] HUANG WJ，SU L，WU SJ，et al. Benefits of permanent His bundle pacing combined with atrioventricular node ablation in atrial fibrillation patients with heart failure with both preserved and reduced left ventricular ejection fraction. J Am Heart Assoc，2017，6（4）：e005309.

[3] CHATTERJEE NA，UPADHYAY GA，ELLENBOGEN KA，et al. Atrioventricular nodal ablation in atrial fibrillation: a meta-analysis of biventricular vs. right ventricular pacing mode. Eur J Heart Fail，2012，14（6）：661-667.

[4] MITTAL S，MUSAT DL，HOSKINS MH，et al. Clinical outcomes after ablation of the AV junction in patients with atrial fibrillation: impact of cardiac resynchronization therapy. J Am Heart Assoc，2017，6（12）：e007270.

[5] QIAN Z，ZOU F，WANG Y，et al. Permanent His bundle pacing in heart failure patients: a systematic review and meta-analysis. Pacing Clin Electrophysiol，2019，42（2）：139-145.

病例 26　快速心室率心房颤动伴宽 QRS 波和心功能降低的左束支起搏

【病史摘要】

患者，女性，66 岁，因"活动后胸闷气促 2 年"入院。外院行冠状动脉造影术未见血管狭窄，超声心动图提示左心功能低下。一直口服利尿剂、β 受体阻滞剂治疗。既往有高血压病史 10 年、2 型糖尿病史 2 年。入院后查心电图提示心房颤动、CLBBB，QRS 波时限 160ms（图 3-3-18）。动态心电图提示持续性心房颤动伴长 RR 间期，平均心率 93 次 /min，最快心率 163 次 /min。超声心动图提示全心增大、二尖瓣重度关闭不全、三尖瓣中重度关闭不全、LVEDD 58mm、LVESD 48mm、LAD 51mm、LVEF 31%（Simpson 法）。NT-proBNP 987ng/L。入院诊断：扩张型心肌病、持续性心房颤动伴 CLBBB、NYHA 心功能分级Ⅲ级、高血压病、2 型糖尿病。

【诊疗方案】

根据该患者的病史、心电图和超声心动图表现，符合 CRT 的适应证，可选择双心室起搏、HBP 或 LBBP 以改善心脏收缩的同步性。因患者心房颤动心室率较快，药物控制效果不佳，拟行房室结消融以提高心室起搏比例。患者心房颤动转复的可能性较小，故不考虑放置心房导线。

该患者的手术方案：LBBP 加双心室起搏（后备）加房室结消融。

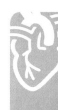

第三章　左束支起搏实例解析

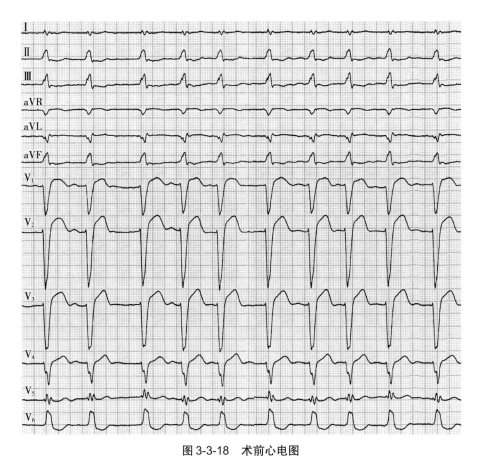

图 3-3-18 术前心电图
心房颤动、完全性左束支传导阻滞，QRS 波时限 160ms

【植入过程与要点】

1. 静脉穿刺 患者平卧位，左上胸皮肤消毒、局部麻醉后，于左锁骨下方切开皮肤，穿刺左侧腋静脉。

2. 植入左心室导线 冠状静脉造影显示心脏静脉各分支，将左心室导线送至后侧静脉处，测试参数如下：左心室 R 波振幅 5.0mV、阻抗 1 100Ω、阈值 0.5V/0.4ms。

3. 植入左束支导线 经 C315 鞘管将 3830 导线送至右心室间隔部，旋入前起搏图形见图 3-3-19A，提示右室间隔部起搏图形；3830 导线旋入过程中可见右束支传导阻滞图形的室性期前收缩（图 3-3-19B），提示导线接近左心室间隔面，遂停止旋入，tip 起搏图形见图 3-3-19C，V_1 导联呈 Qr 型，QRS 波时限 120ms，较自身心电图明显变窄，适当牵拉导线见固定良好，撤鞘固定，测试参数如下：R 波振幅 5.0mV、阻抗 870Ω、tip 阈值 0.1V/0.4ms。

4. 植入右心室导线 将右心室导线常规放置于右心室间隔部。

5. 房室结消融 穿刺股静脉，将长鞘及冷盐水大头消融导管送至希氏束附近，30W 消融 120s，见完全性AVB。术后起搏频率设置为 80 次/min。

6. 术后影像 术后导线位置影像见图 3-3-20。

【随访】

该患者术后半年随访时，NYHA 心功能分级恢复至 I 级，起搏参数稳定，超声心动图结果提示 LVEDD 57mm、LVESD 43mm、LVEF 48%（Simpson 法），较术前明显改善。

【评述】

2000 年，Deshmukh 等[1] 最初报告了一组心房颤动合并心肌病患者行 HBP 后的疗效观察研究，对部分快速心室率的患者在起搏的同时进行了房室结消融。多个单中心临床研究发现，HBP 加房室结消融可以有效逆转慢性心房颤动、窄 QRS 波合并心肌病患者的心室重构，改善心脏功能[2-3]。

本病例是快速心房颤动伴完全性左束支传导阻滞，除了房室结消融的益处，希氏-浦肯野系统起搏能够同时纠正心室的电学和机械不同步，患者的获益则更为明显。该患者经 LBBP 加房室结消融治疗后 LVEF

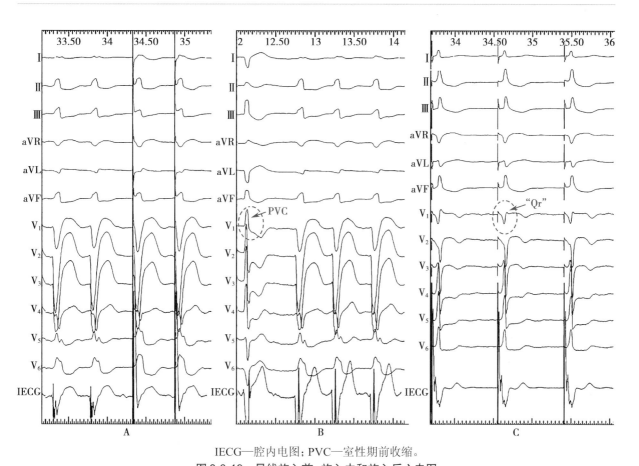

IECG—腔内电图；PVC—室性期前收缩。

图 3-3-19　导线旋入前、旋入中和旋入后心电图

A. 导线旋入前心电图，提示右心室间隔部图形；B. 导线旋入中可见左心室面起源的室性期前收缩，呈右束支传导阻滞形态；C. 导线旋入后心电图，V_1 导联呈 Qr 型，QRS 波时限 120ms

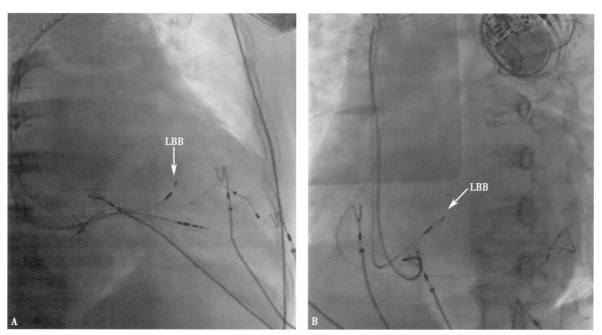

LBB—左束支导线；箭头—导线位置。

图 3-3-20　术后导线位置影像

A. 右前斜位 30°；B. 左前斜位 45°

明显提高，提示左心室同步性的改善和心脏节律的改善对左心功能的恢复具有重要的作用。黄伟剑教授首次报告了 LBBP 改善慢性心力衰竭伴全性左束支传导阻滞患者心脏功能的病例[4]；与 HBP 类似，LBBP 可以获得快速且同步的左心室电学激动[5]。有研究显示，HBP 仅能纠正 62% 的左束支水平的束支传导阻滞[6]，而 LBBP 位点比 HBP 更远，其跨越阻滞点的概率更大，因此，理论上讲，LBBP 将更容易纠正希氏束以远的传导阻滞。

目前，指南关于慢性心力衰竭伴快速心房颤动、宽 QRS 波患者的治疗推荐仍然是双心室起搏加房室结消融，由于此类患者心房导线通常无须放置，因此，植入一根 3830 导线作为希氏 - 浦肯野系统起搏，而双心室起搏作为后备，对这类患者进行希氏 - 浦肯野系统起搏与双心室起搏疗效的自身对比将是一项很有意义的临床研究。此外，LBBP 作为一项新型的起搏方式，其是否可以在心力衰竭患者中发挥与 HBP 类似的作用，还需要临床研究进一步证实。

（钱智勇　张新尉　邹建刚）

【参考文献】

[1] DESHMUKH P, CASAVANT DA, ROMANYSHYN M, et al. Permanent, direct His-bundle pacing: a novel approach to cardiac pacing in patients with normal His-purkinje activation. Circulation, 2000, 101 (8): 869-877.

[2] VIJAYARAMAN P, SUBZPOSH FA, NAPERKOWSKI A. Atrioventricular node ablation and His bundle pacing. Europace, 2017, 19 (4): 10-16.

[3] HUANG WJ, SU L, WU SJ, et al. Benefits of permanent His bundle pacing combined with atrioventricular node ablation in atrial fibrillation patients with heart failure with both preserved and reduced left ventricular ejection fraction. J Am Heart Assoc, 2017, 6 (4): e005309.

[4] HUANG WJ, SU L, WU SJ, et al. A novel pacing strategy with low and stable output: pacing the left bundle branch immediately beyond the conduction block. Can J Cardiol, 2017, 33 (12): 1736.e1-1736.e3.

[5] CHAN JYS, HUANG WJ, YAN B. Non-invasive electrocardiographic imaging of His-bundle and peri-left bundle pacing in left bundle branch block. Europace, 2019, 21 (6): 837.

[6] UPADHYAY GA, CHERIAN T, SHATZ DY, et al. Intracardiac delineation of septal conduction in left bundle-branch block patterns. Circulation, 2019, 139 (16): 1876-1888.

第三节　房室传导阻滞的左束支起搏

病例 27　房室传导阻滞伴心功能正常的左束支起搏

【病史摘要】

患者，女性，42 岁，因"心悸 5 余年，乏力 1 周"，于 2018 年 3 月 9 日入院。患者 5 年前无明显诱因下出现心悸，伴乏力，无胸闷、胸痛，心电图示二度 AVB，总心搏 104 900 次 /24h，嘱患者随访。1 周前患者乏力、头晕症状加重，于当地医院查动态心电图，总心搏 63 523 次 /24h，有间歇三度 AVB，为起搏治疗收住入院。患者 20 年前有"病毒性心肌炎"病史，否认嗜酒吸烟史。入院心电图见图 3-3-21，窦性心律，三度 AVB，交界性逸搏心律。超声心动图：轻度二尖瓣、三尖瓣关闭不全；LAD 33mm，LVEDD 47mm，LVESD 31mm，LVEF 63%。

【诊疗方案】

患者为中青年女性，三度 AVB 伴交界性逸搏心律，查体心率 45 次 /min，伴乏力和头晕症状；考虑心室完全依赖，为减少过多右心室起搏可能对心功能的影响，拟行 HBP，如果不成功则改为 LBBP。

【植入过程与要点】

1. 静脉穿刺　穿刺左侧腋静脉，置入导丝。

2. 植入左束支导线　经 C315 HIS 鞘管将 3830 导线送至右心室间隔部，尝试行 HBP，但起搏阈值较高，遂放弃 HBP，改为远端 LBBP。将 3830 导线向希氏束前下方推送约 2cm，将外鞘垂直于右心室间隔面，旋入前起搏图见 V₁ 导联呈"W"样波型，3830 导线旋入过程中可见右束支传导阻滞室性期前收缩，提示导线接近左心室间隔部，遂停止旋入，不同电压起搏呈现不同程度左束支夺获。

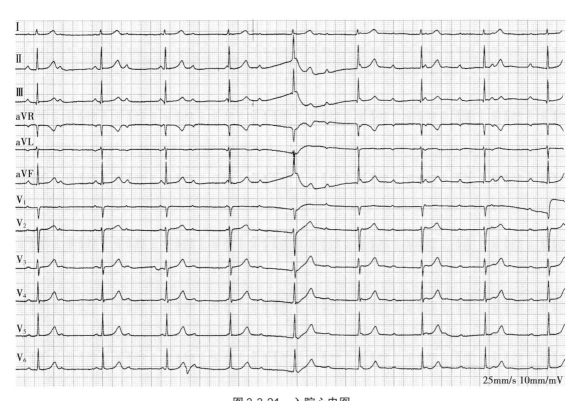

图 3-3-21　入院心电图
窦性心律、三度房室传导阻滞，交界性逸搏心律，QRS 波时限 90ms

3. 植入右心房导线　将右心房导线常规植入右心耳。

4. 导线参数测试　左束支导线 R 波振幅 13.9mV，阻抗 600Ω，阈值 0.6V/0.4ms；右心房导线 P 波振幅 1.4mV，阻抗 764Ω，阈值 0.9V/0.4ms。

5. 术后检查　缝扎固定导管，将导线与起搏器连接，置入囊袋内包埋固定，逐层缝合至皮肤。术后导线影像位置见图 3-3-22。术后心电图表现为心房感知 - 心室起搏（图 3-3-23）。

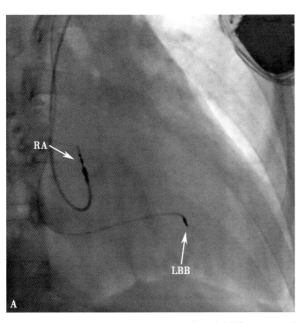
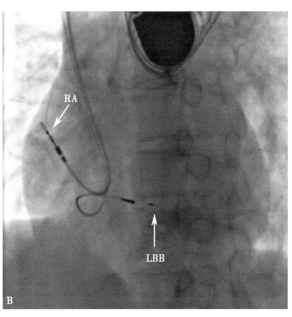

RA—右心房导线；LBB—左束支导线；箭头—导线位置。

图 3-3-22　术后导线位置影像
A. 右前斜位 30°；B. 左前斜位 45°

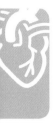

【随访】

术后 6 个月，患者活动后胸闷、气喘症状明显缓解；复查超声心动图：LAD 31mm，LVEDD 46mm，LVEF 64%。程控起搏器，起搏和感知功能正常，导线阻抗、起搏阈值和感知正常。

【评述】

LBBP 是近两年兴起的一种全新的生理性起搏方式。相对于 HBP，LBBP 的参数稳定，固定可靠，成功率更高。既往有学者报告了关于左心室心内膜起搏 QRS 波时限相对较窄，HBP 在保持生理性传导上表现突出，但也有明显缺陷：①起搏阈值偏高，感知偏低，存在心房交叉感知；②不适用于希氏束以下阻滞及心肌病变造成的室内弥漫性传导阻滞；③需考虑传导束病变进展导致的远期起搏故障；④目前缺乏专用的植入器械和发生器。Huang 等[1] 报告了 LBBP 同样能够纠正左束支传导阻滞，改善心功能，但存在的问题包括缺乏统一术式和定位标准。Chen 等[2] 也报告了 LBBP 心电图特征与起搏参数比较。LBBP 的解剖和心脏电生理特点：①影像学显示起搏部位在希氏束远端心室侧；②腔内电图在特定情况下可见左束支电位，左束支电位到心室激动的间期短于希氏束电位到心室激动的间期；③导线头端单极起搏，低输出夺获左束支，起搏 QRS 波呈右束支传导阻滞形态。

该例患者三度 AVB，估计心室起搏比例高。在 HBP 感知低，起搏阈值较高的情况下，术中改为 LBBP，起搏参数良好。术后 1、3、6 个月随访结果心功能逐渐改善，预后良好。但对于 LBBP 长期预后及导线阈值、感知长期安全性评估需进一步通过临床研究验证，并且其对于心力衰竭患者起搏依赖的疗效需要进一步证实。

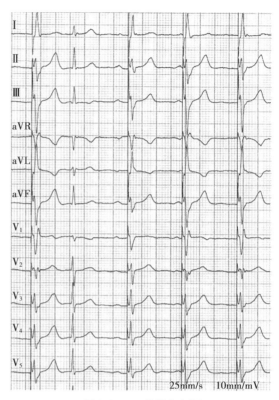

图 3-3-23 术后心电图

左束支起搏，心房感知 - 心室起搏，QRS 波时限 100ms，第三个波形为自身的 QRS 波

（姜 海 邹建刚）

【参考文献】

[1] HUANG WJ，SU L，WU SJ，et al. A novel pacing strategy with low and stable output：pacing the left bundle branch immediately beyond the conduction block. Can J Cardiol，2017，33（12）：1736.e1-1736.e3.

[2] CHEN KP，LI YQ，DAI Y，et al. Comparison of electrocardiogram characteristics and pacing parameters between left bundle branch pacing and right ventricular pacing in patients receiving pacemaker therapy. Europace，2019，21（4）：673-680.

病例 28 房室传导阻滞伴心功能降低的左束支起搏

【病史摘要】

患者，女性，57 岁，因晕厥 2 次，于 2018 年 8 月 25 日入院。之前于 2018 年 8 月 22 日无明显诱因突发晕厥，跌倒在地，呼之不应，伴四肢抽搐及大小便失禁，持续数分钟后自行苏醒，遂至外院就诊，心电图示：三度 AVB，交界性逸搏。外院就诊期间，心电监护显示心室颤动 1 次，给予心肺复苏，电除颤后恢复为交界性逸搏心律，后为进一步诊治转入我院。既往有"风湿性心脏病"病史，曾于 2011 年行"二尖瓣置换术及三尖瓣修补术"，术后长期服用华法林。入院诊断为风湿性心脏病、二尖瓣置换术后、三尖瓣修补术后、三度 AVB、心房纤颤，NYHA 心功能分级Ⅲ级。入院心电图特征见图 3-3-24。超声心动图：人工机械瓣（二尖瓣）置换术后，三尖瓣成形术后，心功能不全；LAD 51mm，LVEDD 52mm，LVESD 41mm，LVEF 42.7%。

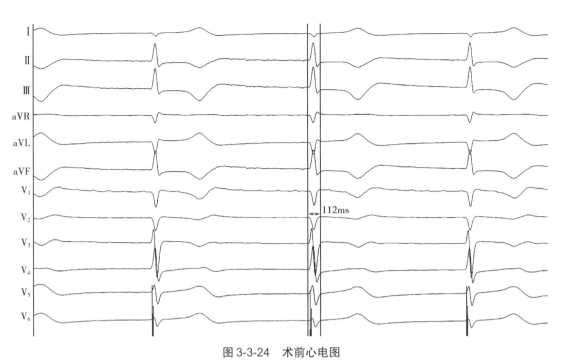

图 3-3-24　术前心电图

心房颤动伴三度房室传导阻滞，交界性逸搏 QRS 波时限 112ms，心室率 42 次 /min

【诊疗方案】

鉴于患者心房颤动伴三度 AVB，超声心动图示心功能不全，心室颤动于外院电除颤，建议植入双腔 ICD，心房接口接 LBBP 导线。

【植入过程与要点】

1. 静脉穿刺　穿刺左侧腋静脉，置入导丝。

2. 植入左束支导线　经 C315 HIS 鞘管将 3830 导线送至右心室间隔部，旋入前起搏图形见 V$_1$ 导联呈"W"样波型，3830 导线旋入过程中可见右束支传导阻滞室性期前收缩，提示导线接近左心室间隔部，遂停止旋入，不同电压起搏呈现不同程度左束支夺获。测试参数：感知 12.2mV，阻抗 870Ω，阈值 0.6V/0.4ms。

3. 植入右心室导线　将除颤导线植入右心室心尖，测试参数：感知 16.5mV，阻抗 583Ω，阈值 0.4V/0.4ms。

4. 术后检查　缝扎固定导管，将导线与起搏器连接，置入囊袋内包埋固定，逐层缝合至皮肤，术后导线位置见图 3-3-25。术后心电图见图 3-3-26。

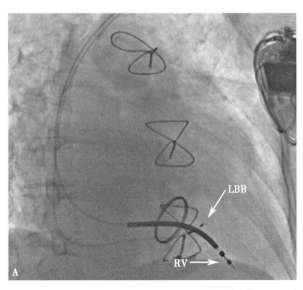
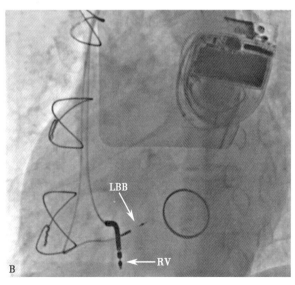

LBB—左束支导线；RV—右心室导线；箭头—导线位置。

图 3-3-25　术后导线位置影像

A. 右前斜位 30°；B. 左前斜位 45°

第三章

左束支起搏实例解析

【随访】

患者术后自觉胸闷症状好转，无晕厥发作。2019 年 3 月随访超声心动图：LAD 53mm，LVEDD 51mm，LVESD 37mm，LVEF 53.1%。

【评述】

左束支区域是近两年兴起的选择性生理性起搏部位。相对于 HBP，LBBP 的参数稳定，导线固定可靠，成功率更高[1]。LBBP 具有以下优势：①对于 AVB 者，跨越阻滞部位，因此夺获阈值低且稳定，避免了房侧希氏束导线容易出现的交叉感知；②固定在病变以下，不易受传导束病变随时向心室侧进展的影响；③为需房室结消融的患者提供足够的消融靶点空间，保证消融安全；④该部位与房室交界区相比，更靠近心室侧间隔，局部心肌细胞较多，夺获周边心肌细胞可作为自身心室起搏备份，也更加安全。此类部位的起搏临床适用范围更广，具有更好的应用前景。

该例患者为心房颤动伴三度 AVB，心功能降低。外院发作 1 次心室颤动。根据《2018 年 ACC/AHA/HRS 评估和管理心动过缓和心脏传导延迟患者指南》[2]：对于 LVEF 为 35%～50%，起搏比例 >40% 的患者，行 CRT 或 HBP 是 Ⅱa 类推荐。根据我国 2018 年心力衰竭指南[3]：CRT 用于纠正心力衰竭患者的心脏失同步以改善心力衰竭；ICD 用于心力衰竭患者猝死的一级或二级预防；指南中提到如果 HBP 能纠正完全性左束支传导阻滞，理论上比双心室起搏更符合生理性。本病例尝试 HBP 未能成功，后进行 LBBP 获得成功。本中心的研究显示 LBBP 可以较好地保持左心室的同步性[4]，对于起搏依赖且心功能降低的患者，采用 LBBP 可以在保证起搏的前提下减少起搏对心功能的进一步影响。该患者术后 6 个月复查超声心动图，LVEF 从术前 42.7% 提升到 53.1%。故对于该类患者给予双腔 ICD 植入，LBBP 导线接心房接口是该患者的最佳器械植入选择。

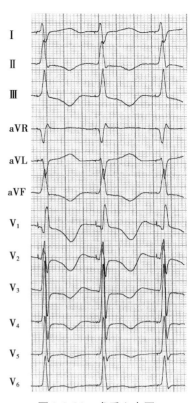

图 3-3-26　术后心电图

左束支起搏，心电图形态类似完全性右束支传导阻滞，QRS 波时限 120ms

（姜　海　邹建刚）

【参考文献】

[1] MAFI-RAD M，LUERMANS JG，BLAAUW Y，et al. Feasibility and acute hemodynamic effect of left ventricular septal pacing by transvenous approach through the interventricular septum. Circ Arrhythm Electrophysiol，2016，9（3）：e003344.

[2] KUSUMOTO FM，SCHOENFELD MH，BARRETT C，et al. 2018 ACC/AHA/HRS guideline on the evaluation and management of patients with bradycardia and cardiac conduction delay. Circulation，2019，140（8）：e382-e482.

[3] 中华医学会心血管病学分会心力衰竭学组，中国医师协会心力衰竭专业委员会，中华心血管病杂志编辑委员会. 中国心力衰竭诊断和治疗指南 2018. 中华心血管病杂志，2018，46（10）：760-789.

[4] HOU X，QIAN Z，WANG Y，et al. Feasibility and cardiac synchrony of permanent left bundle branch pacing through the interventricular septum. Europace，2019，21（11）：1694-1702.

第四节　慢性心力衰竭合并左束支传导阻滞的左束支起搏

病例 29　左束支起搏纠正完全性左束支传导阻滞治疗慢性心力衰竭

【病史摘要】

患者，男性，65 岁，因"胸闷伴气喘 1 年"，于 2018 年 6 月 11 日入院。患者 1 年前无明显诱因出现胸闷、气喘，伴全身乏力，活动后加重，至当地医院就诊，超声心动图示：左心室前壁、下壁及后壁搏动明显减弱，LVEF 28%；冠状动脉造影示前降支、回旋支中段管壁不规则，右冠状动脉狭窄 40%；动态心电图示窦性心律、CLBBB；予"贝那普利、倍他乐克、曲美他嗪"治疗 1 个月后，复查超声心动图示：LAD 37mm，LVEDD 56mm，LVEF 42.9%，轻度二尖瓣关闭不全，轻度三尖瓣关闭不全。既往糖尿病史 10 年，否认高血压病史，否认嗜酒吸烟史。入院心电图：窦性心律，一度 AVB，CLBBB（图 3-3-27）。超声心动图：左心房、左心室增大，左心室壁活动不协调；LAD 36mm，LVEDD 53mm，LVESD 40mm，LVEF 35%。

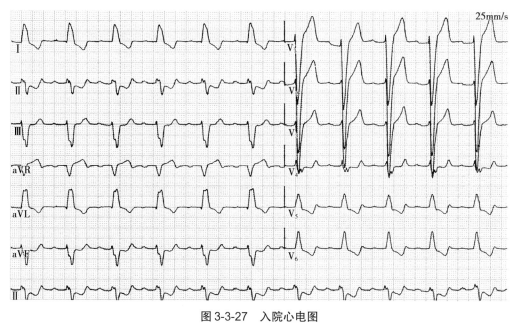

图 3-3-27　入院心电图

窦性心律、一度房室传导阻滞、完全性左束支传导阻滞，QRS 波时限 191ms

【诊疗方案】

患者为扩张型心肌病，心功能不全，CLBBB，LVEF 35%，符合 CRT 指征，考虑为典型的 CLBBB，拟行 LBBP 纠正 CLBBB，同时双心室起搏备用。

【植入过程与要点】

1. 静脉穿刺　穿刺左侧腋静脉，置入导丝。

2. 植入左束支和左心室导线　经 C315 HIS 鞘管将 3830 导线送至右心室间隔部，旋入前起搏图形 V₁ 导联呈"W"样左束支阻滞波型，3830 导线旋入过程中可见右束支传导阻滞室性期前收缩，提示导线接近左心室间隔部，遂停止旋入，左束支夺获后心电图 V₁ 导联呈 Qr 型（图 3-3-28）。经长鞘先将冠状窦电极导管送至冠状静脉，再将长鞘送至窦口内，经球囊导管逆行造影，显示冠状静脉侧分支（图 3-3-29），将左心室导线送至侧静脉。

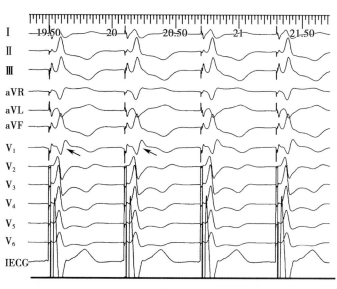

IECG—腔内电图；箭头—QRS 波。

图 3-3-28　LBBP 心电图

QRS 波呈 Qr 型

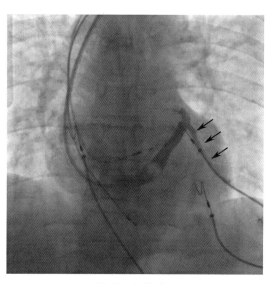

箭头—侧静脉。

图 3-3-29　冠状静脉造影

后前位示侧静脉

3. 植入右心房导线　将右心房螺旋导线送至右心耳。

4. 测试导线参数　左心室导线 R 波振幅 18.6mV，阻抗 557Ω，阈值 0.6V/0.4ms；右心室导线 R 波振幅 9.2mV，阻抗 710Ω，阈值 0.5V/0.4ms，右心房导线 P 波振幅 3.3mV，阻抗 859Ω，阈值 1.5V/0.4ms。

5. 缝扎固定导管　将导线与起搏器连接，置入囊袋内包埋固定，逐层缝合至皮肤。术后导线位置见图 3-3-30。

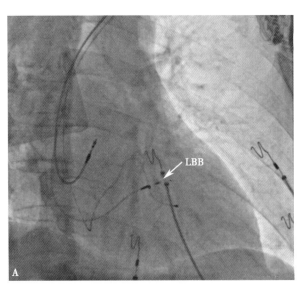
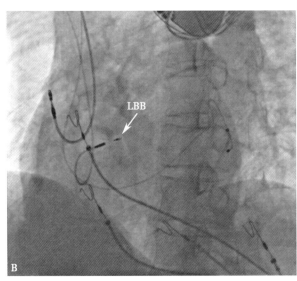

LBB—左束支导线；箭头—导线位置。

图 3-3-30　术后导线位置影像

A. 右前斜位 30°；B. 左前斜位 45°

6. 术后心电图　术后心电图示 LBBP 纠正左束支传导阻滞，测量 QRS 波时限 99ms（图 3-3-31）。

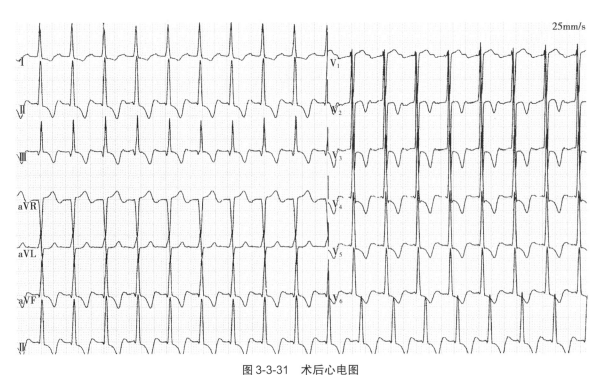

图 3-3-31　术后心电图

左束支起搏纠正左束支传导阻滞，心房感知 - 心室起搏，QRS 波时限 99ms

7. 术后评估　患者术前同步性和二维应变（图 3-3-32）评估显示主动脉 - 肺动脉射血前时间 99ms，较正常值（>40ms 异常）明显延迟，提示左右心室之间严重失同步；左心室所有节段的最大延迟为 136ms（>110ms 异常），标准差 43ms（>32ms 异常），提示左心室内同步性异常；相位标准差 41°，提示左心室心肌应变存在明显异常。

术后 1 个月评估，主动脉 - 肺动脉射血前时间 25ms，较术前明显改善；所有节段的最大延迟为 47ms，标准差 13ms，提示左心室内同步性明显改善；相位标准差 125ms（>32ms 异常），提示左心室内心肌应变大致正常。

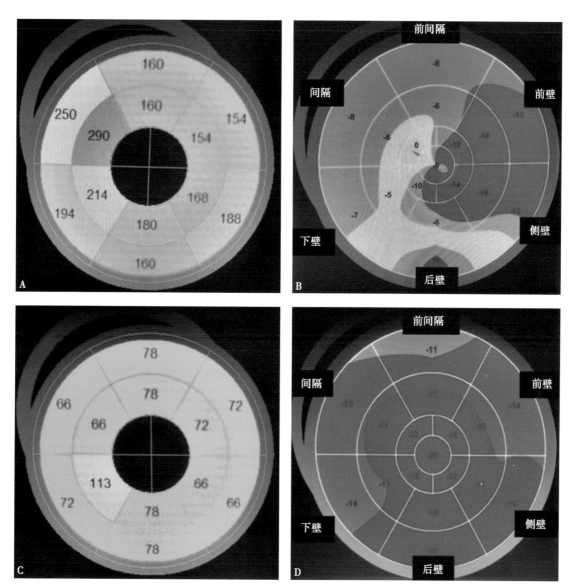

图 3-3-32　术前和术后同步性比较

A. 术前同步性分析显示左心室内不同步；B. 二维应变评估提示左心室内心肌应变差；C. 术后同步性分析显示左右心室间和左心室内不同步明显改善；D. 二维应变评估提示左心室内心肌应变大致正常

【随访】

术后 1 个月患者活动后胸闷、气喘症状明显缓解，复查超声心动图：LAD 31mm，LVEDD 45mm，LVEF 62.1%。

【评述】

LBBP 是近两年兴起的全新的选择性生理性起搏方法。相对于 HBP，LBBP 的参数稳定，导线固定可靠，成功率更高。起搏 QRS 波的形态虽然不及 HBP 完美，但相对于右心室心尖部起搏，QRS 波明显变窄。

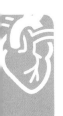

既往有学者报告了关于左心室心内膜起搏 QRS 波时限相对较窄[1]；同样，Huang 等[2] 报告 LBBP 同样可纠正左束支传导阻滞，改善心功能，但存在的问题包括缺乏统一操作流程、导线远期参数的稳定性，以及尚无有关长期疗效、获益、适应证人群等的大规模临床研究证据。不同于 HBP，心室起搏依赖患者应能单纯进行 LBBP，但目前缺乏临床证据。Mafi-Rad 等[1] 首先报告了左心室间隔部起搏的可行性，检测 QRS 波时限较右心室心尖部起搏短，并有更好的左心室急性血流动力学效果，6 个月后随访阈值、感知均较稳定。

该例患者胸闷、气喘 1 年，心电图示 CLBBB，QRS 波时限 191ms，超声心动图示 LVEF 35%，药物治疗后症状反复，依据《2016 年欧洲心脏病学会急慢性心力衰竭诊断与治疗指南》[3]，属于 CRT 治疗适应证，具体为窦性心律，QRS 间期≥130ms，QRS 波呈左束支传导阻滞形态，尽管接受药物治疗但 LVEF≤35%。术中正常经冠状静脉植入左心室导线，并通过 38030 导线起搏左束支区域，术后心电图测量 QRS 波时限 99ms，纠正原有的完全性左束支传导阻滞，电学同步性得到纠正，且术后 1 个月后复查超声心动图显示心功能恢复正常。患者术前同步性和二维应变显示左右心室之间严重失同步，左心室内同步性和心肌应变存在明显异常，术后 1 个月评估，左心室内同步性和心肌应变明显改善。但对于 LBBP 的临床有效性和安全性需要通过临床研究验证，尤其对于心力衰竭患者起搏依赖的治疗效果。

（王 垚 邱垣皓 邹建刚）

【参考文献】

[1] MAFI-RAD M, LUERMANS JG, BLAAUW Y, et al. Feasibility and acute hemodynamic effect of left ventricular septal pacing by transvenous approach through the interventricular septum. Circ Arrhythm Electrophysiol, 2016, 9 (3): e003344.

[2] HUANG WJ, SU L, WU SJ, et al. A novel pacing strategy with low and stable output: pacing the left bundle branch immediately beyond the conduction block. Can J Cardiol, 2017, 33 (12): 1736.e1-1736.e3.

[3] PONIKOWSKI P, VOORS AA, ANKER SD, et al. 2016 ESC guidelines for the diagnosis and treatment of acute and chronic heart failure. Eur J Heart Fail, 2016, 18 (8): 891-975.

第五节 左心室导线植入失败的补救左束支起搏

病例 30 左心室导线植入失败改左束支起搏

【病史摘要】

患者，男性，52 岁，因"反复胸闷气喘 2 年，加重 3 个月"于 2018 年 1 月入院。患者 2 年前无明显诱因出现胸闷、气喘，活动后加重，未予重视，3 个月前症状加重，夜间不能平卧，至当地医院就诊，超声心动图示：LVEDD 74mm，LVEF 19%，心电图示：CLBBB，冠状动脉造影未见明显狭窄，药物治疗后未见明显好转；于 2018 年 1 月至当地医院行心脏再同步化治疗，术中发现患者永存左上腔静脉，冠状静脉窦口发育异常，左心室导线植入失败。既往糖尿病史 10 年，否认"高血压、冠心病"病史，否认嗜酒、吸烟史。入院心电图：窦性心律，CLBBB，偶发室性期前收缩（图 3-3-33）。超声心动图：左心房、左心室增大，心功能不全；LAD 42mm，LVEDD 74mm，LVESD 66mm，LVEF 22%。

【诊疗方案】

患者扩张型心肌病，心功能不全，QRS 波时限 200ms，呈 CLBBB 形态，符合 CRT 的 I A 类适应证，但患者为永存左上腔静脉，植入左心室导线失败，拟先行 HBP，如果 HBP 不能纠正 CLBBB，则改为 LBBP 纠正 CLBBB。

【植入过程与要点】

1. 静脉穿刺 穿刺左侧腋静脉，置入导丝。

2. 植入左束支导线 经 C315 HIS 鞘管将 3830 导线植入，记录希氏束电位，10V 起搏未能纠正 CLBBB，随即进行 LBBP；以希氏束位置为参照后将导线送至前下 2cm 处右心室间隔部，3830 导线旋入至左心室间隔内膜，实现左束支夺获（图 3-3-34）；将第二根 3830 导线送入，试图实现左束支近端起搏纠正 CLBBB；将 3830 导线送至希氏束位点前下 1cm 处右心室间隔部，垂直室间隔旋至左心室间隔内膜面，夺获左束支，获得与第一根 3830 导线相似的起搏图形。

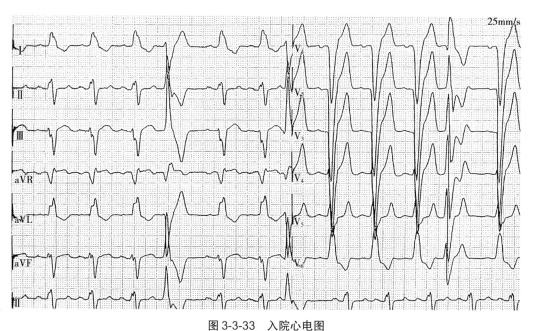

图 3-3-33 入院心电图

窦性心律、完全性左束支传导阻滞、偶发室性期前收缩，QRS 波时限 190ms

3. 植入右心房导线 将右心房螺旋导线送至右心耳。

4. 测试导线参数 3830 导线（远端）R 波振幅 15.9mV，阻抗 594Ω，阈值 0.6V/0.4ms。3830 导线（近端）R 波振幅 10.8mV，阻抗 627Ω，阈值 0.6V/0.4ms；右心房导线 P 波振幅 3.4mV，阻抗 620Ω，阈值 0.7V/0.4ms。

5. 导线固定与连接 缝扎固定导线，将导线与起搏器连接，近端 3830 起搏导线接右心室接口，远端 3830 导线接左心室接口，心房导线接心房接口，置入囊袋内包埋固定，逐层缝合至皮肤；术后起搏导线的影像位置见图 3-3-35。

6. 术后模式设置 术后设置 DDD 模式，左心室（远端 3830 起搏导线）起搏，起搏心电图呈 LBBP 纠正左束支传导阻滞的形态，V_1 导联呈 Qr 型，测量 QRS 波时限 140ms（图 3-3-34）。

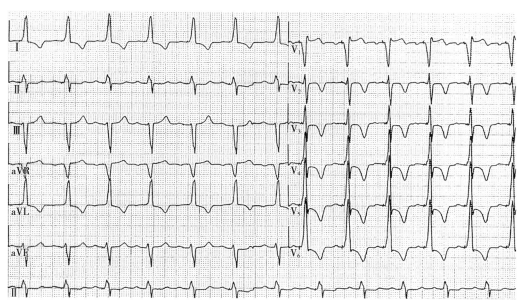

图 3-3-34 术后心电图

左束支起搏纠正左束支传导阻滞，心房感知 - 心室起搏，QRS 波时限 140ms

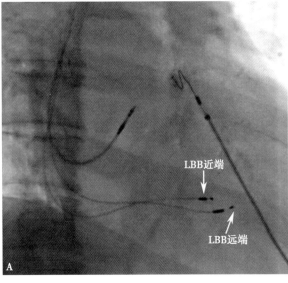
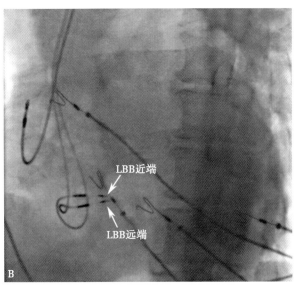

LBB—左束支导线；箭头—导线位置。

图 3-3-35　术后导线（3830）位置影像

A. 右前斜位 30°；B. 左前斜位 45°

【随访】

术后 6 个月患者活动后胸闷、气喘症状明显缓解，复查超声心动图：LAD 31mm，LVEDD 45mm，LVEF 47.1%。起搏参数稳定。

【评述】

传统的 CRT 左心室导线通过冠状窦植入，对于冠状静脉畸形或左心室心外膜阈值高或出现膈神经刺激的患者，左心室心内膜起搏或开胸植入左心室心外膜导线可以作为一种补充的手段。心脏再同步选择位点起搏（alternate site cardiac resynchronization，ALSYNC）研究证实左心室心内膜起搏的有效性，左心室心内膜导线植入的成功率约 89.4%，86.2% 的患者能够达到理想的 CRT 疗效终点，术后 6 个月，59% 的患者 NYHA 心功能分级增加，55% 的患者左心室收缩末期容积减少约 15% 甚至更多[1]。与经冠状静脉途径植入左心室导线相比，通过开胸直视或胸腔镜下心外膜导线的植入具有如下优势：成功率高；可放置于左心室任何部位；脱位率低；无静脉植入相关并发症；植入方式为缝合式及旋入式。Burger 等[2]研究证实以上两种方式并无明显差异，感知及临床预后均有明显改善。尽管这两种方法可以获得同样的疗效，但经冠状静脉途径植入左心室导线难度较大，而且需要长期抗凝，开胸直视或胸腔镜下心外膜导线的植入是有创的方法，需要气管插管的全身麻醉，对心功能不全的患者麻醉风险也较高。

近年来，通过希氏 - 浦肯野系统选择性部位的起搏纠正左束支传导阻滞实现最佳的心脏电和机械同步性将是慢性心力衰竭心脏再同步化治疗的一种全新的起搏模式。温州医科大学附属第一医院的黄伟剑教授首先报告能够纠正左束支传导阻滞的 LBBP 技术，提出该区域起搏同样能够纠正左束支传导阻滞，改善心功能[3]。该病例为心力衰竭伴 CLBBB，QRS 波时限 190ms，依据《2016 年欧洲心脏病学会急慢性心力衰竭诊断与治疗指南》符合 CRT 植入ⅠA 类指征，但永存左上腔伴冠状静脉窦变异导致左心室导线植入失败，最终通过选择 LBBP，实现 CLBBB 的纠正，并且起搏阈值和感知均与传统的右心室间隔部起搏类似。术后随访，超声评估结果和临床心功能均得到明显改善。

因此，LBBP 可以作为有别于传统双心室起搏的一种新的策略应用于心力衰竭伴 CLBBB 患者，在能够纠正 CLBBB 的情况下，起搏术后 QRS 波可能较传统的双心室起搏更窄，能够取得更好的临床疗效。

（王　垚　邹建刚）

【参考文献】

[1] MORGAN JM，BIFFI M，GELLER L，et al. Alternate site cardiac resynchronization（ALSYNC）：a prospective and multicentre study of left ventricular endocardial pacing for cardiac resynchronization therapy. Eur Heart J，2016，37（27）：2118-2127.

[2] BURGER H, KEMPFERT J, VAN LINDEN A, et al. Endurance and performance of two different concepts for left ventricular stimulation with bipolar epicardial leads in long-term follow-up. Thorac Cardiovasc Surg, 2012, 60（1）: 70-77.

[3] HUANG WJ, SU L, WU SJ, et al. A novel pacing strategy with low and stable output: pacing the left bundle branch immediately beyond the conduction block. Can J Cardiol, 2017, 33（12）: 1736.e1-1736.e3.

第六节　心脏再同步化治疗无反应的左束支起搏

病例 31　心脏再同步化治疗无反应升级左束支起搏

【病史摘要】

患者，男性，71 岁，因"反复胸闷、气急 4 年"，于 2018 年 8 月 27 日入院。患者 4 年前出现反复胸闷、气急，至当地医院就诊诊断为"扩张型心肌病、持续性心房颤动伴缓慢心室率、非持续性室性心动过速"，拟 CRT-D 植入前行冠状动脉造影，可见：RCA 细小正常，心肌梗死溶栓治疗（thrombolysis in myocardial infarction, TIMI）血流 3 级；左冠状动脉主干正常，TIMI 血流 3 级；前降支中段轻度狭窄，D1 正常，TIMI 血流 3 级；左回旋支巨大优势型，正常，钝缘支巨大正常，TIMI 血流 2 级。2018 年 6 月 7 日在当地医院行 CRT-D 植入术，左心室导线置于冠状窦侧静脉，术后规律口服抗心力衰竭药物治疗，但仍有反复胸闷、气急症状，多次发作室性心动过速、ICD 放电治疗。术后起搏器定期程控出现左心室导线阈值升高，达 3.25V/1.5ms。2018 年 8 月 29 日复查超声心动图：LVEDD 72mm，LAD 56mm，LVEF 20.6%，节段性室壁运动障碍，全心增大，心功能不全。NT-proBNP 5 247ng/L。2018 年 9 月 6 日行室性心动过速射频消融术，术中电压标测见左心室大量瘢痕。既往有慢性阻塞性肺疾病、长期吸烟、饮酒史 20 余年。

患者双心室起搏（BiVP）心电图、超声心动图、左心室电压标测如下。BiVP 心电图（图 3-3-36）：QRS 波时限 190ms。超声心动图：节段性室壁运动障碍，全心增大，心功能不全；LVEDD 72mm，LAD 56mm，IVS 11mm，LVEF 20.6%。左心室电压标测（图 3-3-37）：左心室侧壁、下壁、后壁大片低电压区。

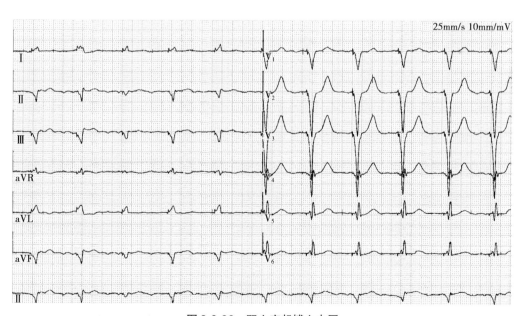

图 3-3-36　双心室起搏心电图

双心室起搏时 QRS 波时限 190ms

【诊疗方案】

患者为扩张型心肌病伴心功能不全，植入 CRT 后心功能改善不理想，BiVP 的 QRS 波时限 190ms，而且左心室导线的起搏阈值升高达 3.25V/1.5ms；考虑左心室电压标测示左心室侧壁、后壁有大量瘢痕，左心室导线阈值增高可能与瘢痕相关，故未选择重置左心室导线，试行 LBBP，以期利用希氏-浦肯野系统传导束改善左心室同步性和心功能。

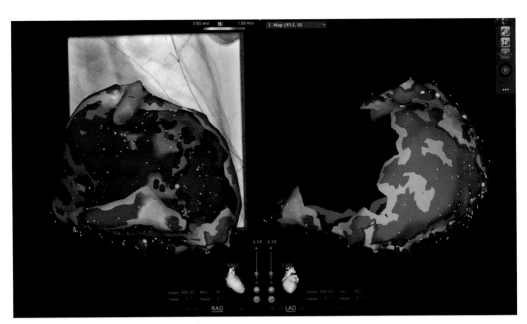

图 3-3-37　左心室电压标测图
左心室侧壁、下壁、后壁大片低电压区

【植入过程与要点】

1. 静脉穿刺 穿刺左侧腋静脉，置入导丝。

2. 植入左束支导线 经 C315 HIS 鞘管将 3830 导线送入。程控起搏器至自身节律，记录患者自身心律为心房颤动、完全性右束支传导阻滞（图 3-3-38）。将 3830 导线送至希氏束处，标测到希氏束电位（图 3-3-39）。以希氏束为指引，将 3830 导线送至前下方右心室中间隔，距希氏束约 2～3cm。旋入前起搏图形 V_1 导联呈"W"样波型（图 3-3-40），3830 导线旋入过程中可见右束支传导阻滞图形的室性期前收缩（图 3-3-41），提示导线接近左心室间隔部，遂停止旋入。3830 导线旋后 tip 腔内图可见一左束支电位（图 3-3-42），提前体表导联 QRS 波起始 40ms，左束支夺获后心电图见图 3-3-43。

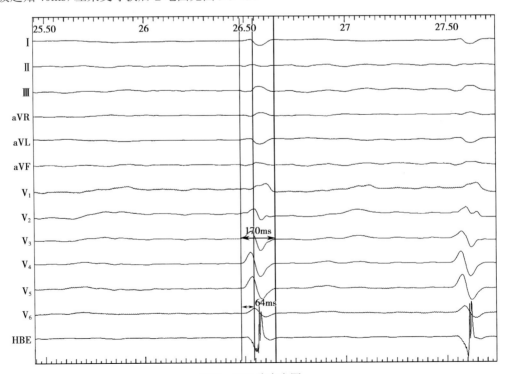

HBE—HIS 腔内电图。

图 3-3-38　自身心律
自身心律为心房颤动、完全性右束支传导阻滞，QRS 波时限 170ms

3. 测试参数　3830 导线参数：R 波振幅 7.6mV，阻抗 583Ω，阈值 0.7V/0.4ms。

4. 导线连接　缝扎固定导管，将 3830 导线接入心房接口，保留原有右心室和左心室导线，右心室导线接右心室接口，左心室导线接左心室接口，起搏器置入囊袋内包埋固定，逐层缝合至皮肤。

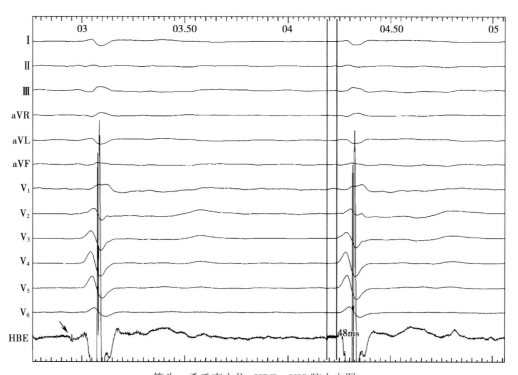

箭头—希氏束电位；HBE—HIS 腔内电图。

图 3-3-39　His 电图

HV 间期 48ms

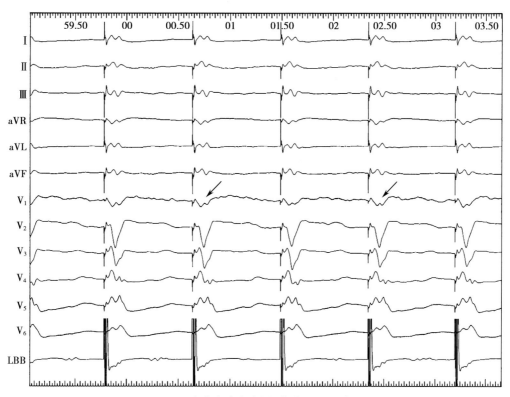

LBB—左束支腔内电图；箭头—QRS 波。

图 3-3-40　3830 导线旋入前起搏图形

V_1 导联 QRS 波呈"W"样波型

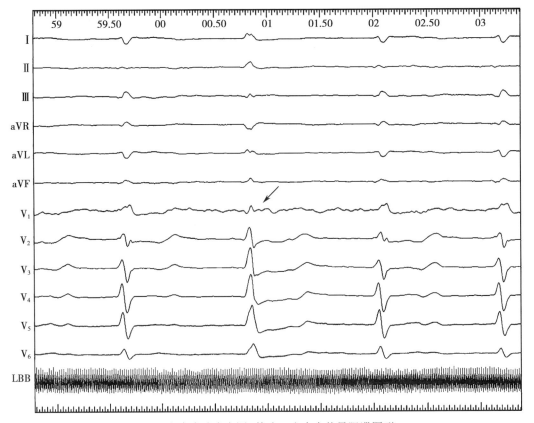

LBB—左束支腔内电图；箭头—右束支传导阻滞图形。

图 3-3-41 3830 导线旋入过程中室性期前收缩

导线旋入过程中室性期前收缩呈右束支传导阻滞

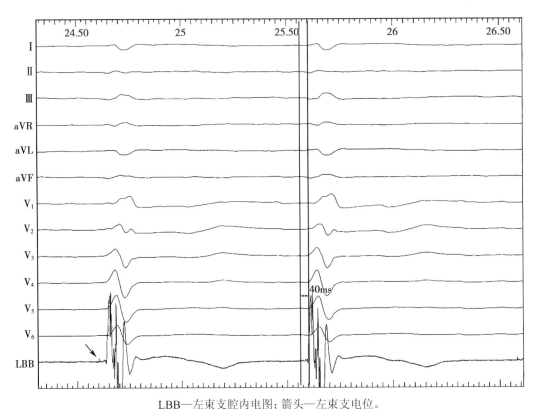

LBB—左束支腔内电图；箭头—左束支电位。

图 3-3-42 3830 导线旋后 tip 腔内电图

可见一左束支电位，提前体表导联 QRS 波起始 40ms

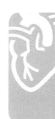

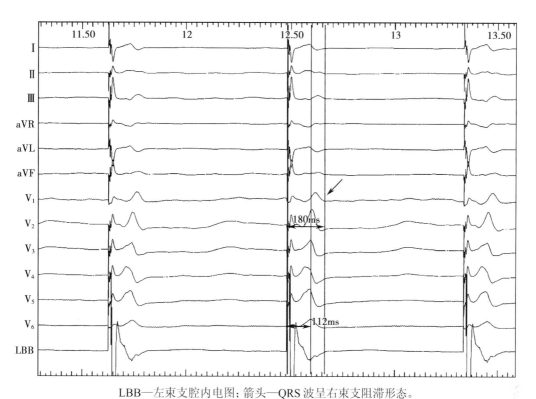

LBB—左束支腔内电图；箭头—QRS 波呈右束支阻滞形态。

图 3-3-43　3830 导线旋后左束支起搏心电图

Ⅰ、aVL 导联 QRS 波呈 Rs 型，V_1 导联 QRS 波呈 rsR 型，QRS 波时限 180ms

5. 术后程控模式　术后程控左束支双极起搏，QRS 波时限 170ms（图 3-3-44）。术后导线影像见图 3-3-45。

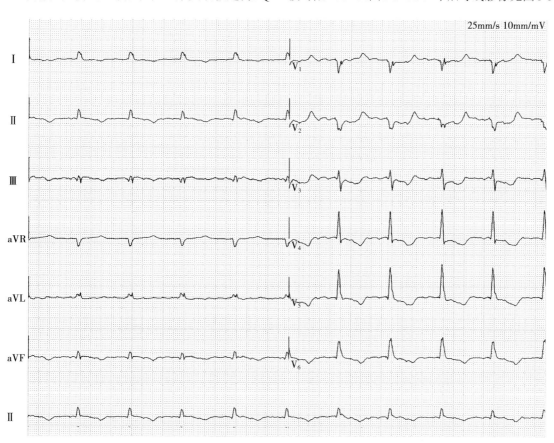

图 3-3-44　左束支双极起搏心电图

术后程控 QRS 波时限 170ms

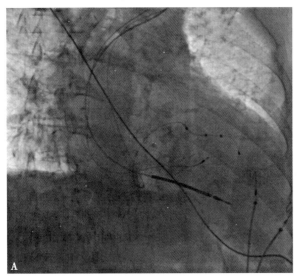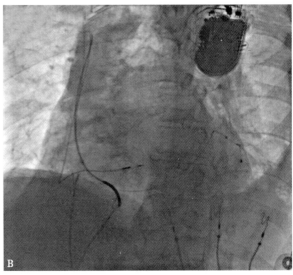

图 3-3-45　术后导线位置影像

A. 右前斜位 30°；B. 左前斜位 45°

【随访】

术后 4 个月患者胸闷、气急症状较前稍好转，室性心动过速发作频率较前减少，复查 NT-proBNP 1 606ng/L。超声心动图：LAD 68mm，LVEDD 73mm，LVEF 21%。

【评述】

传统右心室心尖部起搏会引起心室电机械的失同步，长时间起搏可能导致心室重构，影响心功能。双心室起搏是慢性心力衰竭患者的一个重要治疗手段，但仍有约 30% 的患者无反应。HBP 是真正意义上的生理性起搏，但因其操作难度高、感知低、阈值高等缺陷尚不能广泛应用。因此，人们不断在寻找探索更可行、安全的起搏部位。LBBP 是一个近年来新兴发展的生理性起搏术式。2017 年，黄伟剑等首次报告了 1 例因扩张型心肌病、左束支传导阻滞行 LBBP 的患者，发现该技术可纠正患者左束支传导阻滞，术后 1 年患者心功能明显改善[1]。2018 年陈柯萍等进一步证实了 LBBP 的可行性，与右心室起搏相比，LBBP QRS 波时限明显变得更窄；与 HBP 相比，LBBP 操作更简单、感知高、阈值低、导线参数更好；与双心室起搏相比，LBBP 亦有可能纠正左束支传导阻滞，改善心功能，且可减少植入导线，费用更低[2]。综上所述，LBBP 有着更广阔的应用前景，但因其开展时间短，故在安全性、远期疗效等多个方面仍需进一步观察研究。

该患者植入 CRT-D 后双心室起搏心电图 QRS 波时限 190ms，仍较宽，且术后出现左心室阈值升高，出现左心室失夺获情况，患者出现心力衰竭症状加重，且反复发作室性心动过速。考虑到其左心室电压标测见左心室侧壁、后壁有大量瘢痕，左心室导线阈值增高与瘢痕相关，故未重置左心室导线，选择行 LBBP。术后左束支夺获心电图呈右束支阻滞图形，腔内电图有明显左束支电位，但因其左心室存在大量瘢痕、心室内传导延缓故整体 QRS 波时限仍较宽，与自身心律一致。最后程控该患者为左束支双极起搏，术后心电图 QRS 波时限 170ms，较术前双心室起搏 QRS 波时限明显变窄，术后 4 个月随访提示临床心功能较前稍好转，超声指标无改变；长期疗效和获益有待进一步随访。

（李柯蓓　张新尉　邹建刚）

【参考文献】

[1] HUANG WJ，SU L，WU SJ，et al. A novel pacing strategy with low and stable output：pacing the left bundle branch immediately beyond the conduction block. Can J Cardiol，2017，33（12）：1736.e1-1736.e3.

[2] CHEN KP，LI YQ，DAI Y，et al. Comparison of electrocardiogram characteristics and pacing parameters between left bundle branch pacing and right ventricular pacing in patients receiving pacemaker therapy. Europace，2019，21（4）：673-680.

第七节　起搏性心肌病升级左束支起搏

病例 32　起搏性心肌病伴心功能降低升级左束支起搏

【病史摘要】

患者，男性，82 岁，因"起搏器植入术后 6 年，活动后胸闷气促 2 年"，于 2018 年 1 月 29 日入院。曾在 2012 年 5 月 1 日 8 因"三度 AVB"于我院行心脏 DDD 植入术，术前超声心动图提示左心功能正常。近 2 年来患者反复出现胸闷气促的症状，间断口服利尿剂、硝酸酯类、β 受体阻滞剂治疗。入院后查心电图提示心室起搏心律，心率 60 次 /min，起搏 QRS 波呈右心室间隔部起搏形态，QRS 波时限 160ms（图 3-3-46）。超声心动图提示左心房和左心室增大、左心室壁运动弥漫性减弱，LVEDD 68mm、LVESD 56mm、LVEF 40%（Simpson 法）。Holter 提示心室起搏比例 99%。NT-proBNP 2 721ng/L。双源 CT 提示右冠状动脉、前降支和回旋支轻度狭窄。

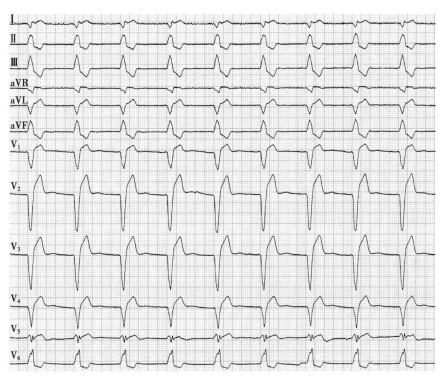

图 3-3-46　双腔起搏器起搏心电图
右心室间隔部起搏心电图呈类左束支传导阻滞特征，QRS 波时限 160ms

【诊疗方案】

患者因三度 AVB 行 DDD 植入术 6 年，心室起搏比例 99%，NYHA 心功能分级Ⅲ级，考虑起搏器诱导性心肌病。拟行起搏器升级 LBBP 治疗，同时植入左心室导线作备用起搏。

【植入过程与要点】

1. 静脉穿刺　患者平卧位，左上胸皮肤消毒、局部麻醉后，于左锁骨下方切开皮肤，穿刺左侧腋静脉。

2. 植入左心室和左束支导线　行冠状静脉造影显示心脏静脉各分支，将左心室导线送至侧静脉处，测试参数如下：左心室导线 R 波振幅 19.2mV、阻抗 1 634Ω、阈值 0.6V/0.4ms；经 C315 鞘将 3830 导线送至右心室间隔部，旋入前起搏图形见图 3-3-47A，其 V$_1$ 导联呈"W"样波型，3830 导线旋入过程中可见右束支传导阻滞图形的室性期前收缩，提示导线接近左心室间隔面，遂停止旋入，记录腔内图，在 V 波前可见一孤立的尖锐 P 电位（图 3-3-48），提前 QRS 波起始 36ms，测试参数满意，旋入后的起搏图形见图 3-3-47B，其形态与旋入过程中出现的室性期前收缩形态基本一致，QRS 波时限 132ms。适当牵拉导线，导线固定良好，撤鞘固定，测试参数如下：R 波振幅 6.7mV、阻抗 955Ω、阈值 0.7V/0.4ms。

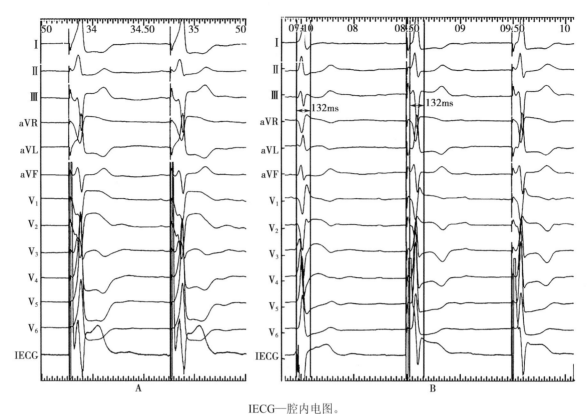

IECG—腔内电图。

图 3-3-47　LBBP 导线旋入前和旋入后心电图

A. 将 3830 导线从右心室间隔面旋入前心电图，V_1 导联呈"W"样波型，胸导联移行在 V_3 导联呈右心室间隔部起搏的类左束支传导阻滞的心电图特征；B. 导线旋入室间隔到达左心室间隔内膜下的心电图，V_1 导联呈 qR 型，QRS 波时限 132ms

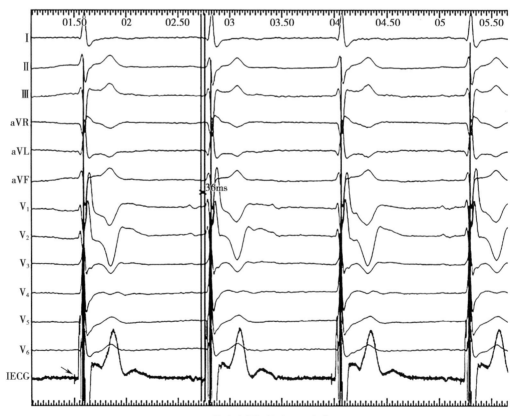

IECG—腔内电图；箭头—P 电位。

图 3-3-48　腔内电图记录的 P 电位

导线旋入室间隔到达左心室间隔内膜下记录的腔内电图，P 电位领先于 QRS 波起始 36ms

3. 术后影像检查　术后 RAO 30° 和 LAO 45° 影像图见图 3-3-49A、图 3-3-49B，术后 CT（图 3-3-49C）提示 3830 导线头端已接近左心室间隔心内膜。

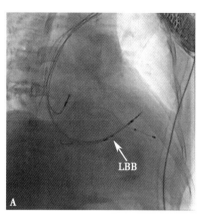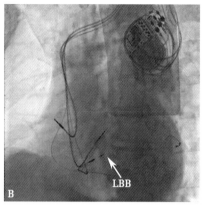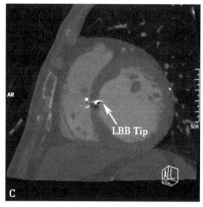

LBB—左束支导线；LBB Tip—左束支导线头端；箭头—导线位置。
图 3-3-49　术后导线植入位置的 X 线和 CT 影像
A. 右前斜位 30°；B. 左前斜位 45°；C. CT 扫描示心室短轴 3830 导线头端位于左心室间隔内膜下

4. 术后十二导联心电图　可见右束支传导延缓的心电图特征（图 3-3-50）。

【随访】

该患者术后 1 个月 NYHA 心功能分级恢复至 Ⅰ 级，起搏参数稳定，3 个月随访超声心动图结果提示：LVEDD 57mm、LVESD 42mm、LVEF 50.9%（Simpson 法），较术前明显改善。

【评述】

LBBP 是近年开展的一项新的起搏模式，目前尚处于探索阶段。2016 年，Mafi-Rad 等[1] 首次报告了一组左心室间隔部起搏的病例，其在心内超声的引导下，将改良的 3830 导线从右心室间隔面旋至左心室间隔内膜下，起搏图形呈右束支阻滞图形，V$_1$ 导联呈 qR 型，起搏 QRS 波时限平均（144±20）ms，较右心室间隔部或心尖部起搏图形明显变窄；研究还发现，左心室间隔部起搏可以维持正常的左心室泵血功能，其急性期最大心室内压变化速率（dP/dt$_{max}$）较基线水平无明显改变，而右心室间隔部或心尖部起搏者 dP/dt$_{max}$ 较基线水平明显下降；但该研究缺乏远期随访数据。黄伟剑等报告了 1 例慢性心力衰竭伴全性左束支传导阻滞的患者行 LBBP，起搏阈值 0.5V/0.4ms，随访 1 年时心功能明显改善，且起搏参数稳定；并通过调整房室延迟使自身右束支下传与 LBBP 融合后，起搏 QRS 波时限和形态趋于正常[2]。

目前关于 LBBP 的概念及其与左心室间隔部起搏的关系尚不明确，该患者起搏导线头端可以明显记录到 P 电位，提示起搏导线贴近于左心室面的希氏 - 浦肯野系统；且该区域的起搏 QRS 波时限和形态趋于正常，与右心室心尖部或右心室间隔部起搏相比，其电学同步性明显改善，因此，患者的心脏机械功能可以获得良好的改善。

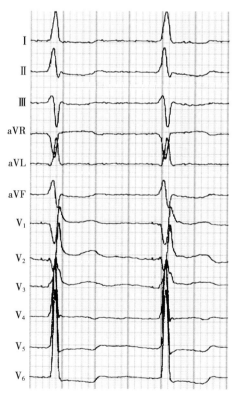

图 3-3-50　术后体表心电图
呈右束支传导延缓

起搏器诱导性心肌病患者是一种特殊类型的心力衰竭人群，一般定义为：起搏器植入前心功能正常，植入后数月或数年出现左心功能下降，LVEF 下降 10% 以上且 LVEF < 50%；其发生率约 10%～20%[3]，研究发现，起搏比例 >20%、起搏 QRS 波时限 >150ms、基线 QRS 波时限 >115ms、基线 LVEF 偏低是起搏器诱导性心肌病发生的独立预测因素。已有报告证实，CRT 或 HBP 可以逆转这类患者的左心室重构[4]。《2016 年欧洲心脏病学会急慢性心力衰竭诊断与治疗指南》中，将起搏器诱导性心肌病的 CRT 适应证降级至Ⅱb 类水平 B 级证据，对于这类患者，基于正常希氏 - 浦肯野系统的生理性起搏可能将是一种很好的替代治疗手段。

　　希氏 - 浦肯野系统起搏是近年来的研究热点，作为其中重要的组成部分，LBBP 较 HBP 具有更大的优势，其操作简便，起搏阈值、R 波感知更为稳定，具有更广阔的推广前景，但由于 LBBP 的研究尚处于起步阶段，其远期的安全性和有效性还有待进一步研究证实。

（钱智勇　邱垣皓　邹建刚）

【参考文献】

[1] MAFI-RAD M, LUERMANS JG, BLAAUW Y, et al. Feasibility and acute hemodynamic effect of left ventricular septal pacing by transvenous approach through the interventricular septum. Circ Arrhythm Electrophysiol, 2016, 9(3): e003344.

[2] HUANG WJ, SU L, WU SJ, et al. A novel pacing strategy with low and stable output: pacing the left bundle branch immediately beyond the conduction block. Can J Cardiol, 2017, 33(12): 1736.e1-1736.e3.

[3] KIEHL EL, MAKKI T, KUMAR R, et al. Incidence and predictors of right ventricular pacing-induced cardiomyopathy in patients with complete atrioventricular block and preserved left ventricular systolic function. Heart Rhythm, 2016, 13(12): 2272-2278.

[4] SHAN PR, SU L, ZHOU XD, et al. Beneficial effects of upgrading to His bundle pacing in chronically paced patients with left ventricular ejection fraction < 50%. Heart Rhythm, 2018, 15(3): 405-412.

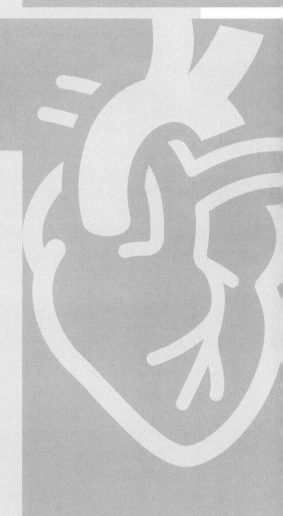

第四篇

右心室选择性
部位起搏

第一章

概　述

人工心脏起搏是治疗心动过缓的有效方法,传统的心室起搏部位是右心室心尖部,但右室心尖部起搏可导致左右心室间和左心室内心肌收缩失同步,是一种非生理性的起搏模式,可以出现心脏结构重构,在心室起搏比例较高的患者中,可引起新发心房颤动和起搏诱导的心肌病,从而增加患者卒中和死亡的风险,影响预后。

1991 年,Brain 等首先将右心室间隔部起搏(right ventricular septum pacing, RVSP)应用于临床,曾被认为有望改善右心室心尖部起搏(right ventricular apex pacing, RVAP)导致的心脏失同步。临床应用显示,高位流出道间隔部起搏可以获得相对窄的起搏 QRS 波形,但如何准确定位一直是个难点,仅依靠影像和起搏心电图的向量判断是否位于间隔部并不准确。采用术后 CT 可见仅 25% 的导线真正位于间隔部,多数位于间隔与前壁的夹角处甚至位于右心室前壁,提示右心室流出道间隔部起搏未能显示出比 RVAP 更好的效果。其原因为流出道间隔部起搏无法实现对希氏 - 浦肯野系统的夺获,只能刺激局部心肌,且缺乏精准的定位方法,因而仍然是一种非生理性的起搏方式。

本篇内容主要介绍右心室流出道间隔部的解剖与影像特征、右心室流出道间隔部起搏导线植入方法,并通过实例介绍右心室流出道不同部位起搏的临床应用。

(邹建刚)

第一节　右心室心尖部和间隔部起搏的优与劣

房室传导阻滞(atrioventricular block, AVB)或窦房结功能障碍的患者行人工心脏起搏治疗,无论是心室单腔起搏(VVI)还是双腔起搏器(DDD)模式,心室导线的传统植入部位均为右心室心尖部(right ventricular apex, RVA)。长期的随访研究证实,这一植入策略安全、简单、有效。

随着研究的深入,众多研究结果提示,与 VVI 模式相比,DDD 模式的临床获益增加有限,其中最有代表性的研究是分别于 2000 年、2002 年和 2005 年发表于《新英格兰医学杂志》的加拿大生理性起搏研究(CTOPP)、起搏模式选择的研究(MOST)研究及英国起搏和心血管事件试验(United Kingdom Pacing and Cardiovascular Events, UKPACE)研究。CTOPP 是一项多中心、随机、对照研究,Connolly 等[1] 纳入 1 474 例因症状性心动过缓而需起搏治疗的患者,将患者随机为 VVI 组和 DDD 组,一级研究终点为心血管原因导致的卒中或死亡,二级研究终点为全因死亡、心房颤动及心力衰竭住院,结果发现两组的一级终点发生率并无显著性差异,但 DDD 组的心房颤动发生率显著低于 VVI 组,而 DDD 组全因死亡率、心力衰竭住院率低于 VVI 组,但并无统计学差异。MOST 同样证实,对于窦房结功能障碍的患者,与 VVI 相比,DDD 并不降低死亡率、卒中及心力衰竭发生率[2]。UKPACE 主要分析高度 AVB 的患者采用 DDD 模式和 VVI 模式的远期预后,结果发现,两种起搏模式患者的 5 年死亡率、3 年心血管事件发生率并无差异[3]。通过分析以上三项研究的结果,研究者开始认识到 DDD 模式并非真正的生理性起搏,虽然看似房室顺序起搏,但并未带来明显的额外益处。因此,心脏起搏领域的研究者们开始了深入思考和进一步探索。

Nielsen 等[4] 对病态窦房结综合征患者进行心房单腔起搏(AAI)和 DDD 的随机对照试验,共纳入 177 例患者,被随机分为带频率应答的 AAI(AAIR)组、AV 间期缩短的带频率应答的 DDD(DDDR)组(DDDR-s)及 AV 间期固定延长的 DDDR 组(DDDR-1),平均随访 2.9 年,发现随访前后 AAIR 组左心房内径、左心室内径、左心室缩短分数无显著改变,DDDR-s 组和 DDDR-1 组左心房内径明显增加,DDDR-s 组左心室缩短分数明显降低,同时,AAIR 组心房颤动发生率明显低于 DDDR-s 组和 DDDR-1 组。这是首个对比 AAIR 及 DDDR 起搏模式的随机对照临床试验,结果提示 AAI 明显优于 DDD,DDD 并非最佳的起搏模式。两项长期随访研究结果提示 [5-6],与 AAIR 模式相比,具有较高右心室起搏比例的 DDDR 模式心房颤动发生率显著增加;与心室起搏相比,心房起搏可使心房颤动和心力衰竭的发生率显著降低。

根据以上结果,研究者们发现:当 DDD 伴较高比例的心室起搏时,RVAP 造成的危害抵消了房室同步所带来的益处,RVAP 是心力衰竭及心房颤动非常重要的预测因子。

由此,研究者们开始关注 RVAP 的危害。传统的 RVAP 未经正常的希氏 - 浦肯野系统传导,大部分冲动通过心尖部及其周围的工作肌细胞之间的侧侧连接传导,所以 QRS 波时限延长,形成类似于左束支传导阻滞(left bundle branch block,LBBB)的改变,而且心室收缩的效率明显减低,进而降低心室收缩的协调性和收缩力,但与真正的 LBBB 又有不同,真正的 LBBB 在传导至左束支之前,先激动右心室间隔部,即右心室的电机械活动是生理性的。而 RVAP 缺少了间隔部与右心室的协调收缩,同时也改变了正常的右心室激动顺序。同时,RVAP 时左心室的激动顺序与 LBBB 相似。LBBB 患者心室首先激动高位间隔,经高位间隔缓慢传导,同时 RVA 向左心室心尖部传导。而 RVAP 通过心尖部间隔心肌缓慢激动左心室心尖部心肌,由左心室心尖部向心底部传导,左心室游离壁与室间隔的电同步性完全丧失,同时,还使左心室的前壁、后壁、基底部的收缩丧失了同步性。此外,由于室壁收缩不同步导致的乳头肌收缩不协调又可导致二尖瓣、三尖瓣反流,这些血流动力学的改变加重了心肌的重构。

RVAP 不仅造成异常的心室激动顺序,损害左心室收缩和舒张功能,也使心肌细胞结构发生异常变化,包括线粒体结构破坏、胶原纤维排列异常、心肌钙化等。这些组织病理学的改变加重了心肌物质和能量代谢异常。组织儿茶酚胺浓度增加导致心室肌纤维的组织学异常和心室重塑,最终导致心力衰竭。

减少右心室起搏的解决方案包括通过优化 AV 间期尽量减少右心室起搏比例、通过心室起搏管理(managed ventricular pacing,MVP)等模式提供 AAIR 与 DDDR 模式的自动转换,减少心室起搏的比例,但合并高度甚至完全性 AVB 的患者,仍不可避免会有右心室起搏。因此,研究者倾向于尝试选择更生理的起搏部位以改善 RVAP 的固有缺陷。

RVSP 因心室最早激动点接近希氏束,心室激动顺序从室间隔向双心室扩散,终止于心底部,可最大限度地模拟生理性激动传导,有利于左右心室间的同步机械收缩,以获得最佳的血流动力学效应。

十几年来,研究者致力于对比 RVAP 与 RVSP 对患者的影响。早期,对 RVSP 的安全性尚不明确,对照研究多采用同时植入两根右心室导线的方式进行交叉对照,结果发现 RVAP 和 RVSP 的远期安全性、有效性及心功能状况并无显著差异。

但随后更多的研究结果显示 RVSP 优于 RVAP。2006 年,Victor 等 [6] 对 28 例房室结消融术后的慢性心房颤动患者进行 RVAP 和 RVSP 的交叉对照研究,结果显示,RVSP 的 QRS 波时限更短,对于基线 LVEF≤45% 的患者,RVSP 后 LVEF 明显高于 RVAP。Flevari 等 [7] 通过纳入 36 例 AVB 的患者,对比了右心室中低位间隔起搏与 RVAP 之间的差异,发现右心室中低位间隔起搏患者的左心室收缩同步性更好,随访 12 个月后,右心室中低位间隔起搏患者的左心室射血分数(LVEF)显著高于 RVAP 患者。Leonq 等 [8] 对比了 26 例 RVAP(RVAP 组)与 32 例 RVSP(RVSP 组)患者,随访 11~53 个月后发现,RVSP 组的 LVEF 显著高于 RVAP 组,左心室收缩末容积、左心房容积显著低于 RVAP 组,RVAP 组的心室间机械不同步性及左心室内不同步性明显高于 RVSP 组。

一项荟萃分析纳入 14 个随机对照试验,共 754 例患者,将 RVAP 组与非 RVA(right ventricular non-apical,RVNA)起搏组进行比较,结果发现:随访结束时,与 RVAP 组相比,RVNA 起搏组的 LVEF 高于 RVAP 组;随访时间≥12 个月的患者中,RVNA 起搏组的 LVEF 高于 RVAP 组;随访时间 <12 个月的患者中,RVNA 起搏组的 LVEF 同样高于 RVAP 组;对于基线 LVEF≤40%~45% 的患者,RVNA 起搏组的 LVEF 同样高于 RVAP 组;对于基线 LVEF 正常患者,两组间的 LVEF 无显著性差异 [9]。

RVAP 与 RVSP 哪个更优一直是起搏领域争论的焦点。因为间隔部起搏理论上存在优势,且获得最近几年的较多循证医学证据的支持。但比较 RVAP 与 RVSP 优劣的临床试验样本量均偏小,随访时间相对短,判断指标缺乏精准性,且由于室间隔面积大,确切的起搏位置难以准确判断。因此,对于 RVAP 和 RVSP 之间孰优孰劣,目前尚难下结论,尚待进一步设计严密的研究。

(孟凡琦 邹建刚)

【参考文献】

[1] CONNOLLY SJ, KERR CR, GENT M, et al. Effects of physiologic pacing versus ventricular pacing on the risk of stroke and death due to cardiovascular causes. N Engl J Med, 2000, 342(19): 1385-1391.

[2] LAMAS GA, LEE KL, SWEENEY MO, et al. Ventricular pacing or dual-chamber pacing for sinus-node dysfunction. N Engl J Med, 2002, 346(24): 1854-1862.

[3] TOFF WD, CAMM AJ, SKEHAN JD, et al. Single-chamber versus dual-chamber pacing for high-grade atrioventricular block. N Engl J Med, 2005, 353(2): 145-155.

[4] NIELSEN JC, KRISTENSEN L, ANDERSEN HR, et al. A randomized comparison of atrial and dual-chamber pacing in 177 consecutive patients with sick sinus syndrome: echocardiographic and clinical outcome. J Am Coll Cardiol, 2003, 42(4): 614-623.

[5] ANDERSEN HR, NIELSEN JC, THOMSEN PE, et al. Long-term follow-up of patients from a randomised trial of atrial versus ventricular pacing for sick-sinus syndrome. Lancet, 1997, 350(9086): 1210-1216.

[6] VICTOR F, MABO P, MANSOUR H, et al. A randomized comparison of permanent septal versus apical right ventricular pacing: short-term results. J Cardiovasc Electrophysiol, 2006, 17(3): 238-242.

[7] FLEVARI P, LEFTHERIOTIS D, FOUNTOULAKI K, et al. Long-term nonoutflow septal versus apical right ventricular pacing: relation to left ventricular dyssynchrony. Pacing Clin Electrophysiol, 2009, 32(3): 354-362.

[8] LEONG DP, MITCHELL AM, SALNA I, et al. Long-term mechanical consequences of permanent right ventricular pacing: effect of pacing site. J Cardiovasc Electrophysiol, 2010, 21(10): 1120-1126.

[9] SHIMONY A, EISENBERG MJ, FILION KB, et al. Beneficial effects of right ventricular non-apical vs. apical pacing: a systematic review and meta-analysis of randomized-controlled trials. Europace, 2012, 14(1): 81-91.

第二节　特殊起搏装置右心室导线植入部位的选择

传统起搏主要用于治疗缓慢性心律失常，起搏导线主要植入到心尖部或流出道间隔部。但随着起搏技术适应证的不断拓宽，植入型心律转复除颤器（ICD）目前已经用于心脏性猝死的一级和二级预防，心脏再同步化治疗（CRT）则用于慢性心力衰竭的治疗，ICD 和 CRT 右心室导线的选择和植入部位与传统起搏导线不同，ICD 的除颤导线较传统起搏导线粗，植入到右心室不同部位是否影响除颤效率尚不清楚；CRT 的右心室导线植入部位不同是否影响疗效也需要临床研究的证实。本节对 ICD 导线植入部位和 CRT 右心室导线植入部位的选择进行讨论。

一、植入型心律转复除颤器导线植入部位的选择：导线植入右心室心尖部和非心尖部对除颤成功率的影响

目前，ICD 已成为心脏性猝死一级预防和二级预防的标准治疗。ICD 导线的传统植入部位是 RVA，是由于该部位导线容易到达、亦易于植入，植入此处的导线具有理想的感知和除颤阈值测试（defibrillation threshold testing，DFT）。然而，部分患者因合并存在心动过缓需依赖右心室起搏，进而可导致左心室重构、增加了心房颤动发生率和死亡率。

由于长期 RVAP 可损害左心室结构及功能，故研究者们开始考虑是否将右心室导线植入 RVNA，并进行了众多的随机对照试验探讨 RVAP 与 RVNA 起搏的优劣。2012 年，Shiomony 等[1] 的系统回顾和荟萃分析中，纳入 14 个随机对照临床试验，共 754 例患者，发现 RVNA 起搏组在随访终点时的 LVEF 高于 RVAP 组。

右心室流出道和中低位室间隔为植入右心室导线可选择的部位。已经证实 RVNA 起搏在血流动力学、减轻左心室重构、保护心脏功能方面优于 RVAP，但 ICD 右心室导线植入 RVNA 是否优于 RVAP 的研究证据尚欠缺，即评估 RVNA 电击能否保证良好的除颤效果还需探讨。已知保证除颤成功率的关键是具有较低且稳定的 DFT 与足够的安全除颤区间，因此对比 RVNA 起搏和 RVAP 的 DFT 结果，可能会得到预想的结论。

2004 年，Giudici 等[2] 报告了 112 例除颤导线经 RVOT 植入 ICD 患者，术中起搏阈值、感知灵敏度测试

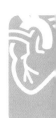

均正常,DFT 结果为(17.7±3.4)J(经右侧植入)、(16.1±3.3)J(经左侧植入),平均随访(22.5±17.5)个月,期间无导线脱位、除颤失败、起搏及感知异常。2008 年,Mollerus 等[3]的一项对照研究纳入 26 例植入 ICD 的患者,根据除颤导线的植入部位,分为 RVA 组与 RVOT 组,发现两组术中 DFT 结果均符合要求,除颤导线植入 RVA 比植入 RVOT 具有更低的 DFT。2009 年,Crossley 等[4]的随机对照研究纳入 87 例植入 ICD 的患者,平均年龄(69±11)岁,将除颤导线经静脉植入 RVA(RVA 组)或 RVOT(ROVT 组),术中 DFT 结果显示,两组的 DFT 均在理想范围且无显著性差异,平均随访 3 个月,除颤导线植入 RVOT 是安全的,导线植入 RVOT 和 RVA 具有相似的稳定性、阈值及阻抗,且两者的除颤效果无显著性差异。2010 年,Reynolds 等[5]报告了一项前瞻、随机、交叉对照研究,通过纳入 33 例植入 ICD 的患者,根据除颤导线的植入部位,随机分为 RVA 组和 RVOT 组,术中 DFT 结果显示两组间无显著性差异。

以上关于除颤导线植入不同部位的对比研究,样本量均相对较小。近几年来,有三项样本量较大的临床研究,进一步证实了 ICD 导线植入 RVNA 的安全性和有效性。

2014 年,SPICE 研究主要评价了 ICD 除颤导线植入中位间隔的安全性[6]。该研究纳入了 299 例 ICD 患者,其中 83% 是一级预防,除颤导线随机植入中位间隔或 RVA,统计术后 3 个月(一级终点)和术后 12 个月(二级终点)的无事件生存率,二级终点事件包括导线重置、右心室导线参数不理想(包括 DFT>25J)。研究发现,术后 3 个月和 12 个月两组间的无事件生存率无显著性差异,且术后 3 个月导线参数不理想,包括感知不良、高 DFT、起搏阈值升高、导线完整性异常、右心室导线重置亦无显著性差异。

2015 年,Kaye 等[7]的一项单中心研究纳入 512 例 ICD 植入患者,并分为 RVNA 组和 RVA 组,RVNA 组平均随访 40.4 个月,RNA 组平均随访 38 个月,结果显示,两组在恰当电击、不恰当电击、除颤不成功、成功抗心动过速起搏(antitachycardia pacing,ATP)、失败 ATP 等方面均无显著性差异,显示两组有相似的导线稳定性和治疗有效性,表明 RVNA 可成为 ICD 导线植入可供选择的部位。

2016 年,SIMPLE 临床试验纳入 2 475 例 ICD 患者,并分为 RVNA 组和 RVA 组,通过比较两组术中参数测试结果发现,两组感知灵敏度、起搏阈值、阻抗均在正常范围,并存在显著性差异;术后随访两组恰当电击率、首次恰当电击失败率、复合终点事件发生率(包括电击失败或心律失常性死亡)方面并无显著性差异[8]。该研究表明除颤导线植入 RVNA 并不降低 ICD 工作的有效性。

综上所述,ICD 导线的传统植入部位为 RVA,但对心室起搏依赖者存在隐患;ICD 导线植入 RVNA,包括 RVOT 及中位室间隔是安全的;术中 DFT 结果及远期随访结果均表明,与 RVA 相比,除颤导线植入 RVNA 对除颤成功率并无明显影响。

二、心脏再同步化治疗右心室导线植入部位的选择:导线植入心尖部与非心尖部对疗效的影响

众多研究已经证实,CRT 用于治疗心室失同步心力衰竭,可显著改善患者的心功能。很多因素可影响 CRT 的疗效,如左心室导线的植入部位、QRS 波时限等。CRT 右心室导线的植入部位是否会对 CRT 的疗效造成影响,也成为关注的焦点。

近年来,相关的研究不断涌现,但探讨 CRT 右心室导线植入部位对 CRT 疗效影响的研究并不多。多数研究认为,右心室导线植入部位并不会影响 CRT 疗效。2012 年,一项荟萃分析纳入了 12 项研究,共 2 670 例患者,其中 1 655 例右心室导线植入 RVA,1 015 例右心室导线植入 RVNA,结果显示,于两个部位起搏患者左心室收缩末期容积(left ventricular end systolic volume,LVESV)的降低和心脏功能提高相似[9]。

2016 年,SEPTAL CRT 研究旨在检验 CRT 除颤器(CRT defibrillator,CRT-D)植入部位中 RVSP(RVSP 组)是否劣于 RVAP(RVAP 组)(非劣效性检验)[10]。研究共纳入 263 例患者,随机分配至 RVSP 组及 RVAP 组,随访 6 个月后两组 LVESV 的降低无显著性差异,随访至 12 个月后两组仍无显著性差异,非劣效性检验结果显示 RVSP 时 LVESV 的降低不劣于 RVAP;以 LVESV 降低 >15% 定义 CRT 有反应,两组比例相似。从此项研究结果可知,在左心室逆重构方面,CRT 患者 RVSP 并不劣于 RVAP,并不能推荐最佳的右心室导线植入部位。

综上所述,根据目前的循证医学证据,右心室导线植入部位并不影响 CRT 的疗效,在 CRT 的反应率、心功能改善及左心室逆重构的程度方面,RVAP 与 RVSP 并无差异。

(孟凡琦　邹建刚)

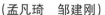

【参考文献】

[1] SHIMONY A，EISENBERG MJ，FILION KB，et al. Beneficial effects of right ventricular non-apical vs. apical pacing: a systematic review and meta-analysis of randomized-controlled trials. Europace，2012，14（1）：81-91.

[2] GIUDICI MC，BAROLD SS，PAUL DL，et al. Right ventricular outflow tract placement of defibrillation leads: five-year experience. Pacing Clin Electrophysiol，2004，27（4）：443-446.

[3] MOLLERUS M，LIPINSKI M，MUNGER T. A randomized comparison of defibrillation thresholds in the right ventricular outflow tract versus right ventricular apex. J Interv Card Electrophysiol，2008，22（3）：221-225.

[4] CROSSLEY GH，BOYCE K，ROELKE M，et al. A prospective randomized trial of defibrillation thresholds from the right ventricular outflow tract and the right ventricular apex. Pacing Clin Electrophysiol，2009，32（2）：166-171.

[5] REYNOLDS CR，NIKOLSKI V，STURDIVANT JL，et al. Randomized comparison of defibrillation thresholds from the right ventricular apex and outflow tract. Heart Rhythm，2010，7（11）：1561-1566.

[6] KOLB C，SOLZBACH U，BIERMANN J，et al. Safety of mid-septal electrode placement in implantable cardioverter defibrillator recipients—results of the SPICE（Septal Positioning of ventricular ICD Electrodes）study. Int J Cardiol，2014，174（3）：713-720.

[7] KAYE GC，ENG LK，HUNT BJ，et al. A comparison of right ventricular non-apical defibrillator lead position with traditional right ventricular apical position: a single centre experience. Heart Lung Circ，2015，24（2）：179-184.

[8] AMIT G，WANG J，CONNOLLY SJ，et al. Apical versus non-apical lead: is ICD lead position important for successful defibrillation? J Cardiovasc Electrophysiol，2016，27（5）：581-586.

[9] ZOGRAFOS TA，SIONTIS KC，JASTRZEBSKI M，et al. Apical vs. non-apical right ventricular pacing in cardiac resynchronization therapy: a meta-analysis. Europace，2015，17（8）：1259-1266.

[10] LECLERCQ C，SADOUL N，MONT L，et al. Comparison of right ventricular septal pacing and right ventricular apical pacing in patients receiving cardiac resynchronization therapy defibrillators: the SEPTAL CRT Study. Eur Heart J，2016，37（5）：473-483.

第三节　右心室间隔部起搏的心电图和影像特征

理想的心室起搏部位应在起搏时与心脏正常激动顺序相似，并且激动后有良好的心室同步性。但传统 RVAP 与正常心室的激动顺序相反，对左右心室收缩的同步性均产生不良影响，最终使心脏扩大导致心功能下降。右心室流出道间隔部和右心室中间隔是心室最早除极的部位，伴随主动导线的研发及对心尖部起搏危害的认识加深，RVSP 在临床应用越来越广泛。为了证实其安全性及有效性，国内外也对此进行了系列的探索。

一、希氏束起搏

理论上间隔部起搏最佳的导线植入部位应是希氏束，因为可以获得与心脏自身一样的激动顺序，对于无束支传导阻滞或室内传导阻滞的患者能够最大程度地维持心室同步性，是真正的生理性起搏部位 [1]。但由于希氏束起搏（HBP）导线植入技术难度大、费时且远期阈值有可能升高，因此临床应用受限，通常应用于心房颤动患者。为避免远期可能出现的阈值升高甚至失夺获，在植入一根备用的右心室导线确保能安全起搏后再尝试植入希氏束导线更为可靠。其次考虑的导线植入部位为希氏束旁，该部位接近希氏束，通常起搏阈值较低，起搏时也接近心脏正常激动顺序，有较好的心室同步性。

HBP 导线通常固定在标测到的双极希氏束导线最大电位处，X 线影像上为中位间隔附近（图 4-1-1）。选择性 HBP（S-HBP）心电图（图 4-1-2）特点如下 [2-3]：①起搏 QRS 波与自身的 QRS 波和 T 波方向一致；②腔内电图示心室起搏信号至 V 波间期与 HV 间期相同；③低电压起搏时为窄 QRS 波，高电压起搏时因为夺获心室肌而出现稍宽的 QRS 波。非选择性 HBP（NS-HBP）的导线位置在 X 线影像上与 S-HBP 相似，心电图（图 4-1-3）特点如下 [1-2]：①起搏 QRS 波电轴与自身 QRS 波电轴一致；②腔内电图心室起搏信号至 V 波起始间期接近 0；③低电压起搏夺心室肌，高电压起搏则可夺获希氏束，QRS 波变窄。

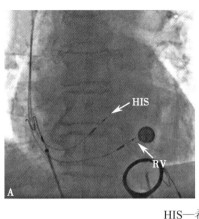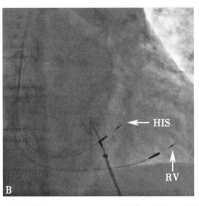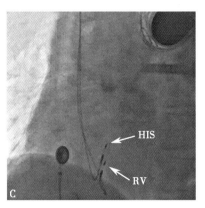

HIS—希氏束导线；RV—右心室导线；箭头—导线位置。

图 4-1-1　选择性希氏束起搏导线植入部位影像

A. 后前位；B. 右前斜位 30°；C. 左前斜位 45°

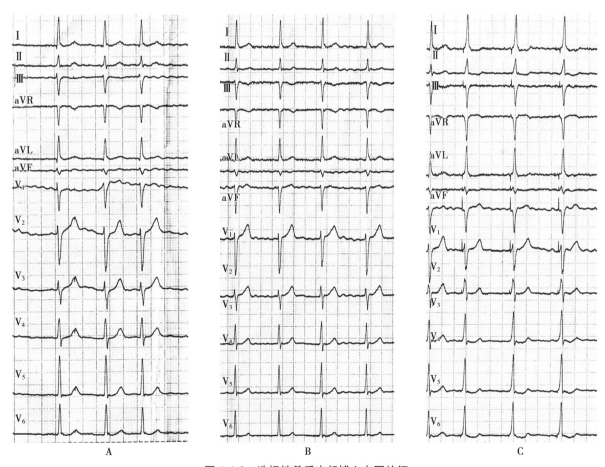

图 4-1-2　选择性希氏束起搏心电图特征

A. QRS 波为自身心律；B. 希氏束低电压起搏，QRS 波形态与自身心律完全一致；C. 希氏束高电压起搏，QRS 波稍增宽，起始有一 δ 波

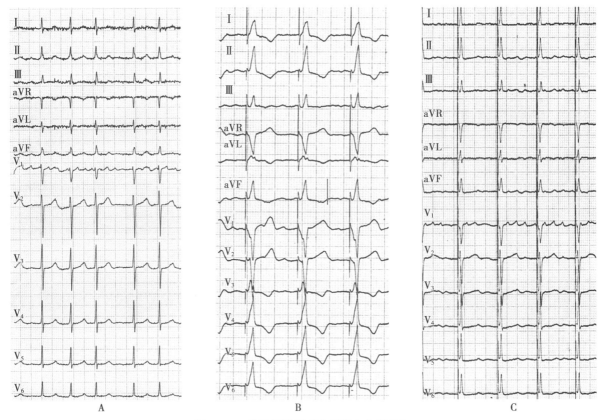

图 4-1-3　非选择性希氏束起搏心电图特征

A. QRS 波为自身心律；B. 低电压起搏，夺获局部心肌，QRS 波稍增宽；C. 高电压起搏，夺获希氏束，QRS 波变窄

二、右心室流出道间隔部起搏

相对于 S-HBP 和 NS-HBP，右心室流出道间隔部固定导线方便、起搏阈值较低、可重复性好，临床应用也最多。然而右心室流出道漏斗部上部区域心肌较薄且起搏阈值也容易升高，并不是理想的起搏部位，在其下部即室上嵴水平植入导线较为合适，该处即为通常认为的高位间隔部[4-5]（图 4-1-4）。

目前对于 RVSP 部位的影像学判定标准并无一致观点，但较多参照李鼎等[6]的方法进行影像学分类：X 线后前位（PA）时通过心影与椎体的相对位置，将右心室分为上、中、下 3 个区域，可判断导线在间隔部的相对高度；高位为高于心影底部 2 个椎体，中位为高于心影底部 1.5～2 个椎体，低位为距心影底部 1.5 个椎体以下。以右前斜位（RAO）30°为参考，沿心影左右缘之间的最长径将其纵向 4 等分，由脊柱侧至右心室前壁侧分别称为 1～4 区，3 区和 4 区为心影右侧 50% 的部分，一般为心室部分。通常可以用 3 个 X 线体位来判断导线植入部位，PA 是将导线初步放置于右心室流出道或中位间隔部的最佳体位。RAO 30°可明确导线是否进入冠状静脉窦和心大静脉，左前斜位（LAO）45°用于区分导线在间隔部还是在游离壁，当在间隔部时，导线头端指向脊柱方向，在游离壁时，头端指向前壁方向。此外，左侧位 90°特异性也很高，导线头端指向后壁考虑在间隔部（图 4-1-5），如果指向胸骨则考虑在游离壁，但应尽量避免将导线固定在偏间隔的游离壁，因为有可能导致左前降支损伤甚

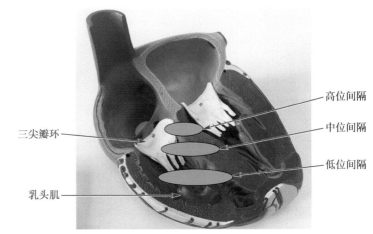

图 4-1-4　右心室间隔部解剖示意图

图示右心室间隔部高、中、低位间隔的相对位置

三尖瓣环

乳头肌

高位间隔

中位间隔

低位间隔

至闭塞。由于个体差异，X 线影像判断导线固定部位并不是金标准，超声心动图和 CT 更加准确。图 4-1-6 为右心室高位间隔部影像，图 4-1-7 为右心室中位间隔部影像，图 4-1-8 为右心室低位间隔部影像。

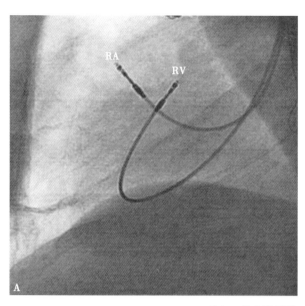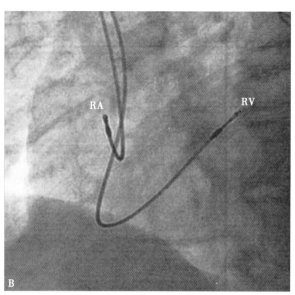

RA—左心房导线；RV—左心室导线。

图 4-1-5 不同投照体位显示右心室导线位置

左侧位（A）和左前斜位 45°（B）可见右心室导线指向后壁，提示导线固定在间隔部位

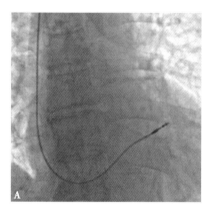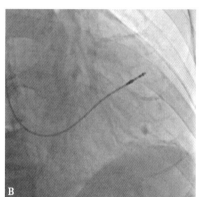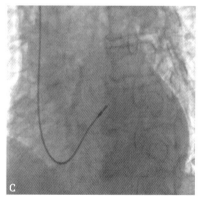

图 4-1-6 右心室高位间隔部起搏导线影像

后前位（A）、右前斜位 30°（B）和左前斜位 45°（C）示右心室导线位于高位间隔部

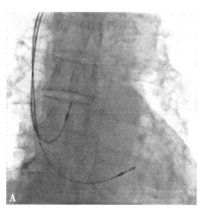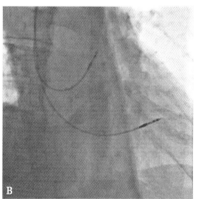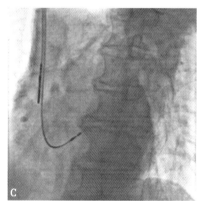

图 4-1-7 右心室中位间隔部起搏导线影像

后前位（A）、右前斜位 30°（B）和左前斜位 45°（C）示右心室导线位于中位间隔部

第一章
概
述

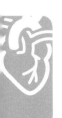

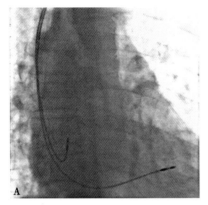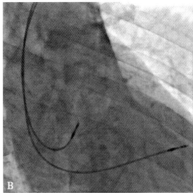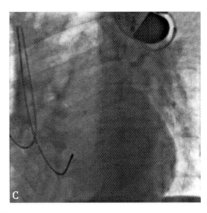

图 4-1-8　右心室低位间隔部起搏导线影像
后前位（A）、右前斜位 30°（B）和左前斜位 45°（C）示右心室导线位于低位间隔部

　　RVSP 心电图特点如下：①呈 LBBB 图形；②高位、中位、低位间隔部起搏时主要区别在于Ⅱ、Ⅲ、aVF 导联，通常 QRS 波无切迹，高位起搏时 QRS 波直立呈大 R 波，中位起搏时呈 Rs 形态，QRS 波形相对较窄，接近正常下传 QRS 波形，低位起搏时Ⅰ导联呈 R 型，若位置接近中位间隔，QRS 波为 Rs/RS，位置越低 R 波越小且 S 波加深直至呈负向 QS 形态。不同部位起搏心电图参见图 4-1-9。

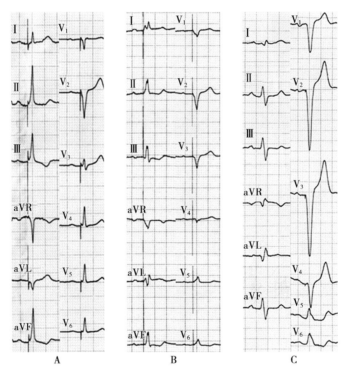

图 4-1-9　右心室高位、中位、低位间隔起搏心电图特征
A. 高位间隔；B. 中位间隔；C. 低位间隔

（周　烨　邹建刚）

【参考文献】

[1] DESHMUKH P，CASAVANT DA，ROMANYSHYN M，et al. Permanent，direct His-bundle pacing：a novel approach to cardiac pacing in patients with normal His-purkinje activation. Circulation，2000，101（8）：869-877.

[2] 张金龙，侯小锋，邹建刚. 希氏束起搏临床应用的现状与展望. 医学研究生学报，2016，29（11）：1220-1223.

[3] ZHANG JL，GUO JH，HOU XF，et al. Comparison of the effects of selective and non-selective His bundle pacing on

cardiac electrical and mechanical synchrony. Europace，2018，20（6）：1010-1017.

[4] HILLOCK RJ，MOND HG. Pacing the right ventricular outflow tract septum：time to embrace the future. Europace，2012，14（1）：28-35.

[5] DA COSTA A，GABRIEL L，ROMEYER-BOUCHARD C，et al. Focus on right ventricular outflow tract septal pacing. Arch Cardiovasc Dis，2013，106（6-7）：394-403.

[6] 李鼎，李学斌，苑翠珍，等. 右心室间隔部起搏的部位选择与 X 线影像特点——简单方法确定起搏后 QRS 波尽可能窄的部位. 中国心脏起搏与心电生理杂志，2012，26（1）：29-32.

第四节　右心室间隔部起搏与心尖部起搏心室同步性比较

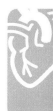

长期以来，RVA 几乎为唯一的起搏部位，原因是 RVAP 导线容易植入、导线植入时间和 X 线暴露时间更短。由于右心室导线经三尖瓣植入，不论是 ICD 还是普通起搏器均有其固有的局限性。正常的心脏电冲动传播方向是从房室结到希氏束 - 浦肯野传导系统，最后使左右心室肌产生协调一致的收缩。RVAP 首先激动 RVA 的心肌，继而在心肌内经室间隔由右向左缓慢传导。这种心肌内的电激动传导速度为 0.3～1m/s，但希氏束 - 浦肯野系统为 3～4m/s，导致整个左心室激动时间延迟，心电图表现与完全性 LBBB 相似。由于电激动的异常导致左心室的机械不同步，从而引起心脏功能的进一步下降[1]。这些不良后果在左心室功能下降的患者中已经被证实，且在心脏功能正常的需要起搏的患者中也存在上述风险[2]。

实验室和临床研究[3-4]均证实，在 RVAP 时，左心室收缩功能不全，左心室压力和容积的相关性曲线右移，表现为收缩及舒张期容量明显增加的同时舒张末压增高，且急性血流动力学的改变与左心室收缩末容积和左心室压力上升最大速率的降低有关。而且在 RVAP 时，短期和长期的随访研究均证实，LVEF 下降 5%～10%。另外，由于左心室舒张期充盈时间的缩短和左心室压力下降的最大速率降低也导致左心室功能的下降[5]。

RVAP 对心脏急性血流动力学和心室重构影响，是长期 RVAP 导致心脏电和机械的失同步导致不良临床结局的原因[6]。植入心脏起搏器的患者 RVAP 左心室功能下降和失同步的患者通过升级 CRT 能够获益，同样表明 RVAP 导致的左心室失同步可影响患者的心功能。CRT 对心力衰竭患者和 RVAP 的患者均能带来益处[7]。

对于需永久心室起搏的患者，RVS 是研究最多、可供选择、可替代 RVAP 的部位。针对导线植入的可行性、有效性、稳定性，RVSP 不劣于 RVAP。RVSP 是将主动固定导线定位于室间隔的隔壁肌小梁上。右心室流出道的间隔区域和中间隔是右心室首先去极化的区域，理论上起搏右心室间隔部这些区域能够更接近正常的心脏收缩模式，可能使左心室激动时间更短和左心室失同步的发生更少。然而，RVSP 与 RVAP 相比，患者是否有潜在的获益，目前仍有很多争议，可能由 RVSP 部位不精确和各研究随访时间不同所致。真正的 RVSP 可产生较窄的起搏 QRS 波，后者可反映 RVSP 时左心室有更好的同步性。

评估左心室同步性的方法不同可能会得出不同的结果。由于超声心动图技术的可重复性差，PROSPECT 研究证实超声心动图技术不能准确地评估左心室失同步和预测 CRT 的反应性[8]。而应用 SPECT MPI 相位分析技术能够准确地评估左心室机械失同步[9]。Zhang 等[10] 将 42 例完全性 AVB 的患者分为 RVAP 组和 RVSP 组，结果显示，电同步性：RVAP 组的 QRS 波明显比 RVSP 组增宽，RVAP 组心电图的 QRS 波时限为 160ms，而 RVSP 组的 QRS 波时限为 120ms（图 4-1-10）；机械同步性：起搏器植入术后 6 个月，RVSP 组收缩期相位标准差（phase standard deviation，PSD）和相位带宽（phase histogram bandwidth，PHB）优于 RVAP 组，提示 RVSP 组的左心室机械同步性更好；图 4-1-11 示 RVSP 导致间隔部（邻近起搏部位）最早激动，在术后 1 周时左心室存在不同步，术后 6 个月时，左心室失同步得到了改善；图 4-1-12 示 RVAP 最早激动部位（邻近起搏部位）位于心尖部，且左心室明显失同步，随访 6 个月时，左心室失同步进一步加重。

广义前间隔部位起搏包括 S-HBP 和 NS-HBP。HBP 利用自身希氏 - 浦肯野系统传导，是最生理性起搏方式，可以保持最佳的心室同步性（详见第三篇第一章第四节）。然而，HBP 需要较高的手术操作技巧和耗费较多的时间，并且不能保证 HBP 导线的成功植入。

长期 RVAP 已经被证实会使心脏电机械同步性及血流动力学受损。因此，研究者们一直在寻找更生理性的电激动模式和能产生稳定的流动力学的起搏方式替代 RVAP。与 RVAP 相比，RVSP 可能有更好的电机械同步性，但目前研究还未得到一致的结论。

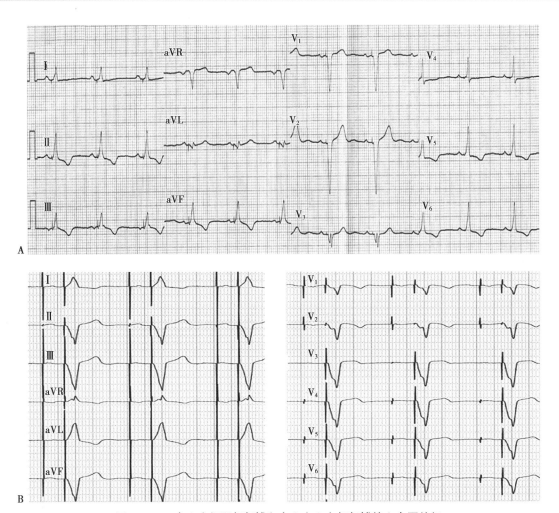

图 4-1-10　右心室间隔部起搏和右心室心尖部起搏的心电图特征

A. 右心室间隔部起搏的 QRS 波时限 120ms；B. 右心室心尖部起搏的 QRS 波时限 160ms

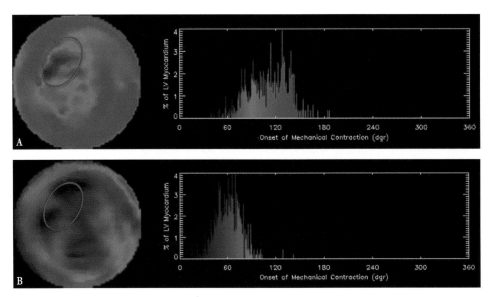

红色圆圈—间隔部激动。

图 4-1-11　右心室间隔部起搏患者的左心室同步性

A.（术后 1 周）示起搏最早激动位于间隔部（邻近起搏导线处），并可见左心室失同步（相位标准差 31°，相位带宽 79°）；B.（术后 6 个月）示左心室失同步较术后 1 周时明显改善（相位标准差 20°，相位带宽 58°）

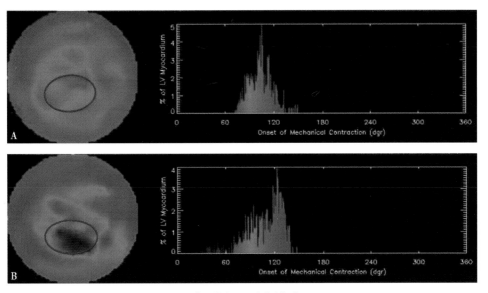
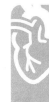

红色圆圈—心尖部激动。

图 4-1-12　RVAP 患者的左心室同步性

A.（术后 1 周）示起搏最早激动位于心尖部（邻近起搏导线处），并观察到左心室失同步（相位标准差 15°，相位带宽 51°）；B.（术后 6 个月）示左心室失同步较术后 1 周时明显恶化（相位标准差 29°，相位带宽 68°）

（章宏祥　邹建刚）

【参考文献】

[1] PRINZEN FW，HUNTER WC，WYMAN BT，et al. Mapping of regional myocardial strain and work during ventricular pacing：experimental study using magnetic resonance imaging tagging. J Am Coll Cardiol，1999，33（6）：1735-1742.

[2] SHUKLA HH，HELLKAMP AS，JAMES EA，et al. Heart failure hospitalization is more common in pacemaker patients with sinus node dysfunction and a prolonged paced QRS duration. Heart Rhythm，2005，2（3）：245-251.

[3] SWEENEY MO，PRINZEN FW. A new paradigm for physiologic ventricular pacing. J Am Coll Cardiol，2006，47（2）：282-288.

[4] LIEBERMAN R，PADELETTI L，SCHREUDER J，et al. Ventricular pacing lead location alters systemic hemodynamics and left ventricular function in patients with and without reduced ejection fraction. J Am Coll Cardiol，2006，48（8）：1634-1641.

[5] ZILE MR，BLAUSTEIN AS，SHIMIZU G，et al. Right ventricular pacing reduces the rate of left ventricular relaxation and filling. J Am Coll Cardiol，1987，10（3）：702-709.

[6] CONNOLLY SJ，KERR CR，GENT M，et al. Effects of physiologic pacing versus ventricular pacing on the risk of stroke and death due to cardiovascular causes. Canadian trial of physiologic pacing investigators. N Engl J Med，2000，342（19）：1385-1391.

[7] TOPS LF，SCHALIJ MJ，BAX JJ，et al. The effects of right ventricular apical pacing on ventricular function and dyssynchrony implications for therapy. J Am Coll Cardiol，2009，54（9）：764-776.

[8] CHUNG ES，LEON AR，TAVAZZI L，et al. Results of the Predictors of Response to CRT（PROSPECT）trial. Circulation，2008，117（20）：2608-2616.

[9] CHEN J. The frontiers of nuclear cardiology research. J Biomed Res，2013，27（6）：437-438.

[10] ZHANG HX，HOU XF，WANG Y，et al. The acute and chronic effects of different right ventricular site pacing on left ventricular mechanical synchrony as assessed by phase analysis of SPECT myocardial perfusion imaging. J Nucl Cardiol，2014，21（5）：958-966.

第五节 操 作 方 法

RVA 是最常用的右心室起搏部位,由于主动导线的应用,右心室流出道选择性部位的起搏成为了可能。根据影像学定位,右心室流出道间隔可大致分为高位间隔、中位间隔和低位间隔。多数研究认为导线置于中位间隔易于固定,阈值稳定且起搏图形的 QRS 波时限较短,是目前多选择的起搏部位。右心室流出道间隔部起搏的操作方法如下。

1. 体外准备 首先需检查主动导线的传输性能,确保导线螺旋能够自动旋出和旋入,并了解旋转圈数和手感。

2. 导引钢丝的塑形 钢丝的良好塑形对导线顺利到达右心室间隔部非常重要。通常采用直钢丝在距离末端 5~6cm 处作一大弯,然后在距离末端 1cm 处作 60°~90° 的天鹅颈形小弯[1],其头端指向后方,以确保导线定位于间隔部而不是游离壁。

3. 影像学引导 先将塑形大弯的钢丝植入主动导线,将心室导线远端送入近肺动脉瓣水平的右心室流出道,更换塑形成天鹅颈形小弯的钢丝,将其送至导线远端,同时缓慢后撤导线至中位间隔部,轻轻向间隔推送导线,保证导线头端与间隔紧密接触。然后进行至少两个体位的透视投照:PA 确认导线位置在流出道的高位还是低位;LAO 45° 用于判断导线位置在间隔部还是游离壁,如导线头端指向脊柱(向后),则提示位于间隔,如导线头端指向胸骨(向前),则提示位于游离壁。影像学检查仅是粗略的定位,有研究认为 LAO 45° 导线头端指向脊柱并不能代表一定位于间隔[2-3],因此,术中测试参数 R 波感知并观察起搏心电图形态也很重要。

4. 起搏心电图形态 典型的间隔部起搏心电图表现为 LBBB,下壁导线主波向上,I 导联主波低平或向下。与游离壁或心尖部起搏相比,间隔部起搏心电图相对较窄;一般认为,I 导联对判断间隔部还是游离壁起搏具有重要价值,游离壁起搏时在 I 导联上一般主波直立,可资鉴别。

5. 导线固定 透视下可见导线头端与室壁紧密接触,然后测试起搏参数是否良好,参数测试满意后,旋出螺旋,旋转时需观察影像学改变。导线固定之后需再次测试起搏参数是否满意,然后缓慢撤出钢丝,推拉导线,观察导线头端是否稳定,最后调整导线张力,以防张力过高影响三尖瓣的功能或张力过低导致导线脱位。

右心室流出道间隔部起搏技术已在临床广泛开展,术前熟知右心室流出道的解剖和影像学特点,以及术中熟练操控塑形钢丝、影像学引导结合心电图特点将导线定位于间隔部位是成功进行右心室流出道起搏的关键。

(钱智勇)

【参考文献】

[1] MOND HG. The road to right ventricular septal pacing: techniques and tools. Pacing Clin Electrophysiol, 2010, 33(7): 888-898.

[2] PANG BJ, JOSHI SB, LUI EH, et al. Validation of conventional fluoroscopic and ECG criteria for right ventricular pacemaker lead position using cardiac computed tomography. Pacing Clin Electrophysiol, 2014, 37(4): 495-504.

[3] OSMANCIK P, STROS P, HERMAN D, et al. The insufficiency of left anterior oblique and the usefulness of right anterior oblique projection for correct localization of a computed tomography-verified right ventricular lead into the midseptum. Circ Arrhythm Electrophysiol, 2013, 6(4): 719-725.

第二章

实 例 解 析

第一节 右心室间隔部起搏

病例 33 右心室流出道高位间隔起搏

【病史摘要】

患者，女性，76岁，因"发作性头晕1个月"入院。心电图示间歇性窦房传导阻滞、窦性停搏（图4-2-1）。

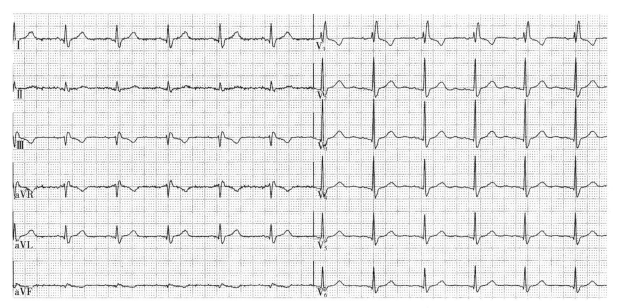

图4-2-1 体表十二导联心电图

间歇性窦房传导阻滞、窦性停搏

【诊疗方案】

考虑患者有头晕症状，间歇性窦房传导阻滞，拟行DDD永久性埋藏式起搏器植入术。

【植入过程与要点】

1. 静脉穿刺 常规消毒，铺巾，切皮并分离皮下组织，穿刺腋静脉。

2. 植入导线 经腋静脉分别导入右心室和右心房主动导线，先将右心室导线置于右心室高位间隔；再通过J形导丝将右心房导线固定于右心耳；测试两个导线参数如下：右心室导线阈值0.5V/0.4ms，感知11.1mV，阻抗865Ω；右心房导线阈值0.7V/0.4ms，感知2.3mV，阻抗583Ω。

3. 术后检查 固定导线，连接脉冲发生器，缝合伤口。导线植入部位影像见图4-2-2。术后起搏心电图为心房起搏 - 心室起搏（atrial pacing-ventricular pacing，AP-VP）模式（图4-2-3）。

【随访】

患者术后1、3、6个月常规随访，起搏参数稳定。

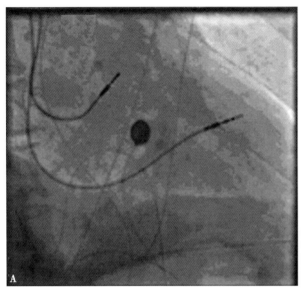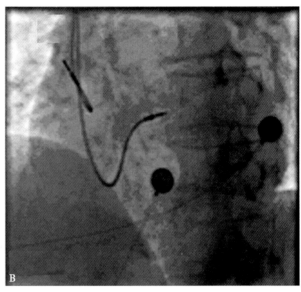

图 4-2-2 导线植入部位影像

右心房导线位于右心耳（A），右心室导线位于高位室间隔（B）

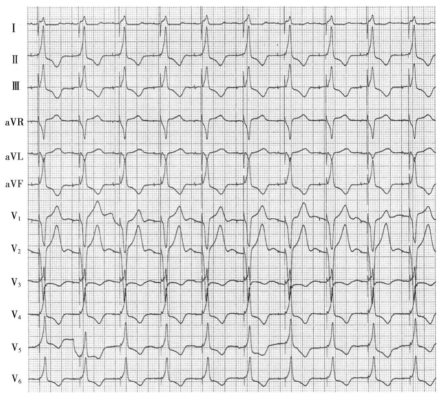

图 4-2-3 术后十二导联心电图

心房起搏 - 心室起搏模式

【评述】

1. 右心室解剖 右心室是从右心房心室孔延伸到心尖的前纵隔结构，见图 4-2-4。

右心室的入口部分由三尖瓣环支撑，呈漏斗状，有很多粗的肌小梁附着直至心尖，前壁呈凸面，是整个心脏最前侧，并与胸壁贴靠，下壁相对平坦，搁置在右侧膈肌上，左后壁是构成室间隔的组成部分。整个右心室是一个稍弯曲并且凸起的心室腔。右心室流出道经三尖瓣与左下方的右心房相连，向后与肺动脉瓣相连。

　　右心室的入口和出口分别由三尖瓣和肺动脉瓣支撑，而在右心室顶部有个凸起的部分，称为室上嵴，将三尖瓣与肺动脉瓣分开。室上嵴是一个厚的肌肉结构，从室间隔向右前倾斜延伸到右心室前外侧壁或其顶部。右心室入口由肌小梁组成，出口相对光滑，均延伸至心室肌。肌小梁的突起和凹槽是导致心室壁厚度变化的重要原因。乳头肌是从心室壁突出的部分。间隔侧的小梁或间隔束是右心室中的突起，它支撑右心室的间隔面。同时右心室间隔束的尖端支撑着前组乳头肌，因其穿过心室腔，连接右心室的前壁与间隔，也称为调节束。

　　2. 右心室选择性部位起搏　选择性地寻找右心室起搏位点已有多年。2003 年的研究

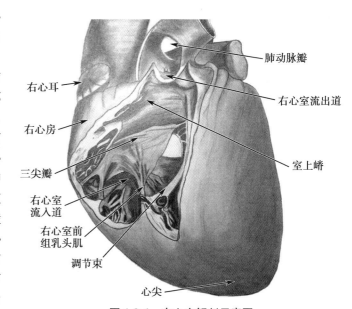

图 4-2-4　右心室解剖示意图
右心室与右心房的比邻关系，可见三尖瓣、流入道、流出道及室上嵴

结果表明，右心室流出道（right ventricular outflow tract，RVOT）是理想的位点[1]。然而，由于描述右心室起搏导线具体位置的解剖学、心电图和心功能标准不同[2]，所以对右心室起搏不同位点的研究中，并未得出一个具有显著效果的右心室最佳起搏位点。目前，右心室起搏的相对最佳位点是 RVOT。Lieberman 等[3] 将右心室流出道定义为右心室的宽阔区域，但该定义不明确，包括除心尖之外的所有区域。在 PA 影像中（图 4-2-5），可见 RVOT 从三尖瓣的顶点延伸到右心室的边界（绿线所示）；间隔面高于绿线的为高位间隔，低于绿线的为低位间隔；游离壁面高于绿线的为高位游离壁，低于绿线的为低位游离壁。

　　RVOT 的上界是肺动脉瓣，下界可以通过在 RAO 30° 投影中，从三尖瓣顶点水平将电生理导管延伸到外侧右心室边界进行限定。RAO 30° 用于确定 RVOT 的高位、低位；LAO 45° 用于区分 RVOT 的间隔和游离壁（图 4-2-6）。

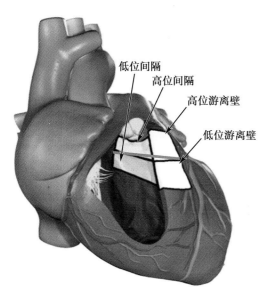

图 4-2-5　右心室流出道间隔和游离壁结构示意图
图示右心室流出道高位和低位间隔、高位和低位游离壁的解剖关系

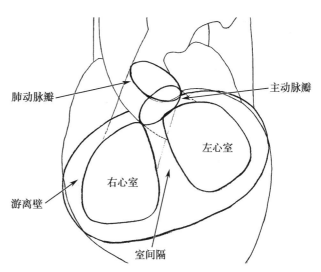

图 4-2-6　右心室间隔及游离壁示意图
左前斜位 45° 显示右心室间隔和游离壁

心电图通常用于确认右心室间隔部的起搏,在该位置,Ⅰ导联的 QRS 波呈负向。当右心室游离壁起搏时,Ⅰ导联的 QRS 波呈正向。aVF 导联可用于区分起搏位于 RVOT 高位还是低位。高位起搏时,aVF 导联呈直立 QRS 波;低位起搏时,QRS 波的正向幅度降低。

(姜　海　邹建刚)

【参考文献】

[1] DE COCK CC, GIUDICI MC, TWISK JW. Comparison of the haemodynamic effects of right ventricular outflow-tract pacing with right ventricular apex pacing: a quantitative review. Europace, 2003, 5(3): 275-278.

[2] STAMBLER BS, ELLENBOGEN K, ZHANG X, et al. Right ventricular outflow versus apical pacing in pacemaker patients with congestive heart failure and atrial fibrillation. J Cardiovasc Electrophysiol, 2003, 14(11): 1180-1186.

[3] LIEBERMAN R, GRENZ D, MOND HG, et al. Selective site pacing: defining and reaching the selected site. Pacing Clin Electrophysiol, 2004, 27(6 pt 2): 883-886.

病例 34　右心室流出道中低位间隔起搏

【病史摘要】

患者,男性,65 岁,因"胸闷 3 个月"入院。心电图提示:三度 AVB。诊断:心律失常、三度 AVB。入院心电图见图 4-2-7。

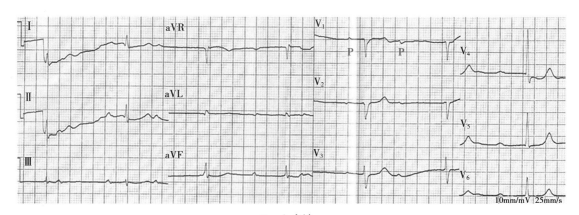

P—心房波。

图 4-2-7　体表十二导联心电图

交界性逸搏心律,心室率 45 次 /min,房室分离。QRS 波时限约 90ms

【诊疗方案】

窦性心律,三度 AVB,植入 DDD。

【植入过程与要点】

1. 静脉穿刺　常规消毒,铺巾,切皮并分离皮下组织,穿刺腋静脉。

2. 植入导线　经腋静脉分别导入右心室和右心房主动导线,先将右心室导线置于右心室中低位间隔;右心房导线固定于右心耳;测试两个导线参数如下:右心室导线阈值 0.5V/0.4ms,感知 7.4mV,阻抗 7 511Ω;右心房导线阈值 1.0V/0.4ms,感知 1.5mV,阻抗 512Ω。

3. 术后检查　固定导线,连接脉冲发生器,缝合伤口。导线植入部位影像表现见图 4-2-8。术后起搏心电图呈心房感知 - 心室起搏(atrial sensing-ventricular pacing, AS-VP)模式,见图 4-2-9。

【随访】

患者术后 1、3、6 个月常规随访,起搏参数稳定。

【评述】

20 世纪 80 年代开始研究的 RVSP,由于起搏位点靠近传导系统,起搏后可获得接近生理性的心脏激动顺序,因此有研究认为 RVSP 优于传统的 RVAP。

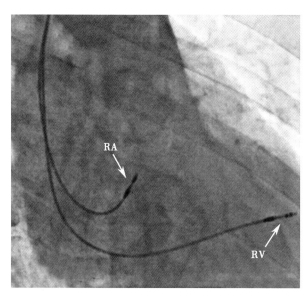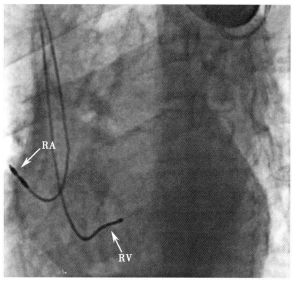

RA—右心房导线；RV—右心室导线；箭头—导线位置。

图 4-2-8　导线植入部位影像

右心房导线位于右心耳，右心室导线位于中低位室间隔

1. 右心室间隔部起搏的背景　RVAP 具有导线脱位率低、起搏参数稳定，并且操作技术简单、导线易于固定等优点，因此是主要心室起搏部位。但随着研究进展，RVAP 对血流动力学和心功能等方面不良影响逐渐被重视：①不但改变了右心室的电传导顺序，而且造成了左右心室间电和机械运动的失同步，使心底部、室间隔和心尖部出现不协调收缩，其至矛盾性室壁运动，成为影响左心室收缩功能的主要因素。此外，RVAP 还对心室舒张功能有一定影响，导致等容收缩期左心室内压力上升的最大速率（dp/dt）峰值下降；② RVAP 使心房的泵血功能丧失，导致心输出量下降 10%～30%；③长期 RVAP 可引起心肌损害，如心肌细胞结构破坏、营养不良性钙化、左心室心肌重构、心肌内儿茶酚胺含量增加，最终导致心功能下降，出现"起搏诱导性心肌病"。近年对起搏器远期疗效评价的一些较大规模循证医学研究更是引起人们对 RVAP 的反思。研究

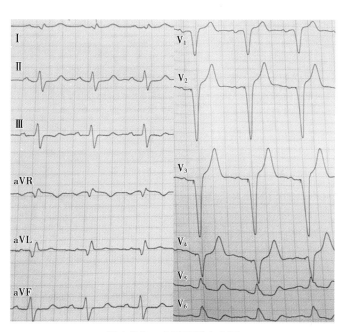

图 4-2-9　术后起搏心电图

心房感知 - 心室起搏模式，Ⅱ、Ⅲ、aVF 导联 QRS 波呈 RS 型，R 波的振幅较低，Ⅰ导联呈 QR 型，提示起搏部位位于中低位间隔部

显示，DDD 虽然保持了房室顺序激动，却在患者死亡率、心脑血管事件发生率等方面并不优于 VVI。采用 DDD 高比例的 RVAP 可将其房室同步起搏的优势全部抵消。因此临床一直致力于寻找更佳的起搏位点，而主动螺旋导线的问世使右心室选择性起搏成为可能。

临床试验和研究认为 RVSP 优于 RVAP。RVSP 可以获得接近正常生理的心室电传导顺序，最大限度保持左右心室间正常的电传导顺序和收缩同步性，同时改善左心房与左心室的收缩同步性，延长左心室的舒张期，减少二尖瓣反流，有效地避免了起搏对血流动力学和心功能的不良影响。近乎生理的心室激动顺序改善心室收缩协调性，从而改善了心肌组织的血流灌注及压力负荷，可保持正常的神经内分泌活性，因此可以避免起搏介导的组织重构和细胞结构变化。RVSP 可能是起搏的趋势。

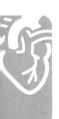

2. 右心室流出道间隔部起搏的临床应用 RVOT 间隔部是右心室流出道起搏部位之一[1]。RVOT 位于右心室前上方，其内壁光滑无肉柱，其上端经肺动脉瓣口通向肺动脉干，又称动脉圆锥或漏斗部。其他主要起搏部位还有 RVOT 游离壁和前壁。RVOT 间隔部分为高位与低位，其中高位间隔部起搏在理论上被认为是 RVOT 起搏的最佳部位。RVOT 间隔部起搏的导线常规由左侧锁骨下插入，先用弯钢丝将主动导线送入肺动脉，然后回撤导线至 RVOT，在 LAO 40° 透视下，确定导线头端与 RVOT 的位置关系，之后将螺旋导线旋入心内膜下，然后测定阈值、感知、阻抗。可根据心电图协助判定导线位置。Hillock 等[2] 研究表明，室间隔起搏 QRS 波明显窄于 RVOT 前壁和游离壁起搏，I 导联主波低于游离壁及前壁，室间隔起搏 I 导联主波 50% 为等电位或负向，而游离壁及前壁 I 导联无负向主波。在垂直切面上，游离壁和前壁起搏心电图电轴较间隔部起搏的电轴更为左偏；在水平面上，游离壁及前壁心电图电轴较间隔部顺时针方向转位更为明显。室间隔 R 波移行导联多出现于 V₄ 导联，而游离壁及前壁多出见于 V₄、V₅ 导联。但以上心电图变化并不绝对，定位还需结合 X 线。RVOT 接近房室结水平，其起搏冲动能通过室间隔，同时向双侧心室传导，使双心室电活动更接近一致，心室激动顺序接近生理状态，能获得较好的效果。Lewicka-Nowak 等[3] 报告 RVOT 间隔部起搏心输出量较 RVAP 提高，而 NT-pro BNP 水平则更低，RVOT 起搏可减缓心肌重构，获得更大的临床效益。Giudici 等[4] 对 112 例在 RVOT 放置主动固定起搏 / 除颤导线的患者进行了长达 5 年的随访，未见导线脱落和失效，说明 RVOT 起搏安全、有效。Shimony 等[5] 研究发现，对 754 例患者随访 1 年后，非心尖部起搏患者的 LVEF 较右心室心尖部起搏患者有所提高。

（姜 海 邹建刚）

【参考文献】

[1] STAMBLER BS, ELLENBOGEN K, ZHANG X, et al. Right ventricular outflow versus apical pacing in pacemaker patients with congestive heart failure and atrial fibrillation. J Cardiovasc Electrophysiol, 2003, 14(11): 1180-1186.

[2] HILLOCK RJ, MOND HG. Pacing the right ventricular outflow tract septum: time to embrace the future. Europace, 2012, 14(1): 28-35.

[3] LEWICKA-NOWAK E, DABROWSKA-KUGACKA A, TYBURA S, et al. Right ventricular apex versus right ventricular outflow tract pacing: prospective, randomised, long-term clinical and echocardiographic evaluation. Kardiol Pol, 2006, 64(10): 1082-1091.

[4] GIUDICI MC, BAROLD SS, PAUL DL, et al. Right ventricular outflow tract placement of defibrillation leads: five-year experience. Pacing Clin Electrophysiol, 2004, 27(4): 443-446.

[5] SHIMONY A, EISENBERG MJ, FILION KB, et al. Beneficial effects of right ventricular non-apical vs. apical pacing: a systematic review and meta-analysis of randomized-controlled trials. Europace, 2012, 14(1): 81-91.

第二节 右心室心尖部起搏

病例 35 右心室心尖部起搏

【病史摘要】

患者，男性，80 岁，因"头晕 1 周"入院。心电图提示：三度 AVB，交界性逸搏心律。诊断为：心律失常，三度 AVB，交界性逸搏。患者入院心电图见图 4-2-10。

【诊疗方案】

诊断三度 AVB，植入 DDD。

【植入过程与要点】

1. 静脉穿刺 常规消毒，铺巾，切皮并分离皮下组织，穿刺腋静脉。

2. 植入导线 经腋静脉分别导入右心室和右心房导线，先将右心室导线置于 RVA；再通过 J 形导丝将右心房导线固定于右心耳；测试两个导线参数如下：右心室导线阈值 0.5V/0.4ms，感知 12.5mV，阻抗 484Ω；右心房导线阈值 0.9V/0.4ms，感知 1.8mV，阻抗 480Ω。

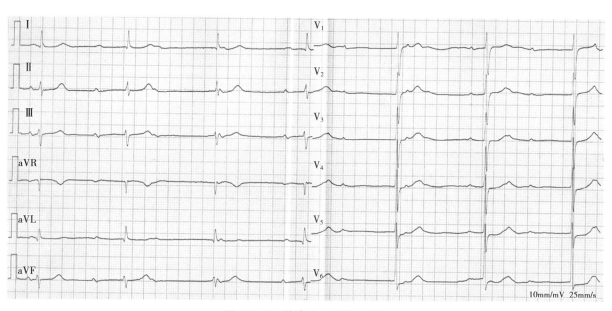

图 4-2-10 体表十二导联心电图

PP 间期约 1 000ms，RR 间期相对规则，约 1 600ms，房室分离，交界性逸搏心律，QRS 波时限 80ms

3. 术后检查 固定导线，连接脉冲发生器，缝合伤口。导线植入部位影像表现见图 4-2-11；术后起搏心电图（图 4-2-12）为 AP-VP 模式，QRS 波在 Ⅱ、Ⅲ、aVF 导联为负向，胸导联 QRS 波为负向。

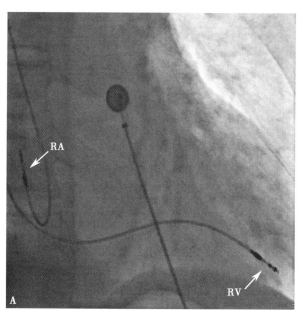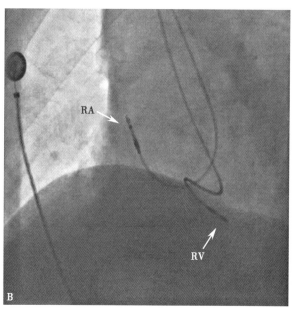

RA—右心房导线；RV—右心室导线；箭头—导线位置。

图 4-2-11 导线植入部位影像

右前斜位 26°（A）和左前斜位 42°（B）示右心房导线位于右心耳，右心室导线位于心尖部

【随访】

患者术后 1、3、6 个月常规随访，起搏参数稳定。

【评述】

1. RVAP 的危害 传统 RVAP 未经正常的希氏 - 浦肯野系统传导，大部分的冲动通过心尖部及其周围工作肌细胞之间的侧侧连接传导，所以 QRS 波时限增加，形成类似于 LBBB 的改变，而且心室收缩的效率明显减慢，降低了心室收缩的协调性和心室收缩力，但它与真正的 LBBB 又有不同，LBBB 是在传导至

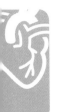

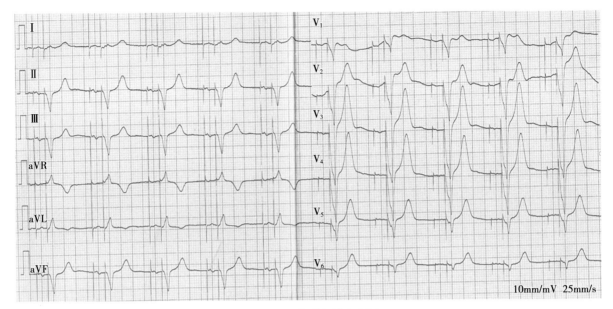

10mm/mV 25mm/s

图 4-2-12　术后起搏心电图
植入起搏器后心电图呈心房起搏 - 心室起搏模式

左束支之前，先激动右心室间隔部，右心室的电机械活动是生理性的。而 RVAP 缺少了右心室间隔部与右心室的协调收缩，同时也改变了正常的右心室激动顺序。同时，RVAP 时左心室的激动顺序与 LBBB 也相似。LBBB 起搏首先激动心室高位间隔，经高位间隔缓慢传导，同时右心室心尖部向左心室心尖部传导。而 RVAP 通过心尖部间隔心肌缓慢激动左心室心尖部心肌，由左心室心尖部向心底部传导，左心室游离壁与室间隔的同步性完全丧失，同时，也丧失了左心室的前壁、后壁、基底部的收缩同步性。此外，由于室壁的收缩不同步性导致乳头肌收缩不协调，可造成二尖瓣、三尖瓣反流，血流动力学的改变加重了心肌的重构[1]。

RVAP 不仅造成异常的心室激动顺序，损害左心室收缩和舒张功能，同时可使心肌细胞结构发生异常变化，包括线粒体结构破坏、胶原纤维排列异常、心肌钙化等。这些组织病理学的改变加重了心肌物质和能量代谢异常。组织儿茶酚胺浓度增加导致心室肌的组织学异常和心室重塑，最终导致心力衰竭。2003 年，MOST 也证明，随着右心室起搏负荷的增加，心力衰竭住院率和心房颤动的发生率都有所增加[2]。

2. 减少不必要的右心室起搏的方法　减少右心室起搏的解决方案包括通过优化 AV 间期尽量减少右心室起搏，通过 MVP 等模式提供 AAIR 和 DDDR 之间的自动模式转换，但合并高度甚至完全性 AVB 的患者，仍不可避免存在右心室起搏。因此，研究者开始尝试选择更生理的起搏部位以改善 RVAP 的固有缺陷[3-5]。

RVAP 和 RVSP 一直是起搏领域争论的焦点，因为 RVSP 存在理论优势，且最近几年的大量循证医学证据的均支持该方式。但有关 RVAP 与 RVSP 优劣的临床研究样本量均偏小，随访时间相对短，判断指标缺乏准确性，且由于室间隔面积大，确切的起搏位置难以准确判断。因此，仍需要进一步的研究与观察。

3. 右心室起搏的未来方向　既然右心室心尖部和流出道间隔部均不能实现最佳的心室同步性，随着植入器械和导线的进一步改进，选择性希氏 - 浦肯野系统起搏将替代目前的传统右心室起搏。

（姜　海　邹建刚）

【参考文献】

[1] THAMBO JB，BORDACHAR P，GARRIGUE S，et al. Detrimental ventricular remodeling in patients with congenital complete heart block and chronic right ventricular apical pacing. Circulation，2004，110（25）：3766-3772.

[2] SWEENEY MO，HELLKAMP AS，ELLENBOGEN KA，et al. Adverse effect of ventricular pacing on heart failure and atrial fibrillation among patients with normal baseline QRS duration in a clinical trial of pacemaker therapy for sinus node dysfunction. Circulation，2003，107（23）：2932-2937.

[3] MOND HG，GAMMAGE MD. Selective site pacing: the future of cardiac pacing? Pacing Clin Electrophysiol，2004，27（6 Pt 2）：835-836.

[4]　MOND HG，VLAY SC. Pacing the right ventricular septum：time to abandon apical pacing. Pacing Clin Electrophysiol，2010，33（11）：1293-1297.

[5]　TOPS LF，SCHALIJ MJ，BAX JJ. The effects of right ventricular apical pacing on ventricular function and dyssynchrony implications for therapy. J Am Coll Cardiol，2009，54（9）：764-776.

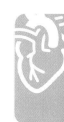

第二章　实例解析

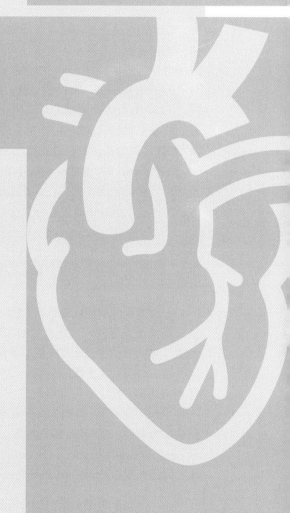

第五篇

左心室选择性部位起搏

第一章

概　述

　　传统的心室起搏部位是右心室心尖部或右心室流出道间隔部，已成功应用于临床，取得了良好的疗效，但有些患者由于特殊原因无法经跨越三尖瓣径路实现右心室起搏，可采用经冠状窦将导线植入到左心室心外膜进行起搏。1994 年，双心室起搏治疗心力衰竭获得成功，从此开启了心脏再同步化治疗（cardiac resynchronization therapy，CRT）的时代。经过二十多年的临床应用证实，CRT 是慢性心力衰竭患者有效的治疗手段，是目前慢性心力衰竭的标准治疗方法。实现 CRT 的关键是左心室导线的植入，通常经冠状窦将导线植入到左心室侧壁或侧后壁，但部分患者因冠状窦解剖畸形或因为起搏引起膈神经刺激或起搏阈值高而无法获得成功，需要采用其他途径植入，如开胸小切口直接缝合或旋入心外膜导线；另外，为减少 CRT 无反应问题，通过术前评估，确定左心室最晚激动部位并将导线植入，可获得左心室选择性部位的起搏，而对 CRT 无反应患者可以通过改变左心室导线的部位改善心功能，如采用穿刺房间隔或室间隔获得左心室心内膜起搏。本篇将通过临床实例阐述左心室选择性部位起搏的临床应用。

（邹建刚）

第一节　左心室同步性的检测方法

　　左心室导线的位置是影响 CRT 反应的重要因素，目前已有一些临床研究结果提示于左心室最晚激动部位选择性植入导线可以提高 CRT 疗效。然而，左心室最晚激动部位的确定首先需分析心脏同步性，尤其是左心室同步性。心脏失同步性分为电失同步与机械失同步，电失同步的评估方法主要包括心电图（QRS 波时限和形态）和三维电解剖标测等；机械失同步包括房室间失同步、心室间失同步和室内失同步，评估方法主要包括超声组织多普勒、磁共振成像（magnetic resonance imaging，MRI）及核素心肌灌注显像（myocardial perfusion imaging，MPI）等。

一、最晚电激动部位的标测

（一）心电图：QRS 波时限

　　QRS 波时限 >120ms 时即被认为是心室电失同步，然而《2016 年欧洲心脏病学会急慢性心力衰竭诊断与治疗指南》建议慢性心力衰竭合并宽 QRS 波患者更适合 CRT。QRS 波时限 >150ms 且形态呈左束支传导阻滞（left bundle branch block，LBBB）的患者有较好的 CRT 获益；QRS 波时限为 120～150ms 时，形态呈 LBBB（图 5-1-1）的慢性心力衰竭患者 CRT 后同样具有较好的获益，是 IIb 类适应证 [1]。QRS 波时限 <150ms 和 >150ms 患者行 CRT 后对比，前者的血流动力学、超声心动图结果均较差。COMPANION 研

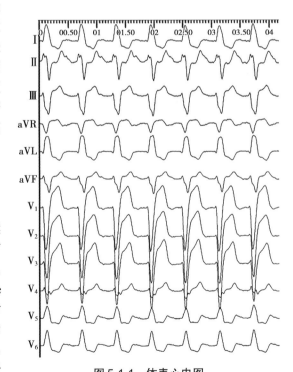

图 5-1-1　体表心电图
窦性心律，完全性左束支传导阻滞，QRS 波时限 170ms

究入选 1 520 例纽约心脏病协会（New York Heart Association，NYHA）心功能分级Ⅲ～Ⅳ级心力衰竭患者，QRS 波时限≥120ms，左心室射血分数（left ventricular ejection fraction，LVEF）≤35%，结果显示 QRS 波时限≥150ms 者 CRT 后获益更多[2]。

（二）Q-LV 间期测定

通过冠状静脉窦导线记录左心室腔内电图，Q-LV 间期即为从体表心电图最早 QRS 波起始至左心室电位的间期（图 5-1-2）。Q-LV 间期越长说明该部位的电激动越晚，在此部位起搏后 CRT 反应性越好。Gold 等[3]研究结果发现，左心室导线植入部位的 Q-LV 间期大于 95ms 以上时，患者具有更好的预后。Liang 等[4]研究结果显示，尽管 QRS 波基础时限相似，依据 Q-LV 间期标测植入左心室导线的患者 QRS 波时限明显缩短，并且具有更好的心脏同步性；电激动标测组 93% 的患者左心室导线植入部位 Q-LV 间期大于 95ms，而对照组占 53.2%；CRT 疗效评估显示，采用电生理标测技术的 29 例患者中，对 27 例成功地选择了合适的左心室导线植入部位，术后发现左心室导线植入具有更高的反应率，达 86.2%，其中 72.4% 的患者 NYHA 心功能分级提高 2 级以上，体表心电图 QRS 波时限明显缩短，因此该研究显示电生理标测技术测量 Q-LV 间期寻找左心室最晚激动部位具有较好的可行性，能够增加 CRT 反应性[4]。

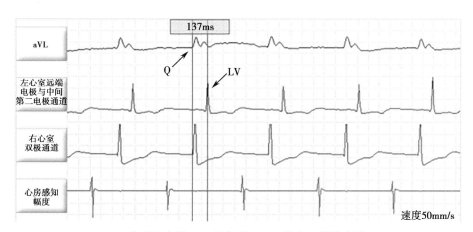

Q—体表心电图 QRS 波起始；LV—腔内 V 波的高峰。

图 5-1-2　Q-LV 间期测量示意图

Q-LV 间期为从体表 QRS 波起始到左心室腔内电图达峰之间的时间

（三）三维电解剖标测心内膜、心外膜

常规的左心室导线植入主要依靠术者经验进行操作，心力衰竭合并 LBBB 患者左心室最晚激动部位的差异性较大，同时慢性心力衰竭时心室激动的过程也复杂多变，因此寻找左心室最晚激动部位尤为困难。

Rad 等[5]研究证实，通过 Ensite 系统结合标测导管进行冠状静脉窦电生理标测对指导不同患者的左心室导线植入有重要意义；首先使用标测导管进行冠状静脉窦激动刺激并进行膈神经刺激试验，左心室最晚激动部位定义为电激动延迟达总 QRS 波时限的 75% 以上，结果证实与传统方法相比，电解剖标测左心室最晚激动部位是可行的。Niazi 等[6]同样通过冠状静脉窦分支电解剖标测指导 CRT 左心室导线植入，结果显示左心室最早激动部位通常位于心尖部，而最晚激动部位则位于侧壁和后侧壁，通过传统方式植入左心室导线仅约 18% 与电解剖标测出的最晚激动部位吻合。

（四）Visionwire 导丝标测

Visionwire 导丝是一种专为 CRT 设计的导线，可用于临时起搏、阈值测量、感知、膈神经刺激检测，为选择左心室导线植入部位提供最佳的指引，同时可以避免反复左心室导线的送入、退出并减少射线暴露时间等。该导线由 Biotronik 公司生产，直径 0.36mm，长度 175cm，头端 15mm 为电学测试部分（图 5-1-3）。应用 Visionwire 导丝进行左心室导线植入，可以确保冠状静脉窦分支的起搏导线参数，包括感知、阈值及阻抗，同时可减少膈神经刺激的发生。于海波等[7]研究发现，应用 Visionwire 导丝可以进行局部电位电激动顺序标测，其对单个冠状静脉窦分支进行起搏参数测定比应用左心室导线进行起搏参数测定所需时间明显缩短。

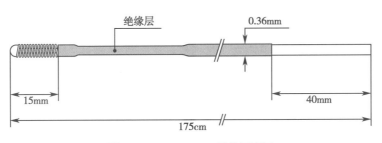

图 5-1-3　Visionwire 导丝示意图

Visionwire 导丝直径 0.36mm，长度 175cm，头端 15mm 为电学测试部分

二、最晚机械激动部位的标测

（一）超声心动图：斑点追踪

超声心动图二维斑点追踪（speckle-tracking，ST）技术是基于标准的灰阶超声图像（图 5-1-4），实时跟踪心肌内回声斑点的空间运动，通过评估心脏纵轴心肌应变寻找最晚心肌激动部位，指导左心室导线植入，将左心室导线放置最晚收缩部位且收缩振幅 >10% 的位置，可有效地避开瘢痕区域。

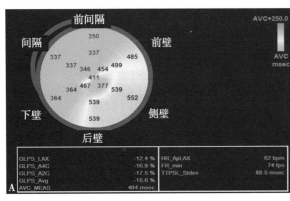
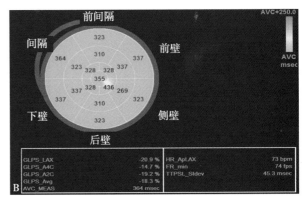

图 5-1-4　超声心动图二维斑点追踪技术测量纵向应变峰值时间评估心室同步性

A. 同步性差，侧后壁节段明显延迟；B. 同步性好，各节段同步收缩

通过 ST 技术寻找左心室导线最佳植入部位能够有效地提高 CRT 反应性，改善患者生活质量，明显降低心力衰竭再入院率。Norisada 等[8]通过超声心动图二维 ST 技术研究心肌后侧壁心肌收缩功能对 CRT 反应性的影响，将前间隔至后壁延迟时间 ≥130ms 定为失同步性，通过自动成像功能计算后侧壁 4 个节段的平均纵轴应变，指导左心室导线最佳植入部位，结果显示，通过评估后侧壁心肌收缩功能检测心脏同步性可更有效地预测 CRT 反应性。Marechaux 等[9]将患者分为 3 组，即收缩期双峰收缩（模式 1），射血前期收缩峰随后出现明显的收缩期心肌伸展（模式 2），假性收缩表现为延迟的收缩后收缩峰，而无明显的心肌伸展（模式 3），结果显示模式 1 和模式 2 中 92% 患者 CRT 获益，而模式 3 仅 59%；超反应患者在 3 组中分别占 36%、15% 和12%；超声评估左心室容积、射血分数及全心纵向应变显示，模式 1 及模式 2 结果更优。

（二）心脏 MRI

心脏 MRI 能够显示心肌灌注、存活，并实时记录心室壁运动，可用于左心室收缩同步性的评价；尤其对比剂增强的心脏 MRI，可为扩张型心肌病提供有效信息。心脏 MRI 具有以下优势：无创、无辐射，主观性较小，分辨率高，能够三维重建，可通过一种检查手段对心脏进行综合评价。但 MRI 技术仍有较多限制：不能用于永久起搏器植入术后、金属假体植入、人工关节患者；慎用于支架植入术后及金属瓣膜置换术后患者；对于心率和心律较高的患者，有较高伪影；不能识别钙化病变；扫描时间较长，部分心力衰竭患者不耐受。

Laksman 等[10]通过三维模型导航技术寻找左心室导线最佳植入部位，患者术前进行心脏 MRI 重建三维模型，之后成功植入左心室和右心室导线，其中 68% 的患者左心室导线不在后侧壁，26% 的患者右心室导线并非位于右心室心尖部；结果显示 74% 患者达到有反应标准，即左心室收缩末容积减少 ≥15%，58% 的患者达到超反应，即左心室收缩末容积减少 ≥30%，超声随访结果同样提示具有较好的反应性。Nguyên 等[11]通过心脏 MRI 和冠状静脉窦电解剖标测相结合，将左心室导线植入最晚激动区域，同时避开了瘢痕组织；18 例患者中，10 例电标测后的最晚激动部位位于瘢痕区域以外，左心室导线植入部位避开了瘢痕区域，而瘢痕区域的单极电压明显低于非瘢痕区域，结果提示冠状静脉窦电解剖标测结合心脏 MRI 能够用于 CRT 时左心室导线植入并提高其疗效。Bilchick 等[12] 通过 MRI 评估 CRT 患者心脏机械同步性，以预测 CRT 反应性，通过引入机械同步性指数（circumferential uniformity ratio estimate，CURE）（0～1，定义 1 为心脏具有同步性），发现 CURE 预测心功能改善的准确率达 90%，证实心脏 MRI 评估心脏机械同步性对 CRT 反应性具有较好的预测价值。

（三）MPI 相位分析

MPI 是通过静息态单光子发射计算机断层扫描（single photon emission computed tomography，SPECT）相位分析方法评价左心室机械最晚激动部位，利用 EMORY 心脏工具包采用相位分析技术测定左心室瘢痕负荷、收缩期相位时间标准差和相位带宽[13]。核素测定瘢痕的定义：首先对左心室心肌做三维采样，根据左心室大小，采样数量 600～700 个，然后计算每个采样小区域的面积，同时也获得整个左心室面积，以采样中最大同位素摄取量最大值的 50% 为判定瘢痕标准，同位素摄取低于该标准的采样定义为瘢痕。最后，统计瘢痕采样的面积，并计算其所占左心室总面积的百分比。收缩期相位时间标准差和相位带宽：左心室心肌局部机械收缩开始的时间可以用相位表示，并以相位直方图的形式表示，由此可以获得两个定量数据，即相位时间标准差（代表不同部位收缩时间的离散度）和相位带宽（表示收缩时间的 95% 置信区间）。

相位分析包含 5 项定量数据：相位峰值、相位标准差、相位带宽、偏斜和相位直方图的峰度。在这 5 项数据中，相位标准差、相位带宽和相位直方图用于评估左心室同步性已获得证实。正常人左心室的收缩几乎同时进行，所以相位直方图呈窄尖峰状。左心室机械同步性差的患者，SPECT 相位标准差和相位带宽增加。图 5-1-5A 为 CRT 反应组患者 SPECT 采集图像，左心室同步性评估显示相位直方图窄且具有峰值，图 5-1-5B 为 CRT 无反应组患者，相位离散度大，相位直方图增宽，相位标准差增加。Henneman 等[14] 收集 42 例终末期心力衰竭患者，评估 CRT 后 6 个月相位分析能否预测临床反应性，最终 30 例被分为反应组，12 例被分为无反应组；与反应组相比，无反应组的相位直方图、相位带宽和相位标准差均明显增加。Henneman 等[15] 对 75 例接受 CRT 的心力衰竭患者进行评估，证实相位直方图和相位带宽与组织多普勒成像具有很好的相关性，证实相位分析可用于评估左心室失同步评估的假设。侯小锋等[16] 对 30 例 CRT 前后患者的 LVEF 分析发现，19 例有反应，表现为 CRT 后左心室无失同步或失同步程度较低。

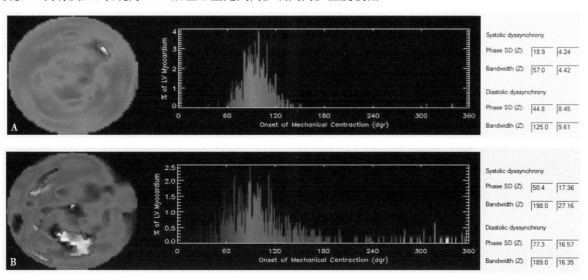

图 5-1-5　MPI 评估左心室同步性
A. 左心室同步性较好，相位标准差 18.9°，相位带宽 57°；B. 左心室同步性差，相位标准差 50.4°，相位带宽 198°

Zhou 等[17] 将三维心肌核素相位分析和二维冠状静脉造影融合的图像导航技术成功用于术中指引左心室导线植入，且该技术可准确地指引左心室导线植入到最晚激动部位且避开瘢痕区域，实现了提高 CRT 疗效的目的。

（王　垚　邹建刚）

【参考文献】

[1] PONIKOWSKI P，VOORS AA，ANKER SD，et al. 2016 ESC guidelines for the diagnosis and treatment of acute and chronicheart failure. Eur J Heart Fail，2016，18（8）：891-975.

[2] BRISTOW MR，SAXON LA，BOEHMER J，et al. Cardiac-resynchronization therapy with or without an implantable defibrillator in advanced chronic heart failure. N Engl J Med，2004，350（21）：2140-2150.

[3] GOLD MR，BIRGERSDOTTER-GREEN U，SINGH JP，et al. The relationship between ventricular electrical delay and left ventricular remodelling with cardiac resynchronization therapy. Eur Heart J，2011，32（20）：2516-2524.

[4] LIANG YC，YU HB，ZHOU WW，et al. Left ventricular lead placement targeted at the latest activated site guided by electrophysiological mapping in coronary sinus branches improves response to cardiac resynchronization therapy. J Cardiovasc Electrophysiol，2015，26（12）：1333-1339.

[5] RAD MM，BLAAUW Y，DINH T，et al. Left ventricular lead placement in the latest activated region guided by coronary venous electroanatomic mapping. Europace，2015，17（1）：84-93.

[6] NIAZI I，RYU K，HOOD R，et al. Three-dimensional electroanatomic mapping of the coronary veins during cardiac resynchronization therapy implant：feasibility and possible applications. J Interv Card Electrophysiol，2014，41（2）：147-153.

[7] 于海波，梁延春，王祖禄，等. 一种新型 Visionwire 标测导丝在心脏再同步化治疗中的应用. 中国心脏起搏与心电生理杂志，2012，26（3）：201-204.

[8] NORISADA K，KAWAI H，TANAKA H，et al. Myocardial contractile function in the region of the left ventricular pacing lead predicts the response to cardiac resynchronization therapy assessed by two-dimensional speckle tracking echocardiography. J Am Soc Echocardiogr，2010，23（2）：181-189.

[9] MARECHAUX S，GUIOT A，CASTEL AL，et al. Relationship between two-dimensional speckle-tracking septal strain and response to cardiac resynchronization therapy in patients with left ventricular dysfunction and left bundle branch block：a prospective pilot study. J Am Soc Echocardiogr，2014，27（5）：501-511.

[10] LAKSMAN Z，YEE R，STIRRAT J，et al. Model-based navigation of left and right ventricular leads to optimal targets for cardiac resynchronization therapy：a single-center feasibility study. Circ Arrhythm Electrophysiol，2014，7（6）：1040-1047.

[11] NGUYÊN UC，MAFI-RAD M，ABEN JP，et al. A novel approach for left ventricular lead placement in cardiac resynchronization therapy：Intraprocedural integration of coronary venous electroanatomic mapping with delayed enhancement cardiac magnetic resonance imaging. Heart Rhythm，2017，14（1）：110-119.

[12] BILCHICK KC，DIMAANO V，WU KC，et al. Cardiac magnetic resonance assessment of dyssynchrony and myocardial scar predicts function class improvement following cardiac resynchronization therapy. JACC Cardiovasc Imaging，2008，1（5）：561-568.

[13] CHEN J，GARCIA EV，BAX JJ，et al. Spect myocardial perfusion imaging for the assessment of left ventricular mechanical dyssynchrony. J Nucl Cardiol，2011，18（4）：685-694.

[14] HENNEMAN MM，CHEN J，DIBBETS-SCHNEIDER P，et al. Can LV dyssynchrony as assessed with phase analysis on gated myocardial perfusion SPECT predict response to CRT? J Nucl Cardiol，2007，48（7）：1104-1111.

[15] HENNEMAN MM，CHEN J，YPENBURG C，et al. Phase analysis of gated myocardial perfusion single-photon emission computed tomography compared with tissue doppler imaging for the assessment of left ventricular dyssynchrony. J Am Coll Cardiol，2007，49（16）：1708-1714.

[16] 侯小锋，王垚，陈震，等. 左心室瘢痕负荷 SPECT 相位分析法检测及其对心脏再同步治疗疗效的影响. 中华心律失常学杂志，2012，16（1）：12-15.

[17] ZHOU WH，HOU XF，PICCINELLI M，et al. 3D fusion of LV venous anatomy on fluoroscopy venograms with epicardial surface on SPECT myocardial perfusion images for guiding CRT LV lead placement. JACC Cardiovasc Imaging，2014，7（12）：1239-1248.

第二节　左心室瘢痕的检测

CRT 是慢性心力衰竭的重要治疗手段,对于 NYHA 心功能分级Ⅲ~Ⅳ级,LVEF<35% 和 QRS 波时限>130ms 的完全性左束支传导阻滞(complete left bundle branch block,CLBBB)患者能够明显降低再入院率和死亡率[1-2]。然而缺血性心肌病伴明显瘢痕负荷者或左心室导线部位有明显瘢痕者,CRT 疗效较差[3-4]。心脏 MRI 和 MPI 技术是两种评估心肌瘢痕的方法,前者具有无创、无辐射、主观性较小、分辨率高、能够三维重建的优点,而后者对于已经植入金属器械的患者更具安全性。

一、心脏磁共振成像

钆对比剂延迟增强心脏 MRI 可以观察心肌纤维化、心肌瘢痕,进一步了解目前的存活的心肌,从而评估心力衰竭患者心肌瘢痕程度,指导 CRT 并预测其反应性。其原理主要由于惰性的钆对比剂不能穿过心肌细胞膜,而只能被动弥散并聚集在心肌细胞外间隙,并且在增大的心肌细胞外间隙中洗出延迟,从而出现延迟增强。Jaarsma 等[5] 研究发现,对于陈旧性心肌梗死患者,超声心动图较难检测出室壁运动异常,而 MRI 技术可以显示此类患者心肌梗死面积和透壁程度。

心脏 MRI 所描述的心肌瘢痕可评估 CRT 的预后。White 等[6] 通过 MRI 评估心肌瘢痕,结果显示瘢痕负荷≥15% 时,CRT 患者缺乏反应性;Bilchick 等[7] 同样通过 MRI 评估心脏同步性和瘢痕负荷来预测 CRT 患者的反应性,结果显示心肌瘢痕<15% 预测心功能改善准确率达 95%,证实心脏 MRI 检测的瘢痕对 CRT 疗效具有较好的预测价值。

二、单光子发射计算机断层扫描心肌灌注显像

静息 SPECT 进行 MPI,可应用 EMORY 心脏工具包的相位分析技术测定左心室瘢痕负荷、收缩期相位时间标准差和相位带宽[8]。核素定义瘢痕的标准:同位素摄取量不到最大值的 50%。可用于统计瘢痕采样的面积,并计算其所占左心室总面积的百分比。

Sciagrà 等[4] 通过 SPECT MPI 评估缺血性心肌病患者瘢痕负荷情况,并将心肌显像分为 17 个节段,对每个节段进行定量评估,0 为正常心肌组织,4 为灌注缺损,并将总分<27 定义为低瘢痕负荷,≥27 定义为高瘢痕负荷,结果显示低瘢痕负荷患者 CRT 疗效好;SPECT 评估的瘢痕可以作为 CRT 后疗效的独立预测因素。

(王　垚　邹建刚)

【参考文献】

[1] BRISTOW MR,SAXON LA,BOEHMER J,et al. Cardiac-resynchronization therapy with or without an implantable defibrillator in advanced chronic heart failure. N Engl J Med,2004,350(21):2140-2150.

[2] CLELAND JG,DAUBERT JC,ERDMANN E,et al. The effect of cardiac resynchronization on morbidity and mortality in heart failure. N Engl J Med,2005,352(15):1539-1549.

[3] ADELSTEIN EC,SABA S. Scar burden by myocardial perfusion imaging predicts echocardiographic response to cardiac resynchronization therapy in ischemic cardiomyopathy. Am Heart J,2007,153(1):105-112.

[4] SCIAGRÀ R,GIACCARDI M,PORCIANI MC,et al. Myocardial perfusion imaging using gated spect in heart failure patients undergoing cardiac resynchronization therapy. J Nucl Cardiol,2004,45(2):164-168.

[5] JAARSMA C,SCHALLA S,CHERIEX EC,et al. Incremental value of cardiovascular magnetic resonance over echocardiography in the detection of acute and chronic myocardial infarction. J Cardiovasc Magn Reson,2013,15:5.

[6] WHITE JA,YEE R,YUAN X,et al. Delayed enhancement magnetic resonance imaging predicts response to cardiac resynchronization therapy in patients with intraventricular dyssynchrony. J Am Coll Cardiol,2006,48(10):1953-1960.

[7] BILCHICK KC,DIMAANO V,WU KC,et al. Cardiac magnetic resonance assessment of dyssynchrony and myocardial scar predicts function class improvement following cardiac resynchronization therapy. JACC Cardiovasc Imaging,2008,1(5):561-568.

[8] CHEN J,GARCIA EV,BAX JJ,et al. SPECT myocardial perfusion imaging for the assessment of left ventricular mechanical dyssynchrony. J Nucl Cardiol,2011,18(4):685-694.

第一章　概述

第三节 左心室双部位、多位点起搏

CRT 在过去的十余年已成为心力衰竭患者改善症状和预后的有效方法，但仍有 1/3 的患者并不能从 CRT 中获益[1]。目前，为能够提高 CRT 的反应性，除不断更新治疗适应证外，其他策略包括新技术的应用，左心室多部位起搏（multisite pacing，MSP）、左心室多位点起搏（multipoint pacing，MPP）、adaptive CRT 是近几年提出的新概念，均为通过刺激心肌多个部位作为提高 CRT 反应性的方法。

CRT 后血流动力学改善的一项重要指标是左心室同步性得到恢复。左心室室内同步性可通过激动左心室多个位点实现，左心室电激动情况与 CRT 的疗效密切相关。左心室激动顺序具有复杂性和不一致性，同时具有较明显的特异性。电解剖标测研究显示，左心室激动存在两种传播方式：第一种为激动波从室间隔传导至左心室侧壁；第二种为因线性阻滞区的存在，激动形成 U 形传导。第二种激动顺序更适合 CRT，并证实 U 形传导在 CRT 后具有更好的疗效[2]。

目前的临床研究并未明确左心室导线具体的植入位置，而更多的是依据术者经验。可通过解剖结构将导线植入合适的靶血管，以侧静脉或侧后静脉较多。多种因素可影响左心室导线的植入，包括冠状窦的形状、粗细、起搏阈值和左心室导线放置部位的稳定性等。研究证实左心室后壁、前壁和侧壁作为植入部位对 CRT 的疗效并无明显区别[3]。另有研究证实侧静脉作为左心室导线植入部位，或将导线植入最晚激动部位并且避开心肌瘢痕部位均可获得更好的 CRT 疗效[4]。

MPP 是目前提高 CRT 疗效的一项有效策略，疗效的提高基于优化左心室同步性、协调心肌收缩。通过增加起搏位点可大大提高夺获最佳起搏部位的机会。一项动物研究显示，单位点左心室起搏并不能达到较好的改善血流动力学的疗效，而增加远端的左心室起搏导线能够提高疗效[5]。左心室 MPP 能够用于提高 CRT 疗效，多部位刺激能够引起左心室较快速地激动，且更接近生理性的左心室激动。对于缺血性心肌病引起的心力衰竭或心肌瘢痕负荷较多的患者，可从 MSP 中有更好的获益。

左心室 MSP 主要通过多根导线实现，包括两种方式，一种为两根右心室导线结合一根左心室导线（RV + RV + LV）；另一种为两根左心室导线加一根右心室导线（RV + LV + LV）。研究证实第一种左心室 MSP 方式，即右心室心尖部、右心室流出道再结合左心室起搏可明显改善左心室血流动力学、心输出量和机械同步性[6]，左心室舒张末期内径（left ventricular end diastolic dimension，LVEDD）和血流动力学改善更加明显。第二种双左心室导线起搏方式可明显改善左心室的血流动力学，降低左心室舒张压和左心室收缩末期容积（left ventricular end systolic volume，LVESV），提高左心室射血分数（left ventricular ejection fraction，LVEF），明显降低室性心律失常的发生率。Rogers 等[7]通过随机双盲研究显示，左心室 MSP 明显改善了 6min 步行距离、降低 LVESV、提高 LVEF。Anselme 等[8]将第三根导线放置于右心室间隔部或高于希氏束水平的部位，发现明显提高了 LVEF、延长了患者 6min 步行距离，患者生活质量提高。

近年来，左心室多极导线逐渐应用于临床，仅使用一根左心室导线就能实现左心室 MSP，多极导线安全、有效，具有较高的植入成功率和满意的起搏参数等。通过多种导线组合并使用多极导线能够避免许多临床问题，包括高阈值、膈神经刺激等。与传统的左心室导线相比，左心室多极导线可有效地改善左心室收缩功能、机械同步性和线性应变。Pappone 等[9]采用左心室多极导线实现 MSP，于 CRT 后经 12 个月随访结果显示，患者左心室舒张末期内径（left ventricular end systolic dimension，LVESD）明显降低，LVEF 明显提高。传统的 CRT 如改为 MSP 后，无论有反应或无反应均能增加患者获益。此外，左心室多极导线起搏与多部位左心室导线起搏相比并无明显差别，而缺血性心肌病患者因心肌瘢痕的存在，应用多极导线具有更好的效果。Osca 等[10]使用四极导线进行左心室 MPP，发现 CRT 后患者 LVEF 提高到 38.4%，心脏指数（cardiac index，CI）提高了 34.7%。Zanon 等[11]通过比较左心室四极导线治疗与传统的 CRT，每例患者靶静脉平均（3.2 ± 1.2）根，起搏位点平均（6.3 ± 2.4）个，每个导线植入部位均进行左心室电激动时间测试以提高左心室内压变化速率（dP/dt$_{max}$），结果证实 MSP 可持续性地提高血流动力学反应，而左心室电激动时间与 MSP 和血流动力学的改善具有明显相关性；此外，该研究显示 MSP 改善收缩功能与窄 QRS 波密切相关。

提高 CRT 的反应性仍需要临床工作者和科技工作者不断努力，需要更多的创新方法和技术，MSP 和 MPP 为 CRT 疗效的提高提供了坚实的理论基础与研究证据。

（王　垚　邹建刚）

【参考文献】

[1] YOUNG JB，ABRAHAM WT，SMITH AL，et al. Combined cardiac resynchronization and implantable cardioversion defibrillation in advanced chronic heart failure. JAMA，2003，289（20）：2685-2694.

[2] JACKSON T，SOHAL M，CHEN Z，et al. A U-shaped type Ⅱ contraction pattern in patients with strict left bundle branch block predicts super-response to cardiac resynchronization therapy. Heart Rhythm，2014，11（10）：1790-1797.

[3] BRISTOW MR，SAXON LA，BOEHMER J，et al. Cardiac-resynchronization therapy with or without an implantable defibrillator in advanced chronic heart failure. N Engl J Med，2004，350（21）：2140-2150.

[4] KHAN FZ，VIRDEE MS，PALMER CR，et al. Targeted left ventricular lead placement to guide cardiac resynchronization therapy：the target study：a randomized，controlled trial. J Am Coll Cardiol，2012，59（17）：1509-1518.

[5] PLOUX S，STRIK M，VAN HUNNIK A，et al. Acute electrical and hemodynamic effects of multisite left ventricular pacing for cardiac resynchronization therapy in the dyssynchronous canine heart. Heart Rhythm，2014，11（1）：119-125.

[6] YOSHIDA K，SEO Y，YAMASAKI H，et al. Effect of triangle ventricular pacing on haemodynamics and dyssynchrony in patients with advanced heart failure：A comparison study with conventional bi-ventricular pacing therapy. Eur Heart J，2007，28（21）：2610-2619.

[7] ROGERS DP，LAMBIASE PD，LOWE MD，et al. A randomized double-blind crossover trial of triventricular versus biventricular pacing in heart failure. Eur J Heart Fail，2012，14（5）：495-505.

[8] ANSELME F，BORDACHAR P，PASQUIÉ JL，et al. Safety，feasibility，and outcome results of cardiac resynchronization with triple-site ventricular stimulation compared to conventional cardiac resynchronization. Heart Rhythm，2016，13（1）：183-189.

[9] PAPPONE C，CALOVIC Z，VICEDOMINI G，et al. Improving cardiac resynchronization therapy response with multipoint left ventricular pacing：twelve-month follow-up study. Heart Rhythm，2015，12（6）：1250-1258.

[10] OSCA J，ALONSO P，CANO O，et al. The use of multisite left ventricular pacing via quadripolar lead improves acute haemodynamics and mechanical dyssynchrony assessed by radial strain speckle tracking：initial results. Europace，2016，18（4）：560-567.

[11] ZANON F，BARACCA E，PASTORE G，et al. Multipoint pacing by a left ventricular quadripolar lead improves the acute hemodynamic response to CRT compared with conventional biventricular pacing at any site. Heart Rhythm，2015，12（5）：975-981.

第四节　操 作 方 法

一、经静脉植入左心室导线

经静脉植入左心室导线是目前临床最常用的方法，创伤小，大部分患者均可获得成功，少部分患者由于冠状静脉窦解剖结构异常无法植入，或因左心室起搏阈值太高、左心室起搏引起膈神经刺激而需采用开胸植入心外膜导线，或经房间隔或室间隔穿刺植入左心室心内膜导线。经静脉植入左心室导线的操作方法和步骤如下。

1. 冠状静脉造影　局部麻醉下穿刺左侧腋静脉或锁骨下静脉，将冠状静脉窦长鞘送入，撤出长钢丝，换用十极导管至冠状静脉窦内，沿十极导管将导引长鞘送至冠状静脉窦内，撤出电极导管。经长鞘将造影球囊导管送入冠状静脉窦，造影导管的球囊充气，阻塞冠状静脉窦近端，然后经造影导管推注 10～20ml 对比剂，逆行显示冠状静脉窦及其分支，同时采集影像分析。

2. 左心室导线的植入　首先选择合适的靶静脉，可根据术前超声心动图或核素心肌显像判断的最晚机械激动部位，从而确定该部位相应的靶静脉。然后将经皮冠状动脉腔内成形术（percutaneous transluminal coronary angioplasty，PTCA）导丝插入左心室导线的中孔，沿左心室长鞘送入选定的心脏静脉，调整 PTCA 导丝方向至静脉远端，再沿 PTCA 导丝将导线推送入血管。

3. 参数测试　按常规方法测试 R 波感知、起搏阈值和阻抗。R 波感知最好≥5mV，起搏阈值≤3.5V/0.4ms。通常采用 10V 电压起搏，检验是否引起膈神经刺激。此后常规方法植入右心房和右心室导线。

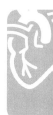

第一章
概
述

4. 撤鞘、固定　参数满意后撤出左心室长鞘，导线固定，连接脉冲发生器并埋于囊袋内，缝合切口。

二、经胸植入左心室心外膜导线

经静脉途径植入左心室导线是目前实现左心室起搏的主要手段，但由于冠状窦开口畸形、无合适的靶静脉、膈神经刺激、阈值过高等原因，仍有部分患者无法经静脉途径植入，对于此类患者，外科手段经胸植入左心室心外膜导线已成为重要的补充手段，主要包括开胸小切口植入和经胸腔镜植入两种方法。

1. 开胸小切口植入法　将患者全身麻醉，气管插管，取左侧腋前线第四或第五肋间作 10cm 切口，常规开胸，在膈神经前方切开心包。通常在冠状动脉对角支和钝缘支之间有一片裸区，位于心脏的后外侧。目前可供选择的心外膜导线共有两种[1]：美敦力公司的 6954 和圣犹达公司 Myopore 511210，前者为缝合导线，需要缝合固定在患者左心室壁上，后者为主动螺旋固定导线。导线固定、参数满意后，将心外膜导线在锁骨中线通过切口的上一肋间引至皮下，在此用皮下组织包裹并结扎固定，再用皮下导引器通过皮下将导线引至起搏器囊袋内，连接脉冲发生器，缝合起搏器囊袋。同时关闭胸腔、缝合切口，并在左腋中线第六肋间放置引流管，通常术后 2～3 天拔除引流管。

2. 经胸腔镜植入法[2]　将患者全身麻醉，气管插管，取右侧卧位，于左腋前线第七肋间穿刺置入胸腔镜。于腋后线或腋中线第五肋间作 3cm 小切口将手术器械送入。膈神经下方切开心包显露房室沟和左心室侧后壁。心外膜导线固定后，经皮下隧道穿过皮下到囊袋内，与脉冲发生器相连。

与开胸小切口植入法相比，胸腔镜下植入左心室导线对患者的创伤更小，但不适合于心脏扩大明显、有严重胸膜粘连的患者。

三、穿间隔植入左心室心内膜导线

1. 穿房间隔法[3]　首先经股静脉途径穿刺房间隔，将导丝送入右上肺静脉远端作为标识；然后经左锁骨下静脉或腋静脉将可调弯 Agilis 鞘送入，寻找房间隔穿刺处，可选择泥鳅导丝过房间隔；然后交换 C304 鞘，将 3830 导线送入，旋入左心室心内膜，测试参数满意后，撤鞘、固定导线。

2. 穿室间隔法[4]　经左锁骨下静脉或腋静脉将可调弯 Agilis 鞘送入，调整鞘的弯度使内鞘尽量紧贴室间隔中部。可行冠状动脉造影以确定穿刺点远离间隔动脉。穿刺成功后将导丝送入，并过室间隔，然后交换左心室长鞘，将左心室心内膜导线旋入固定。

与穿房间隔法相比，穿室间隔植入左心室心内膜导线无需股静脉途径，且不会通过左心房和二尖瓣；但两种方法均有血栓形成风险和需长期抗凝、导线拔除困难的问题。

（邹建刚）

【参考文献】

[1] BURGER H, KEMPFERT J, VAN LINDEN A, et al. Endurance and performance of two different concepts for left ventricular stimulation with bipolar epicardial leads in long-term follow-up. Thorac Cardiovasc Surg, 2012, 60（1）: 70-74.

[2] MAIR H, JANSENS JL, LATTOUF OM, et al. Epicardial lead implantation techniques for biventricular pacing via left lateral mini-thoracotomy, video-assisted thoracoscopy, and robotic approach. Heart Surg Forum, 2003, 6（5）: 412-417.

[3] JAÏS P, DOUARD H, SHAH DC, et al. Endocardialbiventricular pacing. Pacing Clin Electrophysiol, 1998, 21（11 Pt 1）: 2128-2131.

[4] GAMBLE JH, BASHIR Y, RAJAPPAN K, et al. Left ventricular endocardial pacing via the interventricular septum for cardiac resynchronization therapy: first report. Heart Rhythm, 2013, 10（12）: 1812-1814.

第五节　适　应　证

一、慢性心力衰竭患者行心脏再同步化治疗常规植入左心室导线

《2016 年欧洲心脏病学会急慢性心力衰竭诊断与治疗指南》对 CRT 常规植入左心室导线的适应证进行了更新[1]，具体如下。

1. Ⅰ类适应证　①窦性心律,QRS 波时限≥150ms,LBBB,LVEF≤35%,药物优化后的有症状心力衰竭患者推荐使用 CRT 以改善症状,降低发病率和死亡率(证据水平:A)。②射血分数降低的心力衰竭((heart failure with reduced ejection fraction,HfrEF)患者,无论 NYHA 心功能分级,若存在心室起搏适应证和高度 AVB,推荐使用 CRT 而不是右心室起搏,以降低发病率。该适应证包括心房颤动患者(证据水平:A)。③窦性心律,QRS 波时限 130~149ms,LBBB,LVEF≤35%,药物优化后的有症状心力衰竭患者推荐行 CRT 以改善症状,降低发病率和死亡率(证据水平:B)。

2. Ⅱa 类适应证　①窦性心律,QRS 波时限≥150ms,非 LBBB,LVEF≤35%,药物优化后的有症状的心力衰竭患者应该考虑使用 CRT 改善症状,降低发病率和死亡率(证据水平:B)。②心房颤动心律,LVEF≤35%,NYHA 心功能分级Ⅲ~Ⅳ级(药物优化后),QRS 波时限≥130ms,采用一定的方法(如房室结消融)确保双心室起搏比例或能够转复为窦性心律的患者应考虑使用 CRT 改善症状,降低发病率和死亡率(证据水平:B)。

3. Ⅱb 类适应证　①窦性心律,QRS 波时限 130~149ms,非 LBBB,LVEF≤35%,药物优化后的有症状心力衰竭患者可考虑使用 CRT 以改善症状,降低发病率和死亡率(证据水平:B)。② HFrEF 患者,植入传统起搏器或植入型心律转复除颤器(implantable cardioverter defibrillator,ICD)后进展成心力衰竭(尽管使用药物优化),合并存在右心室高起搏比例,可以考虑升级到 CRT。该适应证不适用于稳定性心力衰竭患者(证据水平:B)。

4. Ⅲ类适应证　CRT 不适用于 QRS 波时限<130ms 的患者(证据水平:A)。

二、三尖瓣行人工金属瓣膜置换术后房室传导阻滞患者

对于三尖瓣行人工金属瓣膜置换术的患者,植入右心室永久起搏导线会引起三尖瓣反流、血栓形成和人工瓣膜对导线的损伤等,经冠状静脉窦植入左心室起搏导线可作为替代方案[2]。

(姜　海)

【参考文献】

[1] PONIKOWSKI P,VOORS AA,ANKER SD,et al. 2016 ESC guidelines for the diagnosis and treatment of acute and chronicheart failure. Eur J Heart Fail,2016,18(8):891-975.

[2] SIDERIS S,DRAKOPOULOU M,OIKONOMOPOULOS G,et al. Left ventricular pacing through coronary sinus is feasible and safe for patients with prior tricuspid valve intervention. Pacing Clin Electrophysiol,2016,39(4):378-381.

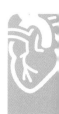

第一章　概　述

第二章

实 例 解 析

第一节　核素心肌灌注显像相位分析指导左心室导线植入

病例 36　核素心肌灌注显像相位分析指导左心室导线植入

【病史摘要】

患者，男性，68 岁，因"胸闷伴气喘半个月"于 2014 年 6 月 19 日入院。患者半个月前无明显诱因出现胸闷、气喘，全身乏力，活动后加重，休息稍缓解，夜间平卧气喘症状加重，坐起后可缓解，伴出汗、下肢水肿，无黑矇晕厥，无胸痛，至当地医院就诊，查超声心动图示全心扩大，心功能不全，予利尿、扩血管、强心、抗血小板等治疗，症状缓解。否认既往"高血压、糖尿病、冠心病"病史，有吸烟史 30 余年，10 支 /d，戒烟 3 个月余。入院心电图（图 5-2-1）：窦性心律、CLBBB。超声心动：左心房、左心室增大，右心房增大（容积约 120ml，其中房化右心室约 40ml），功能右心室稍小，室间隔与左心室后壁不厚，室壁搏动弥漫性减弱，不协调；LAD 43mm，LVEDD 64mm，LVESD 54mm，LVEF 32.2%。胸片：心影增大。SPECT MPI 评估左心室同步性：术前静息 SPECT MPI，采用相位分析技术评估左心室的机械同步性，相位标准差 80.4°，相位带宽 315°，提示左心室明显失同步，最晚激动部位位于前壁中间段，建议左心室导线植入到前壁中间段（图 5-2-2）。

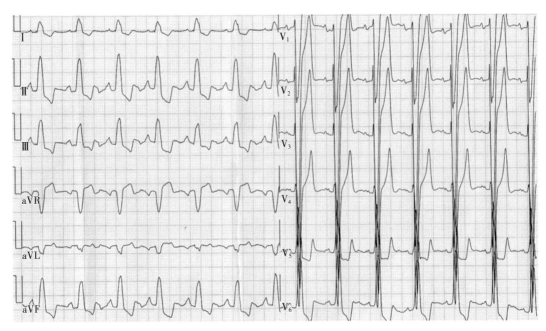

图 5-2-1　入院心电图

窦性心律、完全性左束支传导阻滞

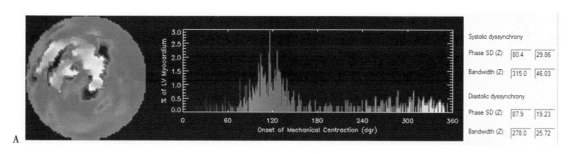

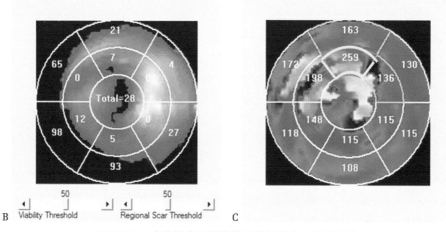

图 5-2-2　术前核素心肌灌注显像评估左心室同步性

A. 核素相位图示左心室存在较严重的失同步，相位标准差 80.4°，相位带宽 315°；B. 左心室各节段瘢痕分布及负荷；C. 左心室最晚激动部位为前壁中间段（黄色所示）

【诊疗方案】

患者符合 CRT 的 I 类适应证，考虑为真性左束支传导阻滞，进行 CRT。

【植入过程与要点】

1. **静脉穿刺**　穿刺左侧腋静脉，置入导丝。

2. **冠状静脉窦及其分支造影**　经长鞘先将冠状静脉窦电极导管送至冠状静脉窦内，再将长鞘送至窦口内，经球囊导管逆行造影，显示冠状静脉窦各分支（图 5-2-3）。

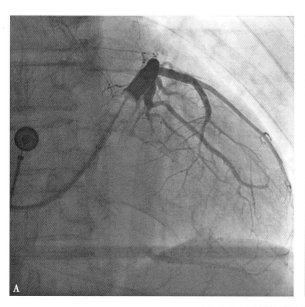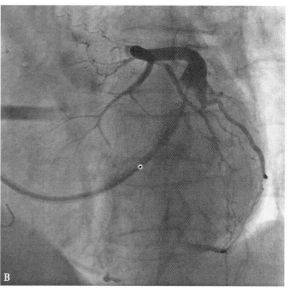

图 5-2-3　冠状静脉窦造影显示各分支结构

A. 后前位；B. 左前斜位 45°

3. 核素指导左心室导线植入 经核素显像指导,将左心室起搏导线送入心大静脉分支到达左心室前壁中间段(图 5-2-4)。

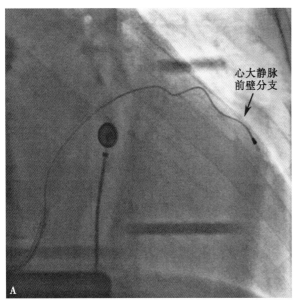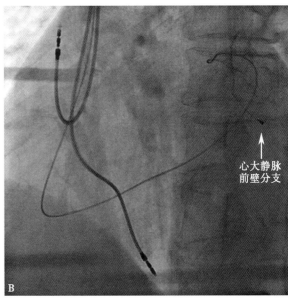

图 5-2-4 左心室导线植入部位影像

A. 后前位;B. 左前斜位 45°。左心室导线植入于心大静脉前壁分支

4. 右心房和右心室植入导线 将右心室螺旋导线送至心尖部,右心房螺旋导线至右心耳。

5. 测试导线参数 左心室导线 R 波振幅 29.1mV,阻抗 720Ω,阈值 0.5V/0.4ms;右心室导线 R 波振幅 13mV,阻抗 670Ω,阈值 0.5V/0.4ms;右心房导线 P 波振幅 8.2mV,阻抗 673Ω,阈值 0.6V/0.4ms。

6. 术后检查 缝扎固定导管,将导线与起搏器连接,置入囊袋内包埋固定,逐层缝合至皮肤;术后心电图:双心室起搏心电图,QRS 波时限 130ms(图 5-2-5)。

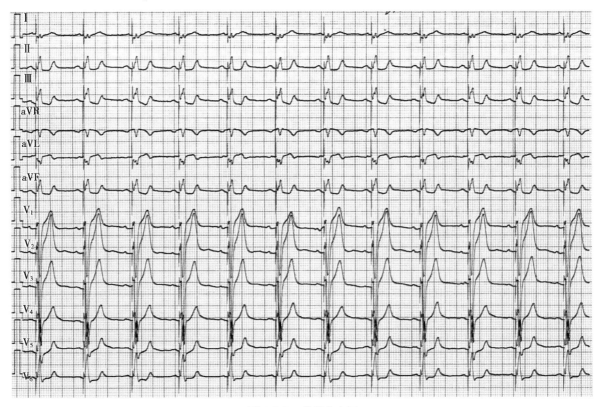

图 5-2-5 术后心电图

心脏再同步化治疗起搏器植入术后双心室起搏心电图,QRS 波时限 130ms

【随访】

术后半年超声心动图：右心房增大（容积约 110ml，其中房化右心室约 40ml），功能右心室稍小，室间隔与左心室后壁不厚，室壁波搏动尚可，不协调；LAD 37mm，LVEDD 50mm，LVESD 32mm，LVEF 65.4%。

胸片：心影稍增大，比术前明显缩小，心脏起搏器在位（图 5-2-6）。

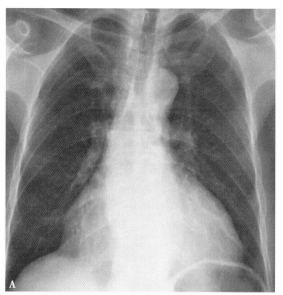 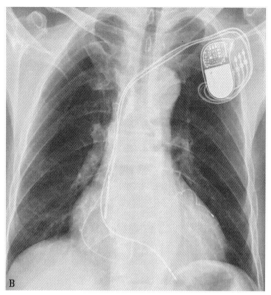

图 5-2-6　术前及术后半年胸片比较
术后半年（B）复查胸片心胸比例较术前（A）明显减小

【评述】

1. 心肌瘢痕与瘢痕负荷　缺血性心肌病患者心肌缺血坏死后常形成瘢痕，常为心内膜下瘢痕或透壁性瘢痕，且分布有明显的特征；非缺血性心肌病患者如扩张型心肌病，同样存在心肌瘢痕，且此类患者的心肌瘢痕分布广泛，无明显的特征。CRT 后患者存在一定的无反应性，部分研究证实左心室瘢痕负荷的程度与 CRT 反应性存在一定的关系[1]。非缺血性心肌病心力衰竭和缺血性心肌病心力衰竭患者接受 CRT 后，前者具有更高的生存率，更高的 LVEF 和更明显的收缩末期容积的改善，但缺血性心肌病且心肌瘢痕负荷少的患者，经 CRT 后具有与非缺血性心肌病患者相似的反应[2]。

2. MPI 评价左心室同步性　分析心脏同步性的方法有 QRS 波时限和束支阻滞形态、超声心动图指标等[3]。近年来，MPI 相位分析的方法也用于分析心脏同步性[4]，相位直方图、相位带宽和相位标准差用于评估左心室同步性已获证实。同步性正常的患者，左心室的收缩几乎同时进行，所以相位直方图呈窄尖峰状。左心室机械同步性差的患者，SPECT 相位标准差和相位带宽增加。有研究结果证实可采用相位分析评估左心室失同步性[5-6]。

3. 起搏位点对 CRT 疗效的影响　左心室导线的植入部位对疗效产生影响，目前主要通过术中冠状静脉窦造影选择合适的分支血管植入左心室导线，但不能保证导线植入到左心室最晚激动的部位，也不能避免左心室导线可能植入到左心室瘢痕区域。

起搏位点附近存在瘢痕与 CRT 的疗效存在一定关系。Ypenburg 等[7]报告了 52 例缺血性心力衰竭伴左心室失同步的 CRT 的患者，结果显示导线部位有瘢痕的患者 CRT 疗效差。Bleeker 等[8]通过对 40 例中度至重度心力衰竭患者的研究，发现与不伴有透壁性瘢痕组织相比，伴 LVEF≤35%、QRS 波时限延长（>120ms）和冠状动脉疾病的患者，左心室起搏部位附近存在透壁性瘢痕的 CRT 反应性低。Zhou 等[9]采用三维心肌核素相位分析和二维冠状静脉窦造影融合的图像导航技术，发现该技术可准确地指引左心室导线植入到最晚激动部位并避开瘢痕区域，提高 CRT 的反应性。

最晚激动部位的确定同样能够提高 CRT 反应率，国内学者通过三维标测左心室最晚激动部位，将起搏导线植入该部位后，CRT 反应率达 86.2%[10]。超声心动图斑点追踪技术引导左心室导线植入，将左心室导线

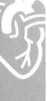

置于最晚收缩且收缩振幅＞10% 的位置，发现也能够有效地避开瘢痕区域，有效提高 CRT 后反应性，改善患者生活质量，明显降低心力衰竭再入院率[11]。

（王　垚　张新尉　邹建刚）

【参考文献】

[1] YPENBURG C，ROES SD，BLEEKER GB，et al. Effect of total scar burden on contrast-enhanced magnetic resonance imaging on response to cardiac resynchronization therapy. Am J Cardiol，2007，99（5）：657-660.

[2] ADELSTEIN EC，TANAKA H，SOMAN P，et al. Impact of scar burden by single-photon emission computed tomography myocardial perfusion imaging on patient outcomes following cardiac resynchronization therapy. Eur Heart Journal，2011，32（1）：93-103.

[3] CHUNG ES，LEON AR，TAVAZZI L，et al. Results of the predictors of response to CRT（PROSPECT）trial. Circulation，2008，117（20）：2608-2616.

[4] CHEN J，GARCIA EV，FOLKS RD，et al. Onset of left ventricular mechanical contraction as determined by phase analysis of ECG-gated myocardial perfusion SPECT imaging：development of a diagnostic tool for assessment of cardiac mechanical dyssynchrony. J Nucl Cardiol，2005，12（6）：687-695.

[5] HENNEMAN MM，CHEN J，DIBBETS-SCHNEIDER P，et al. Can LV dyssynchrony as assessed with phase analysis on gated myocardial perfusion SPECT predict response to CRT？ J Nucl Med，2007，48（7）：1104-1111.

[6] HENNEMAN MM，CHEN J，YPENBURG C，et al. Phase analysis of gated myocardial perfusion single-photon emission computed tomography compared with tissue Doppler imaging for the assessment of left ventricular dyssynchrony. J Am Coll Cardiol，2007，49（16）：1708-1714.

[7] YPENBURG C，SCHALIJ MJ，BLEEKER GB，et al. Impact of viability and scar tissue on response to cardiac resynchronization therapy in ischaemic heart failure patients. Eur Heart J，2007，28（1）：33-41.

[8] BLEEKER GB，KAANDORP TA，LAMB HJ，et al. Effect of posterolateral scar tissue on clinical and echocardiographic improvement after cardiac resynchronization therapy. Circulation，2006，113（7）：969-976.

[9] ZHOU WH，HOU XF，PICCINELLI M，et al. 3D fusion of LV venous anatomy on fluoroscopy venograms with epicardial surface on SPECT myocardial perfusion images for guiding CRT LV lead placement. JACC Cardiovasc Imaging，2014，7（12）：1239-1248.

[10] LIANG YC，YU HB，ZHOU WW，et al. Left ventricular lead placement targeted at the latest activated site guided by electrophysiological mapping in coronary sinus branches improves response to cardiac resynchronization therapy. J Cardiovasc Electrophysiol，2015，26（12）：1333-1339.

[11] KYDD AC，KHAN FZ，WATSON WD，et al. Prognostic benefit of optimum left ventricular lead position in cardiac resynchronization therapy：follow-up of the target study cohort. JACC Heart Fail，2014，2（3）：205-212.

第二节　电生理标测指导左心室导线植入

病例 37　心内膜三维电解剖标测指导左心室导线植入

【病史摘要】

病例 37A：女性，50 岁，以"反复胸闷、气短 3 余年，加重 20 天"入院。心电图：窦性心律，CLBBB，QRS 波时限 200ms；胸片：双肺未见异常，心胸比例 0.73；超声心动图：LVEDD 87mm，LVEF 23%；6min 步行距离 180m。诊断：扩张型心肌病，CLBBB。经规范药物治疗后，NYHA 心功能分级Ⅲ级。

病例 37B：男性，61 岁，以"活动后心悸、气短 2 余年，加重 1 周"入院。心电图：窦性心律，CLBBB，QRS 波时限 160ms；胸片：双肺间质改变，心胸比例 0.60；超声心动图：LVEDD 64mm，LVEF 35%，LVEDV 209ml，LVESV 135ml；6min 步行距离 360m。诊断：扩张型心肌病，CLBBB，2 型糖尿病，经规范药物治疗后，NYHA 心功能分级Ⅲ级。

【诊疗方案】

两例患者均符合 CRT 的Ⅰ类适应证，拟植入 CRT 除颤器（CRT defibrillator，CRT-D），ICD 作为一级预防。

【植入过程与要点】

病例37A：术中冠状静脉窦造影显示心侧静脉粗大，主干较长，远端分出分支一和分支二，均可作为左心室导线植入的靶静脉。应用两根Visionwire导丝及EnSiteNavX三维标测系统，沿冠状静脉窦分支1和分支2走行，构建三维冠状静脉窦激动顺序图。三维电激动顺序图提示：心侧静脉主干分叉处、分支一远端和分支二远端的电激动较体表QRS波起始分别延迟225ms、214ms和196ms（图5-2-7）。根据电生理标测结果，将左心室双阴极导线4396-88cm（美敦力公司）最后植入在心侧静脉分支一，其近端阴极环恰好植入在心侧静脉主干分叉处（位于左心室最延迟电位225ms）。然后常规植入右心房及右心室导线，连接MAXIMO Ⅱ D284TRK型起搏器，术后影像见图5-2-8。术后双心室起搏QRS波时限缩短至130ms。术前及术后心电图比较见5-2-9。

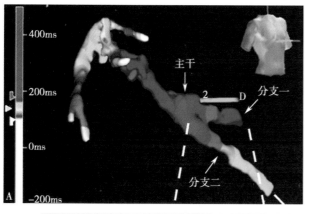
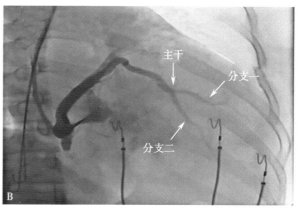

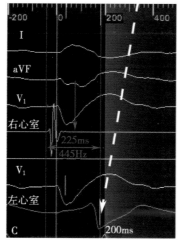
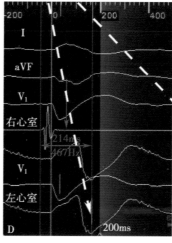
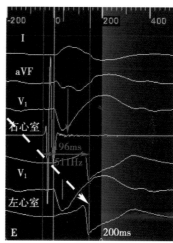

图 5-2-7　三维电激动顺序图

冠状静脉窦电激动顺序的三维电解剖图形（A，右前斜位）；冠状静脉窦造影显示心侧静脉主干、分支一、分支二（B，右前斜位30°）；心侧静脉主干末端、分支一远端、分支二电激动较体表QRS波时限起始延迟225ms（C）、214ms（D）、196ms（E）

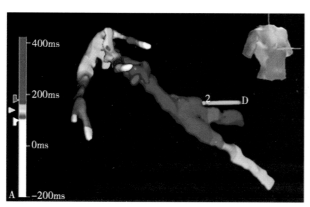
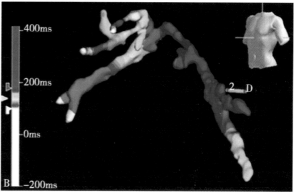

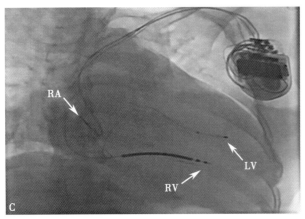 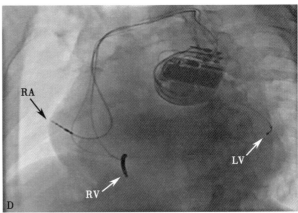

RA—右心房导线；RV—右心室导线；LV—左心室导线；箭头—导线位置。

图 5-2-8　三维电解剖图及导线位置影像

A、B. 分别为右前斜位 30°、左前斜位 45°，可见冠状静脉窦电激动顺序的三维电解剖图形；C、D. 分别为右前斜位 30°、左前斜位 45°，示右心房、右心室及左心室导线的位置

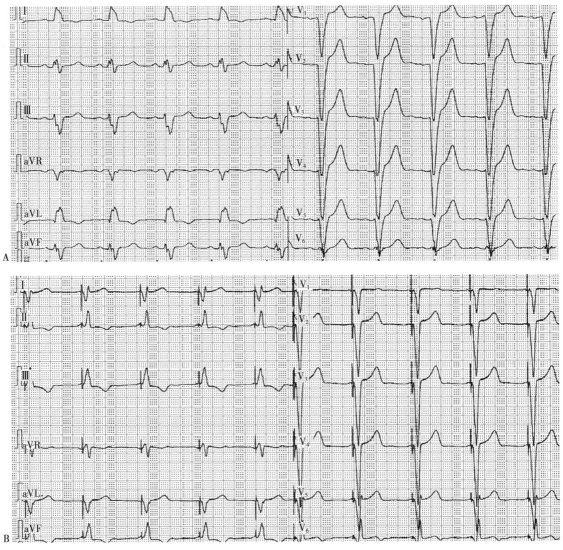

图 5-2-9　术前、术后心电图比较

A. 术前呈窦性心律，QRS 波时限 200ms；B. 术后双心室起搏，QRS 波时限 130ms

病例 37B：术中冠状静脉窦造影后显示心前静脉、心侧静脉及心后静脉均可作为左心室导线的植入靶静脉。应用两根 Visionwire 导丝及 EnSiteNavX 三维标测系统，沿冠状静脉窦走行至分支一和分支二，构建三维冠状静脉窦激动顺序图。三维电激动顺序提示心前静脉、心侧静脉、心后静脉的电激动较体表 QRS 波时限起始分别延迟 41ms、90ms 和 138ms（图 5-2-10）。根据电激动标测结果，将左心室导线 4396-88cm（美敦力公司）最后植入心后静脉。然后常规植入右心房及右心室导线，连接 MAXIMO Ⅱ D284TRK 型起搏器，术后影像见图 5-2-11。术后双心室起搏 QRS 波时限缩短至 120ms。术前、术后心电图变化见图 5-2-12。

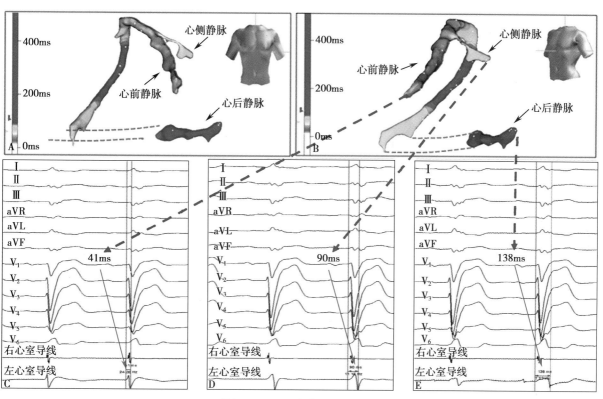

图 5-2-10　三维电激动顺序图

图示冠状静脉窦电激动顺序的三维电解剖图形（A. 后前位；B. 左前斜位 45°）；心前静脉末端、心侧静脉、心后静脉电激动较体表 QRS 波时限起始延迟 41ms（C）、90ms（D）、138ms（E）

【随访】

病例 37A：术后 1 个月心功能明显改善，LVEF 32%，NYHA 心功能分级Ⅱ级。6min 步行距离从术前 180m 提高至术后 300m。

病例 37B：术后 1 个月心功能明显改善，LVEF 45%，NYHA 心功能分级Ⅰ级。6min 步行距离从术前 360m 提高至术后 470m。

【评述】

1. 左心室导线植入的部位　在接受 CRT 的心力衰竭患者中，约 30% 未能从 CRT 中获益，即 CRT 无应答。左心室导线的植入部位是影响 CRT 后反应性的一个重要因素之一。有学者提出，左心室导线的最佳植入位置是左心室最延迟的机械收缩部位。基于电机械收缩耦联原理，如果在可选择植入的冠状静脉窦分支电生理标测到最延迟的电学激动位置，并于此植入左心室导线，理论上即是左心室最延迟机械收缩部位[1]。

在 CRT 前，有多种方法可以对最延迟机械收缩部位进行定位，包括 SPECT 相位分析、超声心动图斑点追踪技术、组织多普勒超声等。但在 CRT 左心室导线植入术中，经冠状静脉窦造影发现部分患者左心室收缩最延迟部位无冠状静脉窦分支，因而无法将左心室导线植入在预定的理想部位。TARGET 前瞻性研究中，在术前定位的最延迟收缩部位植入左心室导线的比例仅 61%。如果仍需将左心室导线植入左心室最延迟部位，只能通过心内膜或心外膜途径完成。理论上，若心脏各部位电机械耦联周期大致相等，那么心室电激动除极最延迟的部位与机械收缩最延迟的部位应一致。如果 CRT 时对冠状静脉窦分支进行电生理标测，并将左心室导线植入标测的最延迟电激动位置，即可将左心室导线植入左心室最延迟机械收缩处[2]。

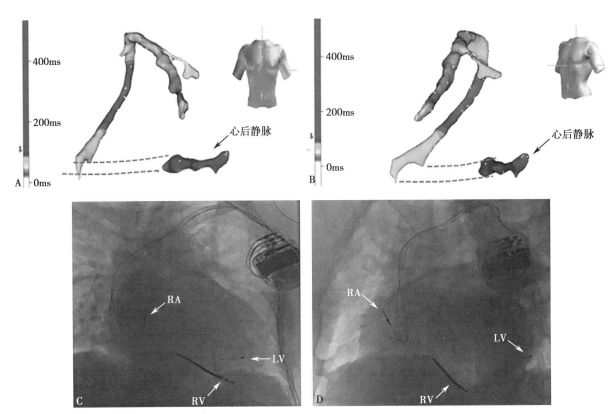

RA—右心房导线；RV—右心室导线；LV—左心室导线；箭头—导线位置。

图 5-2-11　三维电解剖图及导线位置影像

图示冠状静脉窦电激动顺序的三维电解剖图形（A. 后前位；B. 左前斜位 45°）；根据右心房、右心室及左心室导线的位置，可见左心室导线植入在电激动最延迟的心后静脉（C. 后前位；D. 左前斜位 45°）

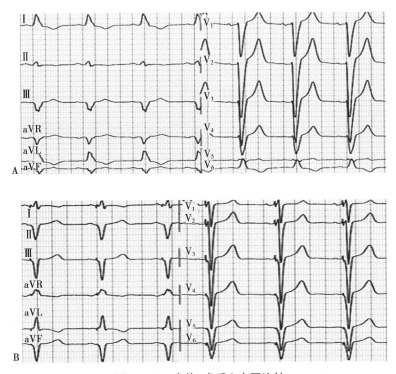

图 5-2-12　术前、术后心电图比较

A. 术前窦性心律，QRS 波时限 160ms；B. 术后双心室起搏，QRS 波时限 120ms

　　有学者收集 30 余例具备 CRT 的 I 类或 IIa 类适应证的中重度心力衰竭患者,于患者冠状静脉窦分支内行电生理标测,并选择在激动最延迟处植入左心室导线,随访观察表明,采用该方法的患者对 CRT 具有较高的反应率(92.3%)和超反应率(37.5%),但其仍有局限性:电生理标测冠状静脉窦分支延长了 CRT 手术时间,增加了 X 线曝光量;某些最晚激动处,无冠状静脉窦分支[3]。

　　2. 三维电解剖标测技术的优势　　本文两例患者正是在以上研究的基础上,采用三维电解剖标测技术[4],构建冠状静脉窦分支血管的三维电激动图,既节约了手术时间,又可易化手术;应用 Visionwire 导丝进行双导丝同时标测,既可标测电位,亦能同时测试起搏参数阈值和是否存在膈神经刺激[5]。这种方法大大缩短了电生理标测时间;初步表明三维电解剖标测技术指引左心室导线植入到冠状静脉窦分支最延迟电激动处,方法可行,疗效好。

(梁延春　于海波)

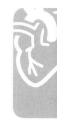

【参考文献】

[1] 梁延春,于海波,孙毅,等. 电生理标测冠状静脉窦分支最延迟电激动处植入左心室导线行心脏再同步化治疗. 中国心脏起搏与心电生理杂志,2012,26(3):196-200.

[2] 于海波,梁延春,王祖禄,等. 一种新型 Visionwire 标测导丝在心脏再同步化治疗中的应用. 中国心脏起搏与心电生理杂志,2012,26(3):201-204.

[3] LIANG YC, YU HB, ZHOU WW, et al. Left ventricular lead placement targeted at the latest activated site guided by electrophysiological mapping in coronary sinus branches improves response to cardiac resynchronization therapy. J Cardiovasc Electrophysiol,2015,26(12):1333-1339.

[4] NIAZI I, RYU K, HOOD R, et al. Three-dimensional electroanatomic mapping of the coronary veins during cardiac resynchronizationtherapy implant: feasibility and possible applications. J Interv Card Electrophysiol,2014,41(2):147-153.

[5] RAD MM, BLAAUW Y, DINH T, et al. Left ventricular lead placement in the latest activated region guided by coronary venous electroanatomic mapping. Europace,2015,17(1):84-93.

病例 38　心外膜电生理标测指导左心室导线植入

【病史摘要】

　　患者,男性,44 岁,因"反复晕厥 8 年",于 2012 年 4 月 7 日入院。既往因反复晕厥于 2004 年确诊为扩张型心肌病、非持续性室性心动过速,予 ICD 植入治疗后,出现反复除颤,患者不能耐受,于 2009 年手术取出 ICD,术后仍反复晕厥,先后予以胺碘酮等药物治疗效果不佳;1 年前因发作尖端扭转型室性心动过速(torsadesde points,TdP)行双腔起搏器(DDD)植入术和双侧肾动脉消融术,术后仍有心悸、胸闷反复发作。入院查心肌损伤标志物及电解质正常。二维超声心动图示:LVEDD 71mm,RVEDD 48mm,LAD 44mm,RAD 39mm,LVEF 31.7%,中度二尖瓣关闭不全,轻度 - 中度主动脉瓣关闭不全,轻度三尖瓣关闭不全,心脏起搏器植入术后。入院心电图见图 5-2-13。

　　患者入院后于 2012 年 4 月 11 日行电生理检查,可诱发多形性室性心动过速,行心内膜消融,术中出现反复心室颤动,电除颤 11 次,恢复窦性心律。2012 年 4 月 23 日行心内膜、心外膜联合消融,手术成功。术中基质标测显示左心室游离壁偏上处有低电压区,左心室外膜基底部偏侧壁有片状低电压区;动态心电图为起搏心律,室性期前收缩 511 次,无室性心动过速。术后查核素心肌显像示:静息状态下,左心室前壁和侧壁近基底部、侧壁近心尖处心肌瘢痕形成,瘢痕约占左心室面积 33%,左心室收缩功能下降,伴有局部室壁运动异常。

【诊疗方案】

　　考虑患者心功能降低,起搏依赖,建议将 DDD 升级为 CRT。

【植入过程与要点】

　　1. 游离原脉冲发生器及原导线　　于原皮肤切口下方作 5cm 横切口,逐层分离皮下组织,暴露并分离原脉冲发生器及原导线。

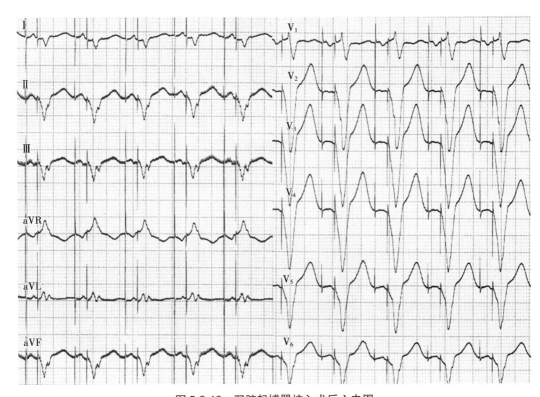

图 5-2-13　双腔起搏器植入术后心电图

起搏心率，起搏频率 80 次 /min，心室起搏时胸导联 QRS 波时限 240ms

2. 冠状静脉窦及其分支造影　局部麻醉下穿刺左锁骨下静脉，经长鞘将冠状静脉窦导管送至冠状静脉窦，将长鞘送至窦口内，于冠状静脉窦内通过球囊逆行造影，显示冠状静脉窦各分支（图 5-2-14）。

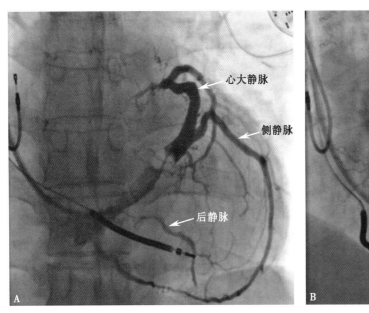
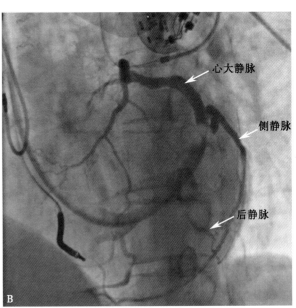

图 5-2-14　冠状静脉窦及其各分支造影

A. 后前位；B. 左前斜位 30°

3. 冠状静脉窦各分支行电激动标测　在可植入左心室导线的冠状静脉窦各分支内分别进行电激动标测，采用多导电生理仪记录同步十二导联体表心电图及局部腔内电图，测量从体表心电图的 QRS 波起始至局部腔内电位起始的时程（图 5-2-15～图 5-2-17）。

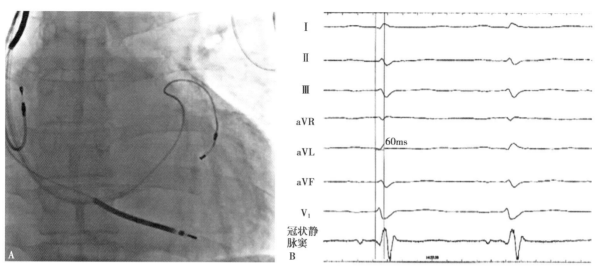

图 5-2-15　导线位置影像、体表心电图及局部腔内电图

A. 导线位置影像，进行心大静脉内标测；B. 局部最大电位转折较体表心电图的 QRS 波起始处延迟 60ms，Q-LV 为 60ms

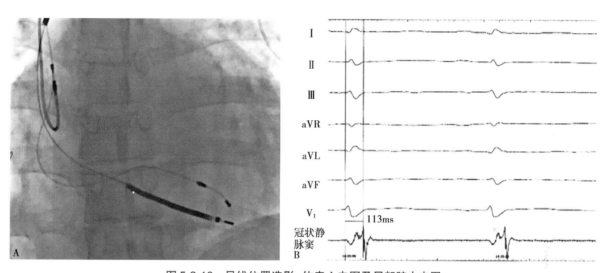

图 5-2-16　导线位置造影、体表心电图及局部腔内电图

A. 导线位置影像，进行心后静脉标测；B. 局部激动较体表 QRS 波起始延迟 113ms，Q-LV 为 113ms

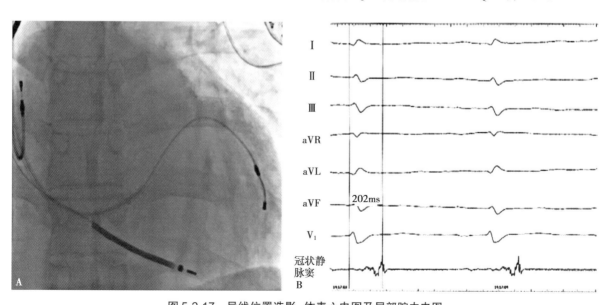

图 5-2-17　导线位置造影、体表心电图及局部腔内电图

A. 导线位置影像，心侧静脉内标测；B. 局部激动较体表 QRS 波起始延迟 202ms，Q-LV 为 202ms

4. 左心室导线植入 根据冠状静脉窦各分支电生理标测结果，心侧静脉为最延迟激动处，但此处出现隔神经刺激，遂选取心后静脉作为左心室导线植入的靶血管。

5. 起搏参数 原心房导线：P波感知2.1mV，阻抗467Ω，阈值1.0V/0.4ms；原右心室导线：R波感知6.7mv，阻抗638Ω，阈值1.2V/0.4ms；左心室导线：R波感知4.1mV，阻抗701Ω，阈值1.0V/0.4ms。

6. 连接脉冲发生器

7. 导线植入部位影像 图5-2-18示PA、RAO 30°和LAO 45°的右心房、右心室和左心室三根导线的位置。

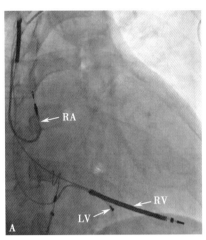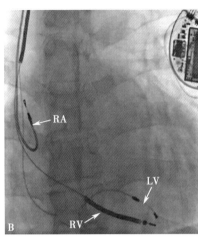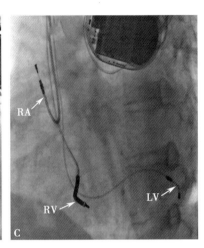

RA—右心房导线；LV—左心室导线；RV—右心室导线；箭头—导线位置。

图5-2-18 植入导线影像
A. 后前位；B. 左前斜位30°；C. 右前斜位45°

8. 术后起搏心电图 最终以低限频率55次/min、左心室激动提前右心室45ms的设置进行双心室起搏（图5-2-19）。

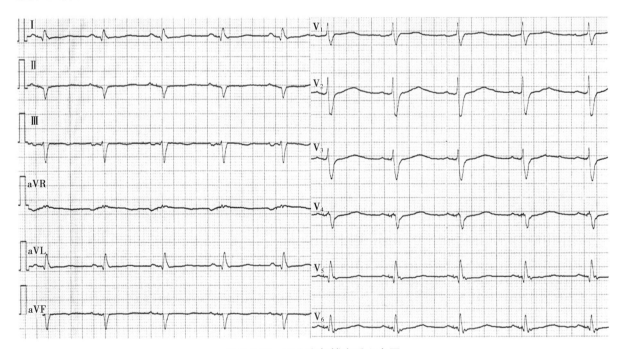

图5-2-19 双心室起搏术后心电图
起搏频率55次/min，左心室提前右心室45ms，胸导联QRS波时限约160ms

【随访】
术后定期对本例患者进行远程起搏器随访，术后4年随访心室起搏百分比维持99%，无室性心律失常事件，心率变异性及活动耐量相对稳定；患者长期规律服用酒石酸美托洛尔片、胺碘酮、培哚普利、螺内酯、呋

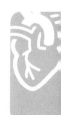

塞米、氯化钾缓释片等药物，术后心功能改善明显，未出现恶性心律失常发作及进行除颤治疗。2016 年 11 月查二维超声心动图示：LVEF 41%。

【评述】

1. 如何选取左心室导线最佳植入部位？ 早期 CRT 的研究结果认为，大部分符合 CRT 植入指征的患者通常合并左束支传导阻滞，而 LBBB 时心室激动最迟的部位多见于左心室侧壁及侧后壁，因此传统的左心室导线植入部位通常选择冠状静脉窦侧分支或后侧分支[1]。然而，约 20%～30% 接受 CRT 的患者术后临床症状无改善，即 CRT 无应答，其中左心室导线的植入部位是影响 CRT 术后反应性的重要因素之一。近年来，对于左心室导线植入部位与 CRT 反应性的研究已不断深化，多项研究证实，左心室最延迟的机械收缩部位是左心室导线最佳植入部位[2]。本例患者诊断明确，长期规范药物治疗，NYHA 心功能分级仍Ⅲ级，QRS 波时限 150ms，LVEF＜35%，且存在多形性室性心动过速，可出现心室颤动；该患者后续需要强化抗心律失常药物治疗，包括美托洛尔及胺碘酮，可能使心室起搏百分比进一步上升，因此可能出现起搏依赖，所以该患者符合 CRT-D 植入指征，此外，对该患者标测结果显示左心室瘢痕形成，故左心室导线植入部位在满足最延迟机械收缩部位的同时须避开瘢痕区域。

2. 心外膜电生理标测指引左心室导线植入的意义？ 临床上，确定左心室最延迟机械收缩部位的方法包括超声心动图、SPECT 相位分析法、MRI、斑点追踪技术等，但均存在一定局限性，包括操作复杂、定位部位与冠状静脉窦分支不匹配等问题，难以在临床推广应用。而心外膜电生理标测，即为通过在冠状静脉窦造影所示的可植入左心室导线的分支血管进行电生理标测，测量体表 QRS 波起始到局部激动的时程，将最延迟电激动的部位作为左心室导线植入的靶血管，此法排除了上述方法的弊端且可行性高。

3. 如何设置起搏参数以提高 CRT 反应性？ CRT 后的管理是提高其反应性的重要组成部分。通过理想的 AV 间期、VV 间期优化可提高 CRT 的反应性[3-4]，改善心脏收缩的血流动力学。优化 AV 间期的目的在于确保 100% 的心室起搏，使房室收缩同步化，增加左心室舒张期充盈时间，减少功能性二尖瓣反流，最大化每搏输出量；而优化 VV 间期，目的在于促使双心室收缩同步性最大化，可部分代偿不生理的起搏位点，减少心室内及心室间的不同步。VV 间期的优化方法包括主动脉或左心室流出道速度时间积分、组织多普勒成像、放射性核素法、血容积法等，也可采用体表心电图优化 VV 间期。对本例患者术后通过设定不同参数，比较体表心电图 QRS 波的形态与时限，可优化起搏参数设置。

（程 典 顾 凯 陈明龙）

【参考文献】

[1] BUTTER C，AURICCHIO A，STELLBRINK C，et al. Effect of resynchronization therapy stimulation site on the systolic function of heart failure patients. Circulation，2001，104（25）：3026-3029.

[2] CLELAND J，COLETTA A，FREEMANTLE N，et al. Clinical trials update from the American College of Cardiology Meeting 2011：STICH，NorthStar，TARGET，and EVERE-ST Ⅱ. Eur J Heart Fail，2011，13（7）：805-808.

[3] LEÓN AR，ABRAHAM WT，BROZENA S，et al. Cardiac resynchronization with sequential biventricular pacing for the treatment of moderate-tosevere heart failure. J Am Coll Cardiol，2005，46（12）：2298-2304.

[4] SUTTON MG，PLAPPERT T，HILPISCH KE，et al. Sustained reverse left ventricular structural remodeling with cardiac resynchronization at one year is a function of etiology：quantitative Doppler echocardiographic evidence from the multi-center insyncrandomized clinical evaluation（MIRACLE）. Circulation，2006，113（2）：266-272.

病例 39 三维导航系统行左心室内外膜联合标测指导左心室导线植入

【病史摘要】

患者，女性，67 岁，因"反复胸闷 10 余年，再发伴加重 2 个月"入院。患者既往有糖尿病 5 年、高血压病 1 年，均服药治疗，血压、血糖控制良好。患者入院查体示：血压 129/74mmHg，呼吸 20 次 /min，心率 92 次 /min，心界扩大，律齐，听诊各瓣膜区未闻及明显杂音，肺部未及显著湿啰音，双下肢轻度凹陷性水肿。实验室检查示：NT-proBNP 1 170.2ng/L。入院心电图示：窦性心律，电轴左偏，CLBBB，QRS 波时限 146ms（图 5-2-20）；超声心动图示：LVEDD 63mm，LVESD 56mm，LVEF 23%，左心室各切面心肌活动普遍减退，室间隔与左心室后壁呈同向运动；心脏 MRI 提示心脏外形增大，左心房、左心室增大为著，心功能不全，左心室壁未见明显坏死区（图 5-2-21）；冠状动脉造影排除冠心病。入院诊断：扩张型心肌病，CLBBB，NYHA 心功能分级Ⅱ～Ⅲ级，高血压病，2 型糖尿病。

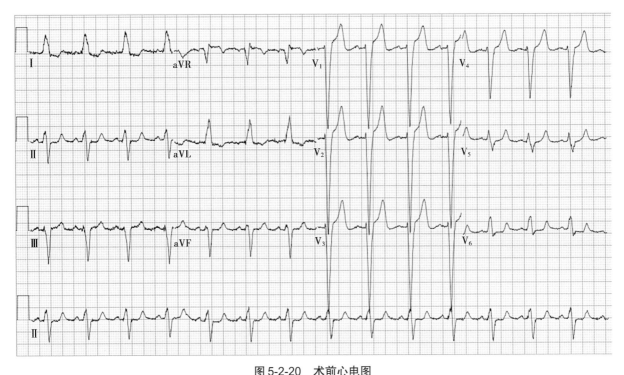

图 5-2-20　术前心电图

窦性心律，完全性左束支传导阻滞，PR 波时限 158ms，QRS 波时限 146ms

【诊疗方案】

患者为扩张型心肌病，CLBBB，符合 CRT-D 植入适应证。

【植入过程与要点】

1. 植入右心室导线　常规局部麻醉，穿刺左侧锁骨下静脉，按标准步骤将右心室除颤导线植入右心室心尖部。

2. 冠状静脉窦及其分支造影　将电生理十极导线送至冠状静脉窦，行冠状静脉造影显示各分支（图 5-2-22）。

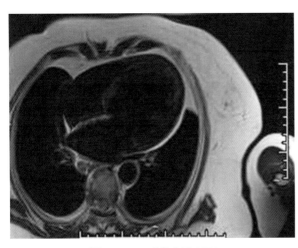

图 5-2-21　术前心脏 MRI

左心室扩大明显，心肌组织未见明显瘢痕和纤维化征象

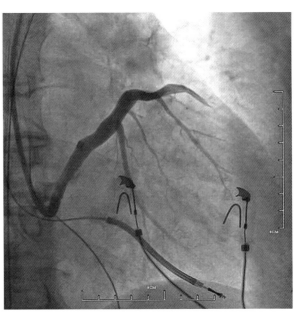

图 5-2-22　冠状静脉造影

图示冠状静脉造影显示冠状静脉各分支

　　3. 心外膜激动标测　应用 EnSite Velocity 心脏三维标测系统，采用 Visionwire 导丝于可植入左心室导线的冠状静脉各分支内行心外膜激动标测。

　　4. 左心室心内膜标测和植入左心室导线　分别在窦性心律（图 5-2-23）和右心室起搏（图 5-2-24）状态下行激动标测，标记最迟激动部位；然后穿刺右股动脉，可控十极导线分别在窦性心律（图 5-2-25）及右心室起搏状态（图 5-2-26）下标测左心室心内膜激动最延迟部位。经以上两种状态下心内、心外膜联合激动标测后，

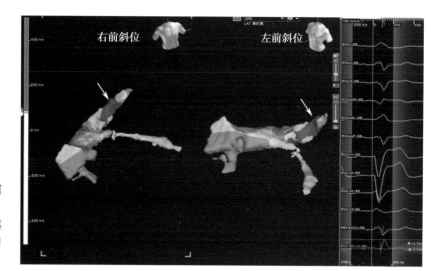

箭头—心大静脉近端区域激动最迟，延迟 89.85ms。

图 5-2-23　窦性心律下冠状静脉窦内激动标测图

窦性心律下，测量体表 QRS 波的起始部到标测导丝单极的第一个负向波最低点的时间

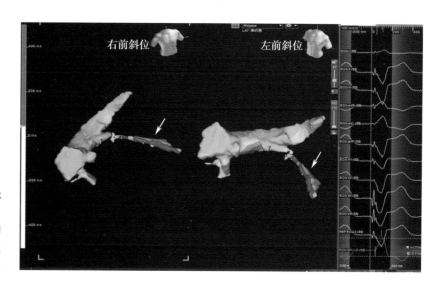

箭头—心侧静脉中端区域激动最迟，延迟 49.34ms。

图 5-2-24　右心室起搏下冠状静脉窦内激动标测图

右心室起搏下，测量体表 QRS 波的起始部到标测导丝单极的第一个负向波最低点的时间

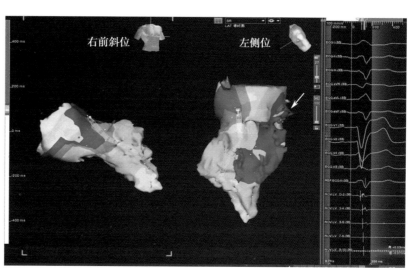

箭头—左心室后基底部区域激动最迟，延迟 131.50ms。

图 5-2-25　窦性心律下左心室心内膜激动标测图

窦性心律下，测量体表 QRS 波的起始部到冠状静脉窦双极最早起始的时间

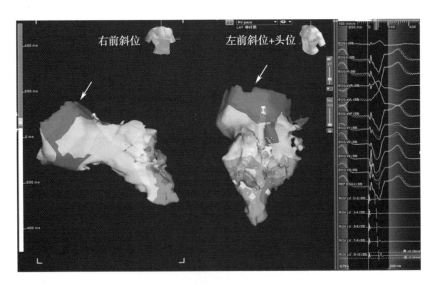

箭头—左心室前上间隔区域激动最迟，延迟 99.90ms。

图 5-2-26　右心室起搏下左心室心内膜激动标测图

右心室起搏下，测量体表 QRS 波的起始部到冠状静脉窦双极最早起始的时间

分析左心室激动最延迟区域，结合局部有无膈神经刺激、导线稳定性、起搏阈值及阻抗参数，选择左心室导线植入靶部位。最终选择侧静脉植入左心室导线（图 5-2-27）。

5. 植入右心房导线　常规植入右心房导线到右心耳，植入波科 G141 CRT-D。

6. 术后心电图　示窦性心律，双心室起搏，QRS 波时限 136ms（图 5-2-28）。

【随访】

术后随访 5 个月，患者心功能良好，能从事一般家务活动，未因心力衰竭再次入院，复查超声心动图示：LVEDD 58mm，LVESD 45mm，LVEF 46%。实验室检查示：NT-proBNP 135ng/L。患者心功能明显改善。

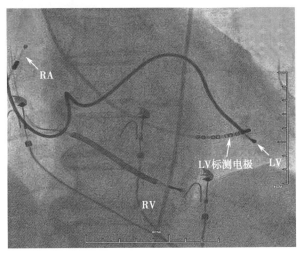

RA—右心房导线；RV—右心室导线；LV—左心室导线；箭头—导线位置和左心室标测电极。

图 5-2-27　左心室导线位置影像

右前斜位 30°，左心室导线位于侧静脉

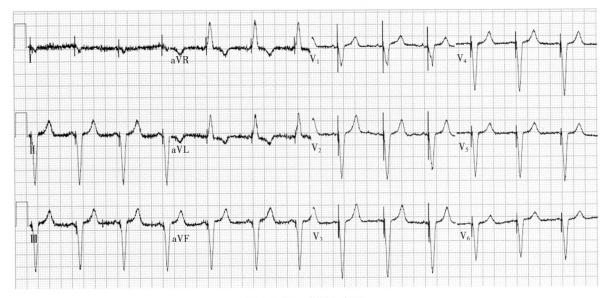

图 5-2-28　术后心电图

窦性心律，双心室起搏，PR 波时限 110ms，QRS 波时限 136ms

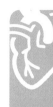

【评述】

1. 左心室植入部位的现状　CRT 已成为心力衰竭的重要治疗手段,不仅可以提高生活质量,而且能降低心力衰竭患者再住院率及死亡率。但目前这一治疗效果较好者不超过 70%,仍有 30% 以上的患者疗效不佳 [1]。CRT 无应答的一个重要原因是左心室导线植入位置在非理想的部位。理论上,应避免于左心室瘢痕部位植入左心室导线,并且应植入左心室最延迟部位。如何判断最佳左心室植入部位目前仍无标准流程。

成功的 CRT 中,各冠状静脉窦分支的空间分布和其电激动分布尤其重要 [2]。但目前仍无法精确定位评估。Ypenburg 等 [3] 采用超声斑点追踪技术确定左心室最延迟的机械收缩部位,Boogers 等 [4] 采用 SPECT 相位分析方法估测左心室最延迟的机械收缩部位,其他诸如组织多普勒成像等方法均可用于术前评估左心室最延迟的机械收缩部位进而确定导线植入最佳位置,但 CRT 中如何根据冠状静脉窦造影结果寻找左心室收缩最延迟部位,仍有待进一步探索。国内梁延春等 [5] 对 10 例有 CRT 适应证的心力衰竭患者在冠状静脉窦分支内进行电生理标测,并指导植入左心室导线,短期随访结果表明,应用该方法的患者具有很高的 CRT 应答反应率。

目前 CRT 靶血管导线植入策略主要根据窦性心律下左心室激动最延迟部位确定。然而,绝大多数 CRT 时双心室导线同时参与起搏,右心室优先起搏时与窦性心律下心肌的电激动顺序完全不同。现有研究证实,非同步化的心肌病患者中,窦性心律下左心室激动最延迟部位常与右心室起搏下左心室激动最延迟部位不一致 [6]。Scharf 等 [2] 比较窦性心律与右心室起搏下冠状静脉窦各分支区域心肌电激动延迟情况,结果发现:窦性心律与右心室起搏状态下冠状静脉窦分支区域心肌电激动最延迟区域不同,右心室起搏状态下左心室心肌电激动延迟更为明显。换句话说,窦性心律下标测的激动最延迟部位,在右心室起搏下很可能不是左心室电激动最延迟部位。因此,目前临床根据术前超声心动图及冠状静脉窦造影结果常规选择靶血管,或根据窦性心律时左心室激动最延迟部位植入左心室导线,可能是导致部分 CRT 低反应的原因之一。

Mafi Rad 等 [7] 于三维系统下行冠状静脉窦内电标测,分析 CRT 中窦性心律与右心室起搏状态时电激动最延迟部位,结果发现,CRT 中右心室心尖起搏改变了 CLBBB 患者内源性左心室电激动顺序,使多数患者左心室电激动最延迟部位发生变化,建议 CRT 时需要重新考虑现行的左心室导线植入策略。

2. 左心室导线植入的展望　随着器械及植入技术的改进,目前左心室多极导线在临床的应用为左心室靶部位的选择提供了多种可能,也进一步提高了 CRT 的疗效。但对左心室导线最优靶部位的选择仍是相关研究热点之一。在梁延春等 [5] 心外膜电生理标测方法的基础上,本中心采用三维导航系统下左心室内外膜联合电标测,发现窦性心律与右心室心尖部起搏时左心室心肌电激动顺序完全不同,激动最延迟区域不一致,最终结合可植入左心室导线的靶血管,优先选择右心室心尖部起搏下激动最延迟相关区域植入左心室导线,并获得较好的效果。

目前希氏束起搏(HBP)对部分心力衰竭患者也是一种可以选择的治疗方法。本中心采用左心室内外膜联合标测,可进一步明确左束支传导阻滞部位为束支近端和 / 或远端,或明确是否合并心室肌内弥漫性传导功能减退,为选择 CRT 还是 HBP 提供指导。同时本中心对采用左心室内外膜联合标测的患者尽量行心脏 MRI,一方面有助于患者的诊断,另一方面旨在明确患者可能的心肌纤维瘢痕或脂肪组织浸润区域,证实三维导航系统下左心室内外膜联合标测指导 CRT 切实可行,疗效较好,但目前此类观察性研究样本量小,确切疗效仍有待进一步研究。

(刘龙斌　杨芳芳　郭航远)

【参考文献】

[1] SAMESIMA N, PASTORE CA, DOUGLAS RA, et al. Improved relationship between left and right ventricular electrical activation after cardiac resynchronization therapy in heart failure patients can be quantified by body surface potential mapping. Clinics(Sao Paulo), 2013, 68(7): 986-991.

[2] SCHARF C, KRASNIQI N, HELLERMANN J, et al. Electrical activation in the coronary sinus branches as a guide to cardiac resynchronisation therapy: rationale for a coordinate system. PLoS ONE, 2011, 6(8): e19914.

[3] YPENBURG C, VAN BOMMEL RJ, DELGADO V, et al. Optimal left ventricular lead position predicts reverse remodeling and survival after cardiac resynchronization therapy. J Am Coll Cardiol, 2008, 52(17): 1402-1409.

[4] BOOGERS MJ, CHEN J, VAN BOMMEL RJ, et al. Optimal left ventricular lead position assessed with phase analysis on

gated myocardial perfusion SPECT. Eur J Nucl Med Mol Imaging，2011，38（2）：230-238.

[5] 梁延春，于海波，孙毅，等. 电生理标测冠状静脉窦分支最延迟电激动处植入左室导线行心脏再同步化治疗. 中国心脏起搏与心电生理杂志，2012，26（3）：196-200.

[6] LUDWIG DR，TANAKA H，FRIEHLING M，et al. Further deterioration of LV ejection fraction and mechanical synchrony during RV apical pacing in patients with heart failure and LBBB. J Cardiovasc Transl Res，2013，6（3）：425-429.

[7] MAFI RAD M，BLAAUW Y，DINH T，et al. Different regions of latest electrical activation during left bundle-branch block and right ventricular pacing in cardiac resynchronization therapy patients determined by coronary venous electro-anatomic mapping. Eur J Heart Fail，2014，16（11）：1214-1222.

第三节　经房间隔穿刺植入左心室心内膜导线

病例 40　冠状静脉结构畸形改经房间隔穿刺植入左心室心内膜导线

【病史摘要】

患者，女性，42 岁，因"活动后气急、乏力 4 年，加重 1 周"入院。入院前在多家医院正规药物治疗。入院后超声心动图：LVEDD 70mm，LVESD 62mm，左心室壁整体收缩活动减弱，以侧后壁和下后壁为著，LVEF 29%，心尖部变薄，收缩活动消失，中度二尖瓣反流。右心房、右心室稍增大，中度三尖瓣反流，肺动脉压 32mmHg。心电图：窦性心律，CLBBB，QRS 波时限 160ms。冠状动脉造影阴性。NT-proBNP 11 956ng/L。入院诊断：扩张型心肌病，心力衰竭，CLBBB，NYHA 心功能分级 Ⅲ 级。

【诊疗方案】

患者符合 CRT 的 Ⅰ 类适应证，拟植入 CRT-D。

【植入过程与要点】

1. 经静脉植入左心室导线　冠状静脉造影，显示主干粗大、后静脉及心中静脉很细，后者接近窦口且角度垂直（图 5-2-29）。将双极导线（Corox OTW-S 75-BP，Bitronik）分别送入侧静脉和心大静脉的不同分支（图 5-2-30），起搏阈值均 >6V。换用美敦力公司的 4193 单极导线（通过性好于双极导线），试图进入侧静脉和心大静脉的心尖部或其他小分支，同样未果。通过考虑包括放弃手术、改为植入 ICD、通过外科手术经心外膜及穿刺房间隔将左心室导线送入等方法，最终决定择期采取通过穿刺房间隔将左心室导线送入的方法。

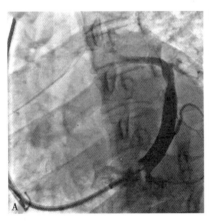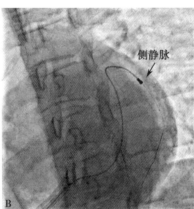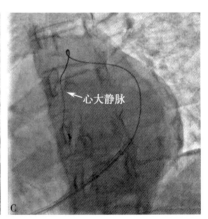

图 5-2-29　冠状静脉造影

A. 冠状静脉造影显示分支结构；B. 导线植入侧静脉；C. 导线植入心大静脉

2. 经房间隔穿刺植入左心室心内膜导线　穿刺右股静脉，将 8.5F Fast-Cath SL₁ 长鞘（圣犹达公司）和房间隔穿刺针送入，成功穿刺房间隔后将导丝留置于左上肺静脉。沿导丝推送扩张鞘数次以扩张房间隔的穿刺通道（图 5-2-30），回撤扩张鞘至右心房下部，保留导丝于左肺静脉内。在左心室递送系统，将 Cordis D 弯大头（Johnson & Johnson）导管成功置于刚被扩张的房间隔缺损部位，并将消融导管自右心房送入左心房（图

5-2-31)。将左心室递送系统的扩张鞘沿消融导管前方送入左心房,静脉输注5 000U肝素,撤除消融导管后造影显示左心系统(图5-2-32)。沿鞘管将主动固定的普通心室起搏导线(Setrox S 60,Biotronik)送入左心室,测定参数良好(起搏阈值为0.4V/0.4ms)后旋出螺旋固定导线。通过左锁骨下静脉分别将右心室除颤导线和右心房导线送入,测定参数良好后撕开左心室导线鞘管(图5-2-33),撤除位于左心房的导丝和扩张鞘管。分别连接脉冲发生器(Lumax 300HF-T,Biotronik)相应插孔后,将脉冲发生器放置于预先制作的囊袋中并逐层缝合。未行除颤阈值测试(DFT)。

术后继续低分子肝素皮下注射4天,同时开始口服华法林2.5mg(q.d.)。出院时超声心动图显示二尖瓣反流量与术前相比无增加,左心室导线头端位于左心室侧壁乳头肌水平,未见房间隔水平的异常血流(图5-2-34)。

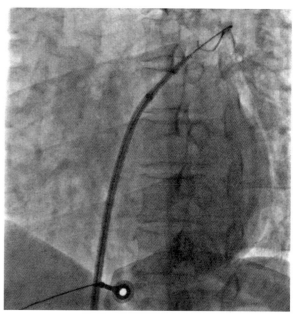

图5-2-30 房间隔穿刺成功
导丝位于在左上肺静脉,采用扩张鞘扩大房间隔的通道

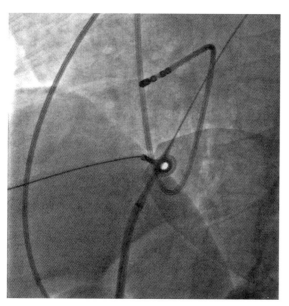

图5-2-31 消融导管进入左心房
通过房间隔穿刺点,经左心室递送系统将消融导管成功送入左心房

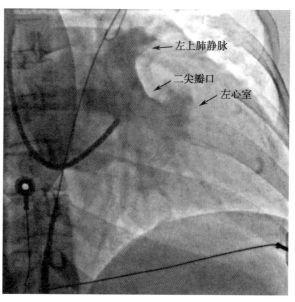

图5-2-32 造影显示左心系统
扩张鞘管造影可见左心房、肺静脉、二尖瓣和左心室

【随访】
患者术后2个月因心力衰竭再次住院,经药物优化治疗出院,之后患者失访。

【评述】

1. 经房间隔径路植入左心室导线的方法 目前常规CRT是将左心室导线通过冠状静脉窦口植入到冠状静脉窦分支,从心外膜起搏左心室。但心脏静脉解剖结构存在明显个体差异,包括心脏静脉开口畸形,瓣膜异常,靶静脉成角明显、太细或缺如,还存在导线不能稳定固定、阈值太高或膈神经刺激等情况,约10%的患者不能通过静脉途径植入左心室导线[1]。而经外科开胸植入左心室心外膜导线存在创伤大、风险高、患者不能耐受手术等弊端。

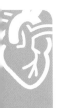

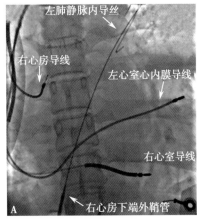
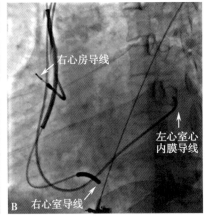
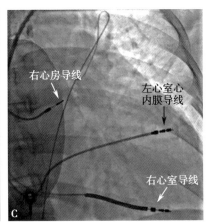

图 5-2-33　左心室心内膜起搏导线的位置
A. 后前位；B. 左前斜位；C. 右前斜位

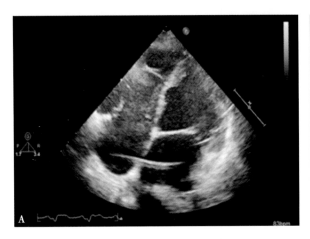
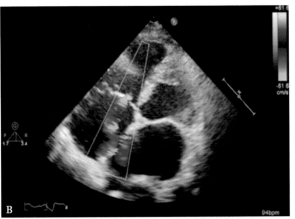

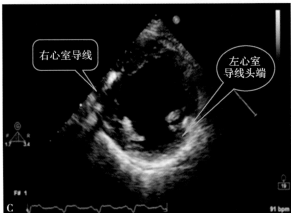

图 5-2-34　术后超声心动图结果
A. 经房间隔导线进入左心室；B. 未见心房水平处分流；
C. 左心室导线头端位于左心室侧壁乳头肌水平

1998 年，Jaïs 等 [2] 首先报告 1 例从右侧股静脉和颈内静脉联合径路植入左心室心内膜导线的双心室起搏技术，以后陆续有病例报告 [3-5]。上述病例均是利用右侧股静脉和颈内静脉或锁骨下静脉联合入路，并通过股静脉用穿刺针或射频能量穿透房间隔进入左心房，当导丝进入左心房后，穿刺颈内静脉或锁骨下静脉从上入路将导丝和可控弯鞘管送入左心房，或用抓捕器捕获导丝并沿导丝将可控弯鞘送入左心房，随后经鞘管将左心室心内膜起搏导线送入左心室。如有必要可用球囊扩张穿刺孔，以利于鞘管和左心室导线的通过。

本例未采用抓捕器或球囊扩张等技术，颈内静脉或锁骨下静脉入路直接采用经心脏静脉植入左心室导线的常规器械，简化了操作步骤。由于缺乏已穿刺房间隔部位的确切位置标记，寻找房间隔穿刺孔可能比较耗时（本例用时约 2min）。本例选用的是 60cm 的常规右心室起搏导线，如选用更长的主动导线（如 3830 导线，美敦力公司）可能更有助于术者在左心室内寻找不同起搏点。

2. 左心室心内膜起搏的优点与缺点　与常规经冠状静脉窦径路植入左心室心外膜导线相比，左心室心内膜起搏具有如下优点。①较低的左心室起搏阈值：本例患者起搏阈值仅为 0.4V/0.4ms。②一般无膈神经刺激风险：经静脉起搏发生膈神经刺激的比例高达 20%。③室壁激动顺序更符合生理性：心肌透壁激动顺序逆转（心外膜起搏时）会增加多源传导和透壁复极的离散度，延长 QT 间期，增加尖端扭转型室性心动过速的风险[6]。研究证实左心室心内膜起搏的 CRT 患者 QT 离散度明显降低[7]。④可更方便地选择左心室起搏位点：经心脏静脉植入方式因受解剖、阈值、膈神经刺激等限制，常无法根据术前左心室最晚激动部位选择左心室起搏点。左心室心内膜导线植入方式则使选择性左心室不同起搏位点变得比较容易。⑤有助于提高心室同步效率：心内膜刺激可使激动在心内膜更快速地传导，此外，心内膜周长较心外膜小，均使心室激动间期进一步缩短[8]。Garrigue 等[9]比较了 15 例传统植入心脏静脉导线的 CRT 患者和 8 例经房间隔穿刺植入左心室心内膜导线的 CRT 患者对慢性心力衰竭的长期疗效，发现 6 个月后植入左心室心内膜导线的 CRT 患者心室同步性更好，左心室短轴缩短率增加了 25%，二尖瓣前向血流速度积分增加了 40%。

值得注意的是，经房间隔穿刺左心室心内膜起搏尚存在一些并发症，包括左心室导线血栓形成及栓塞、导线对二尖瓣闭合的影响、发生感染性心内膜炎后的严重后果（包括拔除导线所面临的风险）等。临床迫切需要大样本临床对照试验探讨该技术的安全性和有效性。

经房间隔穿刺行左心室心内膜起搏的 CRT 技术为不能经冠状静脉窦途径 CRT 的患者提供了一种相对无创、前景值得期待的新方法。

（宿燕岗　秦胜梅）

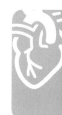

【参考文献】

[1] BISCH L, DA COSTA A, DAUPHINOT V, et al. Predictive factors of difficult implantation procedure in cardiac resynchronization therapy. Europace, 2010, 12(8): 1141-1148.

[2] JAÏS P, DOUARD H, SHAH DC, et al. Endocardial biventricular pacing. Pacing Clin Electrophysiol, 1998, 21(11 Pt 1): 2128-2131.

[3] VAN GELDER BM, SCHEFFER MG, MEIJER A, et al. Transseptal endocardial left ventricular pacing: an alternative technique for coronary sinus lead placement in cardiac resynchronization therapy. Heart Rhythm, 2007, 4(4): 454-460.

[4] MORGAN JM, SCOTT PA, TURNER NG, et al. Targeted left ventricular endocardial pacing using a steerable introducing guide catheter and active fixation pacing lead. Europace, 2009, 11(4): 502-506.

[5] DERVAL N, STEENDIJK P, GULA LJ, et al. Optimizing hemodynamics in heart failure patients by systematic screening of left ventricular pacing sites: the lateral left ventricular wall and the coronary sinus are rarely the best sites. J Am Coll Cardiol, 2010, 55(6): 566-575.

[6] MEDINA-RAVELL VA, LANKIPALLI RS, YAN GX, et al. Effect of epicardial or biventricular pacing to prolong QT interval and increase transmural dispersion of repolarization: does resynchronization therapy pose a risk for patients predisposed to long QT or torsade de pointes? Circulation, 2003, 107(5): 740-746.

[7] SCOTT PA, YUE AM, WATTS E, et al. Transseptal left ventricular endocardial pacing reduces dispersion of ventricular repolarization. Pacing Clin Electrophysiol, 2011, 34(10): 1258-1266.

[8] VAN DEURSEN C, VAN GELDORP IE, RADEMAKERS LM, et al. Left ventricular endocardial pacing improves resynchronization therapy in canine left bundle-branch hearts. Circ Arrhythm Electrophysiol, 2009, 2(5): 580-587.

[9] GARRIGUE S, JAÏS P, ESPIL G, et al. Comparison of chronic biventricular pacing between epicardial and endocardial left ventricular stimulation using Doppler tissue imaging in patients with heart failure. Am J Cardiol, 2001, 88(8): 858-862.

病例 41　冠状静脉分支细小改经房间隔穿刺植入左心室心内膜导线

【病史摘要】

患者，男性，77 岁，因"反复胸闷、气促 4 年，加重 5 天"，于 2014 年 9 月 27 日入院。患者 4 年前开始反复出现胸闷伴气促，活动后明显，曾外院行冠状动脉 CTA 提示左右冠状动脉未见明显狭窄，超声心动图提示全心扩大，诊断为"扩张型心肌病"，平时服用美托洛尔缓释片 47.5mg（q.d.）、培哚普利 4mg（q.d.）、地高辛片 0.125mg（q.d.）、氢氯噻嗪片 25mg（q.d.）及螺内酯片 20mg（q.d.），仍有症状反复伴间歇双下肢浮肿。既往有慢性心房颤动病史 5 年。入院心电图：异位心律，心房颤动，心室率 39 次 /min，QRS 波时限 100ms，见图 5-2-35。动态心电图：异位心律，慢心室率，心房颤动，总心搏数 59 771 次 /23h 52min，平均心率 42 次 /min。超声心动图：全心扩大伴左心室弥漫性运动减弱，二尖瓣重度反流，LVEDD 7.2cm，LAD 7.5cm，LVEF 38.6%。胸片见图 5-2-36。

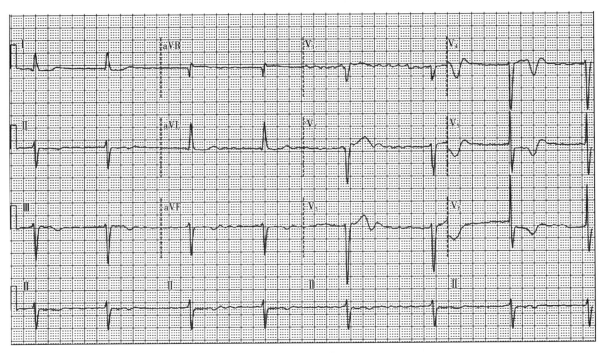

图 5-2-35　心电图
异位心律，心房颤动伴缓慢心室率

【诊疗方案】
　　患者诊断为扩张型心肌病，NYHA 心功能分级Ⅲ级；心律失常，慢心室率，心房颤动，间歇三度 AVB。符合 2013 年 ESC 指南 CRT 的Ⅱa 类适应证。2014 年 10 月 9 日 CRT 术中行冠状静脉造影示冠状静脉分支，侧静脉及后侧静脉、前侧静脉均细小（图 5-2-37），以 4196 导线尝试于侧静脉固定效果不佳，且伴 3V/0.4ms 膈神经刺激，换用 4195 导线尝试于前侧静脉固定且阈值大于 5V/0.4ms。遂植入右心房导线及右心室导线后，于 2014 年 10 月 16 日改经房间隔穿刺植入左心室心内膜导线。

【植入过程与要点】
　　1. 房间隔穿刺　穿刺右股静脉，将 8.5F SWATCHZ 长鞘（圣犹达公司）送入，经鞘管在 PA 及 RAO 45°下行房间隔穿刺，并予左心房造影，将 0.089mm（0.035 英寸）长导丝送至右上肺静脉远端做支撑（图 5-2-38），推送长鞘数次以扩张房间隔，随后将鞘管退出至下腔静脉，保留长导丝以做标识。

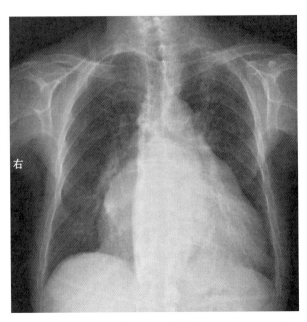

图 5-2-36　胸片
心影增大，心胸比例 0.74

　　2. 经上腔静脉寻找房间隔穿刺孔　穿刺左锁骨下静脉，以可调弯 Agilis 鞘（圣犹达公司），确定 PA、LAO 及 RAO 影像中均与穿刺处接近的部位，选择长泥鳅导丝过房间隔（图 5-2-39）。

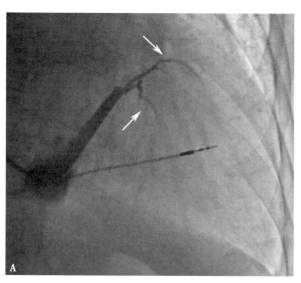
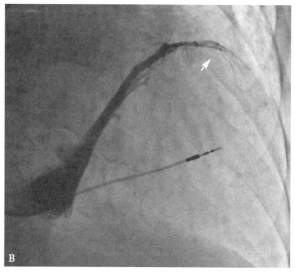

长箭头—后侧静脉；短箭头—前侧静脉。

图 5-2-37　冠状静脉造影

可见纤细的侧静脉及后侧静脉（A）和纤细的前侧静脉（B）

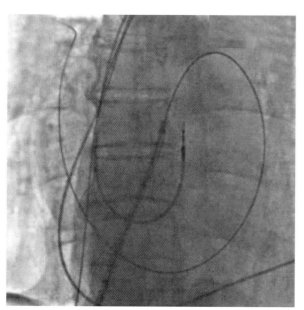
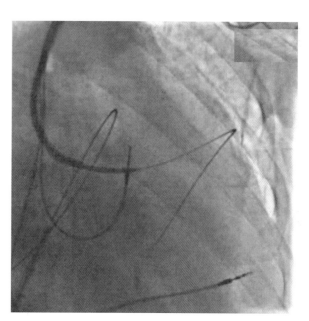

图 5-2-38　经股静脉径路穿刺房间隔影像

后前位，0.089mm（0.035 英寸）长导丝经下腔静脉过房间隔，支撑至右上肺静脉远端

图 5-2-39　经上腔静脉径路穿过房间隔影像

右前斜位 30°，经上腔静脉径路将长泥鳅导丝经 Agilis 鞘通过房间隔

　　3. 交换鞘管　Agilis 鞘头端过房间隔后，将长泥鳅导丝交换为普通长导丝至左心室；再将 Agilis 鞘交换为普通左心室长鞘（直鞘 6250S-50cm），鞘管压力大而影响导线操作，再交换为 C304 可调弯鞘（美敦力公司）至左心室腔内（图 5-2-40）。

　　4. 植入左心室心内膜导线　经鞘管将 3830-74cm 导线（美敦力公司）送入，术中测试双心室起搏，以 QRS 波时限最小且左心室起搏阈值小于 1.5V/0.4ms 为植入部位，最终将导线植入左心室侧后壁。

　　5. 左心室导线起搏参数　阈值 0.6V/0.4ms，阻抗 556Ω，斜率 1.8V/s，R 波振幅 8.7ms，膈神经阈值 7.0V/0.4ms。

　　6. 术后检查　术后胸片见图 5-2-41，术后双心室起搏心电图见图 5-2-42。

　　【随访】

　　患者术后随访 1.5 年，LVEF 增加、LVEDD 和 LVESD 缩小、NYHA 心功能分级提高 1 级（表 5-2-1），临床症状改善。

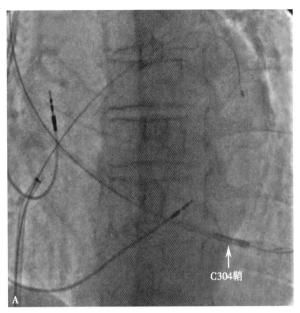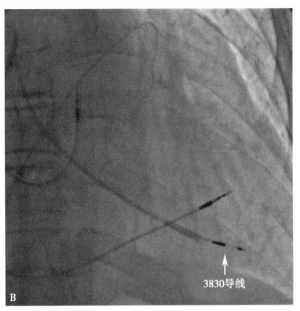

C304鞘

3830导线

图 5-2-40 经上腔静脉径路更换 C304 可调弯鞘并将 3830 导线送至左心室影像

A. 经上腔静脉径路更换 C304 可调弯鞘；B. 将 3830 导线送至左心室

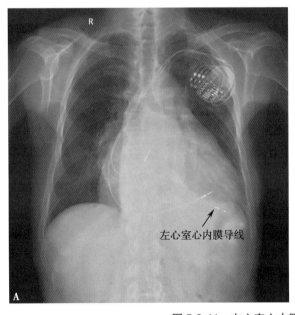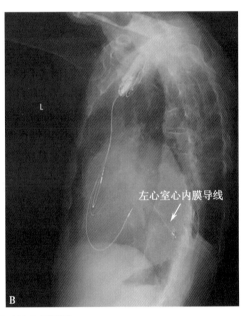

左心室心内膜导线

左心室心内膜导线

图 5-2-41 左心室心内膜导线位置影像

A. 后前位；B. 左前斜位 45°，示左心室心内膜导线位于左心室侧后壁

表 5-2-1 患者术后心功能随访资料

时间	LVEF/%	LVEDD/cm	LVESD/cm	NYHA 心功能分级
术前	38.6	7.20	5.32	Ⅲ
术后 3 个月	39.1	7.18	5.21	Ⅱ～Ⅲ
术后 6 个月	51.7	6.71	4.89	Ⅱ
术后 1 年	58.7	6.53	4.45	Ⅱ
术后 1.5 年	51.2	6.86	5.01	Ⅱ

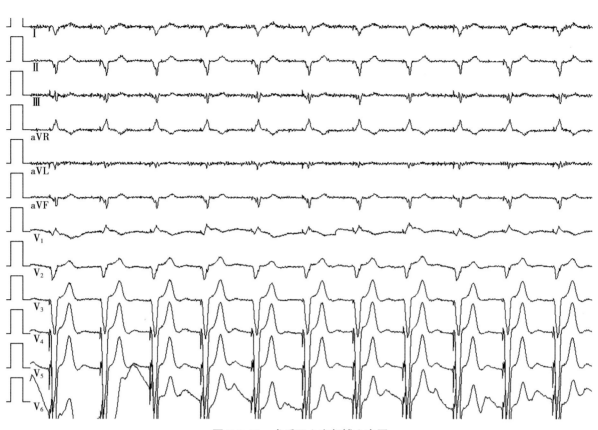

图 5-2-42 术后双心室起搏心电图

起搏 QRS 波时限 130ms

【评述】

1. 左心室导线植入失败的选择 CRT 是目前临床非药物治疗慢性心力衰竭的重要手段[1]。常规 CRT 是经冠状静脉窦至其静脉分支植入左心室导线，从而进行左心室心外膜起搏。约 10% 患者不能通过常规途径植入左心室导线，主要原因为心脏静脉解剖结构异常，如心脏静脉开口畸形，瓣膜异常，靶静脉成角明显、太细或缺如，还存在导线不能稳定固定、或阈值太高、膈神经刺激等情况[2]。经静脉植入左心室导线失败后有几种可能的选择：①放弃手术，单纯药物治疗；②植入 ICD；③外科手术进行心外膜导线植入；④左心室心内膜起搏。前两种方法无法进行 CRT，从而无法改善患者预后；而植入心外膜导线存在创伤相对较大且手术及麻醉风险较高、患者可能无法耐受的弊端。本中心 2 例患者，1 例为 CRT 中无合适靶静脉，1 例为冠状静脉窦口畸形。

左心室心内膜起搏作为一种新的替代策略[3]，近年来在临床中不断被尝试应用。其具有较低阈值、较低膈神经刺激风险、更多位点选择、更生理且不易诱发心律失常等优势已被认可[4-5]。但一些存在的问题也不容忽视，主要包括以下几点：导线血栓形成及栓塞风险，导线对二尖瓣的影响，经房间隔穿刺入路引导术有一定的难度。

2. 左心室心内膜起搏展望 本例患者于下腔静脉长导丝指引下，于上腔静脉常规径路植入左心室导线。考虑到无已穿刺房间隔部位的确切标记，应用可调弯 Agilis 鞘明显有助于确定房间隔穿刺孔。术中采用 3830 导线，相对于常规右心室起搏导线更长、更细，不但有助于术者在左心室内寻找最合适部位，且对二尖瓣的影响更小。另外，选用有特殊长度且带尾端止血阀的 C304 鞘管，可明显减少因左心室压力高而鞘管尾端的出血，并缩短了导线定位时间。

另外，若永久性心房颤动患者 CHA_2DS_2-VASc 评分≥2 分，则需要长期抗凝治疗。本例患者术前已长期服用华法林，因此相对于窦性心律患者更适合左心室心内膜起搏。术中房间隔穿刺后开始应用肝素（首次剂量 100U/kg 体重，此后每 1h 追加 1 000U），监测活化凝血时间（activated clotting time，ACT）控制于 120~250s。

心脏再同步选择位点起搏（ALSYNC）研究[6]作为全球多中心前瞻性观察性研究，2015 年评估了经房间隔途径应用 3830 导线进行左心室心内膜起搏的可行性和安全性；该研究通过纳入 138 例患者，经 6 个月随访，发现 55% 患者 LVESD 缩小至少 15%。尽管左心室心内膜起搏存在栓塞风险、需长期抗凝治疗等问题，且手术方式和工具有待改进，但因其避免了外科麻醉且起搏部位可多选，对于经静脉 CRT 失败或 CRT 无反应的患者无疑是一项有前景的新技术。

（沈法荣　何　浪）

【参考文献】

[1] MOLHOEK SG, BAX JJ, BLEEKER GB, et al. Comparison of response to cardiac resynchronization therapy in patients with sinus rhythm versus chronic atrial fibrillation. Am J Cardiol, 2004, 94（12）: 1506-1509.

[2] BISCH L, DA COSTA A, DANPHINOT V, et al. Predictive factors of difficult implantation procedure in cardiac resynchronization therapy. Europace, 2010, 12（8）: 1141-1148.

[3] 宿燕岗, 聂振宁, 秦胜梅, 等. 经房间隔穿刺行左心室心内膜植入心脏再同步除颤器一例. 中华心律失常学杂志, 2012, 16（5）: 384.

[4] GINKS MR, LAMBIASE PD, DUCKETT SG, et al. A simultaneous X-Ray/MRI and noncontact mapping study of the acute hemodynamic effect of left ventricular endocardial and epicardial cardiac resynchronization therapy in humans. Circ Heart Fail, 2011, 4（2）: 170-179.

[5] PADELETTI L, PIERAGNOLI P, RICCIARDI G, et al. Acute hemodynamic effect of left ventricular endocardial pacing in cardiac resynchronization therapy. Circ Arrhythm Electrophysiol, 2012, 5（3）: 460-467.

[6] MORGAN JM, BIFFI M, GELLÉR L, et al. Alternate site cardiac resynchronization（ALSYNC）: a prospective and multicentre study of left ventricular endocardial pacing for cardiac resynchronization therapy. Eur Heart J, 2016, 37（27）: 2118-2127.

病例 42　心外膜导线断裂经房间隔穿刺植入左心室心内膜导线

【病史摘要】

患者，男性，54 岁，因"反复胸闷、气促 8 余年，CRT 术后电池耗竭 1 个月"，于 2016 年 3 月 18 日入院。患者 2008 年 7 月因"反复胸闷、气促伴尿少、双下肢浮肿 1 余年"就诊。心电图示：窦性心律，完全性右束支传导阻滞（图 5-2-43）；超声心动图示：LVEDD 64mm，LVEF 27.6%。冠状动脉造影未见冠状动脉狭窄。诊断为"扩张型心肌病，完全性右束支传导阻滞，NYHA 心功能分级Ⅲ级"。予"厄贝沙坦、酒石酸美托洛尔片、氢氯噻嗪、螺内酯、地高辛"口服治疗。于 2008 年 8 月 21 日行 CRT（Insync Ⅲ 8042，美敦力公司）。术中因冠状静脉窦口畸形（造影证实冠状静脉窦开口呈筛状变异），左心室导线无法成功经静脉植入，遂在全身麻醉下行经胸植入左心室心外膜导线。将左心室心外膜导线（4965-50cm，美敦力公司）固定于房室环下方左心室侧面无脂肪处（图 5-2-44），测试左心室导线起搏参数良好（阈值 1.2V/0.4ms；阻抗 980Ω）。术后心电图示 QRS 波时限 114ms（图 5-2-45）。术后 10 月随访超声心动图提示 LVEDD 54mm，LVEF 57%。患者长期规律

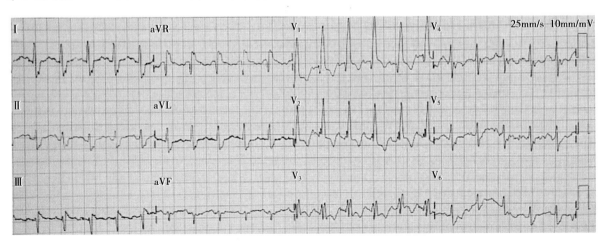

图 5-2-43　入院心电图

窦性心律，完全性右束支传导阻滞，QRS 波时限 150ms

服用"酒石酸美托洛尔片 50mg（q.d.）、厄贝沙坦 150mg（q.d.）、地高辛 0.125mg（q.d.）、螺内酯 20mg（q.d.）、氢氯噻嗪 25mg（q.d.）"治疗。5 年来患者一直从事驾驶员工作，无明显胸闷、气促不适。2016 年 2 月患者常规随访，心电图示窦性心律，右心室起搏，未见双心室起搏（图 5-2-46）。起搏器程控检查提示左心室导线阻抗＞9 999Ω，起搏器电池耗竭。拟行起搏器置换术再入院。

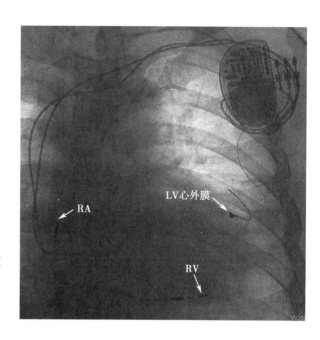

RA—右心房导线；RV—右心室导线；LV 心外膜—左心室心外膜导线；箭头—导线位置。

图 5-2-44　左心室心外膜导线位置影像

左心室心外膜导线固定于房室环下方左心室侧壁

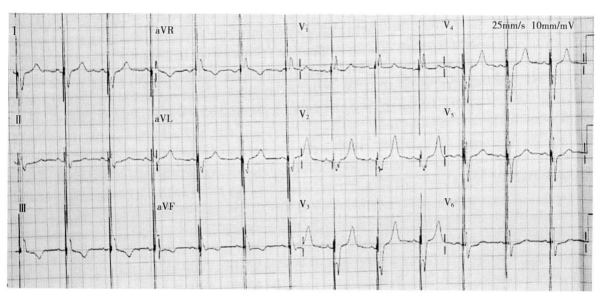

图 5-2-45　左心室心外膜导线植入术后双心室起搏心电图

窦性心律，双心室起搏，起搏 QRS 波时限 110ms

【诊疗方案】

对患者常规随访发现左心室导线阻抗＞9 999Ω，考虑导线磨损，胸片提示"第 5 肋外缘处左心室导线磨损"（图 5-2-47）；同时检测起搏器电池耗竭，拟行左心室心内膜导线植入及 CRT。

【植入过程与要点】

1. 扩张房间隔　经右股静脉途径置入 8.5F 长鞘（Swarts SL1，圣犹达公司），在 PA 和 RAO 45° 下成功穿刺卵圆窝后，予 4 000U 肝素化；将长导丝送至左上肺静脉远端，并将扩张鞘沿导丝送至房间隔，反复扩张房间隔。

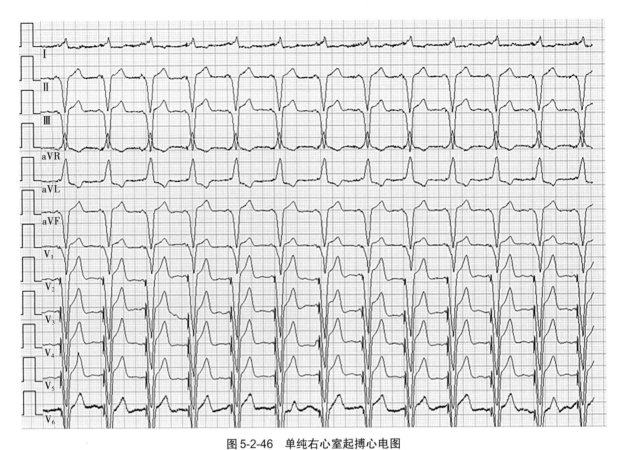

图 5-2-46　单纯右心室起搏心电图

窦性心律，右心室起搏图形，QRS 波呈完全性左束支传导阻滞，QRS 波时限 150ms

2. 放置消融导管　经左锁骨下静脉穿刺，置入 Agilis 鞘（圣犹达公司）至右心房，在入路标记导丝指引下，将双弯大头消融导管（SAFIRE，圣犹达公司）沿 Agilis 鞘成功通过房间隔送入左心房，将双导丝送入左上肺静脉远端（图 5-2-48）。

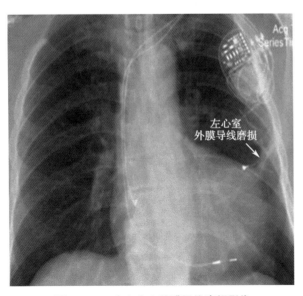

图 5-2-47　左心室心外膜导线磨损影像

左心室心外膜导线于第 5 肋外缘处磨损

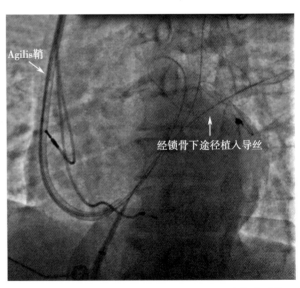

图 5-2-48　经 Agilis 鞘将双导丝送至左上肺静脉影像

在下入路标记导丝指引下，经左锁骨下静脉途径，将 Agilis 鞘成功通过房间隔送入左心房，并将双导丝送至左上肺静脉

3. 固定导线　将可控 C304 弯鞘（美敦力公司）沿导丝送入左心房，在导丝引导下，将 C304 弯鞘经二尖瓣送入左心室（图 5-2-49）。沿鞘管将主动固定起搏导线（3830-69，美敦力公司）送入，并固定于左心室侧壁中段（图 5-2-50）。

4. 测试参数　测试起搏参数良好（阈值 1.0V/0.4ms；感知 7.7mV，阻抗 980Ω），安全撤除鞘管。测试原右心房、右心室导线参数良好，原心外膜导线包埋于囊袋内；将左心室心内膜导线、原右心房、右心室导线连接脉冲发生器，脉冲发生器包埋于囊袋内并逐层缝合。

5. 术后检查　图 5-2-51 为左心室心内膜导线植入术后影像，图 5-2-52 为左心室心内膜导线植入术后心电图。

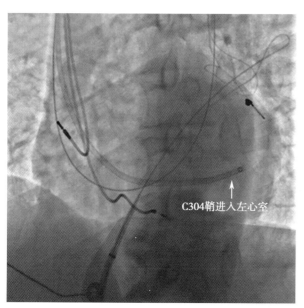

图 5-2-49　C304 鞘通过二尖瓣进入左心室

左前斜位 45°，更换 C304 鞘后，将 C304 鞘通过二尖瓣送入左心室

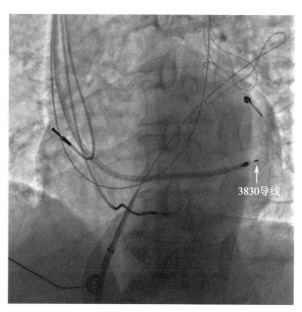

图 5-2-50　3830 导线植入位置影像

左前斜位 45°，3830 导线固定于左心室侧壁中段

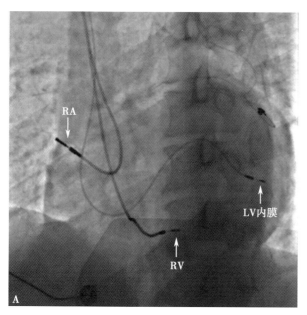

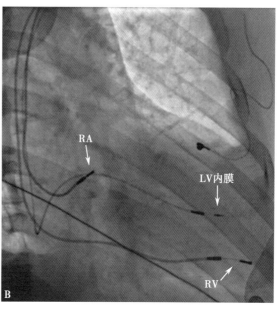

RA—右心房导线；RV—右心室导线；LV 内膜—左心室心内膜导线。

图 5-2-51　左心室心内膜导线植入术后影像

A. 左前斜位 45°；B. 右前斜位 30°；可见左心室心内膜导线位于左心室侧后壁

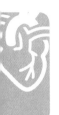

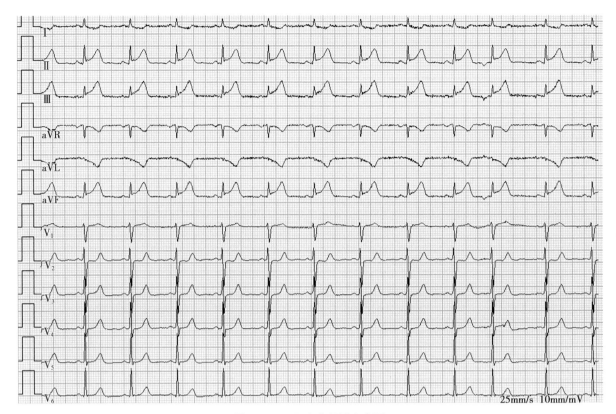

25mm/s 10mm/mV

图 5-2-52 双心室起搏心电图

窦性心律，双心室起搏，QRS 波时限 100ms

【随访】

患者术后长期口服华法林抗凝治疗，继续服用"酒石酸美托洛尔缓释片 47.5mg（q.d.）、厄贝沙坦 150mg（q.d.）、地高辛 0.125mg（q.d.）、螺内酯 20mg（q.d.）、氢氯噻嗪 25mg（q.d.）"。继续从事驾驶员工作，2018 年 3 月超声心动图提示：LVEDD 56mm，LVEF 61%。程控随访：起搏参数理想，双心室起搏 99.9%。

【评述】

1. 左心室心内膜导线的植入方法 常规 CRT 中，首选经冠状静脉途径将左心室导线植入冠状静脉的靶血管分支，经左心室心外膜起搏。由于部分患者冠状静脉解剖结构异常，如冠状静脉窦口畸形、靶静脉缺如，或植入左心室导线后出现高阈值及膈神经刺激等，约 10% 患者经冠状静脉途径植入左心室导线失败 [1]。左心室心外膜导线为经冠状静脉途径植入左心室导线失败的患者提供了有效手段，可通过开胸将左心室心外膜导线植入左心室侧壁、后壁等最晚激动部位。

本例患者 7 年前因冠状静脉解剖异常，经冠状静脉途径植入左心室导线失败后行经胸左心室心外膜导线植入，术后随访 CRT 超反应。7 年后发现左心室心外膜导线磨损，起搏器电池耗竭再次入院。由于心外膜导线经肋间隙通过皮下隧道与脉冲发生器连接，因此胸廓的呼吸运动及体位变化均可直接引起导线与肋缘间的摩擦，导致心外膜导线磨损。因心外膜导线植入后发生心包粘连，再次植入心外膜导线非常困难，故对于本例患者，选择经房间隔植入左心室心内膜导线。

2. 植入左心室心内膜导线的优势 与经胸植入左心室心外膜导线相比，左心室心内膜起搏有更多的起搏位点选择，可将螺旋导线植入左心室最佳起搏位点，起搏阈值理想且可避免发生膈神经刺激和导线肋缘的磨损 [2-4]，心内膜刺激传导更快，可明显缩短心室激动周期，进一步提高心室起搏同步性。研究证实，与传统经静脉途径植入左心室导线相比，植入左心室心内膜导线的患者心室同步性更理想，二尖瓣前向血流速度积分增加了 40%[5-6]。ALSYNC 研究通过对 18 个中心 138 例行左心室心内膜起搏患者的随访发现，82.2% 的患者术后 6 个月未发生不良事件，同时 59% 的患者心功能明显改善 [7]。

本例采用经锁骨下静脉途径经房间隔穿刺植入左心室心内膜导线。目前经锁骨下静脉途径植入左心室心内膜导线只能选择 C304 可控弯鞘（美敦力公司），术中先经股静脉入路行房间隔穿刺，置入标记导丝至肺静脉远端，再经锁骨下静脉入路将导丝和C304可控弯鞘通过房间隔穿刺孔送入左心房，并将该弯鞘经二尖瓣送入左心室，再将3830主动固定导线（美敦力公司）经该弯鞘送入左心室侧壁并固定。术中左心室心内膜导线起搏参数理想，心电图QRS波时限显著缩短，双心室同步性更生理，术后随访左心室导线起搏参数良好，未发生并发症。因此，对于冠状静脉解剖结构存在异常，经常规冠状静脉途径植入左心室导线失败且不能耐受开胸植入心外膜导线的心力衰竭患者，左心室心内膜起搏是目前左心室导线植入的另一种选择[5-6]。

经锁骨下静脉途径植入左心室心内膜导线仍面临发生血栓的高风险。有研究报告，术中必须充分肝素化，同时术后长期抗凝治疗[8]。本例窦性心律患者，行左心室心内膜起搏后需长期服用华法林抗凝。

（徐　耕　周　颖）

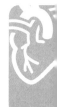

【参考文献】

[1]　BISCH L，DA COSTA A，DAUPHINOT V，et al. Predictive factors of difficult implantation procedure in cardiac resynchronization therapy. Europace，2010，12（8）：1141-1148.

[2]　MILLER AL，KRAMER DB，LEWIS EF，et al. Event-free survival following CRT with surgically implanted LV leads versus standard transvenous approach. Pacing Clin Electrophysiol，2011，34（4）：490-500.

[3]　MORGAN JM，SCOTT PA，TURNER NG，et al. Targeted left ventricular endocardial pacing using a steerable introducing guide catheter and active fixation pacing lead. Europace，2009，11（4）：502-506.

[4]　DERVAL N，STEENDIJK P，GULA LJ，et al. Optimizing hemodynamics in heart failure patients by systematic screening of left ventricular pacing sites：the lateral left ventricular wall and the coronary sinus are rarely the best sites. J Am Coll Cardiol，2010，55（6）：566-575.

[5]　GAMBLE JH，BASHIR Y，RAJAPPAN K，et al. Left ventricular endocardial pacing via the interventricular septum for cardiac resynchronization therapy：first report. Heart Rhythm，2013，10（12）：1812-1814.

[6]　AURICCHIO A，DELNOY PP，REGOLI F，et al. First-in-man implantation of leadless ultrasound-based cardiac stimulation pacing system：novel endocardial left ventricular resynchronization therapy in heart failure patients. Europace，2013，15（8）：1191-1197.

[7]　MORGAN JM，BIFFI M，GELLÉR L，et al. Alternate site cardiac resynchronization（ALSYNC）：a prospective and multicentre study of left ventricular endocardial pacing for cardiac resynchronization therapy. Eur Heart J，2016，37（27）：2118-2127.

[8]　LEKKERKERKER JC，VAN NIEUWKOOP C，TRINES SA，et al. Risk factors and time delay associated with cardiac device infections：leiden device registry. Heart，2009，95（9）：715-720.

第四节　经室间隔穿刺植入左心室心内膜导线

病例43　穿刺室间隔植入左心室心内膜导线

【病史摘要】

患者，男性，66岁，因"反复胸闷、气喘6年，加重1周"，于2014年8月入住我科。患者4年前曾因相同症状入住我科，诊断为扩张型心肌病、CLBBB，NYHA心功能分级Ⅲ级；当时超声心动图示LVEDD 70mm、LVESD 62mm、LVEF 29%；心电图示窦性心律、CLBBB、QRS波时限160ms（图5-2-53）；符合CRT的Ⅰ类适应证。2010年6月拟行CRT，术中反复尝试不能找到冠状静脉窦开口，冠状动脉造影和冠状静脉造影示冠状静脉窦开口畸形（无顶冠状静脉窦）（图5-2-54A），建议经外科手术途径植入左心室心外膜导线，但因患者及家属拒绝，遂放弃手术。近4年来一直正规服用利尿剂、地高辛、血管紧张素转化酶抑制剂、β受体阻滞剂，但症状反复发作，多次住院治疗。此次因胸闷、气喘症状加重入院。入院后超声心动图示LVEDD 78.6mm、LVSED 70.6mm、LVEF 21%。

【诊疗方案】

考虑患者反复多次心力衰竭加重，单纯药物治疗效果不佳，有行CRT的Ⅰ类适应证，然而因患者冠状静

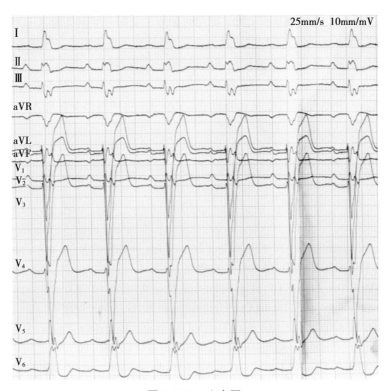

图 5-2-53 心电图

窦性心律，完全性左束支传导阻滞，QRS 波时限 160ms

脉窦开口畸形（无顶冠状静脉窦），常规经冠状静脉窦途径无法植入左心室心外膜导线，同时患者拒绝开胸手术植入左心室心外膜导线，故拟植入左心室心内膜导线，考虑到经房间隔穿刺途径存在较大的瓣膜损伤和血栓栓塞的风险，结合国内外相关临床实践，拟尝试采用经室间隔穿刺的方法植入左心室心内膜导线。

【植入过程与要点】

1. 术前准备 口服华法林，国际标准化比值（international normalized ratio，INR）控制在 2～3，经胸超声心动图排除左心室血栓。

2. 血管穿刺 穿刺右侧桡动脉，持续动脉压力监测；局部麻醉下穿刺左侧锁骨下静脉，置入三根 J 形导丝。

3. 放置右心室导线 常规放置右心室除颤导线。

4. 室间隔定位、消融、穿刺和左心室心内膜导线的植入 沿另外一根钢丝将长 91cm、内径 8.5F 的 Agilis 鞘（圣犹达公司）送至右心室，退出导引钢丝，沿内鞘将 98cm 的房间隔穿刺针（Brockenbrough，圣犹达公司）送入。同时顺时针旋转 Agilis 鞘和房间隔穿刺针并调整 Agilis 鞘弯度，使内鞘尽量紧贴房间隔并到达室间隔中部。分别于 LAO 45°、RAO 30° 造影以确定穿刺点，尽量远离间隔动脉（图 5-2-54B），将穿刺针沿鞘向前推送并紧贴室间隔，将消融大头头端与穿刺针尾端相连，启动 EinsiteNavx，在穿刺针远端标记，选择此处消融并穿刺。以 10W 放电 10s 消融室间隔。之后用房间隔穿刺针在此处穿刺，穿刺针成功通过后，退出针芯，注射对比剂证实穿刺针已经穿过室间隔（图 5-2-54C）。再将 Agilis 鞘沿穿刺针送入左心室约 2cm，退出穿刺针，沿将 0.081mm（0.032 英寸）的 260cm J 形导丝送至左心室（图 5-2-54D），保留导丝。此时静脉输注肝素 5 000U；退出 Agilis 鞘交换为左心室导线输送鞘（圣犹达公司）。沿输送鞘将双极主动螺旋导线送至左心室前侧壁并固定于心内膜面（图 5-2-54E、图 5-2-54F）。测试各项参数：阈值 0.4V/0.4ms，感知 12mV，阻抗 420Ω，并 10V 起搏证实无膈神经刺激。

5. 术后抗凝 术后心电图示双心室起搏良好（图 5-2-55）。术后继续应用华法林，使 INR 保持在 2～3。

【随访】

术后第 7 天行超声心动图检查示：二尖瓣反流较术前减少、心功能较术前改善，室间隔完好，无穿间隔血流。

第
二
章
实
例
解
析

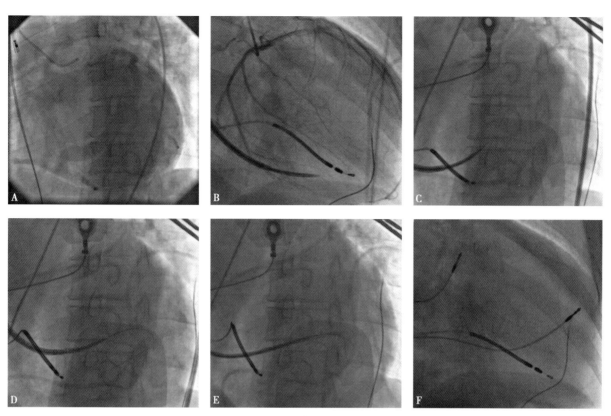

图 5-2-54　术中 X 线影像

A. 冠状动脉造影和冠状静脉造影示冠状静脉窦开口畸形（无顶冠状静脉窦）；B. 造影确定穿刺点远离冠状动脉间隔支；
C. 注射对比剂证实穿刺针穿过室间隔；D. 沿鞘将 J 形导丝送至左心室内；E. 左前斜位 30° 示将左心室导线固定于左心
室心内膜前侧壁；F. 右前斜位 45° 示左心室导线位置

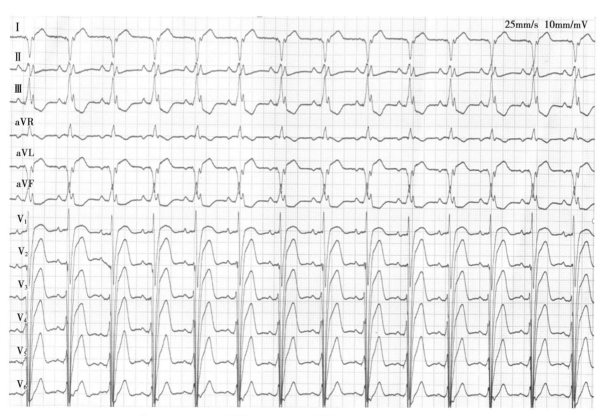

图 5-2-55　经室间隔植入左心室导线植入术后双心室起搏心电图

双心室起搏良好，起搏的 QRS 波时限约 160ms

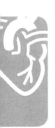

【评述】

1. CRT 左心室导线常规方法植入失败的补救措施

（1）开胸植入左心室心外膜导线。CRT 可以降低心力衰竭患者的住院率和死亡率[1]。目前常规 CRT 是将左心室导线通过心脏静脉植入到静脉分支，从心外膜起搏左心室心外膜侧后壁、后壁，通过右心房和双心室起搏，改善心房、心室间和心室内的不同步，改善心功能。但心脏静脉解剖结构存在个体差异，如心脏静脉开口畸形，瓣膜异常，靶静脉成角明显、太细或缺如，还存在导线不能稳定固定、阈值太高或膈神经刺激等情况，约 5%～8% 的患者左心室导线不能经冠状静脉成功植入，且 15%～20% 左心室导线未植入在理想的靶静脉[2-3]。而经心外科开胸植入左心室心外膜导线存在创伤大、风险高、患者不能耐受手术等不足。

（2）经房间隔穿刺植入左心室心内膜导线。1998 年，Jaïs 等[4]首先报告 1 例房间隔穿刺植入左心室心内膜导线患者，但此方法有以下缺点：需要经股静脉和锁骨下静脉两个途径，导线跨过二尖瓣可导致二尖瓣反流加重，左心室导线经过左心房使血栓栓塞概率更高。

（3）经室间隔穿刺植入左心室心内膜导线。Gamble 等[5]首先报告 1 例经室间隔穿刺植入左心室导线，术后患者心功能改善、室间隔完好、无血栓栓塞并发症。2014 年，Betts 等[6]报告了 10 例因冠状静脉窦畸形不能成功植入左心室导线或 CRT 无反应的患者，采取穿刺室间隔植入左心室导线；10 例患者均取得成功，且进一步完善了室间隔穿刺方法。本例患者与以上报告的不同之处在于，于 EinsiteNavx 引导下穿刺，即先在拟穿刺点处行三维标记，可避免不同部位反复消融穿刺，提高穿刺成功率（图 5-2-56）。

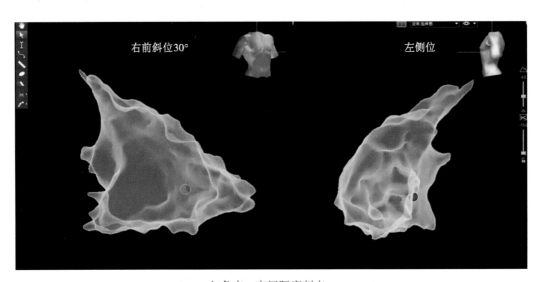

红色点—室间隔穿刺点。

图 5-2-56 三维标测室间隔穿刺点

2. 室间隔穿刺左心室心内膜起搏与经冠状静脉左心室心外膜起搏比较的优点

（1）无神经刺激。该技术几乎无膈神经刺激风险，经静脉起搏发生膈神经刺激的比例高达 20%。

（2）室壁激动顺序更符合生理。心肌透壁激动顺序逆转（心外膜起搏时）会增加多源传导和透壁复极的离散度，延长 QT 间期，增加尖端扭转型室性心动过速的风险[7]。研究证实左心室心内膜起搏的 CRT 患者 QT 离散度明显降低[8]。

（3）更方便地选择左心室起搏位点。经心脏静脉植入导线方式因受解剖、阈值、膈神经刺激等的限制，较多情况下无法根据术前左心室最晚激动部位选择左心室起搏点。左心室心内膜导线植入方式则使选择性左心室不同位点起搏更容易。

（4）有助于提高心室同步效率。心内膜刺激可使激动更快速地在心内膜传导，进一步缩短心室激动间期[9]。

（5）降低血栓栓塞的概率。导线不经过左心房，左心系统左心室导线很短，血栓栓塞的概率低于经房间隔穿刺植入左心室导线。同时不影响二尖瓣功能，不加重二尖瓣反流。

经室间隔穿刺左心室心内膜起搏尚存在某些潜在的并发症，包括左心室导线血栓形成及栓塞、发生感染性心内膜炎后的严重后果（包括拔除导线所面临的风险）等。临床迫切需要大样本临床对照试验探讨该技术的安全性和有效性。

（苏 浩 徐 健 严 激）

【参考文献】

[1] MC ALISTER FA，EZEKOWITZ J，HOOTON N，et al. Cardiac resynchronization therapy for patients with left ventricular systolic dysfunction: a systematic review. JAMA，2007，297（22）：2502-2514.

[2] GRASD D，BÖCKERD D，LUNATIM M，et al. Implantation of cardiac resynchronization therapy systems in the CARE-HF trial: procedural success rate and safety. Europace，2007，9（7）：516-522.

[3] BISCH L，DA COSTA A，DANPHINOT V，et al. Predictive factors of difficult implantation procedure in cardiac resynehronization therapy. Europace，2010，12（8）：1141-1148.

[4] JAÏS P，DOUARD H，SHAH DC，et al. Endocardial biventricular pacing. Pacing Clin Electrophysiol，1998，21（11 Pt 1）：2128-2131.

[5] GAMBLE JH，BASHIR Y，RAJAPPAN K，et al. Left ventricular endocardial pacing via the interventricular septum for cardiac resynchronization therapy: first report. Heart Rhythm，2013，10（12）：1812-1814.

[6] BETTS TR，GAMBLE JH，KHIANI R. Development of a technique for left ventricular endocardial pacing via puncture of the interventricular septum. Circ Arrhythm Electrophysiol，2014，7（1）：17-22.

[7] MEDINA-RAVELL VA，LANKIPALLI RS，YAH GX，et al. Effect of epicardial or biventricular pacing to prolong QT interval and increase transmural dispersion of repolarization: does resynchronization therapy pose a risk for patients predisposed to long QT or torsade depointes? Circulation，2003，107（5）：740-746.

[8] SCOTT PA，YUE AM，WATTS E，et al. Transseptal left ventricular endocordial pacing reduces dispersion of ventricular repolarization. Pacing Clin Electrophysiol，2011，34（10）：1258-1266.

[9] VAN DEURSEN C，VAN GELDORP IE，RADEMAKERS LM，et al. Left ventricular endocardial pacing improves resynchronization therapy in canine left bundle-branch hearts. Circ Arrhythm Electrophysiol，2009，2（5）：580-587.

第五节 左心室双部位起搏

病例44 心脏再同步化治疗无反应的左心室双部位起搏

【病史摘要】

患者，男性，35岁，18年前因气促、心悸，外院发现主动脉瓣、二尖瓣关闭不全，心房颤动，分别于1996年、2005年行主动脉瓣、二尖瓣置换术，术后仍有反复发作的胸闷、气促、活动耐力下降，外院于2012年进行CRT，右心室导线位于右心室流出道间隔部，左心室导线位于心后静脉，远端位于侧后壁中间段（图5-2-57A）。2个月后行房室结消融术。术后仍有气急、胸闷等症状。入院后超声心动图示：人工机械二尖瓣、主动脉瓣支架固定，瓣膜启闭活动未见异常，均可见轻微反流；LVEDD 88mm，LVESD 80mm，LAD 60mm，左心室壁整体收缩活动减弱，LVEF 20%；下腔静脉增宽为27mm，右心房、右心室增大，轻中度三尖瓣反流，肺动脉收缩压约56mmHg；组织多普勒成像示左心室12节段收缩达峰时间标准差（Ts-SD）为92ms，下壁延迟最明显约300ms，主动脉速度时间积分（velocity-time integral，VTI）10.7。6min步行距离245m。入院后心电图示：心房颤动伴三度AVB，心室起搏依赖，呈双心室起搏图形（I导联QRS波以负向波为主），QRS波时限200ms（图5-2-58）。

【诊疗方案】

患者二尖瓣、主动脉瓣置换术后，全心扩大伴心功能不全，CRT后无反应，NYHA心功能分级Ⅲ级；拟再植入一根左心室导线实现左心室双部位起搏，以提高CRT疗效。

【植入过程与要点】

1. 静脉穿刺 患者取平卧位，常规消毒左胸前皮肤，铺巾，局部麻醉下成功穿刺左锁骨下静脉并放入一根指引钢丝。

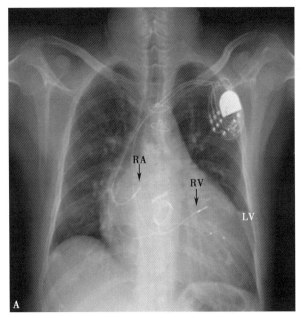 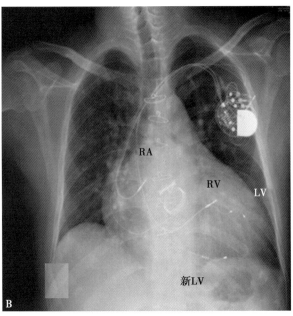

RA—右心房导线；RV—右心室导线；LV—左心室导线；箭头—导线位置。

图 5-2-57　起搏器植入的 X 线胸片

A. 升级左心室双部位起搏前的胸片：右心室导线置于右心室流出道间隔部，左心室导线位于心后静脉，远端位于侧后壁中间段；B. 新植入的左心室导线位于心中静脉

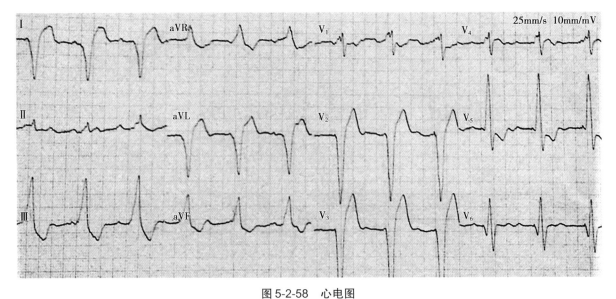

图 5-2-58　心电图

心房颤动伴三度房室传导阻滞，行心室单腔起搏

2. 植入导线　沿钢丝将 6218 左心室递送系统（美敦力公司）送入，自导引导管内操纵 EP 标测导管进入心脏静脉。撤出 EP 导管后行心脏静脉逆行造影，结合术前组织多普勒结果，确定靶静脉为心中静脉。在经皮球囊冠状动脉成形术导丝指引下将左心室导线（4195，美敦力公司）送入心中静脉（图 5-2-57B），测试起搏阈值并确定 10V 电压起搏时无膈神经刺激，再次确认导线无移位后固定导线，与原起搏器心房孔连接，将起搏器置于原囊袋中。

3. 术中超声心动图检查　将置于心中静脉的导线连接于心房孔，左心室后静脉导线连接于左心室孔，测试超声心动图参数变化，包括主动脉 VTI 和 Ts-SD。结果显示主动脉 VTI 为 28.9，下壁收缩时间提前至 160ms，Ts-SD 为 30.45ms。然后，将两个导线对调，即心中静脉连接左心室孔，而左心室后静脉导线连接心房孔，再次测定的主动脉 VTI 为 19.5，下壁收缩时间相对提前，Ts-SD 为 30.88ms（图 5-2-59）。

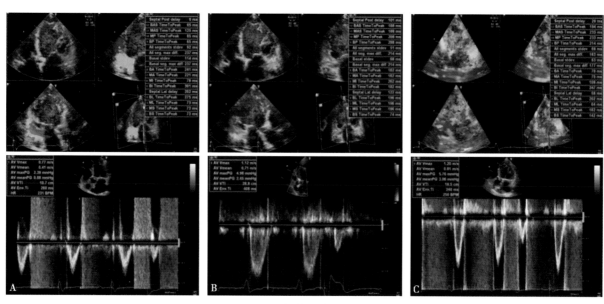

图 5-2-59 超声心动图检查表现

A. 术前收缩达峰时间标准差 92ms，主动脉速度时间积分 10.7；B. 术中 1，将心中静脉导线连接于心房孔，左心室后静脉导线连接于左心室孔，收缩达峰时间标准差 51ms，主动脉速度时间积分 28.9；C. 术中 2，将心中静脉导线连接于左心室孔，左心室后静脉导线连接于心房孔，收缩达峰时间标准差 69ms，主动脉速度时间积分 19.5；比较上述测试结果，最终选择术中 1 的连接方式

4. 选择连接方式 第一种连接方式的超声指标总体较第二种连接方式好，遂恢复第一种各导线与脉冲发生器的连接方式。包埋原心房导线于原囊袋中，将 AV 间期调至最短 15ms。逐层缝合皮下组织和皮肤。

5. 术后心电图 心中静脉导线为单极导线，起搏钉在多数导联上均清晰可见，而原后静脉导线和右心室导线均为双极导线，且设置为双极起搏，起搏钉较小，难以分辨。术后 QRS 波较术前无明显改变（图 5-2-60）。

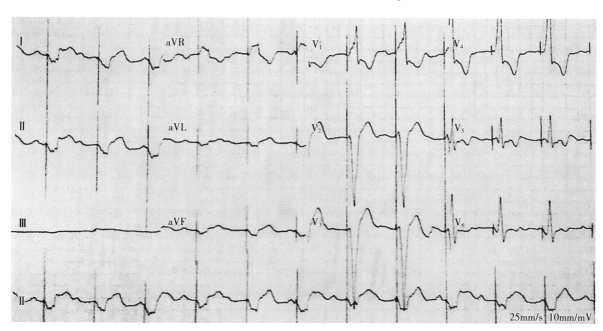

图 5-2-60 左心室双部位起搏心电图

左心室双部位和右心室联合起搏，可见 V₁ 导联呈 Rs 形态

【随访】

术后 2 个月随访 NYHA 心功能分级 II 级，6min 步行距离 306m，较术前明显改善，无室性心律失常事件。超声心动图示：LVEDD 82mm，LVESD 74mm，LAD 60mm，左心室壁整体收缩活动普遍减弱，LVEF 25%。

术后 3 个月随访，心功能较前明显改善，日常活动仅轻度受限。无室性心律失常事件。超声心动图较前有所改善：LVEDD 74mm，LVESD 53mm，LVEF 40%。

【评述】

1. 心脏再同步化治疗无反应和可能的原因　尽管 CRT 疗效确切，但仍有约 30% 的患者症状无明显改善，约 50% 患者左心室未出现正性左心室逆重构[1]，主要原因有瘢痕负荷过重、左心室导线植入部位传导缓慢和未能很好解决患者的失同步性[2] 等。这些因素之间又相互作用，瘢痕过多导致显著的心室内传导阻滞，影响存活心肌的同步兴奋；左心室导线植入部位存在瘢痕组织易导致起搏信号传出阻滞，同样会影响心肌的同步性[3-4]。三维空间相距足够远的两个左心室部位的起搏理论上能够增加心室肌电活动的同步性，使更多的心肌同步收缩。本中心 1 例终末期心力衰竭伴心房颤动患者，经常规 CRT 疗效不佳后升级为左心室双部位起搏治疗，术后短期心功能明显改善。

2. 左心室双部位起搏的临床应用　早在 2000 年，Pappone 等[5] 在 14 例低 LVEF、宽 QRS 波的患者中发现，与左心室单个部位（导线置于后基底部或侧壁）起搏相比，左心室双部位起搏（同时起搏左心室的上述 2 个部位）后即刻测得的 dp/dt 和动脉压增加，QRS 波时限缩短达 22%，而左心室单个部位起搏则使术后起搏 QRS 波增宽 2%~12%。Rogers 等[6] 入选了 NYHA 心功能分级Ⅱ～Ⅳ级、LVEF < 35%、QRS 波时限≥150mm 患者，并将患者随机分为右心室心尖部加左心室单个部位起搏组（RV + 1LV）和右心室心尖部加左心室双部位起搏组（RV + 2LV），后者如有心房颤动，则另一根左心室导线接入心房孔，将 AV 间期调至最短（10ms），如为窦性心律，则使用并联转接装置（Oscor，Palm Harbor，FL，USA），将两根左心室导线并联连接后插入原左心室插孔；共随访 3 个月，发现与传统双心室起搏相比，左心室双部位起搏患者 6min 步行距离明显延长、左心室收缩末容积明显减少、LVEF 明显增加。Lenarczyk 等[7] 入选了 54 例 NYHA 心功能分级Ⅲ～Ⅳ级、LVEF≤35%、QRS 波时限≥120ms 患者，27 例为 RV + 1LV 组，27 例为 RV + 2LV 组，除 RV + 2LV 组 6min 步行距离明显小于 RV + 1LV 组以外，其他基线条件两组之间无显著性差异；术后随访 3 个月，与 RV + 1LV 组相比，RV + 2LV 组 NYHA 心功能分级明显降低，6min 步行距离明显延长，LVEF 明显增高，心室内不同步性明显改善，有效率可达 96.3%（RV + 1LV 组为 62.9%）。鉴于左心室双部位起搏无反应率低，该作者认为接受传统 CRT 无反应者升级为左心室双部位起搏可增加 CRT 反应率。

Leclercq 等[8] 首次进行了前瞻性、多中心、随机单盲交叉试验：纳入 40 例持续心房颤动但具有 CRT 适应证的心力衰竭患者，其中 34 例（85%）患者成功植入一根右心室导线和两根左心室导线，后者在解剖位置上尽量分开（一根位于侧后静脉或侧静脉，另一根位于心大静脉或心中静脉），其中一根左心室导线插入脉冲发生器心房孔。双心室起搏（VVI 模式，RV + 1LV）3 个月后随机分为两组，常规的双心室起搏（RV + 1LV）和 DDD 模式下的三点起搏（RV + 2LV），其 AV 间期设置为最短（25ms），3 个月后交叉；结果发现，两组心脏同步性、6min 步行距离及生活质量评分无显著性差异，但在左心室重构方面（LVEF、LVDD）三点起搏明显优于传统的双室起搏；3 个月随访时对单点左心室起搏无反应的患者，起搏模式更换为左心室双部位起搏后，40% 出现反应。该研究证实，对左心室单部位起搏无反应者改为左心室双部位后可提高 CRT 反应率。

在 CRT 中，与左心室植入一根导线相比，于左心室植入两根导线使手术时间明显延长，但植入成功率、术中并发症（包括冠状静脉损伤）、术后并发症（囊袋感染、导线移位、膈神经刺激）无显著性差异[5, 9]。Ogano 等[10] 入选了 58 例符合 CRT 适应证（NYHA 心功能分级Ⅱ～Ⅳ级、LVEF≤35%、QRS 波时限≥120ms）的患者，随机分为 RV + 1LV 和 RV + 2LV 组，平均随访 481 天，发现 RV + 2LV 组室性心律失常事件明显少于传统 CRT 组。

上述多为单中心、小规模研究，随访时间短，且研究终点不包括全因死亡和再入院事件临床指标，尚需大规模、前瞻性、多中心、随机对照研究支持。目前国内还无并联转接口，限制了此类研究的开展。本中心曾报告 2 例心房颤动伴心力衰竭患者，有 CRT 适应证的患者房室结消融后直接左心室双部位（RV + 2LV）CRT，成功将两根左心室导线植入到相距较远的冠状静脉内，其中一根导线连接心房孔，同时将 AV 间期程控到最短[11]。本例术中尽量使三根导线的远端在解剖位置上相距较远，术后短期随访心功能都较前改善，未出现导线脱位、膈神经刺激、室性心律失常等并发症；发现尽管一根左心室导线较另一根左心室导线提前起搏 15ms 而非同时发放脉冲，但仍可改善 CRT 疗效。

由于该疗法耗电量大、缺乏相应的设备、手术时间长，易出现感染等并发症，且目前尚无大规模研究明确直接左心室双部位起搏的适应证，因此该技术暂不适用于所有患者[12]，尤其对于 CRT-D 的患者，由于一根左心室导线与心房孔连接,参与心房感知,安全性和可行性尚需进一步研究。但该疗法为常规 CRT 无反应且心室内或心室间仍存在不同步的患者提供了一个可行的补救性治疗方法。该方法手术难度主要有:静脉系统血栓形成或管腔缩窄不利于植入新导线,穿刺操作可能损伤原有导线,冠状静脉窦开口继发狭窄,手术时间长导致感染机会增加等。随着 CRT 技术的日渐成熟,接受该技术治疗患者数的增加,CRT 无反应者的积累,国内已经具备进行多中心研究的基础。

(宿燕岗　秦胜梅)

【参考文献】

[1] BLEEKER GB, BAX JJ, FUNG JW, et al. Clinical versus echocardiographic parameters to assess response to cardiac resynchronization therapy. Am J Cardiol, 2006, 97(2): 260-263.

[2] BAX JJ, BLEEKER GB, MARWICK TH, et al. Left ventricular dyssynchrony predicts response and prognosis after cardiac resynchronization therapy. J Am Coll Cardiol, 2004, 44(9): 1834-1840.

[3] BLEEKER GB, KAANDORP TA, LAMB HJ, et al. Effect of posterolateral scar tissue on clinical and echocardiographic improvement after cardiac resynchronization therapy. Circulation, 2006, 113(7): 969-976.

[4] YU CM, BLEEKER GB, FUNG JW, et al. Left ventricular reverse remodeling but not clinical improvement predicts long-term survival after cardiac resynchronization therapy. Circulation, 2005, 112(11): 1580-1586.

[5] PAPPONE C, ROSANIO S, ORETO G, et al. Cardiac pacing in heart failure patients with left bundle branch block: impact of pacing site for optimizing left ventricular resynchronization. Ital Heart J, 2000, 1(7): 464-469.

[6] ROGERS DP, LAMBIASE PD, LOWE MD, et al. A randomized double-blind crossover trial of triventricular versus biventricular pacing in heart failure. Eur J Heart Fail, 2012, 14(5): 495-505.

[7] LENARCZYK R, KOWALSKI O, KUKULSKI T, et al. Mid-term outcomes of triple-site vs. conventional cardiac resynchronization therapy: a preliminary study. Int J Cardiol, 2009, 133(1): 87-94.

[8] LECLERCQ C, GADLER F, KRANING W, et al. A randomized comparison of triple-site versus dual-site ventricular stimulation in patients with congestive heart failure. J Am Coll Cardiol, 2008, 51(15): 1455-1462.

[9] LENARCZYK R, KOWALSKI O, SREDNIAWA B, et al. Implantation feasibility, procedure-related adverse events and lead performance during 1-year follow-up in patients undergoing triple-site cardiac resynchronization therapy: a substudy of TRUST CRT randomized trial. J Cardiovasc Electrophysiol, 2012, 23(11): 1228-1236.

[10] OGANO M, IWASAKI YK, TANABE J, et al. Antiarrhythmic effect of cardiac resynchronization therapy with triple-site biventricular stimulation. Europace, 2013, 15(10): 1491-1498.

[11] 宿燕岗,柏瑾,秦胜梅,等. 左心室双部位双心室同步起搏两例. 中华心律失常学杂志, 2010, 14(4): 314-317.

[12] SANAA I, FRANCESCHI F, PRÉVÔT S, et al. Is there a need for more than one left ventricular lead in some patients? Europace, 2009, 11(5): 29-31.

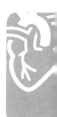

第六节　新型左心室多位点起搏

病例 45　左心室多位点起搏

【病史摘要】

患者,男性,49 岁,因"胸闷、气喘伴乏力 7 个月,加重 20 天",于 2015 年 9 月 23 日入院。患者 7 个月前开始出现胸闷、气喘伴全身乏力,活动时明显,伴夜间不能平卧、夜间阵发性呼吸困难,无头晕、黑矇,无胸痛,无意识丧失,就诊于当地医院,诊断为"左心室心肌致密化不全,心脏扩大,NYHA 心功能分级Ⅲ级",给予利尿、强心、纠正电解质紊乱等处理,症状好转后出院。近 20 天来患者反复发作胸闷气喘,多次就诊于当地医院,症状改善不明显,为求进一步诊治遂入我院,拟"心肌病,NYHA 心功能分级Ⅲ级"收住我科。近 1 个月患者无发热、咳嗽,无呕吐、腹泻,饮食、睡眠欠佳,小便量少,大便基本正常,近期体重增加约 3kg。否认高血压、糖尿病、脑血管病史,28 年前因外伤行脾脏切除术,无吸烟、饮酒史。入院时查体:体温 36.2℃,脉搏 80 次/min,呼吸 20 次/min,血压 96/62mmHg;神志清楚,精神一般;颈静脉无怒张,双肺呼吸音粗,两下肺可闻及少许湿啰音;心率 80 次/min,律齐,各瓣膜听诊区未闻及病理性杂音;肝脾肋下未及,肝颈反流征(-);

双下肢轻度凹陷性水肿。入院查心肌酶学、电解质均正常，NT-proBNP 为 3 321ng/L。心电图示窦性心律、完全性右束支传导阻滞，QRS 波时限 200ms（图 5-2-61）。超声心动图示左心室及右心增大（LVEDD 76mm，LVESD 68mm，LVEF 21%）。动态心电图示非持续性室性心动过速。

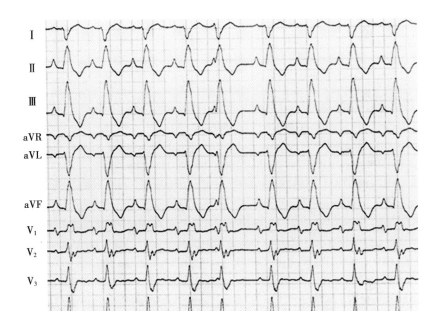

图 5-2-61 入院时心电图

窦性心律，完全性右束支传导阻滞，QRS 波时限 200ms，房性期前收缩

【诊疗方案】

患者诊断为扩张型心肌病，完全性右束支传导阻滞，NYHA 心功能分级Ⅲ级。依据患者窦性心律，经优化的药物治疗 3 个月以上仍持续有症状，NYHA 心功能分级Ⅲ级、LVEF 降低（<35%）、QRS 波时限 >150ms，是 CRT 的Ⅱa 类适应证，结合患者动态心电图示非持续性室性心动过速发作，故拟行 CRT-D。考虑患者心脏扩大较明显，为取得更好的心脏再同步效果，经与患者沟通拟植入新型左心室多位点 CRT。

【植入过程与要点】

新型左心室多位点 CRT 方法与传统 CRT 相同。

1. 静脉穿刺 穿刺左锁骨下静脉，制作囊袋备用。

2. 冠状静脉窦及其分支造影 行冠状静脉窦插管和逆行造影，充分显示冠状静脉窦及其属支。

3. 植入导线 新型左心室四极导线（由远到近 4 个电极名称分别为 D1、M2、M3、P4）植入左心室侧后静脉分支，心房导线植入右心耳，右心室导线植入右心室心尖部（图 5-2-62），测试各电极导线起搏和感知参数，测试无误后，连接脉冲发生器，逐层缝合切口。

4. 参数程控 术中测试右心室起搏至左心室四个电极导线的传导时间，提示 D1 传导时间最快，P4 传

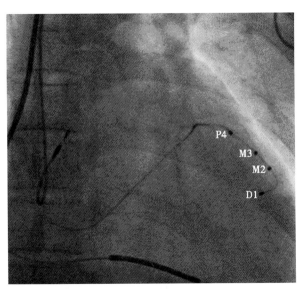

D1、M2、M3、P4—左心室导线 4 个电极的名称。

图 5-2-62 术后起搏导线影像

将左心室导线植入侧后静脉分支，心房导线植入右心耳，右心室除颤导线植入右心室心尖部

导时间最慢，左心室第一个起搏位点（LV1）选取传导最快的 D1 点，从 D1- 右心室线圈，左心室第二个起搏位点（LV2）选取传导最慢的 P4 点，从 P4-M2，测试阈值良好，LV1-LV2 间期 5ms，LV2- 右心室间期 5ms，自身传导 AV 间期约 200ms，为确保双心室起搏比例，程控 PAV/SAV 为 130/100ms。程控起搏模式为 DDD，VAT 方式起搏。

5. 术后心电图　见图 5-2-63。

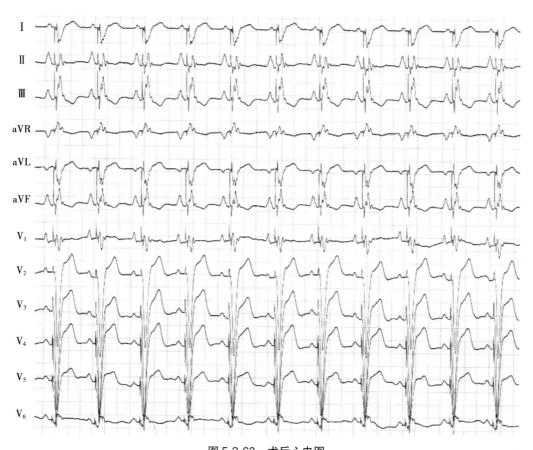

图 5-2-63　术后心电图
双心室起搏图形，起搏 QRS 波时限 140ms

【随访】

术后心功能改善明显，临床症状缓解，NYHA 心功能分级为 I 级，术后 6 个月超声心动图复查示 LVEDD 75mm，LVESD 64mm，LVEF 31%。

【评述】

1. 传统左心室单一位点起搏存在的问题　已经证实，CRT 可显著改善慢性心力衰竭伴电 - 机械不同步患者的心功能，逆转心脏电 - 机械重构，降低患者再住院率和病死率。然而，临床应用显示仍有约 30%～40% 的 CRT 患者无应答，推测可能与 CRT 后房室间、心室间及心室内仍存在不同步有关。一方面，部分心力衰竭患者左心室不同步并非局部现象，而存在于左心室心肌的广泛区域，因此左心室单一位点起搏不能解决广泛部位心肌不同步的问题 [1]；另一方面，在部分 CRT 患者，尤其是缺血性心肌病患者，其左心室心肌存在广泛瘢痕，左心室导线放置于瘢痕位置会明显降低 CRT 疗效，而现有的左心室导线植入技术很难避开瘢痕区域 [2]。基于此，左心室多位点起搏（multipoint pacing，MPP）技术应运而生（图 5-2-64）。

2. 左心室多位点起搏技术及其作用机制　传统 CRT 左心室单位点起搏技术通常是将右心房、右心室及左心室三根导线分别植入右心耳、右心室心尖部和冠状静脉窦分支处（通常是心侧静脉或侧后静脉），而新型左心室 MPP 技术则是在传统左心室单位点起搏技术的基础上增加一根左心室导线，两根左心室导线应尽量选择在三维空间相距较远的部位，从而使整个心脏的激动更为均匀、迅速。由于目前的 CRT 脉冲发生器仅有三个输出端（1 个心房孔和 2 个心室孔），因此以往多通过 Y 型适配器（Y-adapter）将两根左心室导线并

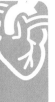

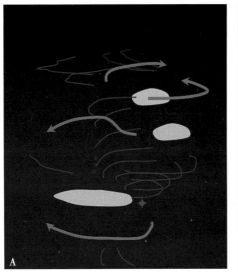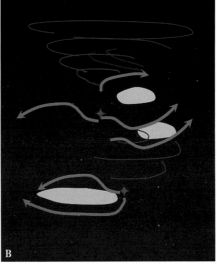

图 5-2-64　多位点起搏与双心室起搏激动差异比较示意图

传统双心室起搏（A）左心室仅一个位点起搏（红星）和多位点起搏（B）左心室两个部位起搏（红星），与双心室起搏相比，多位点起搏能更快速、协调地激动左心室

联后连接于脉冲发生器的左心室输出孔，而当心力衰竭患者合并持续性心房颤动或心房静止而无须放置心房导线时，则可将第二根左心室导线直接连接于脉冲发生器的心房孔。然而，随着新型左心室四极导线的问世，通过单根导线实现 MPP 成为现实。左心室四极导线克服了传统多导线左心室起搏的诸多缺陷，通过程控脉冲发生器使用四级中任一导线作为阴极，以右心室导线或脉冲发生器本身作为阳极，可以在任一导线部位刺激左心室心肌，发挥 MPP 的功能。

部分心力衰竭患者的左心室存在广泛的不同步，传统的左心室单位点起搏仅能激动左心室某一位点，而当左心室导线因受冠状静脉解剖异常或膈神经刺激等因素影响不能植入理想位点时，就不能形成最佳的 CRT 效果，而 MPP 时，多根左心室导线在空间位置上彼此分离，可同时刺激多个位点，从而使整个心室刺激更加均匀并迅速除极[3]。研究显示 MPP 较传统单位点起搏更接近生理性，可更有效地纠正心脏不同步[4-6]，而通过降低心室复极化离散度，MPP 还可发挥抗室性心律失常的作用[7-8]。缺血性心肌病引起的心力衰竭常合并心肌瘢痕，瘢痕组织的位置和范围可影响心室除极波及心室机械运动同步化的扩展。传统左心室单一位点起搏中，左心室导线通常放置在心室激动最延迟部位，而心肌瘢痕组织正是激动最延迟部位，此时会明显增加 CRT 无反应率。Niederer 等[9]在生物模型上研究发现，在左心室侧后壁无瘢痕组织时，左心室单位点起搏和 MPP 在改善左心室内压力变化率峰值（dp/dt_{max}）方面作用相似，而当左心室侧后壁存在瘢痕组织时，MPP 则比单位点起搏能显著改善 dp/dt_{max}，并且随着瘢痕程度的加重，MPP 更能显示其治疗益处，该研究结果表明，MPP 通过同时激动左心室多个位点，可使心室除极波绕开瘢痕组织到达远隔部位心肌，能更有效地改善心室同步性。

3. 左心室多位点起搏循证医学证据　2004 年，Sassara 等[8]首次报告了 1 例扩张型心肌病合并心房颤动的患者，因其对传统左心室单位点起搏 CRT 无应答，故升级为左心室双位点起搏，发现术后 3 个月患者的临床症状及心室同步性指标明显改善。2007 年，Lenarczyk 等[5]首次报告了针对 MPP-CRT 的可行性研究，对 26 例行左心室双位点起搏 CRT 的中重度心力衰竭患者随访 3 个月，结果显示患者的心功能明显改善，CRT 综合反应率高达 95.4%。2008 年，TRIP-HF 研究为首个前瞻性、多中心、双盲、随机交叉对照临床研究：纳入 40 例中重度心力衰竭合并永久性心房颤动的患者，经左心室单位点起搏 CRT，成功植入导线 34 例，3 个月后将患者随机分为两组，一组继续行左心室单位点起搏（14 例），另一组改为左心室双位点起搏（19 例），3 个月后两组再彼此交叉，随访 9 个月，结果显示，虽然两组患者 6min 步行距离及生活质量评分无显著性差别，但左心室双位点起搏在逆转左心室重构方面明显优于左心室单位点起搏；此外，在 3 个月随访时，对左心室单位点起搏无应答的 10 例患者升级为左心室双位点起搏后，4 例（40%）出现应答[10]。2012 年发表的 TURST CRT 研究为另一项前瞻性、单中心、单盲、随机对照临床研究，其将 100 例心力衰竭患者按照 1:1 的比例随机分为左心室双位点起搏组和左心室单位点起搏组，随访 12 个月，结果同样显示与左心室单位点起搏组相比，左心室双位点起搏组患者的心功能改善更显著[11]。

通过多根导线实现 MPP 技术的主要缺陷是增加了手术难度和 X 线暴露时间，而随着新型左心室四极导线应用于临床，通过单根导线即可实现 MPP 的功能，故引起了研究者们的广泛兴趣。采用电脑模型分析提示单根导线 MPP 对 CRT 反应率有提高作用，特别对于左心室存在瘢痕的患者[9]。Pappone 等[12]研究发现利用四极导线实现 MPP 的患者左心室 dp/dt_{max} 增加。Shetty 等[13]比较了传统 CRT、心内膜双心室起搏、多根导线 MPP（两根心外膜导线），单根导线 MPP（一根四极导线）4 种起搏方式下左心室 dp/dt_{max} 值的差异，结果显示，与传统 CRT 相比，最佳位置的心内膜双心室起搏左心室 dp/dt_{max} 增加了 19.6%±13.6%，多根导线 MPP、单根导线 MPP 较传统 CRT 的也增加了左心室 dp/dt_{max}，但两种 MPP 间未见统计学差异。

4. 左心室多位点起搏技术存在的问题　如前所述，相比于传统左心室单位点起搏 CRT，采用多根导线的 MPP 技术手术操作过程较复杂，手术难度明显增加，手术时间延长，术中 X 线暴露时间、对比剂用量均增加[5,11]。而采用 Y 型适配器（Y-adapter）将两根左心室导线并联后连接于脉冲发生器可能引起心室导线电学特性的改变，出现起搏阈值增高、阻抗降低及电流损耗增加等现象，从而缩短电池寿命[6,11,14-15]。需要指出的是，手术时间的延长、较多对比剂的使用及导线性能的改变可能在一定程度上加重心力衰竭患者的病情，最终导致手术失败。然而，随着采用新型四极导线 MPP 装置的问世，理论上可有效避免以往多根导线的缺陷，但因其上市时间较晚，尚缺乏大规模循证医学证据支持，导线远期电学特性的持久稳定性，以及临床疗效尚待更多研究证实。

（刘志泉　宇　霈　陈康玉　严　激）

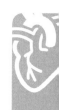

第二章　实例解析

【参考文献】

[1] YPENBURG C, WESTENBERG JJ, BLEEKER GB, et al. Noninvasive imaging in cardiac resynchronization therapy—part 1: selection of patients. Pacing Clin Electrophysiol, 2008, 31(11): 1475-1499.

[2] DUCKETT SG, GINKS M, SHETTY A, et al. Adverse response to cardiac resynchronization therapy in patients with septal scar on cardiac MRI preventing a septal right ventricular lead position. J Interv Card Electrophysiol, 2012, 33(2): 151-160.

[3] LENARCZYK R, KOWALSKI O, SREDNIAWA B, et al. Triple-site versus standard cardiac resynchronization therapy study(TRUST CRT): clinical rationale, design, and implementation. J Cardiovasc Electrophysiol, 2009, 20(6): 658-662.

[4] YOSHIDA K, SEO Y, YAMASAKI H, et al. Effect of triangle ventricular pacing on haemodynamics and dyssynchrony in patients with advanced heart failure: a comparison study with conventional bi-ventricular pacing therapy. Eur Heart J, 2007, 28(21): 2610-2619.

[5] LENARCZYK R, KOWALSKI O, KUKULSKI T, et al. Triple-site biventricular pacing in patients undergoing cardiac resynchronization therapy: a feasibility study. Europace, 2007, 9(9): 762-767.

[6] LENARCZYK R, KOWALSKI O, KUKULSKI T, et al. Mid-term outcomes of triple-site vs. conventional cardiac resynchronization therapy: a preliminary study. Int J Cardiol, 2009, 133(1): 87-94.

[7] ACOSTA H, POTHULA VR, ARTER J, et al. Transvenous dual site left ventricular pacing plus biventricular pacing for the management of refractory ventricular tachycardia. J Interv Card Electrophysiol, 2006, 17(1): 73-75.

[8] SASSARA M, ACHILLI A, BIANCHI S, et al. Long-term effectiveness of dual site left ventricular cardiac resynchronization therapy in a patient with congestive heart failure. Pacing Clin Electrophysiol, 2004, 27(6 Pt 1): 805-807.

[9] NIEDERER SA, SHETTY AK, PLANK G, et al. Biophysical modeling to simulate the response to multisite left ventricular stimulation using a quadripolar pacing lead. Pacing Clin Electrophysiol, 2012, 35(2): 204-214.

[10] LECLERCQ C, GADLER F, KRANIG W, et al. A randomized comparison of triple-site versus dual-site ventricular stimulation in patients with congestive heart failure. J Am Coll Cardiol, 2008, 51(5): 1455-1462.

[11] LENARCZYK R, KOWALSKI O, SREDNIAWA B, et al. Implantation feasibility, procedure-related adverse events and lead performance during 1-year follow-up in patients undergoing triple-site cardiac resynchronization therapy: a substudy of TRUST CRT randomized trial. J Cardiovasc Electrophysiol, 2012, 23(11): 1228-1236.

[12] PAPPONE C, CALOVIC, VICEDOMINI G, et al. Multipoint left ventricular pacing improves acute hemodynamic response assessed with pressure-volume loops in cardiac resynchronization therapy patients. Heart Rhythm, 2014, 11(3): 394-401.

[13] SHETTY AK，SOHAL M，CHEN ZA，et al. A comparison of left ventricular endocardial，multisite，and multipolar epicardial cardiac resynchronization：an acute haemodynamic and electroanatomical study. Europace，2014，16（6）：873-879.

[14] MAYHEW MW，SLABAUGH JE，BUBIEN RS，et al. Electrical characteristics of a split cathodal pacing configuration. Pacing Clin Electrophysiol，2003，26（12）：2264-2271.

[15] RHO RW，PATEL VV，GERSTENFELD EP，et al. Elevations in ventricular pacing threshold with the use of the Y adaptor：implications for biventricular pacing. Pacing Clin Electrophysiol，2003，26（3）：747-751.

第七节　经静脉左心室主动导线植入

病例 46　经静脉植入左心室主动导线

【病史摘要】

患者，女性，63 岁，因"起搏器植入术后 14 年，活动后气促伴下肢浮肿 1 年"，于 2012 年 5 月 13 日入院。患者 14 年前因反复胸闷伴心前区不适就诊，心电图提示："缓慢型心房颤动伴长 RR 间期"。予植入起搏器（VVI）治疗。术后患者病情稳定，胸闷症状改善。7 年前因起搏器电池耗竭行 VVI 起搏器置换术，术中因右心室导线起搏阈值不理想，重新植入右心室 5076 主动固定导线（美敦力公司），更换 KAPPA KSR901 脉冲发生器（美敦力公司），起搏频率 60 次 /min。近 1 年来患者出现活动后胸闷，气促不适，伴反复双下肢水肿，1 周前常规起搏器程控检查提示起搏器电池耗竭。心电图示：心房颤动，右心室起搏心律（图 5-2-65）。超声心动图示：全心扩大伴左心功能不全，LVEF 32%。

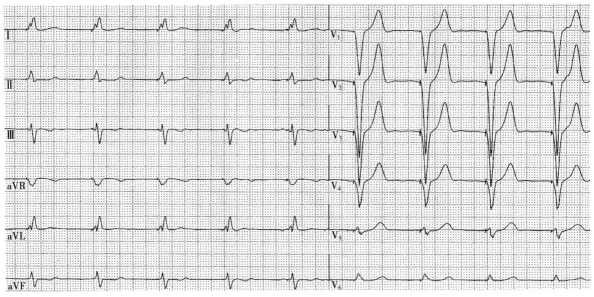

图 5-2-65　心房颤动，心室单腔起搏心电图

QRS 波时限 176ms

【诊疗方案】

患者 VVI 起搏器置换术后 14 年，近 1 年出现心力衰竭症状，超声心动图示：全心扩大，LVEF 32%，考虑患者起搏依赖，拟升级为 CRT。

【植入过程与要点】

1. 静脉穿刺　切开左前胸原起搏器植入处皮肤，行左锁骨下静脉穿刺。

2. 冠状静脉窦及其分支造影　置入导丝及 9F 血管鞘，引入多功能弯鞘，于 10 极冠状静脉窦导线引导下将弯鞘送至冠状静脉窦近中段，行冠状静脉造影。

3. 植入导线　选择侧静脉为靶血管，在 runthrough 导丝引导下将 4196 双极左心室导线送至侧静脉远端固定，以 10V 电压测试，有明显膈神经刺激；遂将 4196 左心室导线在 runthrough 导丝引导下送至前侧静脉中段固定，以 10V 电压测试，无膈神经刺激，但左心室起搏阈值不理想，均＞3.0V/0.4ms；遂决定更换 4195 左心室导线，在 runthrough 导丝引导下将导线送至侧静脉中段，以 10V 电压测试，无膈神经刺激，测试起搏参数良好（阈值 1.0V/0.4ms；阻抗 1 765Ω），固定 4195 左心室导线，安全撤除鞘管。

4. 参数测试　测试原右心室导线参数良好，继续使用原右心室起搏导线，将 4195 左心室导线、原右心室导线连接脉冲发生器（C2TR01，美敦力公司），内下方扩张原囊袋，脉冲发生器包埋于囊袋内并逐层缝合。

5. 术后检查　图 5-2-66 为左心室导线植入术后影像。图 5-2-67 为左心室导线植入术后双心室起搏心电图。

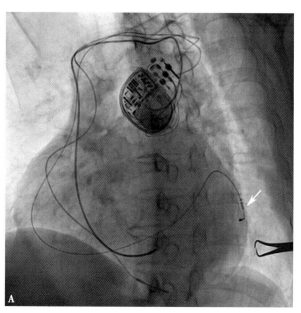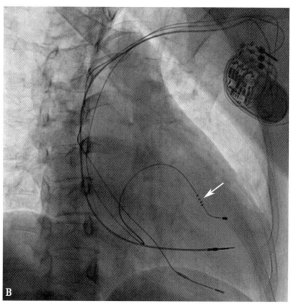

箭头—左心室主动导线位置。

图 5-2-66　4195 左心室主动导线位置影像

A. 左前斜位 45°；B. 右前斜位 30°；图示导线位于侧静脉

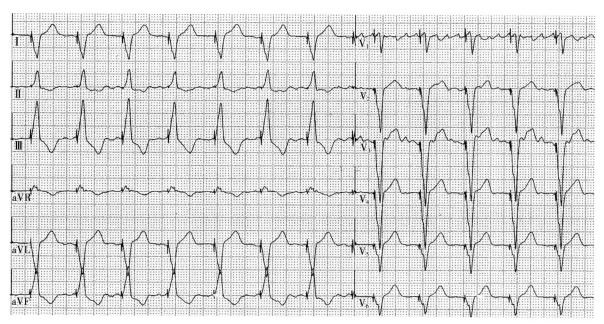

图 5-2-67　术后心电图

心房颤动，双心室起搏

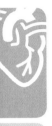

【随访】

CRT 升级术后每 6～12 个月定期随访，患者活动后胸闷气促明显改善。2019 年 6 月因起搏器电池耗竭行 CRT，更换脉冲发生器（C2TR01，美敦力公司），术中测试左心室、右心室、右心房起搏导线起搏参数理想，继续使用原起搏导线。2019 年 6 月超声心动图示：LVEDD 52mm，LVEF 54%。

【评述】

1. 左心室导线植入过程中的问题 左心室导线植入过程中，主要存在导线固定不佳、起搏高阈值、膈神经刺激、避免心尖部起搏等问题[1-2]。Starfix 4195（美敦力公司）是一种具有伸展伞叶结构的左心室主动固定导线，完全伸展三组伞叶后直径为 6.6～8.0mm，其适合的血管范围较大（从 5Fr 到 24Fr），能够将导线远端锚定在左心室靶静脉分支被动导线难以固定的位置，以上特点决定了 Starfix 4195 导线植入成功率高和远期脱位率低。Luedoff 等[3] 报告了在使用左心室被动固定导线出现脱位的 82 例患者，Starfix 4195 导线的植入成功率达 90%。Crossley 等[4] 报告了 408 例患者成功植入 Starfix 4195 导线 385 例，平均随访 23 个月，脱位率为 0.7%。膈神经刺激是常见的术中及术后并发症，尤其术后出现膈神经刺激常严重影响患者日常生活甚至不得不关闭左心室起搏，从而使 CRT 失效。由于 Starfix 4195 导线末端独特的三叶伞设计，增大了左心室靶血管及最优起搏位点的选择范围，能有效避免被动导线引起的膈神经刺激。

2. 左心室主动导线植入的启示 本例患者因植入 4196 左心室导线至侧静脉远端固定后出现膈神经刺激，置于前侧静脉后起搏阈值不理想，侧静脉中段具有理想起搏阈值，同时无膈神经刺激，但 4196 导线侧静脉中段固定不理想，应用 4195 导线后能稳定地固定于侧静脉中段，起搏阈值理想。术者认为，左心室导线植入过程中应选择最优起搏位点固定，在理想位点血管内径较粗、被动导线固定不佳或术中出现膈神经刺激、起搏阈值增高等情况时，Starfix 4195 导线可作为备用选择，能有效地提高左心室导线植入成功率，降低CRT 术中及术后并发症。

（徐 耕 周 颖）

【参考文献】

[1] ST JOHN SUTTON MG，PLAPPERT T，ABRAHANWT，et al. Effect of cardiac resynchronization therapy on left ventricular size and function in chronic heart failure. Circulation，2003，107（15）：1985-1990.

[2] BORLEFFS CJ，VAN BOMMEL RJ，MOLHOEK SG，et al. Requirement for coronary sinus lead interventions and effectiveness of endovascular replacement during long-term follow-up after implantation of a resynchronization device. Europace，2009，11（5）：607-611.

[3] LUEDORFF G，KRANIG W，GROVE R，et al. Improved success rate of cardiac resynchronization therapy implant by employing an active fixation coronary sinus lead. Europace，2010，12（6）：825-829.

[4] CROSSLEY GH，EXNER D，MEAD RH，et al. Chronic performance of an active fixation coronary sinus lead. Heart Rhythm，2010，7（4）：472-478.

第八节 植入支架固定左心室导线

病例 47 植入支架固定左心室导线实现心脏再同步化治疗

【病史摘要】

患者，男性，88 岁，因"间断胸闷 1 余年，加重 4 个月"，于 2010 年 9 月 11 日入院。患者 1 年前无明显诱因出现胸闷、气短、乏力，当地医院心电图示：心动过缓，一度 AVB，室性期前收缩，给予"心宝丸"口服后症状稍缓解，后间断出现黑矇，持续数秒。4 个月前患者上述症状加重，至当地医院加用"沙丁胺醇"，效果不明显，至门诊检查心电图示：三度 AVB。患者无高血压、糖尿病病史，入院查心肌酶标志物和电解质均正常，NT-proBNP 2 552ng/L，轻度贫血（血红蛋白 106g/L）。超声心动图示：LVEDD 47mm，LVEF 45%。患者入院第二天心电图可见完全性 AVB，室性逸搏心率约 30 次 /min。动态心电图结果可见完全性 AVB，平均心率31 次 /min，最慢 29 次 /min，最快 41 次 /min，平均心房率 75 次 /min，心室率平均 32 次 /min（图 5-2-68）。患者入院后行冠状动脉造影提示冠状动脉轻度狭窄。

【诊疗方案】

患者三度 AVB，NT-proBNP 2 552ng/L，超声心动图提示左心室大小正常，但 LVEF 45%，考虑起搏依赖，拟行 CRT。

【植入过程与要点】

1. 静脉穿刺　患者平卧于心导管室手术台，连接心电监护。常规消毒铺巾，1% 利多卡因局部麻醉，横行切开皮肤，钝性分离皮下组织，制备囊袋。Seldinger 法穿刺左锁骨下静脉。

2. 植入左心室导线　行冠状静脉造影显示左心室侧后静脉（图 5-2-69），沿鞘管将左心室导线送至左心室侧后静脉，但难以固定（导线头端易滑向远端，出现膈神经刺激；图 5-2-70）；为避免导线的移位，决定用支架固定导线，先用 PTCA 球囊扩张预固定（图 5-2-71A），并测试起搏参数满意后，再将 EXCEL 3.5 × 14mm 支架送至左心室侧后静脉，以 1 215 899.995 954 1Pa（12atm）扩张，造影示支架膨胀良好（图 5-2-71B），沿鞘管位置固定导线良好，测试阻抗 440Ω，起搏阈值 2.6V，结扎固定导线。

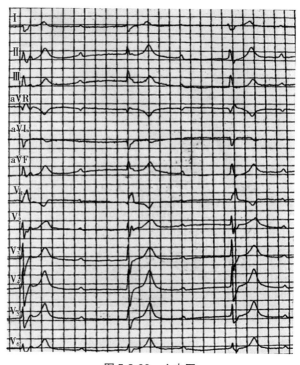

图 5-2-68　心电图

窦性心律，完全性房室传导阻滞，室性逸搏，心率 30 次 /min

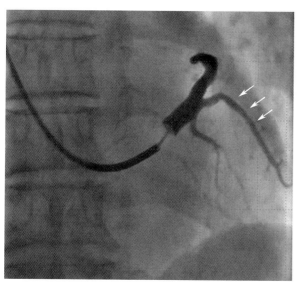

箭头—侧后静脉。

图 5-2-69　冠状静脉造影

冠状静脉造影显示侧后静脉

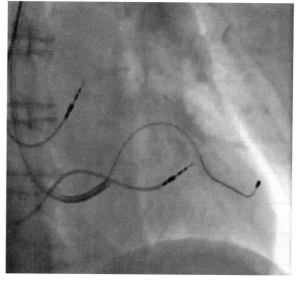

图 5-2-70　左心室导线滑脱到侧后静脉远端影像

左心室导线脱位到侧后静脉远端致膈神经刺激

3. 植入右心室导线　植入右心室导线至右心室间隔部，测试阻抗 330Ω，感知 15mV，起搏阈值 1.0V/0.4ms，结扎固定导线。

4. 植入右心房导线　固定于右心房游离壁，测试阻抗 680Ω，感知 5mV，起搏阈值 1.2V/0.4ms，结扎固定导线。

5. 连接脉冲发生器　连接脉冲发生器，左心室起搏导线连接左心室接口，右心室起搏导线连接右心室接口，右心房起搏导线连接右心房接口。导线固定后，逐层缝合皮下组织及皮肤，拔出鞘管，局部加压包扎止血。术后常规应用抗生素预防感染。

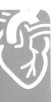

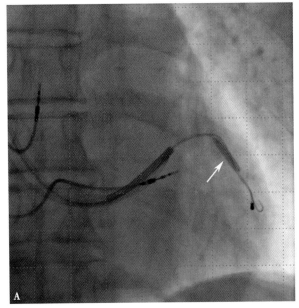
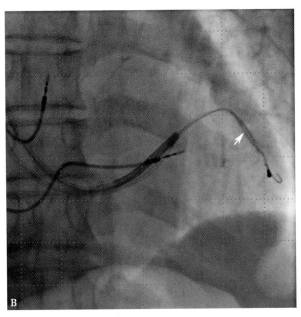

长箭头—经皮冠状动脉腔内成形术球囊；短箭头—支架。

图 5-2-71　经皮冠状动脉腔内成形术球囊预固定和支架固定左心室起搏导线影像

A. 经皮冠状动脉腔内成形术球囊预固定左心室起搏导线并行起搏参数测试；B. 最终支架固定导线的部位

6. 术后心电图　右心房及双心室起搏心电图见图 5-2-72。

【随访】

患者术后心功能改善明显；2018 年 1 月 16 日因起搏器电池耗竭再次入院，NT-proBNP 973ng/L，超声心动图指标较前明显好转：LVEDD 38mm，LVEF 64%；于 2018 年 1 月 18 日行 CRT 起搏器置换术，术后恢复良好。2019 年 8 月 28 日电话随访，患者日常活动尚可。

【评述】

1. 左心室导线脱位的预防　左心室导线脱位是 CRT 常见的并发症之一，急性和慢性脱位率占 5%～10%，是造成阈值增高、膈神经刺激和 CRT 无反应的主要原因。预防左心室导线脱位的方法有很多种，包括选择合适的靶静脉、适合静脉解剖的导线及主动固定导线和四极导线，均可大大减少导线脱位的发生。但由于心脏静脉解剖变异较大，现有的各种导线仍不能适合所有的情况，采用冠状动脉支架固定左心室导线的方法仍在一定程度上可用于一些特殊病例（如靶静脉起始向上，以及靶静脉粗大或直行且无大分支）。

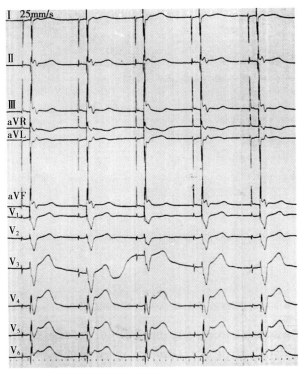

图 5-2-72　术后心电图

图示右心房和双心室起搏

2. 支架固定处理左心室起搏导线脱位　应用支架固定左心室起搏导线需考虑支架大小、固定部位、球囊预固定及起搏阈值测定等。此外，支架固定是不可逆的过程，因此应用等直径 PTCA 球囊预固定测试非常重要，只有球囊预固定点和左心室导线测试参数均满意时方可选用同直径支架做最后固定。Biffi 等[1] 根据靶静脉解剖结构，选择了 86 例 CRT 中 16 例解剖易脱位或发生膈神经刺激的患者行冠状动脉支架固定，平均随访 23.8 个月，结果显示根据冠状静脉解剖的靶静脉走行可识别需要支架固定的病例，支架固定可显著减少左心室导线脱位及膈神经刺激的发生，进而提高 CRT 的反应性。

本例患者靶静脉粗大、走行平直，且远端延伸至心尖部，导线易脱位滑向远端，出现膈神经刺激，采用支架固定左心室起搏导线并成功完成 CRT，其意义在于为 CRT 左心室导线成功植入提供一个临床思维模式，提高 CRT 植入成功率及反应率，减少左心室导线脱位、阈值增高、膈神经刺激等并发症的发生[2]。

（王徐乐　邱春光）

【参考文献】

[1] BIFFI M, BERTINI M, ZIACCHI M, et al. Left ventricular lead stabilization to retain cardiac resynchronization therapy at long term: when is it advisable? Europace, 2014, 16(4): 533-540.

[2] VAN REES JB, DE BIE MK, THIJSSEN J, et al. Implantation-related complications of ICD and CRT devices: a systematic review of randomized clinical trials. J Am Coll Cardiol, 2011, 58(10): 995-1000.

第九节　经胸植入左心室心外膜导线

病例 48　开胸小切口植入双左心室心外膜导线

【病史摘要】

患者，男性，33 岁，临床诊断：扩张型心肌病。符合 2006 年 ESC、ACC、AHA 和中华医学会 CRT 治疗的 I 类适应证（NYHA 心功能分级心功能 III、IV 级；心电图提示窦性心律，QRS 波时限 160ms，呈左束支传导阻滞型；超声心动图提示 LVEDD 72mm，LVEF 26.8%）。

【诊疗方案】

患者符合 CRT 适应证，1 年前因冠状静脉窦开口畸形（经冠状动脉造影延迟摄影增强证实），而放弃经静脉植入左心室导线的 CRT。本次拟行经胸植入左心室心外膜导线。

【植入过程与要点】

手术分为两个部分。先在心导管室行右心房及右心室起搏导线的植入，后至手术室在全身麻醉下行左心室心外膜导线植入。

1. 右心房及右心室起搏导线植入　患者存在左束支传导阻滞，为保证全身麻醉及开胸术安全，先行右心室心内膜起搏导线的植入。应用常规方法经左锁骨下静脉穿刺两次，分别植入 5076 导线（美敦力公司）至右心房间隔和右心室间隔部。

2. 开胸　将患者移至手术室，行全身麻醉。以腋前线为中心于左侧第 4 肋间行长约 10cm 的切口，常规开胸、横行切开心包（注意切口与膈神经平行），见心包粘连严重。

3. 暴露解剖标志　术前组织多普勒显像提示左心室最晚激动区域位于左心室侧壁、近左心室侧静脉附近。术中拟暴露与其伴行的左冠状动脉旋支。首先暴露左心耳及其下方的房室沟，在房室沟中可见左冠状动脉，并可见左冠状动脉分出旋支及与其伴行的左心室侧静脉。

4. 心外膜起搏导线的植入　选择 6945 的缝合式心外膜导线（长度 35cm，美敦力公司）；术中缝合两根心外膜导线，其中一根作为备用，当另一根心外膜导线起搏阈值增高时启用，以免再次开胸。选择左心室侧壁近中部处缝合导线，即在房室沟下方约 3～4cm、左心室侧静脉后方的区域，分别缝合两根心外膜导线，导线之间相距约 2cm。先将导线紧贴在心外膜进行参数预测试，如起搏阈值满意且无膈神经刺激，可行缝合。缝合线为带双头针的 7-0prolene 线，缝合时与心外膜垂直，近端的缝合槽和远端的两个缝合孔正确对合可保证远端导线与心外膜良好接触。缝合完成后 15min 测试阈值，两根心外膜导线阈值分别为 2V/0.4ms 和 2.5V/0.4ms（图 5-2-73）。

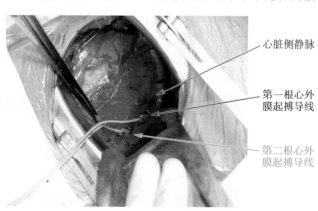

心脏侧静脉

第一根心外膜起搏导线

第二根心外膜起搏导线

图 5-2-73　心外膜起搏导线位置
图示侧静脉及植入侧壁的两根心外膜导线

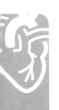

5. 固定导线、缝合切口及囊袋　阈值测试后，两根导线需在胸腔内留有适当的长度，以不妨碍肺扩张为宜，然后将其分别通过第3肋间锁骨中线引至皮下，用皮下组织包裹并结扎固定，再用特殊导引器经皮下将导线引至起搏器囊袋内，连接起搏器（其中一根心外膜导线固定在囊袋内备用），缝合囊袋。同时关闭胸腔，缝合切口，并在左侧腋中线第6肋间放置引流管。术后导线影像见图5-2-74。

【随访】

术后心功能明显改善，心脏明显缩小，3年的随访显示导线阈值及阻抗稳定性好。该患者3年后因非心脏原因死亡。

【评述】

1. 选择左心室心外膜导线植入的原因　经静脉左心室导线植入行CRT是目前临床常用的方法，但由于冠状静脉窦及其属支先天或后天的原因存在畸形、变异，或靶静脉缺乏等造成导线植入失败。另外，在成功经冠状静脉窦植入左心室导线的患者中，

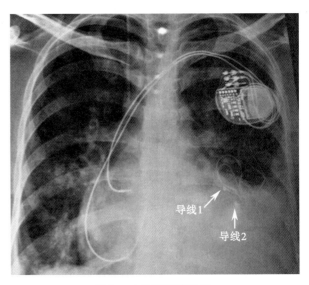

箭头—心外膜导线位置。
图5-2-74　术后左心室心外膜导线位置影像
经胸植入的两根心外膜导线位于左心室侧壁基底部，两者相距约2cm

约30%存在CRT无应答。对此类患者经胸心外膜起搏是解决方法之一。与经冠状静脉窦途径植入左心室导线相比，心外膜导线植入术具有成功率高、可放置到左心室任何部位、脱位率低、无静脉植入相关并发症等优点，目前临床上仍将其作为经冠状静脉窦植入左心室导线失败后的重要补充手段。通过对本例行经胸左心室心外膜导线植入，显示该技术可行、安全[1]。

2. 经胸缝合式左心室心外膜导线植入要点　术中左心室心外膜导线的定位十分重要，可以影响急性血流动力效应和临床症状改善。一些研究显示可应用组织多普勒显像，或术中行急性血流动力学测定指导左心室心外膜导线的定位[2]。本例术前组织多普勒显像显示，室间隔基底与左心室侧壁间失同步，两者达峰时间差151ms，提示左心室侧壁是最晚激动区域，将两根左心室导线分别植入至左心室侧壁区域，术后组织多普勒显像显示达峰时间仅差4ms，左心室失同步化已改善。

目前有两种导线头端放置技术，即旋入式及缝合式。Burger等[3]对54例进行旋入式和76例进行缝合式植入方式的患者进行了连续48个月的随访，发现虽然两种方法的阈值和阻抗变化曲线不一致，但均无显著性差异，而患者感知和临床表现均有改善，提示导线头端放置方法并未影响导线功能。

在对本例患者植入导线时，临床只有缝合式心外膜导线可选。该类导线正确缝合是术后达到满意阈值的关键，正确地缝合需金属电极片与心外膜的紧密接触。本例的体会是缝合前可将电极片紧贴于心外膜并行起搏阈值测试，以满意处作为缝合点，可以减少由于缝合后测试不理想而反复多处缝合造成的心肌损伤，并缩短手术时间，此外，术后应定期行起搏阈值测试。Mair等[4]对比了经静脉冠状静脉导线和心外膜导线在术后即刻和远期随访中起搏阈值的变化，结果提示两者在术后即刻无显著性差异，而远期随访结果（18个月随访）显示心外膜导线起搏阈值明显低于经静脉植入。本例和Mair等[4]均采用激素洗脱的心外膜导线，术后即刻起搏导线的观察结果相似。

3. 缝合式和旋入式心外膜导线的区别　经胸植入左心室心外膜导线主要有缝合式和旋入式，缝合式导线以6945（长度35cm，美敦力公司）为代表，图5-2-75示缝合式导线的缝合示意图；旋入式导线以圣犹达公司Myopore 511210导线配合FasTac工具为代表，图5-2-76示心外膜主动旋入式导线的固定方法模式图，图5-2-77示固定导线装置释放导线示意图。比较而言，旋入式心外膜导线使用更为方便，但两种导线的起搏参数和临床获益相似。但圣犹达公司的旋入式心外膜导线为双极导线，因为螺旋导线头端3.5mm，不适用于儿童[3]；美敦力公司的心外膜被动导线为单极导线，可以应用于儿童[4]。

4. 左心室心外膜导线植入术后存在的问题　经胸心外膜导线植入主要有以下不足：受全身麻醉、心外膜脂肪的影响，术后易粘连；手术创伤较大及导线有相对较高的故障率（皮下隧道存在导线损伤的风险和慢性阈值升高[5]）。在经胸植入左心室心外膜导线和经冠状静脉窦植入左心室导线的对照研究[5]中，6个月内

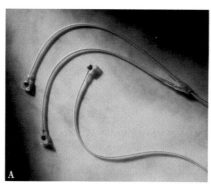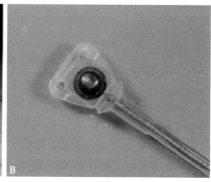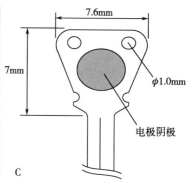

图 5-2-75　缝合式导线的缝合示意图
A. 大体实物图；B. 导线头端；C. 导线尺寸示意图

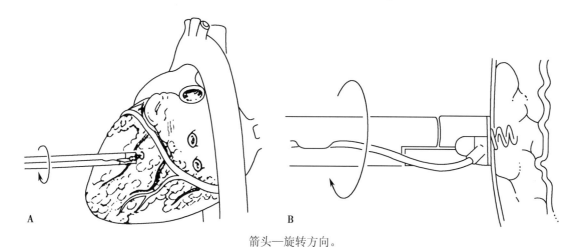

箭头—旋转方向。
图 5-2-76　心外膜主动旋入式导线的固定方法模式图
A. 将顶端咬合 Myopore 511210 导线的 FasTac 植入工具垂直置于导线植入部位，导线螺旋顶端与心外膜接触后；
B. 顺时针旋转植入工具约 2.5 圈，以保证导线螺旋全部旋入心肌内

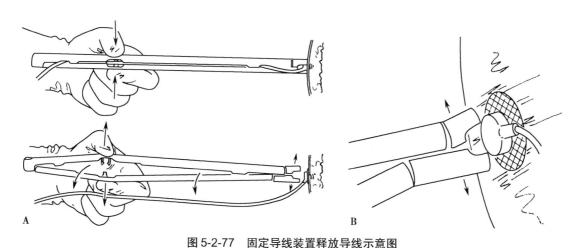

图 5-2-77　固定导线装置释放导线示意图
A. 在植入工具近端 1/3 处，向中央挤压黑点标记的位置；B. 解锁卡扣，释放导线头端与导线体部

的随访导线性能稳定，但 5 年以上的随访发现前者可能有较高的故障率。也有研究[3]提示左心室心外膜导线故障发生率可能较低，Burger 等[3]对 130 例植入左心室心外膜导线的患者进行了 48 个月的随访，未发现手术相关严重并发症，导线阻抗及阈值等参数满意而且性能稳定。

本例患者术中植入双左心室心外膜导线，目的是为了减少因导线故障而需要再次植入导线的发生风险。

（沈法荣　何　浪）

【参考文献】

[1] 沈法荣,王志军,陈建明,等. 心脏再同步化治疗中经胸心外膜起搏导线的植入技术. 心电学杂志,2007,26(1): 29-31.

[2] DEKKER AL, PHELPS B, DIJKMAN B, et al. Epicardial left ventricular lead placement for cardiac resynchronization therapy: optimal pace site selection with pressure-volume loops. J Thorac Cardiovasc Surg,2004,127(6): 1641-1647.

[3] BURGER H, KEMPFERT J, VAN LINDEN A, et al. Endurance and performance of two different concepts for left ventricular stimulation with bipolarepicardial lead sin long-term follow up. Thorac Cardiovasc Surg,2012,60(1): 70-77.

[4] MAIR H, SACHWEH J, MEURIS B, et al. Surgical epicardial left ventricular lead versus coronary sinus lead placement in biventricular pacing. Eur J Cardiothorac Surg,2005,27(2): 235-242.

[5] DOLL N, PIORKOWSKI C, CZESLA M, et al. Epicardial versus transvenous left ventricular lead placement in patients receiving cardiac resynchronization therapy: results from a randomized prospective study. Cardiovasc Surg,2008,56(5): 256-261.

病例 49　开胸小切口植入左心室心外膜主动导线

【病史摘要】

患者,女性,71 岁,因"反复活动后胸闷、气促 3 年",于 2016 年 11 月 11 日入住我科。外院冠状动脉造影提示前降支近段 50% 狭窄,第一对角支近段 50% 狭窄,第二对角支开口 50% 狭窄,右冠状动脉近中段长病变、最高狭窄率 80%。入院后查 NT-proBNP 4 204ng/L。心电图提示窦性心律、CLBBB、QRS 波时限 170ms（图 5-2-78A）。超声心动图提示左心房和左心室增大、左心室壁活动不协调、心功能不全（LVEDD 71mm、LVESD 59mm、LAD 42mm、LVEF 32%）、中度二尖瓣关闭不全、轻度三尖瓣关闭不全、少量心包积液。静息核素心肌显像提示左心室心肌放射性分布呈花斑样稀疏、左心室各壁运动弥漫性下降。

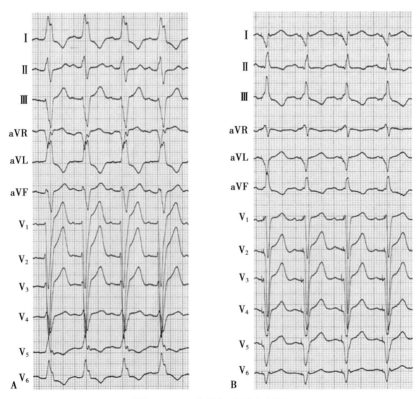

图 5-2-78　术前和术后心电图

A. 术前心电图示窦性心律,完全性左束支传导阻滞,QRS 波时限 170ms；B. 术后心电图示双心室起搏,QRS 波时限 130ms

【诊疗方案】

患者诊断为扩张型心肌病，CLBBB，NYHA 心功能分级Ⅳ级，符合 CRT 的Ⅰ类适应证。

【植入过程与要点】

1. 经静脉径路左心室导线植入

（1）患者取平卧位，左上胸皮肤消毒铺巾，1% 利多卡因局部麻醉后，于左锁骨下方切开皮肤约 5cm，逐层分离皮下组织；

（2）穿刺左侧腋静脉两次，置入导丝不能至远端，行静脉造影提示腋静脉极度扭曲，故改行右侧腋静脉径路，在右锁骨下三角肌间沟处做 5cm 切口，逐层分离皮下组织，成功穿刺右侧腋静脉；

（3）经长鞘先将冠状静脉窦电极导管送至冠状静脉窦内，再将长鞘送至窦口内，经球囊导管拟行静脉造影显示冠状静脉各分支，但反复尝试将左心室导线送至侧静脉内，未能成功。与患者家属沟通后拟择期行开胸小切口左心室心外膜导线植入；

（4）将右心房导线固定至右心耳，右心室导线固定于右心室流出道。测试导线参数：右心房导线 P 波振幅 1.9mV、阻抗 552Ω、阈值 0.8V/0.4ms；右心室导线 R 波振幅 13.2mV、阻抗 575Ω、阈值 0.7V/0.4ms。

2. 全身麻醉下开胸小切口行左心室心外膜导线植入术

（1）患者取右侧半卧位约 30°，常规消毒铺巾；

（2）于左侧腋前线第 5 肋间作长约 8cm 切口，逐层切开，探查胸腔内无粘连，无胸腔积液，于膈神经前方纵行切开心包，见心包内少量淡黄液体，将心包以牵引线穿出胸壁悬吊，显露左心室前侧壁，结合术前核素心肌显像提示前侧壁基底段为左心室最晚激动部位，故将心外膜导线螺旋固定于左心室侧壁心肌（图 5-2-79A），将起搏导线沿皮下隧道穿出固定于左侧锁骨下切口内，连接 CRT 起搏器，测试参数满意。放置左胸腔引流管，关闭心包，逐层关胸。

3. 术后检查　术后心电图见图 5-2-78B，QRS 波时限 130ms，较前明显变窄。术后导线位置影像见图 5-2-79B。

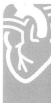

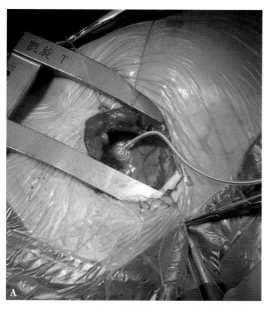
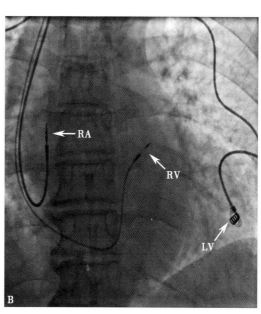

RA—右心房导线；RV—右心室导线；LV—左心室心外膜导线；箭头—导线位置。

图 5-2-79　左心室心外膜导线植入术中导线位置及术后影像

A. 术中开胸小切口左心室心外膜导线的位置；B. 右心房、右心室及左心室心外膜导线的影像，左心室心外膜导线头端为螺旋式导线

【随访】

术后 1 月随访，患者 NYHA 心功能分级Ⅱ级，超声心动图提示 LVEDD 66mm、LVESD 52mm、LAD 37mm、LVEF 42.1%、轻度二尖瓣关闭不全，较前明显好转。

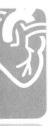

【评述】

1. 经冠状静脉途径植入左心室导线失败的原因 经冠状静脉途径植入左心室导线是 CRT 的标准方法，但由于多种原因，经静脉途径成功率仅 2%～10%，主要包括：①锁骨下静脉狭窄或阻塞；②进入冠状静脉失败，如开口异常、狭窄、冠状静脉窦瓣、右心房扩大等；③无合适的侧支静脉；④导线稳定性差；⑤阈值高；⑥广泛的左心室瘢痕；⑦膈神经刺激。此时，往往需要外科植入左心室导线，常用的外科植入技术包括开胸小切口、经胸腔镜植入及机器人辅助系统。

2. 两种左心室导线植入方法的比较 有关左心室导线植入方法的早年小型临床研究显示，外科植入组患者的死亡率高于传统静脉植入组，但近年的研究显示两者的预后无明显差异[1-2]。2015 年，Rickard 等[3] 报告了一组队列研究，725 例 CRT 患者中，96 例（13.2%）行外科开胸植入左心室导线，其中 40 例为经静脉途径失败者，其余均为合并心脏外科手术者，平均随访 5.1 年，外科植入组和传统静脉植入组患者的临床预后及 CRT 反应性均无明显统计学差异，提示外科技术植入左心室导线安全、可行。

新近发表的一项随机对照研究将 52 例 CRT-D 患者分为外科植入组（包括开胸小切口和经胸腔镜植入）和传统静脉植入组，随访半年发现，传统静脉植入组患者 LVEF 从 24% 提高至 36%，外科植入组从 25% 提升至 35%，两组无统计学差异；两组患者的心肌灌注评分、并发症的发生也无统计学差异；外科植入组住院时间较传统静脉植入组长；该研究未发现外科植入组在心室逆重构上的额外获益[4]。

由于开胸手术有创、费用高、术后恢复时间长、围手术期的并发症相对较多，经静脉植入左心室导线依然是治疗的首选方案。但是，对于经静脉植入左心室导线失败的 CRT 患者，外科开胸小切口植入左心室导线仍是一项安全、有效的替代方案[5]。

本例采用的是主动螺旋固定导线，与心外膜被动导线相比，主动螺旋导线有辅助工具，植入方便，手术切口小，术后患者恢复较快。

（钱智勇　邹建刚）

【参考文献】

[1] KOOS R, SINHA AM, MARKUS K, et al. Comparison of left ventricular lead placement via the coronary approach versus lateral thoracotomy in patients receiving cardiac resynchronization therapy. Am J Cardiol, 2004, 94(1): 59-63.

[2] MILLER AL, KRAMER DB, LEWIS EF, et al. Event-free survival following CRT with surgically implanted LV leads versus standard transvenous approach. Pacing Clin Electrophysiol, 2011, 34(4): 490-500.

[3] RICKARD J, JOHNSTON DR, PRICE J, et al. Reverse ventricular remodeling and long-term survival in patients undergoing cardiac resynchronization with surgically versus percutaneously placed left ventricular pacing leads. Heart Rhythm, 2015, 12(3): 517-523.

[4] FEDORCO M, BULAVA A, ŠANTAVÝ P, et al. Epicardial left ventricular lead for cardiac resynchronization therapy. Neuro Endocrinol Lett, 2014, 35(Suppl 1): 34-39.

[5] VAN DIJK VF, FANGGIDAY J, BALT JC, et al. Effects of epicardial versus transvenous left ventricular lead placement on left ventricular function and cardiac perfusion in cardiac resynchronisation therapy: a randomized clinical trial. J Cardiovasc Electrophysiol, 2017, 28(8): 917-923.

病例 50　经胸腔镜植入左心室心外膜导线

【病史摘要】

患者，男性，54 岁，因"反复发作心悸、乏力、胸闷、胸痛 8 年，加重 10 余天"入院。患者 8 年前因出现晕厥、活动能力下降，于外地某医院就诊，诊断为"心肌病、心动过缓"，具体不详，当时置入一单腔起搏器。患者术后至今每年均发生双脚浮肿，尿量减少，自行服用托拉塞米及螺内酯片，用药不规则，仅于出现浮肿及少尿时服用，服用后症状有所缓解。近 10 余天出现症状加重，走路 10 余分钟后胸闷、胸痛，并有下肢水肿，尿量减少，现为求进一步诊治来我院就诊，门诊收住入院。超声心动图示：左心肥大伴左心室收缩功能弥漫性减低，三尖瓣轻度反流伴轻度肺动脉高压，中度二尖瓣关闭不全，心律不齐；LVEF 32%。入院十二导联心电图见图 5-2-80。

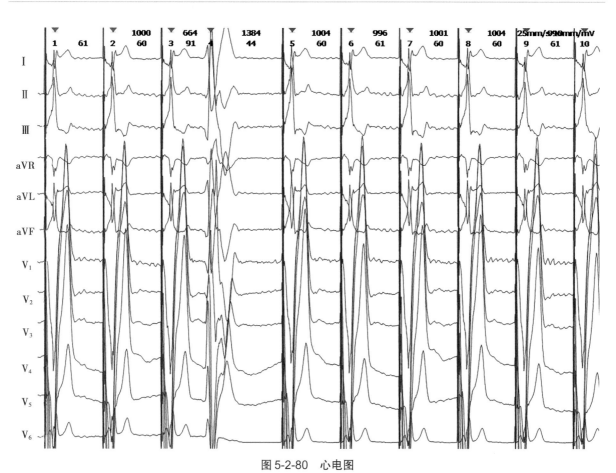

图 5-2-80　心电图

心房颤动心律,心室单腔起搏模式,起搏依赖,起搏 QRS 波时限 242ms,室性期前收缩

【诊疗方案】

患者,中年男性,单腔起搏器植入术后 10 年,起搏依赖,有典型的气急、胸闷、水肿等心力衰竭症状,NYHA 心功能分级Ⅲ级,考虑药物治疗基础上单腔起搏器升级 CRT。术中发现冠状静脉窦畸形,正常开口位置狭窄明显,右心房游离壁高位有一异常引流开口。反复尝试经静脉径路左心室导线无法到位,与患者、家属及心外科充分沟通后考虑选择胸腔镜下心外膜导线植入。

【植入过程与要点】

1. **定位打孔标记**　患者取仰卧位,左侧抬高大于30°,全身麻醉。于患者左前外侧第四肋间腋前线定位打孔逐层进入胸腔后放入胸腔镜;第四肋间上方定位打孔逐层进入胸腔后放入保护套;第三肋间定位打孔逐层进入胸腔后放入保护套(图 5-2-81)。

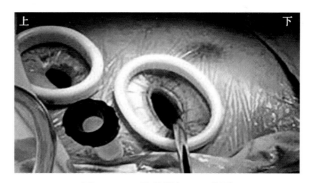

图 5-2-81　胸腔镜切口示意图

下方开口用于胸腔镜观察,上方两个开口用于术者操作

2. **旋入心外膜导线**　在胸腔镜观察下打开心包,悬吊心包,暴露左心室侧后壁,使用圣犹达公司 Myopore 511210 导线配合 FasTac 工具旋入心外膜导线。

3. **测试导线参数**　阈值 1.0V/0.4ms,感知 12mV,阻抗 890Ω。

4. **通过皮下隧道连接脉冲发生器**　使用隧道针尾端连接左心室心外膜导线并且使用隧道针制作皮下隧道,将左心室心外膜导线牵引至患者原囊袋处,随后将患者原先单腔起搏器取出,植入圣犹达公司 PM3212。原右心室导线参数正常(阈值 1.0V/0.4ms,感知 7.8mV,阻抗 440Ω),故仍旧沿用。术中因左心室导线触碰到左心室后壁,患者突发心室颤动,体外除颤后患者转窦性心律,考虑再植入心房导线,新植入心房导线参数:阈值 0.8V/0.4ms,感知 1.3mV,阻抗 480Ω。

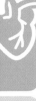

5. 导线植入部位影像 见图5-2-82。

6. 术后参数设置 术后起搏心电图见图5-2-83。术后2天程控发现有膈神经刺激，左心室阈值1.0V/0.4ms。将左心室导线极性改为单极，输出阈值调至1.5V/0.4ms时，患者膈神经刺激消除，同时根据心电图，选择左右心室同时起搏设置。

【随访】

术后随访至今1年，患者临床心功能较前明显改善，已逐渐停用利尿剂。随访期间起搏器程控均未见恶性心律失常事件，各参数均保持稳定，左心室心外膜导线的阈值为1.5V/0.4ms。术后1年复查心电图提示双心室起搏心律，起搏QRS波时限135ms，胸片提示心影较前明显缩小，超声心动图提示左心室较前明显缩小，LVEDD 55mm，LVEF 54%。

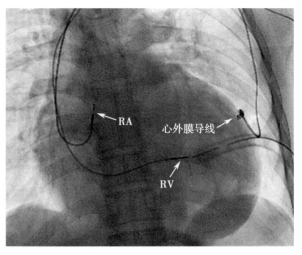

RA—右心房导线；RV—右心室导线；箭头—导线位置。

图5-2-82 心外膜旋入式主动导线位置影像
心外膜旋入式主动导线位于左心室侧壁

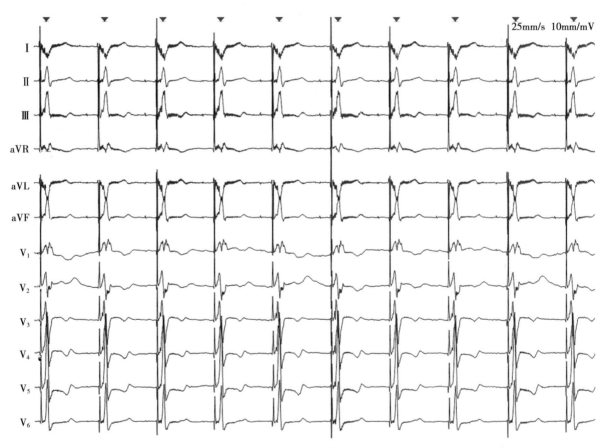

图5-2-83 术后双心室起搏心电图
QRS波时限比原心室单腔起搏的QRS波时限明显变窄

【评述】

1. 何种患者需要使用左心室心外膜导线？ 在CRT植入手术过程中通过冠状静脉窦放置左心室导线是最困难的步骤。在CRT手术中约不到10%的患者因为心脏扩大、冠状静脉窦变形、无合适靶血管而导致经静脉放置左心室导线失败。同时在临床也有因膈神经刺激、左心室导线脱位或左心室导线阈值升高等原因导致CRT无反应。针对以上问题，通常有以下处理方案：经房间隔穿刺植入左心室心内膜主动导线；经室间隔穿刺植入左心室心内膜主动导线；小切口开胸或胸腔镜植入左心室心外膜导线；HBP；右心室双部位起搏等[1-3]。本例患者因为冠状静脉窦开口畸形，无法通过常规途径放置左心室导线，尝试进行 HBP，但无法到位，因此选择左心室心外膜导线植入。

2. 小切口开胸和胸腔镜下植入左心室心外膜导线有何区别？　本例患者采取胸腔镜下植入左心室心外膜导线，与以往开胸不同，创伤相对较小。以往开胸切口在 7cm 以上，切口较大；而胸腔镜下只需 3 个小切口，有利于患者恢复。从手术过程来看，如果患者胸腔解剖条件比较好，甚至可以只进行一个切口就可以植入。

胸腔镜下植入左心室心外膜导线需要更加精细的操作。术中发现本例患者心脏较大，与胸壁贴靠较近，即使采用 3 个小切口，胸腔镜操作的空间也较小，操作有一定难度。手术切口定位是否准确对手术视野和手术操作的影响较大，术前需要心内科和心外科联合评估。同时胸腔镜下植入心外膜导线使用主动旋入式固定导线相对方便。Mair 等[4] 报告了 80 例经常规左前外侧胸廓切口、经胸腔镜和机器人辅助植入左心室心外膜导线的对比研究，发现 3 种方法在植入成功率和并发症发生率方面无明显差别，但对于广泛胸膜粘连者仍须开胸植入。

3. 心外膜导线如何选择？　目前市场上可供选择的心外膜导线有两种：美敦力公司 6954 和圣犹达公司 Myopore 511210，圣犹达公司 Myopore 511210 心外膜导线为主动螺旋固定导线，其有 3 种长度可供选择，分别为 25cm、35cm 和 54cm，一般常规选用 35cm。美敦力公司 6954 导线为缝合导线，需要缝合固定于患者左心室壁。因考虑本病例在胸腔镜下采用缝合导线较为复杂，所以采用圣犹达公司 Myopore 511210 心外膜导线配合辅助装置 6201FAS 在胸腔镜下寻找合适的位置植入。

（盛　夏　傅国胜）

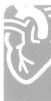

【参考文献】

[1] BISCH L, DA COSTA A, DAUPHINOT V, et al. Predictive factors of difficult implantation procedure in cardiac resynchronization therapy. Europace，2010，12（8）：1141-1148.

[2] BUITEN MS, VAN DER HEIJDEN AC, KLAUTZ RJM, et al. Epicardial leads in adult cardiac resynchronization therapy recipients：a study on lead performance, durability and safety. Heart Rhythm, 2015, 12（3）：533-539.

[3] BURGER H, KEMPFERT J, VAN LINDEN A, et al. Endurance and performance of two different concepts for left ventricular stimulation with bipolar epicardial leads in long-term follow-up. Thorac Cardiovasc Surg, 2012, 60（1）：70-77.

[4] MAIR H, JANSENS JL, LATTOUF OM, et al. Epicardial lead implantation techniques for biventricular pacing via left lateral mini-thoracotomy, video-assisted thoracoscopy, and robotic approach. Heart Surg Forum, 2003, 6（5）：412-417.

第十节　开胸心外膜标测联合心外膜导线植入的杂交治疗

病例 51　开胸心外膜标测指导室性心动过速消融联合心外膜导线植入治疗心脏再同步化治疗除颤器术后电风暴

【病史摘要】

患者，男性，43 岁，因反复心慌、气短 2 年入院，诊断为扩张型心肌病；超声心动图提示心功能不全[LVEDD 68mm、LVESD 52mm、LAD 35mm、LVEF 30%（Simpson 法）]、轻度二尖瓣关闭不全、轻度三尖瓣关闭不全；心电图提示一度 AVB、CLBBB、QRS 波时限 122ms（图 5-2-84A）；Holter 提示室性期前收缩伴非持续性室性心动过速。既往合并"甲状腺功能减退"病史，一直行甲状腺素片替代治疗。于 2008 年 6 月 18 日植入 CRT-D。术中冠状静脉窦造影无合适的后静脉和侧静脉，最终将左心室导线植入心大静脉前侧分支，双心室起搏心电图提示 QRS 波时限 160ms（图 5-2-84B）。自 CRT-D 植入术后共放电 2 次，Holter 提示频发多源室早伴非持续性室性心动过速，于 2009 年 10 月 28 日在三维电解剖标测系统（CARTO）指导下，穿刺心包，行心外膜基质标测和射频消融治疗。术后半年内再次出现频繁放电。

【诊疗方案】

患者为扩张型心肌病，心功能不全，经静脉 CRT-D 植入术后心功能改善不理想，且反复出现室性心动过速导致电风暴；经两次心包心外膜消融，仍不能控制电风暴；最近一次超声心动图示 LVEDD 71mm、LVESD

65mm、LAD 37mm、LVEF 30%（Simpson 法），心电图示持续性室性心动过速，且室性心动过速发作时患者血流动力学不稳定，起搏器程控提示电池耗竭。于 2010 年 4 月 22 日全身麻醉下开胸行心外膜室性心动过速标测、消融，并联合左心室心外膜导线植入术。

【植入过程与要点】

1. 全身麻醉下开胸　患者取仰卧位，常规消毒、铺巾，取左前外侧切口约 12cm，依次切开表皮、皮下组织、肋间肌，自第 5 肋间进胸。探查发现胸腔、心包无粘连。

2. 左心室心外膜基质标测和消融　在 Ensite NAVX 指导下行左心室心外膜基质标测（图 5-2-85A），见左心室前外侧壁近二尖瓣环附近大片致密瘢痕（图 5-2-85B），周边多部位晚电位，于起搏标测相对满意处行片状消融，室性心动过速停止（图 5-2-85C）。术中多次发作室性心动过速心室颤动，伴血压下降，先后予心外膜除颤 8 次。

第二章 实例解析

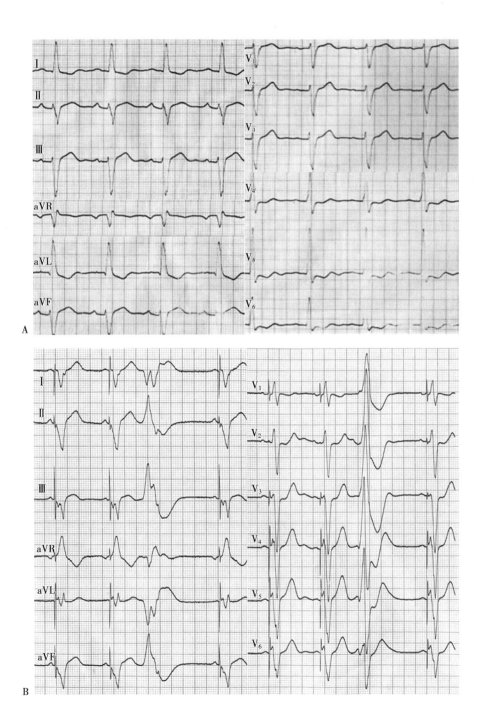

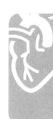

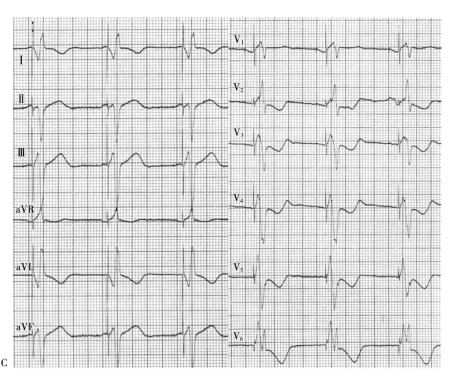

图 5-2-84　患者术前、经静脉植入和经心外膜植入左心室导线的双心室起搏术后心电图

A. 术前心电图示左束支传导阻滞，QRS 波时限 122ms；B. 经静脉植入左心室导线的双心室起搏心电图示 QRS 波时限 160ms，频发室性期前收缩；C. 经心外膜植入左心室导线的双心室起搏心电图示 QRS 搏时限 160ms，但胸前导联的 QRS 波向量和图 B 明显不同

3. 左心室心外膜导线植入　于左心室侧壁多部位测试起搏阈值均不满意，最终于左心室前侧壁缝合心外膜导线，起搏阈值 1.8V/0.4ms。

4. 连接脉冲发生器　于原左上胸切口下方切开皮肤，分离皮下组织打开原囊袋，取出脉冲发生器、卸下导线。左心室心外膜导线经隧道通入原囊袋，连接导线与起搏器埋入原囊袋，逐层缝合，加压包扎。最后逐层关胸，放置引流管。

5. 术后检查　术后心电图见图 5-2-84C，术后影像见图 5-2-86。

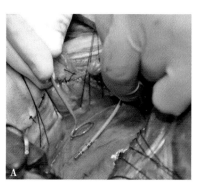

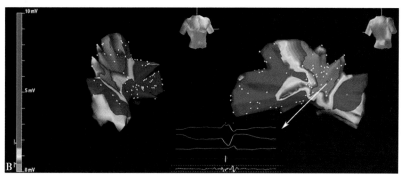

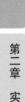

第二章 实例解析

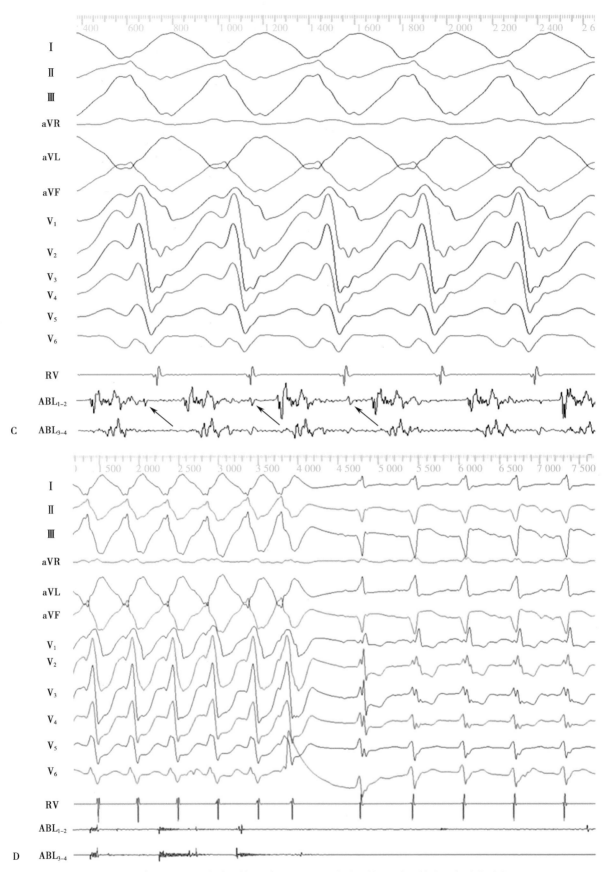

RV—右心室；ABL$_{1-2}$—消融导管1-2极；ABL$_{3-4}$—消融导管3-4极；箭头—舒张期电位。

图5-2-85 术中心外膜标测和消融

A. 术中心外膜标测和消融；B. 左心室心外膜基质标测见左心室前外侧壁大片致密瘢痕；C. 碎裂的舒张期电位；
D. 消融后室速终止，恢复窦性心律

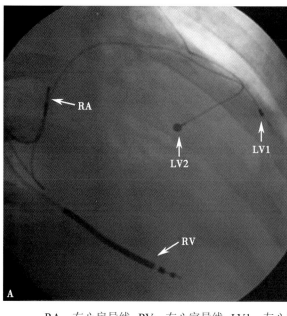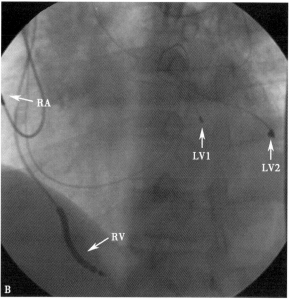

RA—右心房导线；RV—右心室导线；LV1—左心室导线；LV2—左心室心外膜导线；箭头—导线位置。

图 5-2-86　术后影像

A. 右前斜位 30°；B. 左前斜位 45°；可见右心房、右心室、经静脉植入的左心室导线位于前壁，经心外膜缝合的左心室心外膜导线位于前侧壁

【随访】

术后 2 年随访患者 NYHA 心功能分级Ⅱ级，复查 Holter 提示偶发室性期前收缩，未再出现放电事件，超声心动图提示 LVEDD 74mm、LVESD 56mm、LAD 47mm、LVEF 46.9%。2014 年 2 月 18 日复查超声心动图提示 LVEDD 83mm、LVESD 73mm、LAD 53mm、LVEF 25%，患者 NYHA 心功能分级Ⅱ级。2014 年 2 月 25 日因起搏器电池耗竭行 CRT-D 更换，同年，患者因腹主动脉瘤行支架型人工血管植入术。此后患者仍因心功能不全反复住院治疗。2016 年 5 月 9 日行心脏移植手术，术后恢复佳，存活至今。

【评述】

1. CRT-D 植入术后电风暴发生的原因　CRT-D 电风暴是指 CRT-D 植入患者 24h 内发生 3 次或以上的需要 ICD 治疗（包括抗心动过速起搏和电击）的室性心动过速或心室颤动事件，多见于 CRT-D 无反应患者[1]。

据报告，二级预防患者 ICD 植入后 2 年内电风暴的发生率为 10%～20%；一级预防患者的发生率为 4% 左右。可能的促发因素包括急性心力衰竭、急性心肌缺血、电解质紊乱、急性感染及交感活性异常等。荟萃分析显示，容易发生电风暴的情况包括二级预防患者、以单形性室性心动过速为促发心律失常表现形式者、LVEF 明显低下者及服用Ⅰ类抗心律失常药物者。Arya 等[2] 研究发现，LVEF＜25% 联合 QRS 波时限≥120ms 是电风暴发生的强预测因子。多数研究提示电风暴的发生与患者的死亡率和住院率增加有关，并且严重影响患者的生活质量和心理状态，加速电池的耗竭[1]。

2. CRT-D 植入术后电风暴的处理策略　CRT-D 电风暴为临床急症，需要紧急处理，其综合处理策略包括去除促发因素、镇静、强化抗心律失常药物治疗、程控优化、导管射频消融及去交感神经治疗。

对于程控及药物优化均无效的以单形性室性心动过速为表现形式的电风暴患者，导管射频消融可能是唯一的选择。一项关于器质性室性心动过速的国际多中心临床研究结果表明，与单次成功消融相比，多次射频消融的患者更需要经心外膜途径（41% *vs.* 21%），而且多次消融的获益依然很大，如果室性心动过速不再复发，其临床预后与单次成功消融的患者相同[3]。

开胸心外膜标测指导室性心动过速消融是治疗 CRT-D 电风暴的可选方案，该患者虽然 CRT 无反应，但心外膜室性心动过速消融后电击事件明显减少，患者有一定的获益。尽管重新优化植入左心室导线，但心功能无明显改善；CRT 无反应的原因很多，包括适应证的选择、左心室导线植入的部位、心室瘢痕负荷、术后是否优化等，对于诸多策略均无反应的患者，最后一般选择心脏移植。

（钱智勇　邹建刚）

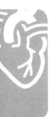

【参考文献】

[1] QIAN ZY，GUO JH，ZHANG ZY，et al. Optimal programming management of ventricular tachycardia storm in ICD patients. J Biomed Res，2015，29（1）：35-43.

[2] ARYA A，HAGHJOO M，DEHGHANI MR，et al. Prevalence and predictors of electrical storm in patients with implantable cardioverter-defibrillator. Am J Cardiol，2006，97（3）：389-392.

[3] TZOU WS，TUNG R，FRANKEL DS，et al. Outcomes after repeat ablation of ventricular tachycardia in structural heart disease：an analysis from the international VT ablation center collaborative group. Heart Rhythm，2017，14（7）：991-997.

第
二
章
　
实
例
解
析

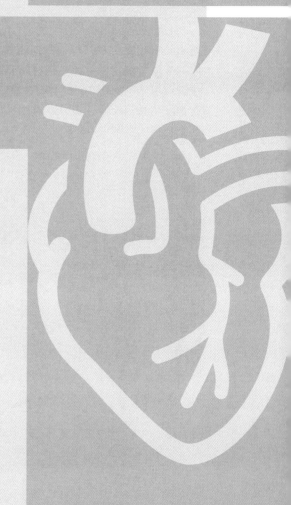

第六篇

其他特殊部位起搏

第一章

概　述

　　心脏起搏应用于临床已有 60 年的历史，是心动过缓患者的有效治疗方法。传统的起搏部位包括心房起搏和心室起搏；双心室起搏（BiVP）主要用于慢性心力衰竭的治疗；而新近采用的选择性希氏 - 浦肯野系统起搏实现了真正的生理性起搏，将成为今后主要的起搏方式。随着新技术的发展，特殊部位的起搏技术也逐渐应用于临床，如全皮下植入型心律转复除颤器（ICD）技术、无导线起搏器技术、心肌收缩力调节术、迷走神经刺激治疗慢性心力衰竭、经奇静脉径路刺激膈神经治疗心力衰竭合并潮式呼吸（陈 - 施呼吸）等。本篇结合临床实例主要介绍特殊部位起搏的临床应用。

（邹建刚）

第二章

实 例 解 析

第一节 单纯左心室起搏

病例52 三尖瓣置换术后房室传导阻滞的左心室起搏

【病史摘要】

患者，女性，46岁，因"活动后胸闷、气促10余年，加重1年"，于2016年6月27日入院。患者12年前因Ebstein畸形行三尖瓣置换术，术后可耐受一般活动。1年来患者症状加重，伴双下肢无力。入院后查NT-proBNP 217ng/L。心电图提示窦性心律、三度房室传导阻滞（AVB）（图6-2-1A）。超声心动图提示人工三尖瓣（生物瓣）置换术后、中度三尖瓣关闭不全、左心室舒张末期内径（LVEDD）45mm、右心室舒张末期内径（RVEDD）38mm、右心房内径（RAD）41mm、左心室射血分数（LVEF）55.7%。

【诊疗方案】

人工三尖瓣置换术后、三度AVB、纽约心脏病协会（NYHA）心功能分级Ⅲ级，拟行永久起搏器植入治疗，考虑患者人工三尖瓣置换术后，拟行左心室导线植入。

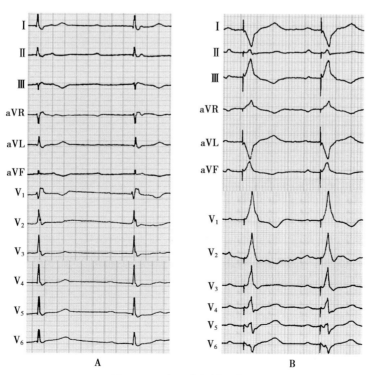

图6-2-1 左心室起搏心电图

A. 术前；B. 术后

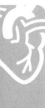

【植入过程与要点】

1. 静脉穿刺　患者取平卧位，左上胸皮肤消毒，铺巾，1% 利多卡因局部麻醉后，于左锁骨下方切开皮肤约 5cm，逐层分离皮下组织，左侧腋静脉穿刺。

2. 冠状动脉窦造影　经长鞘先将冠状静脉窦导线送至冠状静脉窦内，再将长鞘送至窦口内，经球囊导管行静脉造影显示冠状静脉各分支（图 6-2-2A）。

3. 植入左心室导线　将左心室导线送至心大静脉前室间支处，起搏阈值大于 5V/0.4ms，随后将左心室导线植入侧静脉内，测试参数满意后，再将右心房螺旋导线送至右心耳处（图 6-2-2B）。测试参数如下：右心房导线 P 波振幅 2.0mV、阻抗 445Ω、阈值 1.0V/0.4ms、斜率 0.7V/s；左心室导线 R 波振幅 10.5mV、阻抗 860Ω、阈值 1.5V/0.4ms。

4. 术后心电图　见图 6-2-1B。

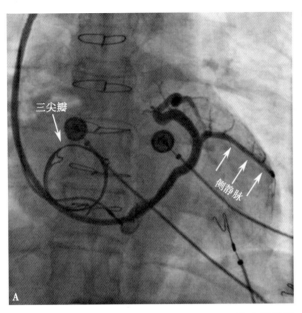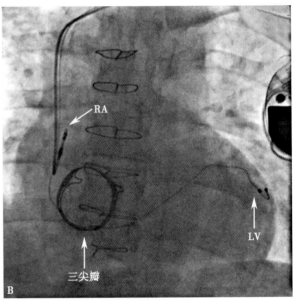

RA—右心房导线；LV—左心室导线。

图 6-2-2　术中冠状静脉造影和术后导线位置影像

A. 冠状静脉造影显示分支结构；B. 可见右心房导线和左心室导线

【随访】

术后 1.5 年随访，患者 NYHA 心功能分级 Ⅱ 级，测试参数满意：右心房导线阈值 0.5V/0.4ms、左心室导线阈值 0.6V/0.4ms。超声心动图提示轻中度三尖瓣关闭不全、LVEDD 44mm、RVEDD 38mm、RAD 42mm、LVEF 66.3%。

【评述】

经静脉右心室起搏是心脏永久起搏的常规途径，但对于接受三尖瓣修补或置换术的患者，右心室永久起搏导线会带来一系列的不良事件，包括三尖瓣反流、血栓形成及人工瓣膜对导线的损伤等。心外膜导线的植入可能是较好的选择，但其创伤较大，且远期阈值可能增高。随着心脏再同步化治疗（CRT）技术的发展，经冠状静脉左心室起搏是较好的替代方案，其创伤小、成功率高，且远期阈值稳定。1970 年，Anagnostopoulos 等 [1] 首次报道了经冠状静脉途径对三尖瓣置换术后患者成功植入永久起搏导线。此后不断有类似的病例报道。Sideris 等 [2] 报道了 17 例患者，其中 11 例行三尖瓣修补术，4 例行生物瓣置换术，2 例行机械瓣置换术，所有患者的起搏指征均为心房颤动伴长 RR 间期，随访 2 年，左心室起搏导线的感知、阻抗、阈值较术中均无明显改变，未发生导线脱位，提示经冠状静脉途径植入左心室起搏导线对三尖瓣术后患者安全、可行。

左心室导线的植入技术本身并无太大困难，但如患者已存在三尖瓣的基础疾病，在冠状静脉窦造影时需警惕导管或导线对人工或修补瓣膜的损伤。至于起搏部位，传统 CRT 的侧静脉并非是最佳的选择，如果导线植入到前室间分支（心大静脉）可以同时激动左右心室，可能对心脏的同步性有利，但要确保起搏参数是否满意而且稳定。本例患者首选于心大静脉植入导线，但起搏阈值高，只能将导线植入到其他分支静脉。

所以,植入左心室心外膜导线所选择的部位应首先考虑起搏导线及其参数的稳定性。

(钱智勇　邹建刚)

【参考文献】

[1] ANAGNOSTOPOULOS CE, PATEL B, FENN JE, et al. Transvenous coronary sinus pacemaker. a new primary approach to heart block in patients with tricuspid prostheses. Ann Thorac Surg, 1970, 9(3): 248-252.

[2] SIDERIS S, DRAKOPOULOU M, OIKONOMOPOULOS G, et al. Left ventricular pacing through coronary sinus is feasible and safe for patients with prior tricuspid valve intervention. Pacing Clin Electrophysiol, 2016, 39(4): 378-381.

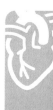

第二节　生理性心脏再同步化治疗

病例53　利用频率适应性房室优化功能的双腔起搏器行单左心室起搏的心脏再同步化治疗

【病史摘要】

患者,男性,58岁,因"气促,呼吸困难1年"入院。入院诊断为扩张型心肌病、左心扩大、完全性左束支传导阻滞CLBBB、NYHA心功能分级Ⅲ级。入院后Holter示:窦性心律,CLBBB,QRS波时限200ms,心率60次/min和100次/min时PR间期分别为0.22s和0.18s。胸片示:心脏扩大,心胸比例0.56。超声心动图示:LVEDD 69mm,LVEF 34%,主、肺动脉射血时间差97ms,二尖瓣血流图早期充盈E峰和晚期充盈A峰间距383ms,主动脉瓣血流速度时间积分24.9cm,左心室12节段达峰时间标准差(TS-SD12)92ms。

【诊疗方案】

患者心脏扩大,心功能不全伴CLBBB(图6-2-3),符合CRT Ⅰ类适应证,但患者因经济原因不能承担三腔起搏器费用,拟采用双腔起搏器加左心室起搏实现双心室再同步纠正心力衰竭,并向患者及其家属告知治疗方案并签署知情同意书。

【植入过程与要点】

1. 植入导线　于2013年10月15日成功植入带频率适应性房室延迟功能的双腔起搏器(Relia RED01,美敦力公司),按常规方法分别将右心房和左心室导线植入右心耳及左心室侧后静脉,成功建立右心房加左心室起搏系统。按常规方法分别将右心房和左心室导线植入右心耳和侧后静脉,测左心室导线阈值1.6V/0.4ms,感知6mV,右心房导线阈值0.6V/0.4ms,感知3.5mV。

2. 术后起搏参数优化　术后进行超声心动图优化时同步描记十二导联心电图,延长房室延迟(atrioventriculary delay,AVD),直至腔内图显示心房感知-心室感知(AS-VS),测定优化时的PR间期为190ms,以感知补偿(默认为30ms)为基础间期,每次以10ms为步长缩短或延长AVD进行双向"滴定","滴定"至心房感知后的AVD为150ms时,主动脉瓣流速时间积分及LVEF最大,二尖瓣反流面积(mitral valve area,MRA)最小,心电图上QRS波时限最窄时对应的AVD为优化的AVD,设置起始及终止频率分别为60次/min和100次/min。设置频率适应性房室间期(rate adaptive atrial-ventricular interval,RAAV)变化量为:终止频率的PR间期−起始频率的PR间期=180−220=−40(ms)。感知补偿为默认值30ms。设置起始频率的SAV为:优化的AVD+(起始频率的PR间期−优化时的PR间期)=150+(220−190)=180(ms);心房起搏后房室间期(PAV)为:优化的AVD+感知补偿=180+30=210(ms)。终止频率的SAV为:优化的AVD−(优化时的PR间期−终止频率的PR间期)=150−(190−180)=140(ms);PAV为:优化的AVD+感知补偿=140+30=170(ms)。打开RAAV功能后,起搏器程控的AVD动态跟踪右侧心房、心室的生理性PR间期,实现双心室再同步。

【随访】

术后予患者规范的抗心力衰竭药物治疗,病情明显好转。术后1年随访,LVEF 58%,LVEDD 53mm,QRS波时限由术前200ms明显变窄为137ms(图6-2-3),X线胸片示心胸比例由术前0.56减小到0.51(图6-2-4),NYHA心功能分级、二尖瓣反流面积、Ts-SD12及心室间机械延迟均较术前明显改善(图6-2-5、图6-2-6),达到超反应标准。

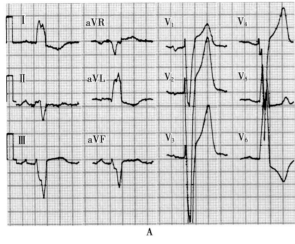
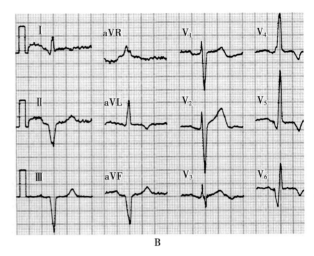

图 6-2-3 术前和术后心电图

A. 术前心电图呈完全性左束支传导阻滞, QRS 波时限 220ms; B. 术后起搏心电图, QRS 波时限 137ms

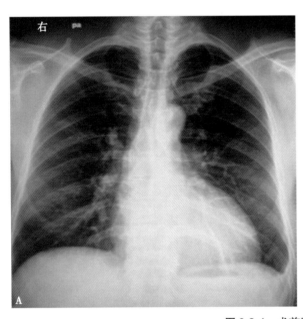
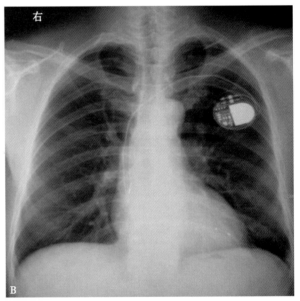

图 6-2-4 术前和术后胸片对比

A. 术前心脏明显扩大, 为普大型, 心胸比例 0.56; B. 术后 1 年胸片示心脏外形明显缩小, 心胸比例 0.51

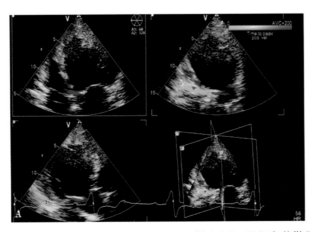
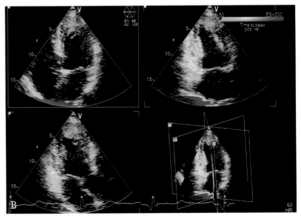

图 6-2-5 组织多普勒显像分析左心室同步性

A. 术前左心室间隔延迟于侧壁; B. 术后 1 年示左心室同步性明显改善

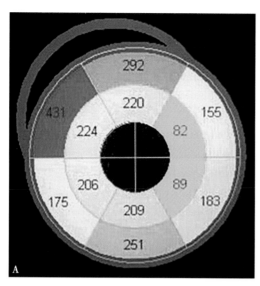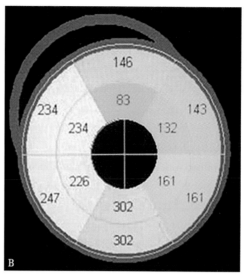

图 6-2-6　术前和术后左心室 Ts-SD12 比较

A. 术前左心室间隔侧壁明显延迟于侧壁，同步性差，Ts-SD12 为 92ms；B. 术后 1 年，左心室收缩性明显改善，室内同步性较术前有好转，Ts-SD12 为 70ms

【评述】

传统三腔起搏器为了保证 100% BiVP，设定短而固定的 AVD[1-3]；由于右心室起搏后激动经心肌缓慢、非均匀逆希氏 - 浦肯野系统传导，导致激动顺序发生改变，会造成新的房室及室内不同步[4-6]。而在生理状态下，室上性激动由房室结，经希氏 - 浦肯野系统快速均匀下传至左右心室。生理性 AVD 受运动、交感张力及心率改变而呈动态变化，以协调心房对心室的充盈[7-8]。伴左束支传导阻滞的心力衰竭患者，通常右侧希氏 - 浦肯野系统传导正常，右心室无需起搏，而且可延长电池寿命，进而降低治疗费用[9-10]。前期研究提示：对于伴左束支传导阻滞（LBBB），右侧希氏 - 浦肯野系统传导正常的充血性心力衰竭的患者，需单左心室起搏以保留房室结生理性传导功能。

本例患者运用双腔起搏器单左心室起搏实现双心室收缩再同步，术后 1 年随访时，QRS 波时限、心脏同步性指标、NYHA 心功能分级、LVEDD 和 LVEF 指标较术前均有明显改善，达到超反应标准。这可能与保留房室结生理性 AVD 功能，并运用 RAAV 算法，使单左心室起搏激动与从右侧希氏 - 浦肯野系统下传的自身激动形成融合波有关，同时右心室无需起搏，消除了右心室起搏导致的新的室间及室内不同步。运用 RAAV 算法可跟踪运动及交感张力变化导致的生理性 AVD 变化，更符合生理性。另外，由于三腔起搏器费用昂贵，许多患者由于经济原因难以接受，运用双腔起搏器通过 RAAV 算法可实现双心室收缩再同步，与三腔起搏器实现 CRT 相比，前者治疗费用可降低约 50%，并可节约有限的医疗资源，更符合中国的国情。

（赵璐露　蒲里津　郭　涛）

【参考文献】

[1]　郭涛，蒲里津，李锐洁，等. 心脏再同步化治疗无应答的原因与对策. 中国心脏起搏与心电生理杂志，2014，28（1）：1-4.

[2]　MANISTY CH, AL-HUSSAINI A, UNSWORTH B, et al. The acute effects of changes to AV delay on BP and stroke volume：potential implications for design of pacemaker optimization protocols. Circ Arrhythm Electrophysiol，2012，5（1）：122-130.

[3]　ELLENBOGEN KA, GOLD MR, MEYER TE, et al. Primary results from the SmartDelay determined AV optimization：a comparison to other AV delay methods used in cardiac resynchronization therapy（SMART-AV）trial. Circulation，2010，122（25）：2660-2668.

[4]　SADE LE, DEMIR O, ATAR I, et al. Effect of right ventricular pacing lead on left ventricular dyssynchrony in patients receiving cardiac resynchronization therapy. Am J Cardiol，2009，103（5）：695-700.

[5]　WANG RX, GUO T. Atrioventricular intrinsic conduction and cardiac resynchronization therapy. Chin Med J（Engl），

2011，124（3）：436-439.

[6] WANG RX, GUO T, HUA BT, et al. Initial experiences of maintaining atrioventricular intrinsic conduction during cardiac resynchronization therapy in non-responders. Chin Med J（Engl），2009，122（20）：2455-2460.

[7] VALZANIA C, BIFFI M, MARTIGNANI C, et al. Cardiac resynchronization therapy：variations in echo-guided optimized atrioventricular and interventricular delays during follow-up. Echocardiography，2007，24（9）：933-939.

[8] GRAS D, GUPTA MS, BOULOGNE E, et al. Optimization of AV and VV delays in the real-world CRT patient population：an international survey on current clinical practice. Pacing Clin Electrophysiol，2009，32（Suppl 1）：236-239.

[9] SUN JP, LEE AP, GRIMM RA, et al. Optimisation of atrioventricular delay during exercise improves cardiac output in patients stabilised with cardiac resynchronisation therapy. Heart，2012，98（1）：54-59.

[10] PU LJ, WANG Y, ZHAO L, et al. Cardiac resynchronization therapy（CRT）with right ventricular sense triggered left ventricular pacing benefits for the hemodynamics compared with standard CRT for chronic congestive heart failure：A cross-over study. Cardiol J，2015，22（1）：80-86.

病例 54　适应性心脏再同步化治疗：Adaptive CRT™

【病史摘要】

病例 54A：男性，76 岁，诊断为冠心病。常规药物治疗后，NYHA 心功能分级仍Ⅲ级。心电图：CLBBB，QRS 波时限 170ms，PR 间期 180ms。超声心动图：LVESV 166ml，LVEF 33%。

病例 54B：男性，58 岁，诊断扩张型心肌病。经优化的药物治疗后，NYHA 心功能分级仍Ⅲ级。心电图：CLBBB，QRS 波时限 180ms，PR 间期 210ms。超声心动图：LVESV 385ml，LVEF 23%。

【诊疗方案】

两例患者均为心力衰竭伴 CLBBB，符合 CRT 指征，LVEF 均低于 35%，符合 ICD 一级预防指征，同时考虑 PR 间期均未超过 220ms，拟植入 Adaptive CRT-D™。

【植入过程与要点】

病例 54A：术中将左心室导线植入前侧静脉（图 6-2-7A）。术后以同步单左心室起搏比例占 92.2%，动态 BiVP 占 7.8%。减少了 92.2% 不必要的右心室起搏，起搏器预估寿命为 9.8 年。CRT 后行心电图检查，比较了非起搏、非同步单左心室起搏、同步单左心室起搏和动态 BiVP 时 QRS 波时限，提示同步单左心室起搏 QRS 波时限最短为 100ms（图 6-2-8A）。

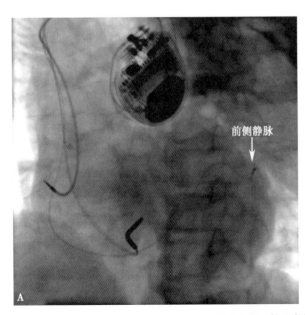
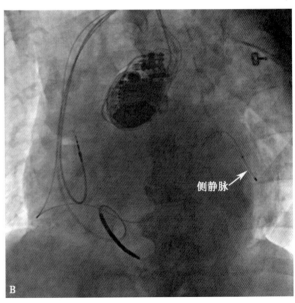

前侧静脉

侧静脉

图 6-2-7　左心室导线植入部位影像

A. 病例 54A，左前斜位 45°，左心室导线位于前侧静脉；B. 病例 54B，左前斜位 30°，左心室导线位于侧静脉

病例 54B：术中将左心室导线植入侧静脉（图 6-2-7B）。术后动态 BiVP 比例占 78.8%，同步单左心室起搏占 21.2%。起搏器预估寿命为 7.1 年。术后心电图优化提示动态 BiVP 的 QRS 波时限最短为 140ms（图 6-2-8B）。

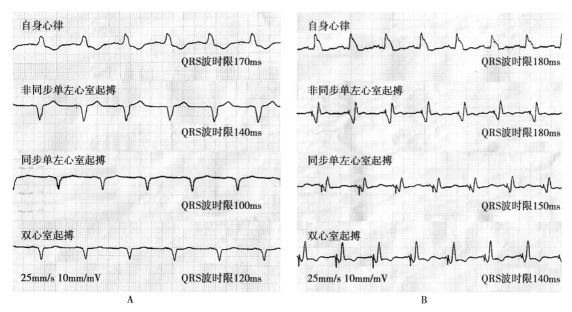

图 6-2-8　不同起搏模式下 I 导联 QRS 波时限比较
A. 病例 54A，同步单左心室起搏模式下 QRS 最窄；B. 病例 54B，动态双心室起搏模式下 QRS 最窄

【随访】
病例 54A：术后 1 周超声心动图示 LVESV 118ml，LVEF 37%，NYHA 心功能分级改善至Ⅱ级；6min 步行距离从术前 222m 改善至术后 326m。

病例 54B：术后 1 周超声心动图示 LVESV 335ml，LVEF 28%，NYHA 心功能分级改善至Ⅱ级；6min 步行距离从术前 194m 改善至术后 288m。

【评述】
1. 传统 CRT 存在的问题　传统 CRT 采用左心室和右心室的起搏方式纠正心脏失同步，用于治疗心力衰竭伴 LBBB 患者，但该模式废弃了正常的右束支传导功能，人为地增加了右心室起搏比例；而且固定的不恰当 AVD 是 CRT 无应答的重要原因之一[1]。新近 Adaptive CRT™ 的同步单左心室起搏模式，可以将单左心室起搏与正常的右束支传导同步进行，且具有以动态调整的房室及心室间期进行动态 BiVP 的功能，使 CRT 更接近生理性[2]。本文两例心力衰竭伴 LBBB 患者植入了 Adaptive CRT™ 起搏器，分别主要以同步单左心室起搏模式和动态 BiVP 模式进行 CRT，术后短期心功能改善。

2. Adaptive CRT™ 提高疗效的机制　健康人心脏所固有的兴奋、传导和收缩等生理功能是最完美的。恢复这些固有的功能是生理性起搏所要达到的终极方向和目标。传统 CRT 主要针对心力衰竭伴 LBBB 患者，这类患者大部分 PR 间期正常，提示房室结及右束支传导正常，保留这些正常的固有功能进行 CRT 将更具生理性，不仅可以减少不必要的右心室起搏带来的心房颤动及因心力衰竭住院的风险[3]，还可以因此延长起搏器寿命。房室传导延迟同样会降低 CRT 疗效，以不断调整优化的 AVD 及 VV 间期进行"动态 BiVP"，将使 CRT 向生理性治疗更近一步。Adaptive CRT™ 的同步单左心室起搏和动态 BiVP 模式可以依据 PR 间期的变化进行不断转换[4-5]，减少了 44% 的右心室起搏[6]，并可以提高 12% 的 CRT 反应率[7]，更生理性地解决了目前 CRT 中存在的问题。

本中心经 Adaptive CRT™ 治疗的这两例患者，由于 PR 间期不同，其同步单左心室起搏的比例不同。病例 54A 的 PR 间期≤200ms，同步单左心室起搏的比例很高，达 92.2%。在 PR 间期正常的患者中，同步单左心室起搏百分比≥50% 组与同步单左心室起搏百分比 <50% 组比较，同步单左心室起搏百分比≥50% 组获益明显，并可降低 21% 的心力衰竭住院率及全因死亡率[6,8]。而对于病例 54B，其自身 PR 间期常大于 200ms，按

Adaptive CRT™ 的工作原理,其主要采用以每分钟不断优化的 AVD 及 VV 间期进行动态 BiVP(占 78.8%),CRT 术后心力衰竭指标改善明显。

(梁延春　于海波)

【参考文献】

[1] MULLENS W, GRIMM RA, VERGA T, et al. Insights from a cardiac resynchronization optimization clinic as part of a heart failure disease management program. J Am Coll Cardiol, 2009, 53(9): 765-773.

[2] MARTIN DO, LEMKE B, BIRNIE D, et al. Investigation of a novel algorithm for synchronized left-ventricular pacing and ambulatory optimization of cardiac resynchronization therapy: results of the adaptive CRT trial. Heart Rhythm, 2012, 9(11): 1807-1814.

[3] LAMAS GA, LEE KL, SWEENEY MO, et al. Ventricular pacing or dual-chamber pacing for sinus-node dysfunction. N Engl J Med, 2002, 346(24): 1854-1862.

[4] KHAYKIN Y, EXNER D, BIRNIE D, et al. Adjusting the timing of left-ventricular pacingusing electrocardiogram and device electrograms. Europace, 2011, 13(10): 1464-1470.

[5] JONES RC, SVINARICH T, RUBIN A, et al. Optimal atrioventricular delay in CRT patients can be approximated using surface electrocardiography and device electrograms. J Cardiovasc Electrophysiol, 2010, 21(11): 1226-1232.

[6] BIRNIE D, LEMKE B, AONUMA K, et al. Clinical outcomes with synchronized left ventricular pacing: analysis of the adaptive CRT trial. Heart Rhythm, 2013, 10(9): 1368-1374.

[7] SINGH JP, ABRAHAM WT, CHUNG ES, et al. Clinical response with adaptive CRT algorithm compared with CRT with echocardiography-optimized atrioventricular delay: a retrospective analysis of multicentre trials. Europace, 2013, 15(11): 1622-1628.

[8] KURZIDIM K, REINKE H, SPERZEL J, et al. Invasive optimization of cardiac resynchronization therapy: role of sequential biventricular and left ventricular pacing. Pacing Clin Electrophysiol, 2005, 28(8): 754-761.

第三节　无导线起搏器

病例 55　无导线起搏器植入

【病史摘要】

患者,男性,59 岁,因"心悸、气短伴头晕 6 个月,发现心房扑动伴长间歇 4 个月",于 2015 年 1 月 27 日入院。患者 6 个月前无明显诱因出现胸闷、气短,于劳累后加重,休息后缓解;4 个月前在家因剧烈咳嗽诱发憋气、喘促,继而出现头晕、黑矇,意识丧失晕倒在地,持续约数秒钟,自行苏醒,不伴抽搐及口吐白沫,就诊于附近医院,心电图示心房扑动,动态心电图示心房扑动伴长 RR 间期,建议起搏器治疗,遂就诊于我院。患者高血压病史 10 年,平时服用福辛普利钠 10mg/d,苯磺酸氨氯地平 5mg/d;糖尿病病史 4 年,现糖尿病足诊断明确,且左下肢胫前区皮肤有反复破溃病史,平时服用阿卡波糖 150mg/d,瑞格列奈 3mg/d。入院查心肌标志物及电解质正常。超声心动图示肥厚性非梗阻型心肌病,LVEDD 56mm,LVEF 76.7%。入院心电图见图 6-2-9,动态心电图见图 6-2-10。

【诊疗方案】

患者为心房扑动伴长间歇,但心室起搏不依赖,而且 LVEF 正常,符合心室单腔起搏(VVI)的起搏器植入指征;但患者有糖尿病、糖尿病足、左下肢胫前区皮肤反复破溃病史,如置入传统起搏器,术后伤口愈合困难,且感染风险高,最终决定植入无导线 VVI。

【植入过程与要点】

1. 建立静脉通路　穿刺股静脉,将导引钢丝沿穿刺针送至右心房,进而沿导引钢丝将长鞘送入,移除导引钢丝。

2. 传送系统/器械准备　将无导线起搏器送入传送系统,用生理盐水冲洗管腔。

3. 送入传送系统　将传送系统沿长鞘送至右心房,操纵尾端手柄将传送系统跨三尖瓣送至右心室。

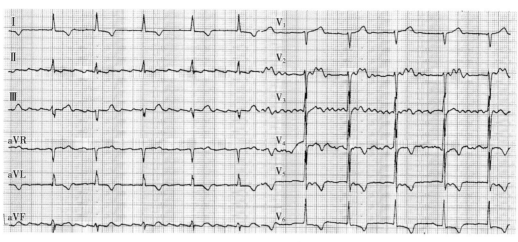

图 6-2-9　入院心电图

图示心房扑动

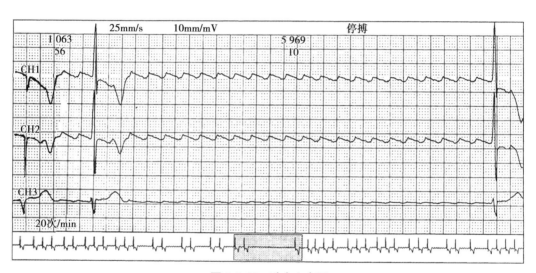

图 6-2-10　动态心电图

图示心房扑动，长 RR 间期

4. 放置无导线起搏器（Micra™）　解锁连线，保持传送系统对右心室壁的压力，将 Micra™ 推出，固定翼自然弯曲抓于心肌上（图 6-2-11）。

5. 急性期起搏参数测试　阈值 0.63V/0.24ms，R 波振幅 9.9mV，阻抗 530Ω。

6. 起搏器固定测试　通过轻拉连线并观察高放大率影像上的固定翼进行拖曳测试。在影像透视下，有两个或两个以上的固定翼随拖曳进行运动即可认为固定良好。此外，为尝试逐一显示 4 个固定翼，可多个视图［后前位（PA）、左前斜位（LAO）45°、右前斜位（RAO）45°］下进行观察。

7. 移除递送系统　切割连线，取出传送系统。

8. 闭合与止血　徒手压迫穿刺点 15min。

9. 最终起搏参数测试　阈值 0.63V/0.24ms，R 波振幅 5.2mV，阻抗 540Ω。

10. 植入部位影像　图 6-2-12 示 PA、RAO 45° 和 LAO 45° 的 Micra™ 植入部位。

11. 术后心电图　术后起搏的十二导联心电图见图 6-2-13。

【随访】

术后定期随访，起搏参数稳定。

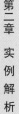

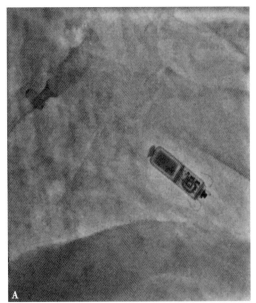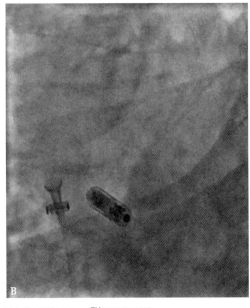

图 6-2-11　无导线心室单腔起搏的起搏器(Micra™)固定影像

A. 右前斜位 30°; B. 左前斜位 40°。图示 Micra™ 固定翼位于右心室低位间隔部

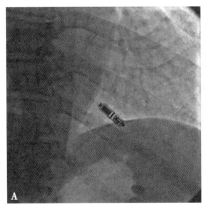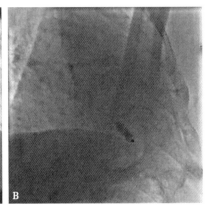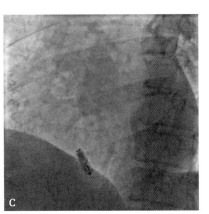

图 6-2-12　Micra™ 植入部位影像

A. 后前位; B. 右前斜位 45°; C. 左前斜位 45°

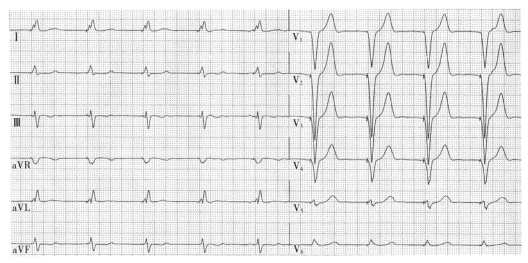

图 6-2-13　无导线起搏的十二导联心电图

心室单腔起搏模式，起搏频率 60 次 /min

【评述】

1. 无导线起搏技术的发展背景　自 20 世纪 60 年代无导线起搏技术问世以来，植入型心脏电子起搏器已发展为缓慢性心律失常的一线治疗手段。随着科技的进步，心脏植入式电子装置的尺寸稳步缩小，功能不断丰富，精密程度日益提高。但传统的起搏器由脉冲发生器和导线组成，由此带来的起搏器囊袋感染和导线相关的并发症（导线脱位与损坏、血栓形成、三尖瓣反流及导线系统感染等）可高达 10%～20%[1-2]，不仅影响起搏器的正常工作，而且严重危害患者的生命健康，是困扰临床医生的重要问题。此外，CTR 时左心室瘢痕组织的存在、冠状静脉窦的异常使经静脉植入导线存在一定的局限性，以及心尖部起搏对心功能造成的危害，使寻找新的起搏位点成为起搏治疗的趋势。为避免上述不良事件的发生和对新起搏位点的需求，人们一直在探寻无导线起搏技术。

本例患者因"心悸、气短伴头晕 6 个月，发现心房颤动伴长间歇 4 个月"入院。动态心电图提示心房扑动伴长 RR 间期，符合单腔起搏器植入的 I 类适应证。但患者有糖尿病、糖尿病足、左下肢胫前区皮肤反复破溃病史，如植入传统起搏器，术后伤口愈合困难，且感染风险高。在与患者及其家属充分沟通后，临床医生为其选择了 Micra™（美敦力公司）经导管起搏系统（图 6-2-14）。该系统无需植入心内膜导线，也无需在皮下埋置脉冲发生器，减少了创伤与感染风险。

2. 无导线起搏技术的基本原理及操作步骤　近年来，电子元件小型化和电池化学领域的科技进步使新的微型起搏器应运而生。无导线心脏起搏器（leadless cardiac pacemaker，LCP）（圣犹达公司）和经皮无导线起搏器（percutaneous leadless pacemaker，PLP）（美敦力公司）是无导线起搏器的先驱。

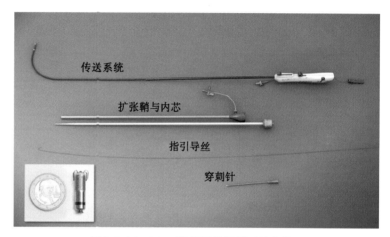

图 6-2-14　Micra™ 经导管起搏系统实物图
Micra™ 经导管起搏系统包括起搏器、传送系统、传送鞘管（包括扩张器和传送鞘管套）、导引钢丝和穿刺针

本例患者所选择的 Micra™ 经导管起搏系统，包括 Micra™ 植入器械、经股静脉导管传送系统及传送鞘管。Micra™ 植入器械是可直接植入心腔内的微型 VVIR 起搏器，体积为 0.8cm³，重量为 2g，其远端为激素涂层起搏导线，近端具有环状导线。其工作原理是以 Micra™ 的环状导线作为阳极，远端激素涂层起搏导线作为阴极输出起搏电流进而起搏心脏。

手术在静脉麻醉下进行。操作前，需用生理盐水冲洗传送导管和扩张鞘。此外，为避免血栓形成，需将肝素化生理盐水连接至传送导管进行连续输注。术者穿刺患者股静脉，经股静脉导管传送系统将 Micra™ 植入器械置于右心室心尖部[3]。将 Micra™ 植入器械推出前，可先进行造影以明确 Micra™ 植入器械的位置，确保其位于右心室心尖部或低位间隔。然后保持其对右心室壁的压力，将器械从传送系统中推出（图 6-2-15）。值得注意的是，如果传送系统对右心室壁没有一定的压力，Micra™ 植入器械远端的四个非导电的镍钛合金翼无法稳定地固定于心肌上。再将传送系统从器械中拉回，进行固定测试。此时，为确保清楚地显示固定翼运动情况，可在高放大率及多个体位下进行观察。之后，测试即刻阈值、R 波振幅和阻抗等电学参数。理想的起搏 / 感知电学参数为：脉宽 0.24ms 时，阈值≤1.0V，起搏阻抗 400～1 500Ω，R 波振幅≥5mV。测试结果满意后，移除传送系统及导管，并建议采用 8 字缝合完成闭合与止血。根据本中心的经验，按压 15min 即可。

本例患者为无导线起搏器植入，手术耗时 90min，X 线暴露时间为 8min 7s，与传统起搏器植入相比，手术时间并未显著延长。此外，随着植入技术的日益精湛与完善，手术时间及暴露时间会大大缩短。

3. 无导线起搏技术的应用前景　相对于传统的起搏器，无导线起搏技术具有以下优点：①避免了囊袋感染及导线相关的并发症；②于股静脉穿刺，减少了植入传统起搏器时穿刺锁骨下静脉等导致的相关并发症（血气胸、动脉及神经损伤等）；③无需在皮下制作囊袋、埋置脉冲发生器，美观，避免了患者的不适；④避免了传统心内膜导线对三尖瓣功能的影响[4]。本例患者符合单腔起搏器植入的 I 类适应证，且患者有糖尿病、糖尿病足、左下肢胫前区皮肤反复破溃病史，故植入无导线起搏器。此外，无导线起搏技术使起搏器植入更加便捷,也减少了传统起搏器体积较大给患者带来的不适感,为患者带来了新的选择。

另一方面,无导线起搏技术在 CRT 中有更广阔的应用前景。CRT 的起搏器植入过程中可能会出现左心室导线无法植入及膈神经刺激情况。无导线起搏技术可以自由选择左心室起搏位点,避免了植入左心室心内膜常规导线导致的动脉血栓栓塞和二尖瓣关闭不全的风险。目前,应用于临床的主要是超声引导无导线左心室起搏系统 [5],包括脉冲发生器、超声发射器及接收起搏导线,可将 ICD 和 CRT 起搏器共同植入,植入左心室的接收起搏导线可以感知右心室导线的起搏信号,几乎同时触发左心室起搏,达到左右心室同步化的治疗目的。

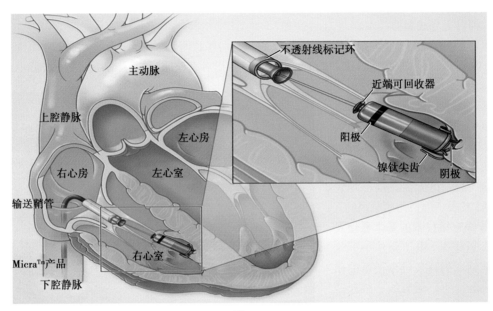

图 6-2-15　Micra™ 植入器械固定示意图
Micra™ 无导线起搏器经下腔静脉跨过三尖瓣固定于右心室低位间隔部或心尖部

4. 无导线起搏技术的展望　无导线起搏技术避免了导线相关的并发症,并可以自由选择起搏位点,具有良好的发展前景。但由于其尚处于初级阶段,还存在一定的局限性:①植入心脏内的微型起搏器目前仅为单腔模式,对于病态窦房结综合征等患者不能提供房室生理性起搏;②无导线起搏器电池电量仍有不足,Micra™ 植入器械预期使用寿命为:在 2.0V 输出、60 次 /min、100% 起搏下为 7.1 年,在 1.5V 输出、60 次 /min、100% 起搏下为 9.6 年。在保证起搏器电池寿命足够长的情况下,如何使其更加小型化,也值得进一步探索与研究。随着科学技术的不断进步,无导线起搏技术将迅猛发展,相信在不远的未来,起搏治疗将真正地进入"无线"时代。

(陈柯萍　李玉秋　张　澍)

【参考文献】

[1] KIRKFELDT RE, JOHANSEN JB, NOHR EA, et al. Complications after cardiac implantable electronic device implantations: an analysis of a complete, nationwide cohort in Denmark. Eur Heart J, 2014, 35(18): 1186-1194.

[2] UDO EO, ZUITHOFF NP, VAN HEMEL NM, et al. Incidence and predictors of short- and long-term complications in pacemaker therapy: The FOLLOWPACE study. Heart Rhythm, 2012, 9(5): 728-735.

[3] REYNOLDS D, DURAY GZ, OMAR R, et al. A leadless intracardiac transcatheter pacing system. N Engl J Med, 2016, 374(6): 533-541.

[4] CHEN KP, ZHENG XL, DAI Y, et al. Multiple leadless pacemakers implanted in the right ventricle of swine. Europace, 2016, 18(11): 1748-1752.

[5] AURICCHIO A, DELNOY PP, BUTTER C, et al. Feasibility, safety, and short-term outcome of leadless ultrasound-based endocardial left ventricular resynchronization in heart failure patients: results of the wireless stimulation endocardially for CRT(WiSE-CRT)study. Europace, 2014, 16(5): 681-688.

第四节 全皮下植入型心律转复除颤器

病例 56 全皮下植入型心律转复除颤器植入

【病史摘要】

患者，男性，33 岁，因"发作性心悸、胸闷 6 年，加重 3 个月"入院。患者 6 年前出现心悸、胸闷，伴头晕，于外院诊断为"三尖瓣下移畸形"，两年内先行三尖瓣修补术和机械瓣置换术，术后上述症状时有发作，发作时心电图提示持续室性心动过速（图 6-2-16），伴低血压，普罗帕酮、胺碘酮等药物治疗效果欠佳，均需要电转复治疗。曾两次行室性心动过速射频消融术包括心外膜消融，术后胺碘酮等药物控制，但仍有间断发作。近 3 个月来晕厥两次，均电转复治疗。

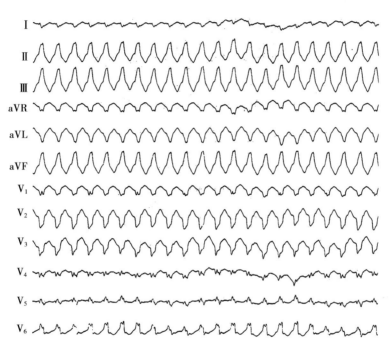

图 6-2-16 心动过速发作时心电图
图示室性心动过速

入院查体：血压 120/80mmHg，心率 76 次 /min，心脏浊音界扩大，各瓣膜听诊区未及杂音，瓣膜启闭音清晰；双肺呼吸音清，未及啰音。超声心动图示：右心室舒张末期内径（RVEDD）57mm，右心室壁运动幅度明显降低，三尖瓣机械瓣置换术后，LVEF 55.5%。

【诊疗方案】

患者反复发作持续性室性心动过速伴血压降低，两次射频消融术后仍复发，同时考虑患者行三尖瓣机械瓣置换术，拟行全皮下 ICD（subcutaneous ICD，S-ICD）植入。

【植入过程与要点】

1. 术前筛选 术前筛选是明确患者适合植入 S-ICD 并保证准确治疗的前提。需保证 QRS 波和 T 波完全落入推荐的采集区域；在至少两个体位（仰卧、站立、自选其他动作）确认可接受至少一个感知向量的信号。S-ICD 植入部位示意图见图 6-2-17。术前筛选是否成功示意图见图 6-2-18。

2. 除颤器植入和术中测试 术中采用全身麻醉，于左侧 5～6 肋间斜切口，通过皮下隧道将皮下除颤器导线置于患者胸骨旁右侧，进行术中 DFT（图 6-2-19），将脉冲发生器植入左侧第 5～6 肋间腋前线和腋中线间皮下囊袋内，术中成功进行了除颤功能测试（图 6-2-19），最后缝合皮肤。

3. 术后影像学及程控参数设置 术后复查胸部 X 线明确脉冲发生器及导线位置（图 6-2-20）。术后程控电池容量及导线阻抗，进行室性心动过速、心室颤动识别参数设置（图 6-2-21）。

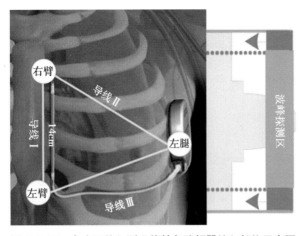

图 6-2-17 全皮下植入型心律转复除颤器植入部位示意图
除颤器位于左侧第 5～6 肋间腋前线和腋中线之间

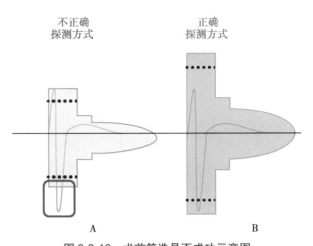

图 6-2-18 术前筛选是否成功示意图
A. 不正确探测方式的 QRS 波未完全落入采集区域，筛选失败；B. 采用正确探测方式筛选成功

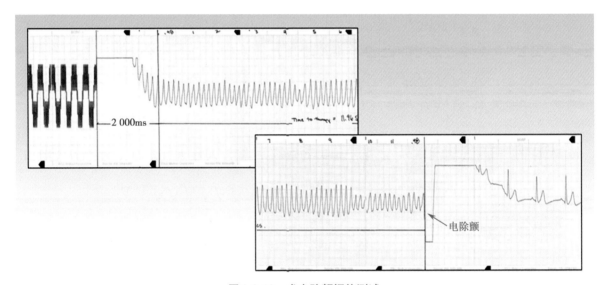

图 6-2-19 术中除颤阈值测试
50Hz Burst（短阵快速刺激法）10s 放电诱发心室颤动，80J 放电除颤成功

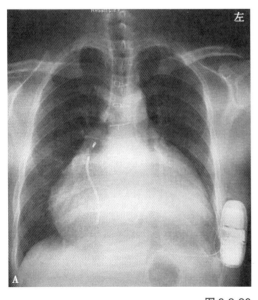
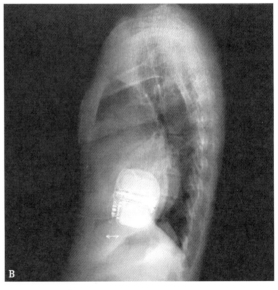

图 6-2-20 术后 X 线影像
A. 左正位；B. 右侧位；可见全皮下植入型心律转复除颤器及导线固定良好

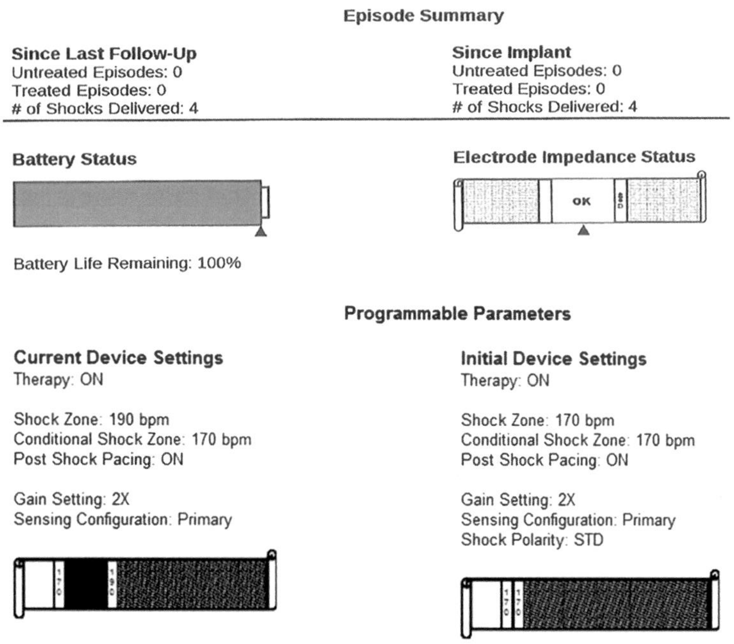

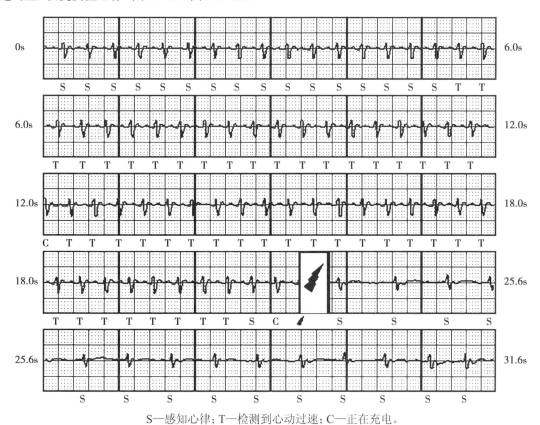

Episode Summary
Since Last Follow-Up
Untreated Episodes: 0
Treated Episodes: 0
# of Shocks Delivered: 4
Since Implant
Untreated Episodes: 0
Treated Episodes: 0
# of Shocks Delivered: 4
Battery Status
Electrode Impedance Status
OK
Battery Life Remaining: 100%
Programmable Parameters
Current Device Settings
Therapy: ON
Shock Zone: 190 bpm
Conditional Shock Zone: 170 bpm
Post Shock Pacing: ON
Gain Setting: 2X
Sensing Configuration: Primary
Initial Device Settings
Therapy: ON
Shock Zone: 170 bpm
Conditional Shock Zone: 170 bpm
Post Shock Pacing: ON
Gain Setting: 2X
Sensing Configuration: Primary
Shock Polarity: STD

图 6-2-21　术后程控界面

电池电量及导线阻抗参数良好。除颤参数设定采用双区识别，根据患者实际心律失常情况进行室性心动过速 / 心室颤动区参数设置，目前设定除颤区频率为 190 次 /min，条件除颤区频率为 170 次 /min，打开除颤后起搏功能

【随访】

术后随访 8 个月，发现 S-ICD 共记录 3 次事件，S-ICD 诊断为室性心动过速并放电治疗，放电后室性心动过速终止，恢复窦性心律（图 6-2-22、图 6-2-23）。

0s
6.0s
S S S S S S S S S S S S S S S S T T
6.0s
12.0s
T T T T T T T T T T T T T T T T T T
12.0s
18.0s
C T T T T T T T T T T T T T T T T T T
18.0s
25.6s
T T T T T T T T S C S S S S
25.6s
31.6s
S S S S S S S S S S

S—感知心律；T—检测到心动过速；C—正在充电。

图 6-2-22　全皮下植入型心律转复除颤器除颤事件

术后 7 个月患者室性心动过速发作时心室率 180 次 /min，QRS 波形态与窦性心律不同。事件诊断成立，充电 9s，放电能量 80J，恢复窦性心律，除颤阻抗 44Ω（正常：100Ω 以内），使用标准除颤向量，一次放电成功

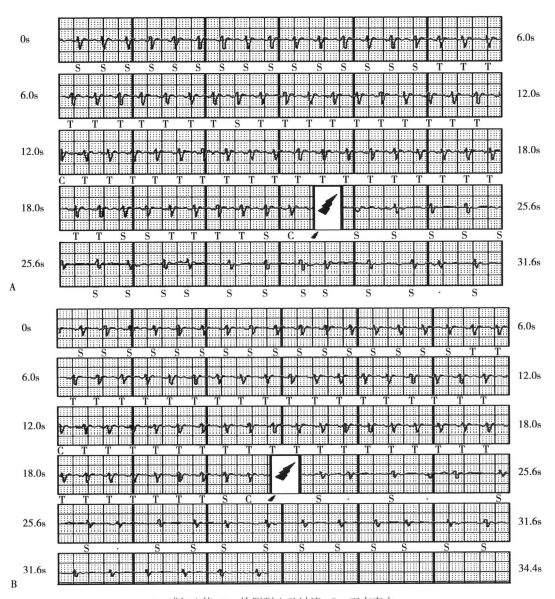

S—感知心律；T—检测到心动过速；C—正在充电。

图 6-2-23　全皮下植入型心律转复除颤器除颤事件

A. 充电 9s，放电能量 80J，恢复窦性心律，除颤阻抗 45Ω，使用标准除颤向量，一次放电成功；B. 充电不到 9s，放电能量 80J，恢复窦性心律，除颤阻抗 40Ω，使用标准除颤向量，一次放电成功。两次事件，发作时心室率 187 次 /min，QRS 波形态与窦性心律不同

【评述】

1. S-ICD 的适应证　S-ICD 适用于大多数一级和部分二级预防的患者，特别是不能经静脉植入 ICD 导线者，如高感染风险、有感染性心内膜炎史、无静脉通路、三尖瓣机械瓣置换术后、先天性结构性心脏病患者。心脏性猝死一级预防患者、心电异常的年轻患者、人工心脏瓣膜病的患者更具优势。2015 年，《ESC 室性心律失常治疗和心源性猝死预防指南》中，当患者符合 ICD，但并不需要起搏、不需要 CRT、不需要超速起搏治疗心动过速的情况下，推荐植入 S-ICD（Ⅱa）；对于经静脉途径 ICD 植入困难、因感染等因素拔出经静脉 ICD 或对 ICD 有长期需求的年轻患者，皮下 ICD 可以作为经静脉途径 ICD 的备选（Ⅱb）[1]。该患者三尖瓣下移畸形，已行三尖瓣机械瓣置换术，因反复发作室性心动过速，经射频消融及药物控制不佳，符合 S-ICD 植入适应证。

2. S-ICD 与传统 ICD 相比的优势　传统 ICD 通过外周静脉将除颤导线通过上腔静脉植入到右心室，脉冲发生器置于左侧胸部皮下。手术过程需要 X 线透视引导，并且可能发生：①术中并发症，包括气胸、血气胸、心脏穿孔等；②术后并发症，包括三尖瓣损伤、导线移位、囊袋感染和感染性心内膜炎；③ ICD 导线故

障，常需要拔除 ICD 导线，引起拔除导线的并发症等[2]。S-ICD 不需要经静脉在心腔中放置导线，通过解剖标记指导即可完成植入，克服了经静脉植入 ICD 的大部分弊端。尽管也可出现感染、导线移位等并发症，但感染多局限且较轻，导线移位和异常放电可通过改进设备和除颤程序设定使并发症尽量减低。S-ICD 可安全用于肾功能不全患者，且术者可避免接受射线损害，无需在导管室操作，更利于推广应用[3]。

3. S-ICD 的安全性及有效性　西方人群 IDE 和 EFFORTLESS（共计 882 例，平均随访 651 天）研究结果表明[4]，操作相关并发症已降至 5.4%～9.8%，大部分并发症甚至无症状；手术相关感染发生率已降至与静脉系统植入 ICD 相似（0.13%～2.9%），且感染局限，程度更轻，感染性心内膜炎等严重并发症极其罕见，植入后年死亡率 1.6%；有效性方面，90.1% 的事件经 1 次电击治疗后终止，98.2% 事件可通过在 5 次电击内终止。Hai 等[5]报道 21 例（平均随访 107 天）S-ICD 患者，合理放电率 100%，术后出血需干预者 2 例，伤口延迟愈合 6 例，无其他并发症发生。

随着对术前患者筛选技术的重视、缝合袖套（suture sleeve）式结构的应用和事件分析鉴别系统的更新（由单纯心率识别升级至模板指导的节律分析、波形对比分析及 QRS 波时限分析等联合分析系统），术后导线移位、异常放电概率会进一步降低，逐渐与静脉系统植入 ICD 相当[6]。

4. S-ICD 的局限性　S-ICD 主要的缺点在于缺乏起搏导线，无法开展心脏起搏功能及抗心动过速性起搏治疗等，有相当一部分患者的室性心动过速（如单形室性心动过速）仅需要抗心动过速起搏即可纠正窦性心律而免除接受电击，而且部分心功能不全患者后期可能需要再同步化治疗，甚至需要拔除 S-ICD 系统[7]。目前，已有 S-ICD 合并心房起搏导线植入的相关临床试验，可一定程度减少 S-ICD 治疗的局限性，未来可能应用于临床。第一代 S-ICD 寿命在实际应用中只有 1.5 年，而第二代 S-ICD 测试预计寿命可长达 7.3 年，临床实践中可进一步观察实际电池寿命。

（华　伟　樊晓寒　张　澍）

【参考文献】

[1] PRIORI SG，BLOMSTRÖM-LUNDQVIST C，MAZZANTI A，et al. 2015 ESC guidelines for the management of patients with ventricular arrhythmias and the prevention of sudden cardiac death. Rev Esp Cardiol（Engl Ed），2016，69（2）：176.

[2] 华伟，丁立刚，郑黎辉，等. 全皮下植入型心律转复除颤器的临床应用一例. 中华心律失常学杂志，2014，18（6）：469-470.

[3] LEWIS GF，GOLD MR. Safety and efficacy of the subcutaneous implantable defibrillator. J Am Coll Cardiol，2016，67（4）：445-454.

[4] BURKE MC，GOLD MR，KNIGHT BP，et al. Safety and efficacy of the totally subcutaneous implantable defibrillator：2-year results from a pooled analysis of the ide study and effortless registry. J Am Coll Cardiol，2015，65（16）：1605-1615.

[5] HAI JJ，LIM ET，CHAN CP，et al. First clinical experience of the safety and feasibility of total subcutaneous implantable defibrillator in an Asian population. Europace，2015，17（Suppl 2）：ii63-68.

[6] BROUWER TF，YILMAZ D，LINDEBOOM R，et al. Long-term clinical outcomes of subcutaneous versus transvenous implantable defibrillator therapy. J Am Coll Cardiol，2016，68（19）：2047-2055.

[7] AL-KHATIB SM，FRIEDMAN P，ELLENBOGEN KA. Defibrillators：selecting the right device for the right patient. Circulation，2016，134（18）：1390-1404.

第五节　心肌收缩力调节器的植入

病例 57　窄 QRS 波慢性心力衰竭植入心肌收缩力调节器

【病史摘要】

患者，女性，57 岁，因"活动后胸闷、气促 2 年"，于 2015 年 4 月 24 入院。入院后查 NT-proBNP 1 086ng/L。心电图示：窦性心律、左前分支传导阻滞，QRS 波时限 112ms（图 6-2-24A）。超声心动图示：心功能不全（LVEDD 73mm、LVESD 65mm、LAD 52mm、LVEF 23.1%），中重度二尖瓣关闭不全，中度三尖瓣关闭不全，轻度肺动脉高压（42mmHg），少量心包积液。6min 步行距离 370 米。

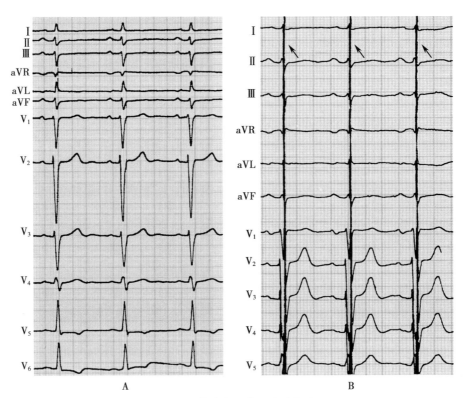

箭头—心肌收缩力调节器脉冲信号。

图 6-2-24　术前和术后心电图

A. 心肌收缩力调节器植入术前；B. 心肌收缩力调节器植入术后，可见 QRS 波中的心肌收缩力调节器脉冲信号

【诊疗方案】

入院诊断：扩张型心肌病、NYHA 心功能分级 Ⅲ 级。考虑患者 QRS 波时限 112ms，LVEF 23.1%，不适合 CRT，拟行心肌收缩力调节器（cardiac contractility modulation，CCM）植入治疗。

【植入过程与要点】

1. 导线植入　患者取平卧位，左上胸皮肤消毒铺巾，1% 利多卡因局部麻醉后，于左锁骨下方切开皮肤约 3.5cm，逐层分离皮下组织，左锁骨下静脉穿刺，将右心房导线送至右心耳，将右心室两根导线分别送入高位间隔及中位间隔部（图 6-2-25）。

2. 测试参数　右心房导线（序号 1888T-CWM070562）P 波振幅 1.5mV、阻抗 542Ω、阈值 0.7V/0.4ms、斜率 0.5V/s；右心室高位间隔部导线（序号 1888T-CWL081251）R 波振幅 12.6mV、阻抗 466Ω、阈值 0.4V/0.4ms；右心室中位间隔部导线（序号 1888T-CWL081259）R 波振幅 7mV、阻抗 668Ω、阈值 0.8V/0.4ms。设置 CCM 右心室输出电压 5.0V，每日工作 8h。术后心电图见图 6-2-24B，于 QRS 波中可见高电压起搏信号。

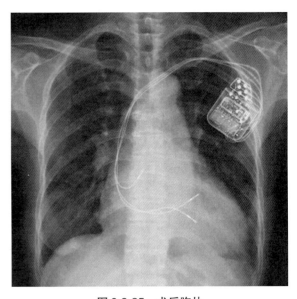

图 6-2-25　术后胸片

心肌收缩力调节器位于左上胸部，心房导线位于右心耳，两根右心室导线分别位于高位和中位室间隔

【随访】

术后半年随访，患者 NYHA 心功能分级 Ⅱ 级，6min 步行距离 408 米，超声心动图指标较入院时无明显变化。随访过程中患者出现左前胸壁肌肉跳动现象，将右心室双导线起搏程控为右心室单导线起搏后好转。术后 1.5 年患者心功能状态与术前持平，6min 步行距离 410 米，超声心动图示：LVEDD 73mm，LVESD 64mm，

LAD 46mm，LVEF 25.7%，中度二尖瓣关闭不全，轻度三尖瓣关闭不全，肺动脉压力 27mmHg；较前均有所好转。

【评述】

窄 QRS 波慢性心力衰竭患者的治疗进展缓慢。由于 CRT 对这类患者无效，因此，患者往往只能依赖药物治疗，而 CCM 治疗可能是一种替代的器械治疗方案。

1. CCM 工作原理图解　CCM 在心肌细胞的绝对不应期发放一个高电压、非兴奋性的双相电刺激脉冲，以增强心室肌的收缩力；由于 CCM 是在心肌绝对不应期发放刺激，不会引起新的电或机械活动，不会打断正常传导次序，也不会触发室性心律失常。CCM 治疗慢性心力衰竭的分子机制可能与细胞内的钙离子水平、内质网的钙负荷及对动作电位的影响有关[1]。动物研究发现[2]，室间隔刺激部位邻近区域的组织受磷蛋白磷酸化增加，磷酸化的受磷蛋白可以降低对肌质网 Ca^{2+}-ATP 酶的抑制作用，使细胞内钙离子水平升高，从而增强心肌收缩力[2]。也有研究发现 CCM 产生的正性肌力作用可能与 $β_1$ 受体激活有关[3]。CCM 改善心脏功能的机制可能与心力衰竭时自主神经系统平衡的恢复有关，CCM 引起局部心肌收缩力增强可激活间隔部位的机械刺激感受器，激活迷走传入神经，从而恢复正常的心脏和外周循环的交感 / 迷走神经平衡（图 6-2-26）[4]。

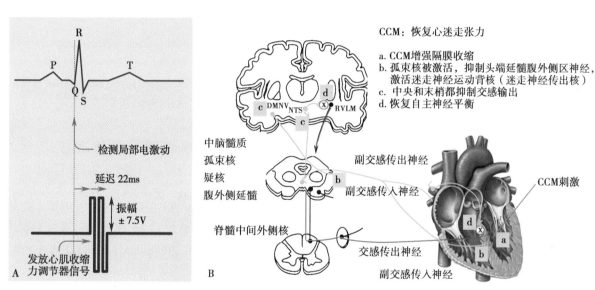

图 6-2-26　心肌收缩力调节器工作原理图解

A. 心肌收缩力调节器在 QRS 波开始后即刻传递刺激信号；B. 心肌收缩力调节器改善自主神经系统平衡的可能机制

2. CCM 的应用　临床研究及荟萃分析显示，CCM 治疗可以明显提高心力衰竭患者的最大氧耗量和 6min 步行时间，但对患者的长期生存和心力衰竭住院率改善不明显[5-6]。研究结果表明，CCM 可能改善心室重构，LVEF 平均提高 5% 左右[6]。大型研究的亚组分析表明，对于 NYHA 心功能分级Ⅲ级、LVEF≥25% 的患者，CCM 治疗的效果更好[7]；也有研究提示对于 LVEF 为 25%～40% 的心力衰竭人群，CCM 可明显提高其远期生存率和降低心力衰竭再住院率[8]。

由于 CCM 发放的是非兴奋性刺激信号，理论上 CCM 与传统起搏器的起搏功能并无相互影响。已有研究者将 CCM 治疗用于 CRT 患者，发现可进一步改善心脏的收缩功能[9]。此外，也有学者初步尝试将 CCM 用于治疗心房颤动患者[10]。

目前，CCM 治疗已在欧盟国家获得了许可，在其他国家的临床验证还在进行中。下一步的研究重点在于鉴别哪些心力衰竭患者可能在 CCM 治疗中获益最大。

（钱智勇　邹建刚）

【参考文献】

[1]　GUPTA RC，MISHRA S，WANG M，et al. Cardiac contractility modulation electrical signals normalize activity，expres-

sion, and phosphorylation of the Na$^+$-Ca^{2+} exchanger in heart failure. J Card Fail, 2009, 15(1): 48-56.

[2] IMAI M, RASTOGI S, GUPTA RC, et al. Therapy with cardiac contractility modulation electrical signals improves left ventricular function and remodeling in dogs with chronic heart failure. J Am Coll Cardiol, 2007, 49(21): 2120-2128.

[3] WINTER J, BRACK KE, COOTE JH, et al. Cardiac contractility modulation increases action potential duration dispersion and decreases ventricular fibrillation threshold via β1-adrenoceptor activation in the crystalloid perfused normal rabbit heart. Int J Cardiol, 2014, 172(1): 144-154.

[4] ABI-SAMRA F, GUTTERMAN D. Cardiac contractility modulation: a novel approach for the treatment of heart failure. Heart Fail Rev, 2016, 21(6): 645-660.

[5] LIU X, YANG HJ, PING HQ, et al. The safety and efficacy of cardiac contractility modulation in heart failure: a meta-analysis of clinical trials. Herz, 2017, 42(8): 766-775.

[6] AL-GHAMDI B, SHAFQUAT A, MALLAWI Y. Cardiac contractility modulation therapy: are there superresponders? Heart Rhythm Case Rep, 2017, 3(4): 229-232.

[7] ABRAHAM WT, NADEMANEE K, VOLOSIN K, et al. Subgroup analysis of a randomized controlled trial evaluating the safety and efficacy of cardiac contractility modulation in advanced heart failure. J Card Fail, 2011, 17(9): 710-717.

[8] LIU M, FANG F, LUO XX, et al. Improvement of long-term survival by cardiac contractility modulation in heart failure patients: a case-control study. Int J Cardiol, 2016, 206: 122-126.

[9] NÄGELE H, BEHRENS S, EISERMANN C. Cardiac contractility modulation in nonresponders to cardiac resynchronization therapy. Europace, 2008, 10(12): 1375-1380.

[10] RÖGER S, SCHNEIDER R, RUDIC B, et al. Cardiac contractility modulation: first experience in heart failure patients with reduced ejection fraction and permanent atrial fibrillation. Europace, 2014, 16(8): 1205-1209.

病例 58　心脏再同步化治疗无反应联合心肌收缩力调节器的治疗

【病史摘要】

患者，男性，45 岁，因胸闷、心慌 5 年，2 年前来我院就诊，当时心电图示 CLBBB，QRS 波时限 152ms（图 6-2-27A），在我院植入 CRT-D，术后仍然反复发作胸闷、气促。本次为植入 CCM 而于 2015 年 4 月再次入院。入院后 6min 步行距离 326 米；超声心动图示：LVEDV 238ml，LVESV 199ml，LAD 42mm，LVEF 16%，左心室壁整体收缩活动普遍减弱，轻微二尖瓣及轻微三尖瓣反流，肺动脉收缩压约 25mmHg；心电图示：窦性心律，BiVP，QRS 波时限 140ms（图 6-2-27B）。CRT-D 程控结果：感知阈值均在正常范围，心室起搏比例 >99%，无室性心律失常事件。

【诊疗方案】

患者 CRT-D 术后心脏大小和心功能改善不佳，左心室扩大，LVEF 仅 16%，仍然主诉反复胸闷和气促，拟植入 CCM 联合 CRT。

【植入过程与要点】

1. 导线植入　患者取平卧位，先将 CRT-D 除颤功能关闭。考虑 CRT-D 位于左锁骨下区域，拟于右侧植入 CCM；常规消毒胸前区皮肤，铺巾，局部麻醉下通过穿刺右锁骨下静脉将两根心室主动导线送至右心室中位室间隔及低位室间隔，右心房被动导线至右心耳，植入导线影像见图 6-2-28。

2. 测试参数　术中测试 CCM 右心房导线感知 4.0mV，阈值 1.0V/0.4ms；心室中位间隔导线感知 10mV，阈值 1.0V/0.4ms，低位间隔导线感知 8.0mV，阈值 1.0V/0.4ms。设置心室低位间隔导线感知阈值为 2.5mV，警觉开始为 −4ms，警觉宽度为 34ms，低位间隔导线不应期为 40ms。

3. 术中超声心动图评估　于心尖五腔心切面，分别在 CCM 发放脉冲前和发放脉冲后 10min 应用超声心动图测量主动脉瓣速度时间积分（velocity time integral，VTI），可见 CCM 发放脉冲 10min 后 VTI 显著增加（图 6-2-29）。

4. 术后心电图　除 QRS 波起始处可见刺激信号外，在 QRS 波中可见 CCM 脉冲信号，QRS 波时限及形态较术前无明显改变（图 6-2-27C）。心电图发现室性期前收缩较多，遂加用胺碘酮。

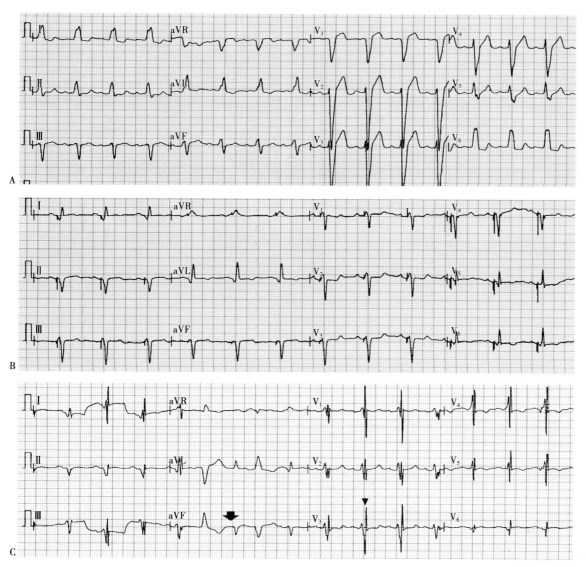

粗箭头—非持续性室性心动过速；三角—心肌收缩力调节器脉冲信号。

图 6-2-27　术前和术后心电图

A. 心脏再同步化治疗术前心电图示窦性心律，完全性左束支传导阻滞，QRS 波时限 152ms；B. 心脏再同步化治疗术后心电图，双心室起搏的 QRS 波时限 140ms，QRS 波起始处可见双心室脉冲信号；C. 心肌收缩力调节器植入术后，QRS 波后部可见心肌收缩力调节器脉冲信号，非持续性室性心动过速被心肌收缩力调节器感知后未发放脉冲，为避免误感知，将心脏再同步化治疗左右心室导线调为双极起搏，故 QRS 起始刺激信号小

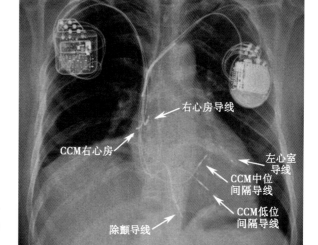

CCM—心肌收缩力调节器；箭头—导线位置。

图 6-2-28　术后胸片

心肌收缩力调节器装置位于右上胸部，两根右心室导线分别位于中位和低位室间隔。CRT-D 位于左上胸部，除颤导线位于右心室心尖部，左心室导线位于侧后静脉内

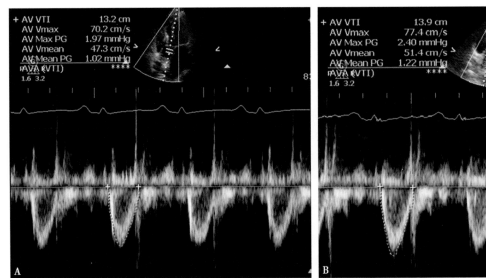

图 6-2-29 术中超声心动图评估主动脉瓣速度时间积分

A. 心肌收缩力调节器发放脉冲前，心尖五腔心切面示速度时间积分为 13.2cm；B. 心肌收缩力调节器发放脉冲 10min 后，心尖五腔心切面示速度时间积分为 13.9cm

【随访】

术后半年随访 NYHA 心功能分级Ⅱ级，较术前改善，6min 步行距离 386m，无室性心律失常事件。超声心动图示：LVEDV 222ml，LVESV 186ml，LAD 42mm，左心室壁整体收缩活动普遍减弱，LVEF 34%。

【评述】

1. 收缩性心力衰竭患者的治疗 最佳药物治疗后疗效仍然不佳的心力衰竭患者，如果 QRS 波时限≥130ms，尤其是 CLBBB，可以考虑 CRT，但符合该条件的心力衰竭患者不足 40%，且术后约 30% 的患者临床症状无明显改善甚至恶化，最终需要选择心脏移植，但国内由于供体资源缺乏和价格昂贵，真正实施者很少。

改善心肌收缩力是目前收缩性心力衰竭的主要治疗措施，药物治疗是主要手段，包括洋地黄类药物、β受体兴奋剂和磷酸二酯酶抑制剂等，但大规模的研究发现，这些药物虽然能改善症状，但不能改善预后，只能短期用于急性心力衰竭患者的治疗，以改善症状。CCM 是近年来一种新的器械治疗方法，通过心房和心室双感知，精确计算心室绝对不应期，在该期给予一种非兴奋性电刺激信号使心肌收缩力增加[1]，理论上适用于所有收缩性心力衰竭患者。

2. CCM 的优势 最早由 Sabbah 等[1] 报道应用 CCM 治疗犬慢性收缩性心力衰竭。该研究将一根心室导线植入心大静脉远端，另一根植入右心室心尖部，心房导线植入右心耳，发放 CCM 脉冲 10min 以后，血流动力学检查发现心输出量、左心室 dp/dt_{max}、LVEF 较术前明显改善，超声心动图发现 CCM 心室导线接触局部的心肌收缩功能明显改善。Imai 等[2] 同样为慢性收缩性心力衰竭的犬植入 CCM，所不同的是两根右心室导线分别植入前间隔和后间隔，CCM 刺激脉冲每天发放 5h，共治疗 3 个月，发现与假手术对照组相比，LVEDV、LVESV 明显下降，LVEF 明显上升。

2002 年，Pappone 等[3] 通过临时起搏导线对心力衰竭患者[平均 LVEF（28±6）%]术中给予 CCM 刺激，与对照组（临时双腔起搏的心力衰竭患者）相比，无论心室导线植入冠状静脉组还是右心室间隔组，dp/dt_{max} 均显著增加，效果不受 QRS 波宽度影响。对 CLBBB 的心力衰竭患者 BiVP 治疗的同时给予 CCM 治疗也可进一步增加心肌收缩力[3]。

FIX-HF-4 研究是第一个评价 CCM 安全性和有效性的相对大规模的前瞻性随机交叉双盲研究[4]。通过入选欧洲 15 个中心 164 例 NYHA 心功能分级Ⅱ～Ⅲ级，LVEF<35% 且不适合 CRT 的慢性心力衰竭患者，植入 CCM（Optimizer™）并随机分为两组，一组（80 例）先开放 CCM 治疗 3 个月，后关闭 CCM 3 个月；另一组（84 例）先关闭 CCM 3 个月，再开放 CCM 治疗 3 个月，结果发现，CCM 打开组与关闭组比较，最大摄氧量和明尼苏达心力衰竭评分（Minnesota living with heart failure questionnaire，MLWHFQ）显著改善。FIX-HF-5 研究是美国注册的大规模多中心前瞻性的随机平行研究[5]，入选了 50 个中心 428 例 NYHA 心功能分级Ⅲ～Ⅳ

级，LVEF＜35% 的慢性心力衰竭患者，并随机分为两组：一组（215 例）为优化药物治疗基础上给予 CCM 治疗（5h/d），另一组为单独优化药物治疗组（213 例），6 个月以后随访发现 CCM 治疗可明显改善 NYHA 心功能分级，提高最大摄氧量并降低 MLWHFQ 分值，尤其在 NYHA 心功能分级Ⅲ级，LVEF＞25% 的亚组患者中改善更加明显；随访 12 个月，两组累积全因死亡率和全因住院率无显著性差异，不良事件的发生也无显著性差异；该研究术前 ICD 植入率为 95%，其中 CCM 组 96%，2 例患者出现与 CCM 相关的 ICD 感知事件。

Kuschyk 等[6] 回顾性分析了 81 例接受最佳药物治疗仍然有症状性收缩性心力衰竭的患者，术前 69 例植入 ICD，11 例植入 CRT-D，将 CCM 系统心房导线植入右心房，两根右心室导线植入室间隔部位，每天发放至少 7h 的 CCM 脉冲，平均随访 34 个月，发现与术前相比，LVEF 明显升高[（23.1±7.9）% vs.（29.4±8.6）%，P＜0.05]，临床有效率（6 个月内或以后随访中 NYHA 心功能分级改善 1 级以上）达到 74%，1 年和 3 年累积生存率均高于根据慢性心力衰竭荟萃分析（Meta-Analysis Global Group in Chronic Heart Failure，MAGGIC）危险评分计算的理论值。

术中需要注意新植入的心房和两根心室导线不要距离原导线太近，术中不要牵拉到原导线（如原左心室导线），术中程控时要注意不能使原植入的装置，尤其 ICD 感知到 CCM 脉冲，以免 ICD 的误放电。

该病例短期观察发现 CCM 能改善心肌收缩功能，改善临床心功能，但术后发现室性期前收缩较多，原因尚不清楚。

（宿燕岗　秦胜梅）

【参考文献】

[1] SABBAH HN，GUPTA RC，RASTOGI S，et al. Treating heart failure with cardiac contractility modulation electrical signals. Curr Heart Fail Rep，2006，3（1）：21-24.

[2] IMAI M，RASTOGI S，GUPTA RC，et al. Therapy with cardiac contractility modulation electrical signals improves left ventricular function and remodeling in dogs with chronic heart failure. J Am Coll Cardiol，2007，49（21）：2120-2128.

[3] PAPPONE C，ROSANIO S，BURKHOFF D，et al. Cardiac contractility modulation by electric currents applied during the refractory period in patients with heart failure secondary to ischemic or idiopathic diliauted cardiomyopathy. Am J Cardiol，2002，90（12）：1307-1313.

[4] BORGGREFE MM，LAWO T，BUTTER C，et al. Randomized，double blind study of non-excitatory，cardiac contractility modulation electrical impulses for symptomatic heart failure. Eur Heart J，2008，29（8）：1019-1028.

[5] KADISH A，NADEMANEE K，VOLOSIN K，et al. A randomized controlled trial evaluating the safety and efficacy of cardiac contractility modulation in advanced heart failure. Am Heart J，2011，161（2）：329-337.

[6] KUSCHYK J，ROEGER S，SCHNEIDER R，et al. Efficacy and survival in patients with cardiac contractility modulation：long-term single center experience in 81 patients. Int J Cardiol，2015，183：76-81.

第六节　慢性心力衰竭的迷走神经刺激疗法

病例 59　迷走神经刺激治疗慢性心力衰竭

【病史摘要】

患者，男性，60 岁，因"活动后胸闷气急 4 余年"，于 2014 年 1 月 12 日入院。既往有糖尿病史 10 余年，血糖控制正常；有缺血性心肌病史 4 余年；有吸烟史 10 余年，已戒；否认饮酒史。曾因症状加重于 2010 年 9 月 15 日行冠状动脉造影，显示三支冠状动脉严重弥漫性病变，前降支近端狭窄 70%，中段狭窄 80%，远端狭窄 90%，第二对角支狭窄 90%，回旋支狭窄 90%，右冠状动脉中远段狭窄 60%，当时未行经皮冠脉介入术（PCI）。入院后超声心动图示：LVDD 59mm，LVDS 49mm，LVEF 35%，左心室整体活动减弱。考虑缺血性心肌病，建议心脏移植，但患者拒绝。给予利尿剂、醛固酮、血管紧张素转化酶抑制剂、阿司匹林、β 受体阻滞剂、他汀类药物及伊伐布雷定等，症状有好转，但易反复。2012 年 5 月 2 日心脏 MRI 显示右冠状动脉陈旧性心肌梗死，其他狭窄如前，LVEF 32.6%。2012 年 7 月 11 日于前降支行 PCI，植入 BMS 支架 1 枚（3.5*33mm）。后症状加重，于 2013 年 4 月 17 日再次冠状动脉造影显示前降支近中段支架通畅，远端狭窄如前，回旋支中段陈旧梗死，右冠状动脉中段陈旧梗死，可见有侧支循环，未行 PCI。2013 年 4 月 26 日行 ICD。术后仍有心力衰竭症状，NYAH 心功能分级Ⅲ级，血压呈进行性下降趋势，最低 96/69mmHg。本次入院准备行脊髓刺激术（spinal cord stimulation，SCS）。

【诊疗方案】

患者为缺血性心肌病，心功能不全（NYAH 心功能分级Ⅲ级），ICD 植入术后，陈旧性心肌梗死，PCI 术后。药物治疗和 PCI 均不能改善患者心功能，拟于 2014 年 1 月 17 日行 SCS 植入术。

【植入过程与要点】

1. 腰椎穿刺　患者局部麻醉后，消毒、铺巾，采用旁正中穿刺法行硬膜外穿刺。

2. 导线植入　经穿刺针分别植入导丝，沿导丝将扩张鞘送入，再沿鞘管分别将两根 8 极导线送至 $T_{1\sim3}$ 水平，第一根导线靠近中线，第二根导线至正中线旁（图 6-2-30A、图 6-2-31）。

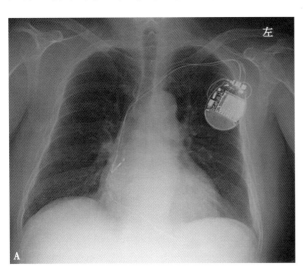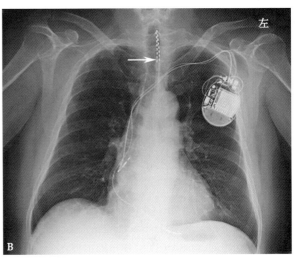

箭头—脊髓刺激术导线。

图 6-2-30　脊髓刺激术术前和术后胸片

A. 双腔植入型心律转复除颤器装置；B. 新植入两根脊髓刺激术导线

3. 连接脉冲发生器　撤出鞘管，将导线尾端经左侧肋弓下的皮下隧道连至脉冲发生器。将脉冲发生器放于侧腹部或腰区的囊袋。

4. 刺激测试　测试目的之一是观察是否引起胸部皮肤感觉异常，并测量其阈值；其次是观察皮肤感觉异常是否能覆盖整个胸部区域。根据最近动物研究结果[1]，推荐程控刺激阈值为皮肤感觉阈值的 90%～110%，约 1～15mA，刺激脉宽 200ms，频率 50Hz，时间 24h。数据显示可达到最优的脊髓刺激效果。

5. 术前术后胸片　见图 6-2-30B。

【随访】

患者术后住院期间恢复良好，心力衰竭症状明显缓解。术后 1 个月，NYAH 心功能分级恢复至Ⅱ级，血压 115/72mmHg。术后半年，自诉在家登自行车 2h，无气喘、胸闷，NYAH 心功能分级仍Ⅱ级，血压 130/79mmHg。术后第 1 年、第 2 年，症状稳定，NYAH 心功能分级维持Ⅱ级，测试 ICD 及 SCS 参数均正常。2017 年 3 月 29 日随访，症状稳定，Holter 提示有阵发性心房颤动，心房颤动时有胸痛。术后第 4 年、第 5 年随访，症状

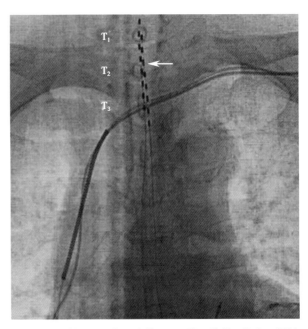

T_1—第一胸椎；T_2—第二胸椎；T_3—第三胸椎；箭头—脊髓刺激术导线。

图 6-2-31　脊髓刺激术装置影像

双靶点脊髓刺激术装置由两根导线和一个脉冲发生器组成

稳定,有心房颤动发作,NYAH 心功能分级仍Ⅱ级,测试 ICD 及 SCS 参数均正常。2019 年 7 月 24 日再次就诊,症状平稳,检查提示心房颤动持续时间每天长达 20h,血压 103/69mmHg。

超声心动图随访结果:术后 3 个月,LVEF 35%,室间隔舒张末径 1.6cm,LVEDD 6.1cm,LVPW 0.83cm,室间隔收缩末径 1.6cm,LVESD 5.0cm;术后 6 个月,LVEF 36%,室间隔舒张末径 1.4cm,LVEDD 6.7cm,LVPW 1.6cm,室间隔收缩末径 1.8cm,LVESD 5.5cm。

【评述】

心脏正常生理功能的发挥得益于自主神经系统中交感和副交感神经之间和谐、制衡的相互作用。通过改变自主神经系统内交感和副交感任何一方的神经活动强度,都会打破自主神经系统内部的平衡,并导致心电稳定性向相反的方向变化。压力感受性反射在调整平衡方面有重要作用[2]。临床常用压力反射敏感性或心率变异性量化分析自主神经系统的失衡程度。

动物实验证实,刺激右侧迷走神经可阻止犬陈旧心肌梗死模型发生恶性室性心律失常,且该抗心室颤动效应独立于心率的控制[3]。进一步研究发现采用长期刺激迷走神经的方法还可以有效改善心力衰竭的症状[4]。

心力衰竭的一个典型特征是自主神经系统活动失衡,表现为副交感神经活动的减弱和交感神经活动的增强。这种失衡通常使患者心肌梗死和心力衰竭发生后死亡的风险加大[5]。当心力衰竭患者丧失上调迷走神经活动的能力时,将促使心脏功能发生急性失代偿变化[6]。

心肌损伤和血流动力学紊乱早期,交感神经激活有助于维持心输出量和心肌正常工作,具有一定的益处。但长此以往,则引起心功能恶化,心肌细胞凋亡、自噬,纤维组织沉积,导致心室重构、心腔扩大、电活动不稳定。与之相反,副交感神经激活可在一定程度上通过调节心率,有效延缓心力衰竭进程。副交感神经系统参与内源性一氧化氮(nitric oxide,NO)的合成,迷走神经功能受抑制使 NO 通路紊乱,继而损害心肌收缩力,使心力衰竭恶化。近年研究证实,低水平的慢性炎症反应是诸多心血管疾病包括冠心病、高血压和心力衰竭的共同特征,甚至是各种疾病与心力衰竭之间的桥梁。副交感神经激活可有效抑制各种炎症因子如肿瘤坏死因子、白介素 -6 等释放,这种抗炎效应可阻断细胞死亡和组织损伤。在心力衰竭进程中迷走神经活性明显受到抑制,由此可能导致大量炎症因子释放,加重心力衰竭。

目前已研制成功的迷走神经刺激装置主要有三种[7],包括 SCS、压力感受器刺激(baroreflex stimulation,BRS)和迷走神经刺激(vagal nerve stimulation,VNS)。

1. 脊髓刺激术　根据 SCS 装置导线数目,分为双靶点和单靶点,前者包括两根导线和一个脉冲发生器,后者仅一根导线和一个脉冲发生器。一般于术后第一天通过程控仪进行测试,以调整脊髓刺激的具体参数。患者亦配备简易程控仪,可调整强度等少部分参数,以提高舒适度。另外,目前开发的 SCS 装置是可充电式系统,可以经过皮肤对植入的脉冲发生器进行充电,在提高输出刺激参数的同时,大大延长了脉冲发生器的使用寿命,降低了患者的治疗费用。

研究显示,低位颈髓、高位胸髓脊索刺激是安全的,可有效缓解约 70% 的冠心病导致的胸痛[8]。此外,还可以恢复心肌缺血期间氧供和氧耗之间的平衡[9]。在 $C_{7\sim8}$ 和 $T_{1\sim6}$ 进行脊索刺激时,SCS 能有效调整交感和副交感神经的活动[10]。

Lopshire 等[1]建立了犬心肌梗死后心力衰竭模型,并将其分为 SCS 联合药物治疗组、SCS 治疗组、药物治疗组和对照组,评价 SCS 对心力衰竭的作用;结果显示,与药物治疗组和对照组相比,SCS 治疗组的 LVEF 较前显著改善($P<0.001$),经 10 周的观察,SCS 治疗组和 SCS 联合药物治疗组的 LVEF 得到了最大程度的恢复,同时,SCS 治疗显著降低了自发性和缺血性室性快速心律失常的发生率。SCS 应用后即刻可提高 LVEF 并改善血流动力学指标,血流动力学指标在 SCS 停止后恶化,而再次应用后亦可再次提高。SCS 治疗在不升高去甲肾上腺素水平的同时,还可降低心肌耗氧量。斑点追踪显像提示 SCS 有助于改善患者的心功能和心脏同步性。因此,SCS 可改善心力衰竭患者的血流动力学和症状。

一项双靶点多中心临床研究[11]显示,17 例经 SCS 治疗并安装 ICD 的患者随访至 6 个月时均未死亡,两个起搏器之间无互相干扰,其中 2 例患者在 3 个月时发生室性心动过速,因心力衰竭加重而住院,SCS 被迫关闭;效果方面,13 例 NYHA 心功能分级改善,最大摄氧量和 LVEF 增加,LVESV 降低,而对照组无变化,随访 13 个月时,2 例因心力衰竭住院,最终死亡,4 例出现需要干预的室性心动过速事件,仍未发现起搏器干扰导致的起搏器功能丧失,随访 16 个月时,1 例不能耐受脊髓刺激导致的颈背部皮肤不适而退出研究[11]。

该研究未发现 SCS 刺激能引起新的室性心律失常。

最近，单盲随机对照 DEFEAT-HF 研究公布了其结果，在随访 6 个月时，SCS 开启和 SCS 关闭两组间 LVESV 指数、最大摄氧量、NT-proBNP 无显著性差异[12]。值得注意的是，在该研究中，SCS 刺激并非持续进行，而为间歇性，每天仅 12h，且为单靶点。

2. 压力感受器刺激　BRS 装置目前已发展至第二代（CVRxRheos 系统），主要由脉冲发生器和一根导线两部分组成（图 6-2-32）。导线放置在右颈动脉，导线与脉冲发生器连接。脉冲发生器放置在右锁骨下区。脉冲发生器发放冲动后，经导线传导至颈动脉，刺激压力感受器，压力感受器将信号传送至大脑，大脑随之对心脏进行调节。除心脏外，BRS 亦有血管和肾脏的多重效应。

Sabbah 等[13] 通过冠状动脉微栓塞制作了犬心力衰竭模型，将其分为 BRS 治疗组和对照组，经 3 个月的随访发现，BRS 治疗组 LVEF 得到改善，而对照组的 LVEF 降低[（4.0±2.4）% vs. （−2.8±1.0）%，$P<0.05$]，BRS 组的 LVESV 较对照组显著缩小[（−2.5±2.7）ml vs.（6.7±2.9）ml，$P<0.05$]。同时，BRS 治疗可显著降低左心室舒张末压力和血浆去甲肾上腺素水平，使心脏

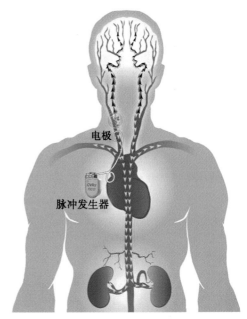

图 6-2-32　CVRxRheos 装置示意图
CVRxRheos 装置由脉冲发生器和一根导线两部分组成

β_1 肾上腺素受体、β 肾上腺素受体激酶和 NO 合酶的表达正常化，并可改善间质纤维化和心肌肥厚。

3. 迷走神经刺激　目前应用的 VNS 装置主要为 CardioFit 系统，由迷走神经导线、心内导线和脉冲发生器组成（图 6-2-33A）。心内导线主要用于感知心腔内电活动，并在 R 波后一定的延迟期内，由脉冲发生器发放冲动，通过迷走神经电极刺激右侧的迷走神经。当心率下降至设定的频率以下时，脉冲发生器即停止发放冲动以避免心率过慢。迷走神经电极是非对称的多点接触的双极电极，阴极设有专门的感知迷走神经动作电位的电子元件，同时阳极有阻滞涂层，因而能够优先激活传出神经，完成较精确地控制。

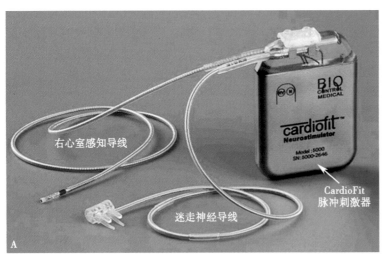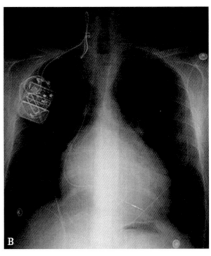

图 6-2-33　CardioFit 系统实物图和植入影像
A. CardioFit 系统由迷走神经导线、右心室感知导线和 CardioFit 脉冲刺激器组成；B. 心力衰竭患者植入 CardioFit 的影像

研究认为 VNS 纠正心力衰竭具有有效性，Schwartz 等[14] 开展了一项评估 VNS 治疗心力衰竭效果的临床研究，器械植入见图 6-2-33B。该研究分两个阶段，第 1 阶段为单临床中心，验证了 VNS 治疗心力衰竭的可行性；第 2 阶段由 4 个国家组成的多中心临床研究，确定了持续 VNS 治疗心力衰竭的临床安全性和患者耐受性。

　　De Ferrari 等[15]的多中心二期临床研究招募 32 例患者，随访时间为 12 个月，发现 29 例患者术后 6 个月内的静息心率出现适度下降，所有患者的 MLWHFQ 显著上升［(21±7)% $vs.$(34±12)%，$P < 0.000\,1$］，同时 LVESV 下降，NYHA 心功能分级为Ⅲ级以上，LVEF 也出现了不同程度的上升；32 例患者中（平均年龄 56 岁，94% 为男性，62% 并发冠心病），23 例术后随访期超过 12 个月；术后 6～12 个月，死亡 2 例：1 例因病情发展至心力衰竭晚期，另 1 例因出现了急性心肌梗死；1 例患者在 VNS 后还接受了心脏移植手术；2 例患者终止了 VNS 治疗。此外，研究人员还观察到其余患者的 NYHA 心功能分级、6min 步行距离均有显著改善；与前 6 个月比较，MLWHFQ 持续升高，LVEF 和 LVESV 也较前 6 个月改善；心率变异性的结果提示全部窦性心搏 RR 间期差值 >50ms 的个数占总窦性心搏 RR 间期个数的百分比（pNN50）显著上升，静息状态下的心率虽然缓慢下降，但明显低于 VNS 治疗起始阶段所记录到的心率。

　　在 VNS 术后 3～4 周，治疗师可用为期 3 周的"滴定"法来探寻患者最大的耐受电流强度（约 0.5～5.0A），刺激强度的确定取决于患者的症状（疼痛、咳嗽、发音困难等）和心率下降程度，每次刺激的持续时间和刺激间期的设置也将根据患者耐受情况逐步上调至最大值 10s 和 30s。此外，心率下降的速度要严格控制在 10 次/min 以下[15]。

　　总之，自主神经在心力衰竭的发生发展中发挥重要作用，自主神经调节的干预有助于改善心力衰竭患者的症状和预后。作为一种新兴的治疗手段，动物实验证实 VNS 可有效改善心力衰竭的血流动力学和心功能。SCS、BRS、VNS 三种不同的装置各有优势，但仍存在部分问题，随着器械的不断升级，植入技术将逐步改进，相关并发症将得到进一步控制。各项临床研究尚在进行中，但已展示出良好的发展前景，随着认识的不断深入，相信其在心力衰竭的治疗中将发挥更大的作用。

（冯向飞　谢鸿发）

【参考文献】

[1] LOPSHIRE JC，ZIPES DP. Spinal cord stimulation for heart failure：preclinical studies to determine optimal stimulation parameters for clinical efficacy. J Cardiovasc Transl Res，2014，7（3）：321-329.

[2] KLEIN HU，FERRARI GM. Vagus nerve stimulation：a new approach to reduce heart failure. Cardiol J，2010，17（6）：638-644.

[3] SCHWARTZ PJ，VANOLI E，STRAMBA-BADIALE M，et al. Autonomic mechanisms and sudden death. New insights from analysis of baroreceptor reflexes in conscious dogs with and without a myocardial infarction. Circulation，1988，78（4）：969-979.

[4] ZHANG Y，POPOVIC ZB，BIBEVSKI S，et al. Chronic vagus nerve stimulation improves autonomic control and attenuates systemic inflammation and heart failure progression in a canine high-rate pacing model. Circ Heart Fail，2009，2（6）：692-699.

[5] SCHWARTZ PJ，DE FERRARI GM. Sympathetic-parasympathetic interaction in health and disease：abnormalities and relevance in heart failure. Heart Fail Rev，2011，16（2）：101-107.

[6] ADAMSON PB，SMITH AL，ABRAHAM WT，et al. Continuous autonomic assessment in patients with symptomatic heart failure：prognostic value of heart rate variability measured by an implanted cardiac resynchronization device. Circulation，2004，110（16）：2389-2394.

[7] HAUPTMAN PJ，MANN DL. The vagus nerve and autonomic imbalance in heart failure：past，present，and future. Heart Fail Rev，2011，16（2）：97-99.

[8] LANZA GA，BARONE L，DI MONACO A. Effect of spinal cord stimulation in patients with refractory angina：evidence from observational studies. Neuromodulation，2012，15（6）：542-549.

[9] LANZA GA，GRIMALDI R，GRECO S，et al. Spinal cord stimulation for the treatment of refractory angina pectoris：a multicenter randomized single-blind study（the SCS-ITA trial）. Pain，2011，152（1）：45-52.

[10] SHEN MJ，ZIPES DP. Role of the autonomic nervous system in modulating cardiac arrhythmias. Circ Res，2014，114（6）：1004-1021.

[11] TSE HF，TURNER S，SANDERS P，et al. Thoracic spinal cord stimulation for heart failure as a restorative treatment（SCS HEART study）：first-in-man experience. Heart Rhythm，2015，12（3）：588-595.

[12] ZIPES DP，NEUZIL P，THERES H，et al. Determining the feasibility of spinal cord neuromodulation for the treatment of

第二章　实例解析

...olic heart failure: The DEFEAT-HF Study. JACC Heart Fail, 2016, 4(2): 129-136.

...AH HN, GUPTA RC, IMAI M, et al. Chronic electrical stimulation of the carotid sinus baroreflex improves left ventricular function and promotes reversal of ventricular remodeling in dogs with advanced heart failure. Circ Heart Fail, 2011, 4(1): 65-70.

[14] SCHWARTZ PJ, DE FERRARI GM, SANZO A, et al. Long term vagal stimulation in patients with advanced heart failure: first experience in man. Eur J Heart Fail, 2008, 10(9): 884-891.

[15] DE FERRARI GM, CRIJNS HJ, BORGGREFE M, et al. Chronic vagus nerve stimulation: a new and promising therapeutic approach for chronic heart failure. Eur Heart J, 2011, 32(7): 847-855.

第七节　膈神经刺激治疗慢性心力衰竭合并潮式呼吸

病例60　奇静脉径路植入导线行膈神经刺激治疗慢性心力衰竭合并潮式呼吸

【病史摘要】

患者，男性，59岁，因"胸闷、心悸、呼吸困难逐渐加重5年"，于2010年7月23日入院。于5年前出现胸闷、心悸、气促，活动后加重，后逐渐加重，平静时也常感乏力，气促，时有双下肢浮肿，夜间不能平卧。患者无黑矇及晕厥史。有长期饮酒史。心电图示：窦性心律不齐，双心室扩大，偶发室性期前收缩。超声心动图示：双心室和左心房均扩大，LVEDD 65mm，RVEDD 33mm，LAD 38mm，LVEF 38%，二尖瓣及三尖瓣轻度关闭不全。多导睡眠监测示：重度中枢性睡眠呼吸暂停（潮式呼吸），呼吸暂停低通气指数（apnea hypopnea index，AHI）34次/h（图6-2-34）。

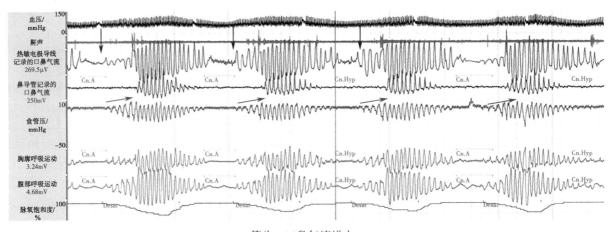

箭头—口鼻气流增大。

图6-2-34　睡眠呼吸监测图

患者于睡眠期存在典型的潮式呼吸和伴随周期性呼吸暂停而发生的间歇性低氧

【诊疗方案】

患者诊断为扩张型心肌病，心功能不全，同时伴重度潮式呼吸，拟行经奇静脉径路植入导线行膈神经刺激治疗慢性心力衰竭和呼吸暂停。

【植入过程与要点】

1. 术前穿刺及膈神经刺激　在透视引导下，从右颈部、右锁骨下静脉穿刺将WHisper刺激导线植入心奇静脉（图6-2-35）。通过透视观察刺激下的膈肌运动，触诊膈肌并观察患者的反应，确保刺激能引起膈肌反应。

2. 监测呼吸参数　比较患者膈神经刺激前后呼吸、心率、脉搏血氧饱和度变化。观察经静脉刺激膈神经对清醒期正常呼吸的影响（图6-2-36）。同步监测发现刺激后患者呼吸频率变慢（18次/min降至10次/min），潮气末二氧化碳分压稍增高（34mmHg升至40mmHg）。

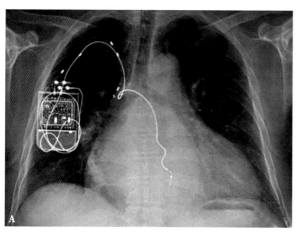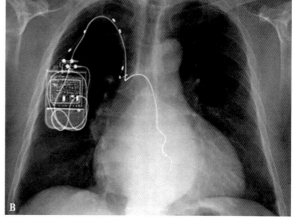

图 6-2-35　经右锁骨下静脉穿刺至奇静脉并导入 Whisper 刺激导线
A. 术后 1 个月；B. 术后 6 个月，导线位置保持不变，心影较术后 1 个月明显缩小

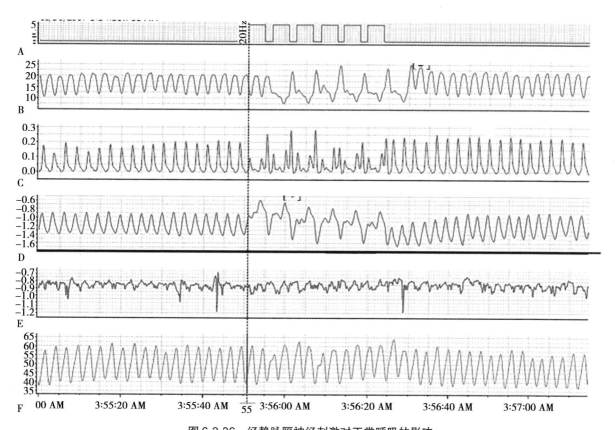

图 6-2-36　经静脉膈神经刺激对正常呼吸的影响
A. 刺激信号；B. 潮气末二氧化碳分压；C. 口鼻气流压力；D. 腹带信号；E. 胸带信号；F. 面罩内氧浓度

3. 观察疗效　确认膈神经刺激可降低呼吸频率的效应后，固定导管位置，并将患者送至 ICU 进一步观察刺激对睡眠期潮式呼吸的疗效（图 6-2-37）。患者于 ICU 睡着后，予以多导睡眠监测系统记录显示患者在整夜刺激下无不良事件发生，无不适主诉。反复刺激显示导线在充血性心力衰竭患者体内能足够安全地达到预期的刺激阈值，并且不会造成微觉醒。当出现潮式呼吸后予以间歇同步膈神经刺激，患者出现呼吸频率降低且渐趋平稳的趋势，并且动脉血氧饱和度改善，潮气末二氧化碳分压轻微升高。

【随访】

奇静脉径路植入导线治疗后半年随访显示，LVEF 较治疗前无显著变化，但 6min 步行距离显著增加[1]。

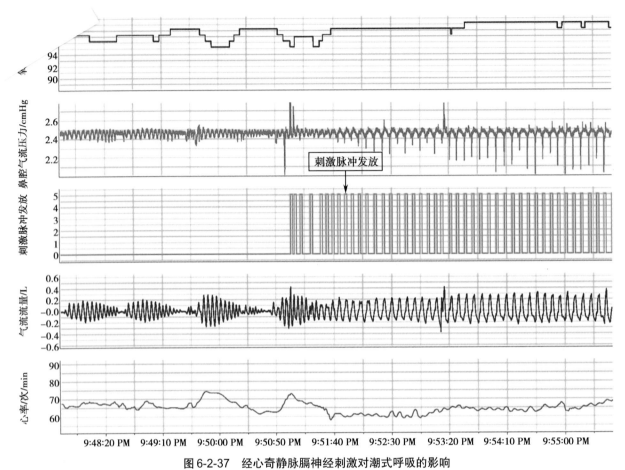

图 6-2-37　经心奇静脉膈神经刺激对潮式呼吸的影响

左半部分为刺激治疗前,可见此时存在间断低氧,气流流量呈潮式呼吸的周期性变化和心率的较大波动;右半部分为刺激治疗中,可见治疗中低氧消退,气流流量规律平稳,且心率平稳

【评述】

慢性心力衰竭患者常在睡眠期发生潮式呼吸。近年的临床研究发现,伴潮式呼吸的慢性心力衰竭患者生存率及预后较不伴潮式呼吸者差,而治疗潮式呼吸则可能改善患者心功能和预后[2]。目前认为慢性心力衰竭患者易产生过度通气,后者可降低动脉血二氧化碳分压水平,使呼吸中枢受抑制,而产生本质上属于中枢性呼吸暂停的潮式呼吸。如果单侧膈神经被刺激,可通过传入和再传出的机制,反射性地使双侧肺部呼吸运动减慢和动脉血二氧化碳分压(PaCO₂)的轻度增高,因此刺激膈神经抑制过度通气治疗潮式呼吸的方法开始被临床探讨[3-4]。

由于膈神经在胸腔的走行紧贴右上腔静脉和头臂静脉的交界处或紧邻心奇静脉,笔者所在中心前期研究已证实经静脉膈神经刺激可使动物的呼吸变慢和 PaCO₂ 的轻度增高。本病例属于经静脉径路植入导线行膈神经刺激治疗慢性心力衰竭合并潮式呼吸,证实当心力衰竭患者发生潮式呼吸事件时,连续经静脉膈神经刺激可使呼吸和心率渐趋稳定,并且血氧饱和度也有改善,提示经静脉膈神经刺激是一种安全可行的治疗方法并且能有效改善潮式呼吸,可能成为合并潮式呼吸的慢性心力衰竭患者的一种新的治疗方法。

目前接受该疗法的慢性心力衰竭合并潮式呼吸患者例数较少,长期有效的植入刺激装置还在研发之中,而且还需要更大样本的国际多中心合作临床研究来证实其长期使用的有效性和安全性。由于临床还存在慢性心力衰竭患者的潮式呼吸是否需要治疗方面的争议,而且近年又有报道使用 Adaptive Servo-Ventilator 呼吸机在纠正慢性心力衰竭患者的潮式呼吸后,患者的总死亡率反而增高,还有待进一步分析该疗法的利与弊。

(张希龙)

【参考文献】

[1]　ZHANG XL，DING N，NI BQ，et al. Safety and feasibility of chronic transvenous phrenic nerve stimulation for treatment

of central sleep apnea in heart failure patients. Clin Respir J，2017，11（2）：176-184.

[2] ZHANG XL，DING N，WANG H，et al. Transvenous phrenic nerve stimulation in patients with Cheyne-Stokes respiration and congestive heart failure：a safety and proof-of-concept study. Chest，2012，142（4）：927-934.

[3] ABRAHAM WT，JAGIELSKI D，OLDENBURG O，et al. Phrenic nerve stimulation for the treatment of central sleep apnea. JACC Heart Fail，2015，3（5）：360-369.

[4] JAGIELSKI D，PONIKOWSKI P，AUGOSTINI R，et al. Transvenous stimulation of the phrenic nerve for the treatment of central sleep apnoea：12 months' experience with the remedē® system. Eur J Heart Fail，2016，18（11）：1386-1393.

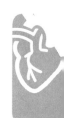

第二章 实例解析